国家“十一五”重点图书

中国肿瘤医师临床实践指南丛书

骨与软组织肿瘤

主　　编　徐万鹏

副 主 编　（按姓氏笔画排序）

牛晓辉　师英强　李　敏　宋金纲

林建华　蔡建强

北京大学医学出版社

GU YU RUANZUZHI ZHONGLIU

图书在版编目（CIP）数据

骨与软组织肿瘤/徐万鹏主编. —北京：北京大学医学出版社，2011.12

（中国肿瘤医师临床实践指南丛书）

ISBN 978-7-5659-0301-4

Ⅰ.骨… Ⅱ.①徐… Ⅲ.①骨肿瘤-诊疗②软组织肿瘤-诊疗 Ⅳ.①R738

中国版本图书馆 CIP 数据核字（2011）第 230120 号

骨与软组织肿瘤

主　　编：徐万鹏
出版发行：北京大学医学出版社（电话：010-82802230）
地　　址：（100191）北京市海淀区学院路 38 号　北京大学医学部院内
网　　址：http://www.pumpress.com.cn
E - mail：booksale@bjmu.edu.cn
印　　刷：北京画中画印刷有限公司
经　　销：新华书店
责任编辑：赵　爽　　**责任校对：**金彤文　　**责任印制：**张京生
开　　本：889mm×1194mm　1/16　　**印张：**23　　**字数：**592 千字
版　　次：2012 年 1 月第 1 版　　2012 年 1 月第 1 次印刷
书　　号：ISBN 978-7-5659-0301-4
定　　价：72.00 元

中国肿瘤医师临床实践指南丛书编委会

主　　编　徐光炜　郝希山

编委会成员　（按姓氏笔画排序）

万德森　于世英　马　军　方伟岗
方志沂　王耀平　叶胜龙　任　军
刘淑俊　孙建衡　朱正纲　朱雄增
朴炳奎　吴一龙　吴沛宏　张汝刚
张宗卫　李春海　杨仁杰　杨秉辉
沈镇宙　邵志敏　陆道培　陈忠平
郑　树　施诚仁　洪明晃　闽华庆
倪泉兴　徐万鹏　高宗人　曹雪涛
储大同　董志伟　蒋国梁　韩德民
管忠震

编者名单

（按姓氏笔画排序）

丁　易	北京大学北京积水潭医院	主任医师
丁立祥	首都医科大学世纪坛医院	副主任医师
王　坚	复旦大学肿瘤医院	教授
王玉学	哈尔滨医科大学肿瘤医院	主任医师
王保仓	河北联合大学唐山骨科医院	主任医师
韦　兴	解放军总医院第一附属医院	副主任医师
牛晓辉	北京大学北京积水潭医院	教授
邢汝维	天津医科大学肿瘤医院	博士
师英强	复旦大学肿瘤医院	教授
曲国蕃	哈尔滨医科大学肿瘤医院	主任医师
朱　夏	福建医科大学第一附属医院	主任医师
朱雄增	复旦大学肿瘤医院	教授
刘巍峰	北京大学北京积水潭医院	副主任医师
孙　强	大连大学中山医院	主任医师
孙保勇	山东省肿瘤医院	副主任医师
李　远	北京大学北京积水潭医院	副主任医师
李　南	解放军总医院第一附属医院	副主任医师
李　敏	山东省肿瘤医院	主任医师
李茂廷	航空总医院	主任医师
李建彬	山东省肿瘤医院	主任医师
杨　蕴	天津医科大学肿瘤医院	教授
杨吉龙	天津医科大学肿瘤医院	博士
邹淑娟	山东省肿瘤医院	主任医师
宋广德	山东省肿瘤医院	主任医师
宋金纲	天津医科大学肿瘤医院	教授
张　林	北京大学世纪坛医院	副主任医师
张　清	北京大学北京积水潭医院	主任医师
张　瑾	天津医科大学肿瘤医院	博士
张英杰	山东省医学科学院	主任医师
陈　勇	复旦大学肿瘤医院	博士
陈国强	首都医科大学世纪坛医院	副主任医师
林建华	福建医科大学第一附属医院	教授
鱼　峰	北京大学北京积水潭医院	副主任医师

庞　达	哈尔滨医科大学肿瘤医院	教授
赵　刚	河北联合大学唐山骨科医院	主任医师
赵　军	天津医科大学肿瘤医院	副主任医师
赵海涛	北京大学北京积水潭医院	副主任医师
郝　林	北京大学北京积水潭医院	主任医师
俞　猛	首都医科大学世纪坛医院	副主任医师
顾　翔	北京大学北京积水潭医院	主任医师
徐万鹏	北京大学人民医院	教授
徐建立	首都医科大学世纪坛医院	主任医师
徐绍年	辽宁省人民医院	主任医师
徐海荣	北京大学北京积水潭医院	副主任医师
黄　纲	中山大学第一附属医院	副教授
崔寿昌	首都医科大学博爱医院	教授
蔡建强	中国医学科学院肿瘤医院	教授
廖智超	天津医科大学肿瘤医院	博士
滕　胜	天津医科大学肿瘤医院	副主任医师

序言

徐光炜

进入 21 世纪后，癌症的死亡率已跃居国内各种死因之首，尤其以 40～65 岁的中年组为甚。究其原因，恐与人口老龄化、抽烟恶习、工业化的进程及城市化的发展有关。世界上发达的工业化国家其癌症年发病率超过 300/10 万，其因盖出于此。据世界卫生组织统计，发展中国家的癌症发病率仅为 150/10 万，但随着经济的发展，癌症也将会相应地增长。我国癌症的发病，近年恐已近 200/10 万，而上海市则已达 300/10 万水平。传统的生活贫困地区的常见肿瘤如食管癌、胃癌、肝癌等的发病率仍居高不下，而富裕国家的肺癌、乳腺癌、结肠癌等多发肿瘤却已快速增长，大有后来居上之势，致使我国的肿瘤防治面临两方面的压力，今后二三十年内癌症的发病及死亡恐有增无减，前途颇为堪忧。

当然，控制癌症的策略重在预防，应坚持不懈地贯彻预防为主之原则。但在现实生活中，每日需要处理的是大量现患的癌症病人。鉴于癌症的防治研究近年来取得快速的发展，对癌症本质的认识逐渐加深，新的诊断技术及治疗方法也层出不穷，知识更新甚快，颇有紧于追赶的日新月异之感；再则，我国幅地广阔，人口众多，各地区间、不同医院间差别颇大，由于对疾病的认知不一，诊治方法又各个不同，导致治疗效果也就有较大差距。

因此，加强癌症防治知识的继续教育，规范各种癌症的诊治方法实乃当务之急。国外虽有 NCCN 等各种指南，但因国情不同，人种有异，仅可供参考。有鉴于此，经多次酝酿，决定由中国抗癌协会组织出版系列性的以各种常见癌症或诊疗方法为主的继续教育教材，以提高专业及非专业临床医师对各相关专业领域的基本知识和诊疗水平，计划每 4～5 年再版一次以更新其内容。与此相对应的还将同时出版各种癌症的诊疗指南，具体规范各种癌症的诊疗工作，主要介绍适应我国国情的诊疗方案，也将介绍国外的新进展及国内经济欠发达地区应努力做到的最基本要求。考虑到诊疗工作知识更新的快速，此指南将 1～2 年再版一次，以适应临床工作之需。

由于此一系列专业书籍分别由各专业委员会集中国内从事该方面工作的著名专家分工负责撰写，因此专业水平应属一流，但鉴于各种癌症及主题各个不同，文风也各异，更由于初次组织如此众多的专家撰写，错误、不足或考虑不周之处在所难免，盼读者诸君能予以谅解，并欢迎批评指正，以便再版时能有所改进。盼本系列读物之问世，将有助于提高我国癌症的诊疗水平。

徐光炜

中国抗癌协会第 4、 5 届理事长

2007 年 3 月 26 日

前言

徐万鹏

中国抗癌协会及各专业委员会成立几十年来不断发展与壮大。我国的癌症防治事业和抗癌协会一同取得了世人瞩目的进步与发展。近年来，各专业委员会在总会的号召下，总结经验编写了各种系列丛书或专著——就值得关注的问题，做了深入的权威性论述。

肉瘤专业委员会决定参加编写中国肿瘤医师临床实践指南丛书——《骨与软组织肿瘤》一书，邀请活跃在第一线工作岗位上的中青年专家，写出他们在临床实践方面丰富经验及阅读大量专著与文献后的心得体会。

肉瘤疾病遍及全身多个系统，临床、病理、影像的表现多种多样，有些疾病的诊断治疗还十分困难。因此本书定位在先普及再提高，以医学院校学生、研究生及开始从事肉瘤工作的中级医生和研究人员为主要读者对象，重点介绍疾病的发病特点、临床表现和治疗水平。希望本书能对年轻同道有所帮助。来稿中有些章节内容很好，由于篇幅较长，为适应本书特点我们只好做了删减，请作者原谅。

由于参加编写的作者较多，骨与软组织肿瘤的领域又极为复杂，本书内容可能会有一些不当和错误之处，欢迎读者批评指正。

在本书的文稿收集中，张清、李茂廷两位主任和李南博士做了大量文稿整理和编排工作，在此表示衷心的感谢。

徐万鹏

2011 年 8 月

目录 Contents

Ⅰ. 总论/诊断篇

Ⅱ. 总论/治疗篇

目录 Contents

目录 Contents

目录 Contents

目录
Contents

目录 Contents

诊断篇

总论

第 1 章 骨肿瘤概述

骨肿瘤是起源于间充质细胞，发生于骨组织及其附属结构的一类良、恶性肿瘤的总称，包括骨源性肿瘤、软骨源性肿瘤、纤维组织源性肿瘤、骨巨细胞瘤、骨髓及造血系统肿瘤、血管性肿瘤、神经性肿瘤、脂肪性肿瘤、滑膜性肿瘤、骨转移性肿瘤及瘤样病变等。随着分子生物学基础理论研究及方法的飞速发展，对骨肿瘤的认识已进入到分子水平。越来越多的研究表明，骨肿瘤的发生为基因突变所致，突变的基因在逃避并破坏了机体免疫功能后致病并引致不良后果。应引起重视的是，无论从研究角度出发，还是从诊治水平考虑，骨肿瘤尤其是恶性骨肿瘤虽病变于局部，但实则为全身性疾病。局部控制是为了达到全身控制，无局部控制则无全身控制。骨肿瘤的发病率女性约为 1.060/10 万，男性约为 1.112/10 万，骨与关节恶性肿瘤占全部恶性肿瘤死亡率的 1.6%。

骨肿瘤具有以下特点：

1. 肿瘤属间充质来源，可发生多种肿瘤与含多种成分的肿瘤。
2. 各种骨肿瘤的多发年龄颇具诊断参考价值。
3. 骨肿瘤的病程与其性质有关。
4. 其性质除有良性和恶性外，有的肿瘤尚有低度恶性（或中间性）。
5. 病理检查虽为诊断的可靠方法，但必须与临床表现、X 线等影像学资料密切结合。
6. 恶性骨肿瘤发病年龄较轻，致残及致死率较高。
7. 骨肿瘤的诊断强调临床、病理、影像学相结合。不能单靠读片决定诊断。近年来，许多国内外学者强调，活检手术绝不是小手术，而是一项要求极高的复杂操作，必须由有经验的医生参与，防止由于操作失误带来的恶果。如无特殊的必要，尽量不要做活检。

骨肿瘤的治疗是以手术为核心，目的是达到局部控制，辅以化学药物治疗、放射治疗、生物学治疗等的全面性综合性的治疗，以期获得全身控制。

第一节 骨肿瘤的分类

骨肿瘤的分类已有近 70 余年历史。Ewing 于 1992 年提出的骨肿瘤分类中，只包括数种骨肿瘤。以后，相继有 Geschickter、Lichtenstein、Jaffe、Dahlin 等提出多种分类方法（表 1-1，1-2）。

表 1-1　骨肿瘤分类（WHO）

软骨性肿瘤	
骨软骨瘤	9210/0*
软骨瘤	9220/0
内生软骨瘤	9220/0
骨膜软骨瘤	9221/0
多发软骨瘤病	9220/1
成软骨细胞瘤	9230/0
软骨黏液样纤维瘤	9241/0
软骨肉瘤	9220/3
中心型，原发，继发	9220/3
外周型	9221/3
去分化型	9243/3
间质型	9240/3
透明细胞型	9242/3
成骨性肿瘤	
骨样骨瘤	9191/0
成骨细胞瘤	9200/0
骨肉瘤	9180/3
传统骨肉瘤	9180/3
成软骨性	9181/3
成纤维性	9182/3
成骨性	9180/3
毛细血管扩张性	9183/3
小细胞性	9185/3
低度恶性中心性	9187/3
继发性	9180/3
骨旁骨肉瘤	9192/3
骨膜骨肉瘤	9193/3
高度恶性表面骨肉瘤	9194/3
成纤维性肿瘤	
韧带样纤维瘤	8823/0
纤维肉瘤	8810/3
纤维组织细胞性肿瘤	
良性纤维组织细胞瘤	8830/0
恶性纤维组织细胞瘤	8830/3
尤文肉瘤/原始神经外胚瘤	
尤文肉瘤	9260/3
造血系统肿瘤	
浆细胞骨髓瘤	9732/3
恶性淋巴瘤，NOS	9590/3
巨细胞瘤	
巨细胞瘤	9250/1
巨细胞瘤的恶性表现	9250/3
脊索肿瘤	
脊索瘤	9370/3
血管性肿瘤	
血管瘤	9120/0
血管肉瘤	9120/3
平滑肌肿瘤	
平滑肌瘤	8890/0
平滑肌肉瘤	8890/3
脂肪性肿瘤	
脂肪瘤	8850/0
脂肪肉瘤	8850/3
神经性肿瘤	
神经鞘瘤	9560/0
其他肿瘤	
釉质瘤	9261/3
转移瘤	
其他病变	
动脉瘤样骨囊肿	
单纯性骨囊肿	
纤维异样增殖症	
骨纤维结构不良	
组织细胞增生症	9751/1
Erdheim-Chester 病	
胸壁错构瘤	
关节病变	
滑膜软骨瘤病	9220/0

* 肿瘤国际分类形态学代码与医学系统化命名法

根据肿瘤行为分为：/0 良性肿瘤，/1 非特异性，中间性或不确定的肿瘤，/2 原位癌和 3 级上皮内肿瘤，/3 恶性肿瘤。

表 1-2 Campanacci 骨肿瘤分类

分化或组织来源	良性	低度恶性	高度恶性
纤维组织细胞	脊索 纤维组织细胞瘤 良性纤维组织细胞瘤 巨细胞瘤 韧带样纤维瘤	纤维肉瘤 1、2 级	纤维肉瘤 3、4 级 恶性纤维组织细胞瘤
软骨	外生骨疣 半身骨骺营养不良 软骨瘤 成软骨细胞瘤 软骨黏液样纤维瘤	中心性软骨肉瘤 1、2 级 周围性软骨肉瘤 骨膜软骨肉瘤 透明细胞软骨肉瘤 纤维软骨间充质瘤	中心性软骨肉瘤 3 级 间充质软骨肉瘤
骨	骨瘤 骨样骨瘤 成骨细胞瘤 纤维异常增殖症 骨纤维异常增殖症	骨旁骨肉瘤 骨膜骨肉瘤 低度中心性骨肉瘤	传统骨肉瘤 出血性骨肉瘤 小细胞骨肉瘤 多发性骨肉瘤
造血性			淋巴瘤 浆细胞瘤（白血病，Hodgkin 病）
血管	血管瘤 淋巴管瘤	低度血管内皮瘤 血管外皮瘤	高度血管内皮瘤
神经	神经鞘瘤 神经纤维瘤		
脂肪	脂肪瘤		脂肪肉瘤
混合		釉质器瘤 脊索瘤	恶性间充质瘤

骨肿瘤样病变：动脉瘤性骨囊肿，黏液囊肿，进行性毛细血管扩张性骨质溶解病，组织细胞增生病-X，原发性甲状腺功能亢进引起的骨化病，巨细胞修复性肉芽肿，瘤样骨膜骨化。

第二节 骨肿瘤的诊断

诊断骨肿瘤，特别是确诊恶性肿瘤甚为重要、复杂而又困难。延误或错误诊断危害很大，影响预后，甚至造成不可挽回的恶果。

骨肿瘤诊断应包括临床表现（病史、症状、体征）、实验室检查（常规化验、生化）、影像学检查（X线、CT、MRI）、病理学检查和其他特殊检查（B超、核素、免疫学、红外线、免疫荧光标记）等，相互结合，综合分析得出，并区分良、恶性，同时与相似疾患鉴别。

一、骨肿瘤的诊断

（一）临床表现

1. 症状

不同部位、不同症状对诊断及鉴别诊断有意义。

（1）疼痛：此非特异性症状，但对某些骨肿瘤则有诊断价值，例如骨样骨瘤，疼痛呈夜间持续性，水杨酸类药物有止痛效果。恶性骨肿瘤的疼痛常最先出现，最初轻微隐痛，迅速发展为持续性加剧的特点。

（2）肿胀：一般在疼痛发生后才出现肿胀，肿瘤位于骨膜下或表浅部者较明显。深在者常在病变进展至后期才被发现。良性肿瘤如发生恶变，肿胀多呈骤然持续性加重。

（3）功能障碍：由于疼痛、肌萎缩或近关节部肿瘤，可引致关节功能障碍，活动受限。

（4）畸形：由于肿瘤的存在，可引致发育不对称，或压迫侵及骺板，引致畸形。

（5）压迫症状：因部位不同可引起不同压迫症状。如肿瘤在肋部，可引发胸腔出口综合征；在脊柱可发生截瘫；在盆腔可压迫膀胱；在关节附近可发生滑囊炎等。

（6）病理性骨折：由于肿瘤存在及其破坏作用，易致病理性骨折。如巨细胞瘤可无症状，常在发生病理性骨折时才被发现。

2. 体征

（1）全身症状：早期骨肿瘤的全身症状少，后期如有疼痛，可影响食欲，多见消瘦、贫血。恶变如发生溃烂，可伴发感染，导致恶病体质。生长迅速者，如尤文氏肉瘤，可伴发热、白细胞数增高。似骨髓炎表现等。由于肿瘤本身性质特征亦影响全身症状。骨软骨瘤、骨髓瘤及转移瘤常为多发；血管瘤、神经纤维瘤多位于皮下或表浅；多骨性纤维性发育不良（Albright 综合征）及神经纤维瘤变（von Recklinghausen 病）则有内分泌系统症状。

（2）局部表现：①皮肤：良胜肿瘤多无明显皮肤改变，无粘连。迅速长大后，可压迫皮肤，使之发亮，可有色素改变。恶性肿瘤则局部皮肤苍白、发绀、血管充盈明显，温度可增高，并有粘连。②肿块：注意肿块部位深浅、大小、硬度、轮廓、表面情况、动度、皮温、有无压痛及搏动。不宜用力捏挤，避免促使其发生转移。良性肿瘤一般较硬，边缘清楚，压痛轻，可呈结节状。恶性肿瘤则呈硬橡皮样，压痛明显，边缘不清，肿瘤坏死液化时可有波动感。③畸形：由于发病年龄、部位、肿瘤性质等因素可引发畸形。如多发性软骨瘤影响生长，可致肢体弯曲、不等长。内生软骨瘤因膨胀可使手足小骨畸形。肿瘤侵入骺板亦可引起发育异常。

（二）实验室检查

包括血、尿常规，生化检测和其他项目，有助于诊断及鉴别。阳性结果固然重要，而阴性同样重要。

1. 血、尿常规对骨肿瘤的诊断不甚重要，但有助于鉴别。

良性肿瘤血常规多正常，恶性肿瘤则可有变化。骨髓瘤常有贫血、红细胞沉降率加快、尿中含有 Bence－Jones 蛋白（本-周蛋白）等特征性表现。骨髓穿刺检查则对骨髓瘤的诊断极有帮助。

2. 生化检验骨组织发生肿瘤时，正常代谢受到干扰，主要生化方面发生相应变化，包括血清钙、磷、总蛋白、磷酸脂酶、尿钙、Bence－Jones 蛋白等，从而可协助诊断。

（三）影像学诊断

1. X 线检查

骨与关节结构和成分有良好的自然密度对比性。X 线的发现，开创了影像诊断学，并且广泛被应用以了解骨关节病变的部位、范围、性质、程度、软组织情况和治疗效果。但 X 线不是完美无缺，仅从影像变化来判断，还不是实质变化。造影术、计算机 X 线断层扫描、磁共振成像、核素扫描等可弥补 X 线的不足，成为骨肿瘤诊断的重要辅助手段。

骨肿瘤的 X 线征象：X 线检查是骨肿瘤最主要检查方法，不仅能发现病变，决定有无肿瘤，并能显示肿瘤部位、范围、单发或多发、特征、性质、发展情况、治疗反应、有无复发或转移。有些诊断根据 X 线片即可确定，如骨瘤、骨软骨瘤；有些则有典型征象，如软骨瘤、骨肉瘤、转移瘤。如不同肿瘤显示相似征象，例如非成骨性肿瘤出现新生骨不易与骨性肿瘤区分，骨转移瘤产生新生骨与原发肿瘤难以鉴别，则需结合临床表现、病理和特殊检查，进一步确诊。

（1）基本 X 线征象：包括骨破坏、软骨破坏、瘤骨、瘤软骨、反应骨及残留骨、软组织肿块等。从而估计其性质与范围。骨破坏分为囊性、膨胀性和侵蚀性三类。囊性骨破坏在松质骨内，恶性者边缘模糊，扩展快。膨胀性为良性征象，恶性发展快，破坏迅速，少有膨胀。浸润性多侵蚀骨与骨髓，呈虫蚀样、筛孔状、斑片样或大片溶骨，可扩大成弥散性破坏。骨破坏与恶性程度不一定成比例。

（2）好发部位：四肢长骨多发骨软骨瘤、骨肉瘤；软骨瘤多在手足小骨；巨细胞瘤多位于干骺端骨松质；成软骨细胞瘤位于骺线附近与之相连的干骺端；骨样骨瘤位于皮质骨内；骨囊肿位于干骺端，尤文肉瘤位于骨干，骨旁骨肉瘤位于皮质骨附近，转移瘤多在扁平骨及长骨。

（3）良性与恶性骨肿瘤 X 线鉴别（表 1－3）。

表 1－3　良、恶性骨肿瘤 X 线鉴别

良性骨肿瘤	恶性骨肿瘤
生长缓慢，不侵及邻近正常组织，但可压迫使之移位、畸形或破坏，无软组织肿块影	生长快，侵犯邻近组织，软组织肿胀
一般骨膜不受累，界限分明	有骨膜反应，肿瘤与正常组织无明显界限，侵入软组织使肿块边缘不清
骨皮质保持完整或膨胀性改变	皮质或髓腔内破坏缺损，少有膨胀扩张
无转移	多可转移
肿瘤影局限，形状规则，与正常组织界限清楚	界限不清，边缘不规则

（4）对所谓特征性 X 线征象的理解：骨肿瘤的 X 线表现可能有一定特点，而实际并不特殊，也不经常出现。如骨膜反应早期即不易发现，且多数原发恶性肿瘤是以破坏为主，骨膜反应少见。又如所谓阳光样骨膜反应除发生在骨肉瘤外，也见于未分化网状细胞肉瘤、转移瘤、慢性骨髓炎；葱皮样反应也见于骨未分化网状细胞瘤以外的化脓性骨髓炎、骨肉瘤；三角样骨破坏见于骨肉瘤以及骨感染或骨组织细胞增生症及出血情况；皂泡样影像也如此，骨血管瘤、纤维异样增殖症、内生软骨瘤、软骨黏液纤维瘤中的皂泡样表现也许比骨巨细胞瘤还早些。因此，特征性征象虽仍是重要参考资料，但不能完全依赖，而应多方面结合，全面分析。

2. 造影术

为了弥补 X 线平片的不足，可应用造影剂拍片，增强显影对比性，以进一步诊断。

恶性骨肿瘤血管造影特征则有：

（1）动脉主干及分支受肿瘤组织压迫，呈弯曲状，分支增多，末梢粗大。

（2）外围有蛇形毛细血管网。

（3）造影剂滞留成点状血湖状。

（4）可形成动静脉瘘，动脉多粗大扭曲，静脉显影较早。

（5）动脉中断表示血栓形成，可显示侧支循环。

（6）造影剂分布于肿瘤内，阴影加深。

3. 计算机X线断层扫描（CT）

CT检查的局限性：CT扫描改善了X线的分辨能力，提高了诊断准确率，但仍有其局限性和不足，并不是全身多系统各部位都适宜的首选应用。

CT扫描虽可观察病灶外形、范围，甚至内部结构，但因受病变部位、大小、性质、病理、机体及器官功能状况等因素影响，并非经常如此优越和理想。CT不能显示具体血管的解剖，血管疾患及血管丰富的肿瘤还有赖于血管造影。对某些部位的小病灶，CT也易漏诊。瘦弱患者脂肪少，缺乏对比。呼吸对CT扫描成像也有影响。对病灶体积小和等密度病变显示较差，可能影响对其的估计。对软组织水肿、出血或转移瘤虽可显示其存在，但无特征性，不易鉴别。对局限性钙化也不易作病因诊断。脊柱的CT平扫不能清楚显示椎管内结构。对脊髓内结构显像也不理想。

【临床应用】

（1）软组织包块：①脂肪及其他软组织包块CT较X线更为清晰，可显示包块大小、密度高低、边缘清晰度，与血管神经的连属和骨骼破坏情况。良性肿块有完整包膜，实质密度均匀，边缘整齐。恶性者则边缘模糊，可含斑点或片状致密影。②血肿多来自外伤、凝血机制不全或瘤内出血。新鲜出血与肌肉密度相等或稍高。吸收浓缩后，密度均匀增高。陈旧血肿可形成包膜。完全液化后，密度均匀并低于肌肉。肌肉坏死后，则显示高密度斑点影，表示早期钙化或骨化。③肿瘤因性质不同，表现不一。脂肪瘤常呈圆或扁圆形，或向组织间不规则长入，有被膜包裹，CT值为-100Hu。浸润性血管脂肪瘤不具包膜，侵犯肌肉，密度低。脂肪肉瘤边缘模糊，密度不匀。肌肉黏液瘤密度低，边界清楚，但无包膜。

（2）骨肿瘤：CT可显示肿瘤确实部位、破坏情况、范围，与关节面及大血管连属关系。

对X线已证实的脊椎骨病变，CT更能准确地确定其范围、累及程度、椎旁肿块、病变内钙化、坏死、囊变、边缘侵蚀等。椎管内肿瘤密度大多与脊髓相似，小部分呈低密度，极少数为高密度。CT平扫只能将蛛网膜下腔及脊髓显示清楚，在胸段蛛网膜下腔狭小，则需结合脊髓造影。脊髓病变合并椎管不规则破坏常见于转移瘤。完整的压迫性侵蚀多为良性肿瘤。骨盆肿瘤的CT检查可显示其部位、范围、连属关系、性质。

4. 磁共振成像（MRI），亦称核磁共振（NMR）

是一种原子核磁电物理现象，即在核磁共振波谱化的基础上，由核磁共振技术、图像重建理论和计算机技术相结合。由于重建了人体器官形象，解决了影像诊断中人体组织特性和功能相结合的手段，能提供其他医学成像难以提供的诊断信息，对早期诊断甚有价值。

【临床应用】

（1）中枢神经：对肿瘤、出血、梗死的检查比CT优越，检出率高，显示准确。

（2）心脏大血管：由于流动液体不产生信号，MRI能清晰显示心脏各部位，无需造影，并可分辨血流状态。此均优于CT。

（3）盆腔：对盆腔软组织检查优于CT，对胎儿发育也可了解，显示膀胱无需造影。

（4）脏器MRI：多方面取层和多回波采集，显示更清晰。但肺的周边部分由于呼吸运动干扰显示不如CT。

（5）骨科应用：①软组织氢核密度大，信号多，分辨力高。骨皮质缺乏信号，显示不如

CT。②松质骨含骨髓、脂肪量高，故骨髓瘤、变性、感染及代谢病，MRI 显示清晰。骨皮质信号弱，几乎不显影。③多平面图像对脊柱不产生图影衰变。观察脊髓及神经根无需对比剂。

5. 放射性核素扫描

放射性核素检查骨与关节主要是将能被骨与关节浓聚的放射性核素或标记化合物引入人体，由于病变，血屏障受到破坏，放射性核素在病变部位如血管增生、血管壁缺损、反应性水肿、代谢增高、细胞外间隙增大等部位浓集，通过扫描机或γ照相机标测，记录出所放射出的γ射线脉冲，使骨关节显影，发现病变部位放射浓度增高区，以劫诊断定位。

【临床应用】用以判断肿瘤边界、跳跃病灶及转移骨肿瘤。对骨的转移瘤可在 X 线出现征象前 6～18 个月即有异常征象。良性骨肿瘤摄取核素比正常骨增高，患部放射性浓集，但不超过恶性肿瘤的表现。恶性骨肿瘤摄取核素高，显示血池相局部充血。

6. 超声检查

骨科常用超声声像方式，以光点多少区分为暗区、液性暗区、稀疏光点、致密光点及密集光点。图像则分光点、光团、光带、吸光环等。

骨肿瘤的超声检查常显示良性者边界清楚，呈半圆、椭圆或弧形光带，隆起于骨表面，也可呈不规则或分叶状。瘤实质回声可均匀或不匀，强度不等，甚至不显像。主要取决于肿瘤种类大小、内部有无坏死、液化或出血。

恶性骨肿瘤基底及骨质破坏，骨回声带不平整或缺损。周围软组织受压、浸润或粘连而使结构模糊不清。软组织恶性肿瘤引起骨质破坏，则同时见到肿瘤和骨质破坏区。

（四）病理检查

骨肿瘤的组织学诊断非常重要，为诊断过程的最后一环，对任何肿瘤都是不可缺少的步骤，即使临床和影像学诊断完全一致，也需进行病理活组织检查，以明确诊断，避免造成不可挽回的损失。

1. 病检准确率高，但不全面的活检，包括肿瘤本身的临界性质不易区分、取材不当和病检水平等因素，均影响准确率，并可引起并发症。故应慎重应用，选择适当取材部位。所取组织包括骨膜、骨皮质、骨髓腔、甚至四周正常组织，防止误诊、漏诊。

2. 取材常用咬取、切取、刮取、切除或针吸。针穿有一定优越性，较简便，但有一定限制。如所取材料并非瘤组织，肿瘤细胞不易辨认，有沿针道遗留瘤细胞的可能，在血供丰富的肿瘤中，易引起出血，造成扩散或转移。

3. 如病灶小，所在部位缺如后无明显功能缺失，手术取材时可以考虑整体切除。此在肋骨、锁骨、腓骨上端、尺骨远端均可采用。由于活检可人为破坏骨肿瘤尤其是恶性骨肿瘤的自然屏障，导致肿瘤扩散性生长，增加手术尤其是保肢手术难度，目前多数学者倾向于少用或慎用活检。

4. 病理诊断对确诊细胞性质和来源有时也有困难。病理性骨折的骨痂与恶性肿瘤的病变有时很近似。已行放疗的肿瘤，肿瘤组织可为纤维组织所替代或掩盖而不易确诊，均需多方面考虑，综合分析，全面诊断。

（五）其他检查

随着科技的进步，诊断手段不断发展，下述检查方法已有应用。

1. 免疫学检测检：测血清甲胎蛋白，利用特异性抗原，有助于肝癌及其骨转移的诊断。

2. 荧光检查：癌细胞吸收荧光能力与正常组织不同，如宫颈癌、鼻咽癌，有助诊断。可用于骨肿瘤，特别是已溃破的肿瘤。

3. 皮温扫描：恶性肿瘤血供高，特别是表浅部位，可提示协助诊断。

4. 神经系统检查：如肿瘤压迫脊髓或神经，可作电生理检查，包括脑电图、肌电图、诱发电位等，以辅助诊断。

5. 基因诊断：对骨肿瘤的早期诊断有重要价值，但临床应用尚在探索中。

二、良性与恶性骨肿瘤的区分

骨肿瘤一旦被诊断，必须进一步区分其为良性或恶性。由于两类肿瘤的处理措施与预后估计差别很大，彼此之间的鉴别有时又很困难，尤应慎重。良性肿瘤发生恶变时两者之间无明显界限，故应争取综合分析以确诊并指导治疗。

良性、恶性骨肿瘤的临床鉴别（表1-4）

表1-4 良、恶性骨肿瘤的临床鉴别

	良性骨肿瘤	恶性骨肿瘤
症状、发病情况	先有包块	先有疼痛
生长速度	缓慢，病程长	迅速，侵及周围
疼痛程度	无或轻	中度或剧痛，夜间重
全身症状	无	发热、消瘦，晚期恶病质
体征、肿块界限	清楚，不侵及周围	不清楚，周围组织浸润粘连
肿块表面	多无改变	红热，静脉扩张
压痛	无或轻	明显压痛
听诊	一般无杂音	血供丰富者，可有杂音
转移	无	晚期可有
X线表现生长方式	膨胀性，环绕硬化	浸润性
肿瘤界限	清楚	不清楚，边缘不规则
松质骨	多有存留，全溶骨少	溶骨性、不规则破坏
骨皮质	完整或变薄	早期有虫蚀样破坏缺损
骨膜反应	无	早期即有放射样、光芒状、三角样或葱皮样反应
软组织影像	无	明显肿瘤浸润
对邻近组织影响	不侵及，可因压迫使之移位、畸形和破坏	侵蚀
细胞形态（结构）	分化成熟	异形明显，大小不一，排列紊乱，核大染色体多，核分裂不正常，分化不成熟
实验室检查	多无异常	贫血，白细胞多，碱性磷酸酶增高，血沉快
预后	不致命	常致命
血管造影	血管分布正常，可受压移位、畸形或分离	血管幼稚，动静脉分支，血湖征，不规则毛丛状，坏死区无血管，血管增多且粗

三、骨肿瘤的鉴别诊断

骨肿瘤的诊断重要而复杂，并有一定困难。首先是确定诊断，区分良性与恶性，还需与其他类似骨病相鉴别。

（一）可根据下列各项识别

1. 大小：原发恶性发展快，初诊即较大。

2. 形态：圆形影像表示生长迅速，椭圆形多为良性。

3. 分隔：不单见于巨细胞瘤，也见于纤维异样增生症、非骨化性纤维瘤、软骨黏膜纤维瘤。

4. 边缘：整齐者多为良性，恶性者边缘多模糊。

5. 皮质破坏：良性者少见，恶性者多见。

6. 骨膜反应：反应性增生及瘤骨形成。

7. 瘤骨：钙化或骨化。

8. 软组织影像：良性者无。

9. 邻近骨改变：病骨部位可引起压迫性改变。

（二）原发恶性骨肿瘤的部位、性别、年龄的分布各有其特点，可助鉴别（表 1－5）。

表 1－5　原发恶性骨肿瘤的鉴别

肿瘤类型	肿瘤常见部位（骨）	男（%）	年龄（岁）	女（%）	年龄（岁）
成骨肉瘤	股、胫、肱、髂	60	10～55	40	10～20
骨旁肉瘤	股、胫、肱	35	20～45	65	30～40
软骨肉瘤	股、髂、肋、胫、肱	65	25～65	35	50～60
骨网状肉瘤	股、髂、肋、胫、肱	60	10～30	40	10～20
纤维肉瘤	股、胫、肱、髂、下颌	45	25～60	55	30～40
恶性巨细胞瘤	股、肱、胫	60	40～60	40	35～55
脊索瘤	骶、头、脊椎	65	40～70	35	55～65
网状细胞肉瘤	髂、肋、股、肱、脊椎	60	15～70	40	50～60

（三）依据骨肿瘤生长方式鉴别

1. 良性骨肿瘤为膨胀性、突起性生长，恶性者则为浸润性、弥散性，以破坏为主。

2. 恶性肿瘤分为三类：

（1）间充质肿瘤：有骨样及软骨样瘤骨，扩展至软组织。

（2）圆细胞肿瘤：无反应新骨，溶骨，无瘤骨。

（3）转移瘤：成骨或溶骨。

四、骨肿瘤的外科分期

骨肿瘤特别是恶性骨肿瘤的治疗已不满足于传统的单一截肢手术，保肢手术已逐步趋于成熟。这就要求对骨肿瘤手术要有进一步的统一标准，对选择相适应的手术治疗方案有所依据，对预后有所判断，并指导选用辅助治疗。为此，外科分级就有其必要性和实用价值。单纯根据病理组织学检查来区分良性与恶性，还不足以指导治疗。1980 年 Enneking 根据影响预后的三个因素，肿瘤病理即肿瘤性质（G）、肿瘤的解剖部位即分布区（T）和肿瘤有无局部或远隔转移（M），制订出GTM外科分级系统，综合分析，选择相应治疗措施。

（一）骨肿瘤的外科分期

1. 骨肿瘤分期依据肿瘤性质（良性与恶性）、分布区及有无转移进行分期。

良性骨肿瘤分为：1 潜隐性，2 活动性，3 侵袭性。

恶性骨肿瘤分为：Ⅰ 低度无转移。A 间室内，B 间室外。

Ⅱ 高度无转移。A 间室内，如骨内、关节内、肌间隔内；B 间室外，侵及邻近组织。

Ⅲ 低或高度有转移，任何部位。

2. 骨肿瘤的外科分级即GTM系统

（1）肿瘤性质（G）：根据病检的细胞分化程度和核分裂分为三种状态：

1）G_0 良性：细胞分化好，X线显示边缘清晰。可向软组织侵蚀，包膜完整。无转移。

2）G_1 低度恶性：核分裂少，细胞分化中等。X线显示侵蚀。生长慢，可向囊外生长。偶有转移。

3）G_2 高度恶性：核分裂多见，分化差。X线显示侵袭破坏。生长快，症状明显。有转移。

（2）骨瘤部位（T）：肿瘤的解剖部位很重要。人体的肿瘤扩散有天然屏障，即解剖学间室。在长骨为骨皮质和骨骺，在关节为关节囊和关节软骨，在软组织则为筋膜间隙和肌腱起止附着。

依据肿瘤的分布分为 T_0 局限于囊内，T_1 在间室内，T_2 在间室外。间室内的骨肿瘤在骨皮质内、关节内、深浅筋膜间、骨旁、指（趾）、小腿后及前外侧、大腿前内和后侧、臀部、前臂掌及背侧、上臂前及后侧。间室外者则在骨皮质内、关节内肿瘤向软组织侵袭，深浅筋膜间者向深筋膜侵袭，髓内或筋膜外、足中和后部、腹股沟、骨盆内、手中部、腋窝、肘窝、锁骨周围、脊柱旁、头颈部。

（3）转移（M）：包括局部及远隔转移。M_0 无转移，M_1 有转移。

（二）GTM系统的局限性

GTM系统只适用于骨骼肌肉系统中起源于中胚层结缔组织肿瘤的分级，不包括来自骨髓、网状内皮组织的肿瘤，故不适用于淋巴瘤、白血病、骨髓瘤、尤文肉瘤、未分化小圆细胞肉瘤、转移癌等。

另外，依据科技的进步，综合治疗的进展，按照GTM系统所引导的治疗措施，也应随之而有所充实和改进。

（三）临床应用

1. 依据GTM系统分级选择治疗方案

（1）骨肿瘤分级（表1-6）

表1-6 良性骨肿瘤分级

分级	肿瘤性质	分布区	转移	临床特征	治疗选择
1	G_0	T_0	M_0	潜隐性、静止性、有自愈趋向	囊内手术
2	G_1	T_0	M_0	进行性、活动性、膨胀性	边缘或囊内加辅助
3	G_2	T_{1-2}	M_{0-1}	侵袭性	广泛或边缘切除加有效辅助治疗

（2）恶性骨肿瘤分级（表 1－7）

表 1－7　恶性骨肿瘤分级

分级	肿瘤性质	分布区	转移	治疗选择
ⅠA	G_1	T_1	M_0	广泛手术，局部切除
ⅠB	G_1	T_2	M_0	广泛手术或截肢（累及关节或神经血管时）
ⅡA	G_2	T_1	M_0	根治术，整块切除，辅助治疗
ⅡB	G_2	T_2	M_0	根治术，广泛切除，辅助治疗
ⅢA	G_{1-2}	T_1	M_1	肺转移灶切除，根治切除或姑息加辅助治疗
ⅢB	G_{1-2}	T_2	M_1	肺转移灶切除，根治手术截肢或姑息加辅助治疗

2. 手术方案依据 GTM 系统的外科分级，手术范围、方法有所不同，手术亦有差异。

（1）病损内手术：在囊内进行，如刮除术。

（2）边缘手术：在反应区内手术，整块切除，包括囊及周围组织。

（3）广泛手术：在反应区外正常组织内手术，包括病变、假包膜、反应区及肿瘤周围部分正常组织，一并切除。

（4）根治手术：正常组织内手术，整块切除。

随着保肢措施的进展，如灭活再植、热疗灭活、植骨重建、人工假体等，也相应有所改进发展。

（宋金纲）

第 2 章 软组织肿瘤概述

第一节 软组织肿瘤的流行病学

软组织肿瘤主要指来源于胚胎发育期间，能形成结缔组织的间充质组织的肿瘤。然而，源于间充质组织的肿瘤不一定是软组织肿瘤，源于纤维组织、脂肪组织、平滑肌组织、横纹肌组织、滑膜组织、血管、淋巴管组织等的肿瘤，属软组织肿瘤，而造血结构组织和网状内皮组织等，虽也源于间叶组织，却不属于软组织肿瘤范畴。周围神经系统和自主神经系统，虽非源于间叶组织，但常与间叶组织来源的组织交织生长，故也列入软组织肿瘤中。凡发生在以上组织中的实体瘤，统称为软组织肿瘤。软组织肿瘤又笼统地分为软组织良性肿瘤和肉瘤。

发病率

大多数软组织肿瘤为良性，每年临床发病率（就诊的新病例数）估计高达3%，肿瘤病史多较长，局限，治疗比较简单，切除后多不复发，也不转移。良性间叶性肿瘤在数量上超过肉瘤至少100倍，在美国，良性软组织肿瘤与恶性软组织肿瘤比例是300∶1。通常软组织恶性肿瘤称为软组织肉瘤（soft tissue sarcoma，STS），是一种医学上较少见的肿瘤。切除不干净易复发，晚期可出现远隔脏器的转移，危及生命，是肌骨系统肿瘤临床研究的重点之一。软组织肉瘤的每年发病率约30/100万，即占所有恶性肿瘤的1%，估计每年5500～9420美国人发病。没有资料提示肉瘤的发病率有变化，也不存在明显的地理差异。

发病年龄及分布部位

良性肿瘤中至少1/3为脂肪瘤，1/3为纤维组织细胞肿瘤和纤维性肿瘤，10%为血管肿瘤，5%为神经腱鞘肿瘤。肿瘤的类型、症状、部位与患者的年龄性别相关。脂肪瘤表现为无痛性，较少发生于手、腿部下方和脚，儿童极罕见；多发性（血管）脂肪瘤有时表现疼痛，最常见于年轻男性；血管平滑肌瘤常表现疼痛，好发于中年女性的腿部下方，然而半数的血管肿瘤发生于20岁以下的患者。良性软组织肿瘤中99%位置表浅，95%直径小于5cm。

软组织恶性肿瘤是一多样性肿瘤，它可发生在任何年龄，几乎在身体的任何部位，男性稍多见。好发部位为肢体（59%），躯干（19%），腹膜后（15%），头部及颈部（9%）。正如几乎所有的其他恶性肿瘤一样，软组织肉瘤的发生随着年龄增加而增加，中位年龄65岁。年龄相关的发生率各不相同，胚胎性横纹肌肉瘤几乎不发生于儿童，滑膜肉瘤大多数发生于青年人，而多形性高级别肉瘤、脂肪肉瘤和平滑肌肉瘤患者的年龄较大。在四肢和躯干肿瘤中1/3表现为浅表性，中位直径为5cm；2/3位于深部，中位直径为9cm。腹膜后肿瘤在表现症状之前要大得多。1/10 的患者在诊断原发肿瘤时可检测到已发生转移（最常见于肺）。软组织肉瘤病人预后多样，美国国家癌症研究所估测每年 3490 人死于该病。总的说来，至少 1/3 的软组织肉瘤患者死于肿瘤，大多数是因为肺转移。

病因学

一般来说，软组织肉瘤并不是良性软组织肿瘤恶变而来。大多数良性和恶性软组织肿瘤的发病原因尚不清楚。在少数病例中发现遗传因素、环境因素、辐射、病毒感染以及免疫缺陷通常与恶性软组织肿瘤的发生发展有关。也有个别报道软组织肉瘤发生于瘢痕组织、骨折部位及外科移植物附近。大多数软组织肉瘤表现为特发性，无明显的致病因素。

1. 化学致癌剂

多数来自瑞典的几项研究报道在农业和森林工作中接触苯氧乙酸除草剂、含氯酚的木材防腐剂和它们的污染物（二恶英）后发生软组织肉瘤的概率会增加。其他研究尚未发现这种相关性。一种出现不同结果的解释是可能使用了含不同二恶英污染物的除莠剂。

2. 辐射

放射线治疗是软组织肉瘤一个重要致病因素。放射治疗癌症后，如乳癌、子宫颈癌、卵巢、睾丸或淋巴系统放疗后，软组织肉瘤发病率增加 8～50 倍，患病的风险随剂量的增加而增加，大多数患者接受 50Gy 或更多的照射量。从接触辐射到肿瘤诊断的中位时间约为 10 年，但是有一些证据表明潜伏间隔时间在减少。半数以上发生恶性纤维组织细胞瘤，多数为高度恶性。携有视网膜母细胞瘤基因（RB1）胚系突变的患者，发生辐射后发生肉瘤（通常为骨肉瘤）的风险加大。

3. 病毒感染与免疫缺陷

人类疱疹病毒 8 对于卡波济（Kaposi）肉瘤的发生起关键作用，且临床病程取决于患者的免疫状态，艾滋病患者可伴发卡波济肉瘤。EB 病毒与伴有免疫缺陷的患者发生平滑肌肿瘤有关。Stewart-Treves 综合征是由特别在根治性乳房切除术后发生的血管肉瘤伴慢性淋巴性水肿所引起的。淋巴管肉瘤也可继发于血丝虫感染、先天性或遗传性淋巴水肿，下肢是此类肿瘤的好发位置，一些作者认为应归因于局部获得性免疫缺陷。

4. 遗传易感性

遗传基因变异是软组织肉瘤发病的内在因素。癌基因是可以诱发恶性转化，并促进细胞增殖的基因，与软组织肉瘤发生有关的癌基因已证实有 MDM2、N－myc、c－erbB2 以及 ras 基因族。软组织肿瘤细胞遗传学分析确定癌基因编码染色体易位与软组织肿瘤某些病理亚型相关。基因重排已在尤文肉瘤（EWS－FLI－1 融合）、透明细胞肉瘤（EWS－ATF1 融合）、黏液样脂肪肉瘤（TLS－CHOP 融合）、肺泡横纹肌肉瘤（PAX3－FHKR 融合）、结缔组织增生小圆形细胞肿瘤（EWS－WT1 融合）以及滑膜肉瘤（SSX－SYT 融合）找到。

有研究报道良性软组织肿瘤的一些类型具有家族性或遗传性基础。但是这些报道很少，且肿瘤数量不多。最常见的例子可能是遗传性多发性脂肪瘤（通常是血管脂肪瘤）。纤维样肿瘤发生于伴家族性 Gardner 综合征的患者（包括腺瘤样息肉病、骨瘤及表皮囊肿）。神经纤维瘤病（1 型和 2 型）与多发性良性神经肿瘤有关（有时也可以是非神经肿瘤）。约 2％的Ⅰ型神经纤维瘤病患者在良性神经鞘瘤的基础上发生恶性周围神经鞘瘤。

抑癌基因抑制癌细胞的发生与发展，这些基因可以灭活。两个与软组织肿瘤相关的抑癌基因是视网膜母细胞瘤（RB）基因和 p53 基因。RB 基因突变或缺失可导致视网膜母细胞瘤、骨与软组织肉瘤。虽然抑癌基因 p53 突变最常见于人类实体肿瘤，但 30％～60％的软组织肉瘤也可观察到 p53 突变。抑癌基因 p53 种系变异的患者（即 Li-Fraumeni 综合征）软组织肉瘤发病率高。

第二节 软组织肿瘤的分类

对软组织肿瘤的分类有利于软组织肿瘤的诊断与治疗。虽然分类存在一些偏差，但趋于完善和统一。公认的分类有两种，即 Enzinger 软组织肿瘤组织学分类和 WHO 软组织肿瘤组织学分类。

软组织肿瘤的分类技术有：①苏木精、曙红染色切片法。主要是根据肿瘤细胞成分与哪些正常组织成分在形态上相似，即可判定为某种组织来源。这种方法适合绝大多数软组织肿瘤。②免疫组织化学方法。由于间叶来源的组织众多，细胞形态等常规鉴别困难，需免疫组织化学标记。免疫组化法对识别上皮细胞、内皮细胞、肌肉组织、施万细胞和其他一些组织细胞有一定优势。因此，已经较广泛地应用于软组织肿瘤的诊断。但是，免疫组化法特异性也存在一定向题，会出现一些假阳性、重叠表达或不表达等情况，需要与其他技术方法相结合。③电镜。电镜用于常规方法难以确定的类型，可以在更微观的世界里提供细胞的详细情况。④细胞遗传学。评估染色体的畸变情况，对软组织肉瘤的亚型区分有益。

一、Enzinger & Weiss 软组织肿瘤组织学分类

美国软组织肿瘤病理学家于 2007 年出版了第五版《Enzinger & Weiss 软组织肿瘤学》，对该分类做了进一步修改（表 2-1）。这种分类主要以肿瘤的分化方向为基础进行分类，就是说，肿瘤的组织类型为肿瘤的组成组织类型，而不是肿瘤起源组织的类型。

表 2-1　Enzinger & Weiss 软组织肿瘤组织学分类（第五版，2007 年）

Ⅰ. 纤维母细胞/肌纤维母细胞肿瘤
A. 良性
1. 结节性筋膜炎（包括血管内型、头颅型）
2. 增生性筋膜炎/肌炎
3. 器官相关性假肉瘤样肌纤维母细胞增生
4. 缺血性筋膜炎
5. 腱鞘纤维瘤
6. 皮肤多形性纤维瘤
7. 项纤维瘤（Gardner 相关纤维瘤）
8. 弹力纤维瘤
9. 鼻咽血管纤维瘤
10. 瘢痕疙瘩
11. 胶原纤维瘤（促结缔组织增生性纤维母细胞瘤）
12. 婴儿纤维性错构瘤
13. 婴幼儿指（趾）纤维瘤病
14. 肌纤维瘤/肌纤维瘤病
15. 幼年透明性纤维瘤病
16. 龈纤维瘤
17. 颈纤维瘤病

续表

18. 婴幼儿纤维瘤病
19. 钙化性腱膜纤维瘤
20. 钙化性纤维性假瘤
B. 中间型 成人型纤维瘤病
1. 浅表型（掌趾、阴茎、指节垫）
2. 深部（腹部外、腹壁、腹内）
C. 恶性 多形性未分化肉瘤/恶性纤维组织细胞瘤
1. 席纹状一多形性型
2. 黏液型
3. 巨细胞型
4. 炎症型
Ⅱ. 脂肪肿瘤
A. 良性
1. 脂肪瘤
（1）血管脂肪瘤
（2）平滑肌脂肪瘤
（3）软骨样脂肪瘤
（4）梭形细胞脂肪瘤/多形性脂肪瘤
（5）脂肪母细胞瘤/脂肪母细胞瘤病
（6）髓性脂肪瘤
（7）冬眠瘤
2. 脂肪瘤病
B. 中间型 非典型性脂肪瘤（浅表高分化脂肪肉瘤）
C. 恶性
1. 非典型性脂肪瘤样肿瘤/高分化脂肪肉瘤
（1）脂肪瘤样
（2）硬化型
（3）梭形细胞型
（4）炎症型
2. 黏液型/圆形细胞脂肪肉瘤
3. 多形性脂肪肉瘤
4. 去分化脂肪肉瘤
Ⅲ. 平滑肌肿瘤及相关病变
A. 良性
1. 平滑肌瘤
2. 血管平滑肌瘤
3. 淋巴结内栅栏状肌纤维母细胞瘤
4. 乳房肌纤维母细胞瘤
5. 良性生殖道间质肿瘤
6. 血管肌纤维母细胞瘤
7. 富于细胞性血管纤维瘤/男性生殖道血管肌纤维母细胞瘤
8. 侵袭性血管黏液瘤
9. 浅表宫颈阴道肌纤维母细胞瘤

续表

10. 静脉内平滑肌瘤病
11. 腹膜播散性平滑肌瘤病
B. 恶性　平滑肌肉瘤
Ⅳ. 胃肠道外间质肿瘤
A. 良性胃肠道外间质肿瘤
B. 恶性胃肠道外间质肿瘤
Ⅴ. 骨骼肌肿瘤
A. 良性
1. 心脏横纹肌瘤
2. 成人型横纹肌瘤
3. 胎儿型横纹肌瘤
（1）黏液型（经典型）
（2）中间型（细胞型、幼年型）
4. 生殖道横纹肌瘤
B. 恶性
1. 胚胎型横纹肌肉瘤
（1）普通型
（2）葡萄簇型
2. 腺泡型横纹肌肉瘤
3. 多形性横纹肌肉瘤
4. 硬化型横纹肌肉瘤
5. 其他（横纹肌样特征，间变特征）
6. 含神经节细胞的横纹肌肉瘤（外胚层间叶瘤）
Ⅵ. 血管及淋巴管肿瘤
A. 良性
1. 乳头状血管内皮细胞增生
2. 血管瘤
（1）毛细血管瘤
（2）海绵状血管瘤
（3）静脉性血管瘤
（4）动静脉血管瘤
（5）化脓性肉芽肿
（6）后天性丛状血管瘤
（7）钉突样血管瘤
（8）梭形细胞血管瘤
3. 淋巴管瘤
4. 淋巴管平滑肌瘤/淋巴管平滑肌瘤病
5. 血管瘤病
6. 淋巴管瘤病
B. 中间型
1. 上皮样血管内皮瘤

续表

2. 钉突样血管内皮瘤（网状、Dabska 型）
3. 上皮样肉瘤样血管内皮瘤
4. 卡波济形血管内皮瘤
5. 多形性血管内皮瘤
C. 恶性
1. 血管肉瘤
2. 卡波济肉瘤
Ⅶ. 血管周细胞肿瘤
A. 良性
1. 血管球瘤
（1）经典型
（2）球血管瘤型（血管球静脉畸形）
（3）球血管肌瘤
（4）球血管肌瘤病
2. 肌外皮细胞瘤（myopericytoma）
3. 鼻道血管外皮细胞瘤样肿瘤
B. 恶性　恶性血管球瘤
Ⅷ. 滑膜组织肿瘤
A. 良性
腱鞘巨细胞瘤
（1）局限型
（2）弥漫型
B. 恶性　恶性腱鞘巨细胞瘤
Ⅸ. 间皮组织肿瘤
A. 良性　腺瘤样瘤
B. 中间型
1. 多囊性间皮瘤
2. 分化良好的乳头状间皮瘤
C. 恶性
弥漫性间皮瘤
1. 上皮型
2. 肉瘤样型
3. 双相型
Ⅹ. 外周神经鞘肿瘤及相关肿瘤
A. 良性
1. 创伤性神经瘤
2. 黏膜神经瘤
3. 环层小体样神经瘤
4. 栅栏状有包膜的神经瘤
5. Morton 指（趾）间神经瘤
6. 神经鞘囊肿

续表

7. 神经肌肉行错构瘤
8. 神经纤维瘤
(1) 普通型（局限型）
(2) 弥漫型
(3) 丛状
(4) 上皮细胞样型
(5) 色素性
9. 神经鞘瘤
(1) 普通型
(2) 细胞型
(3) 丛状
(4) 退变型
(5) 上皮细胞样型
(6) 神经母细胞瘤样型
10. 黑色素性神经鞘瘤
11. 神经束膜瘤
(1) 神经内型
(2) 神经外型
12. 颗粒细胞瘤
13. 神经鞘黏液瘤
(1) 黏液型
(2) 细胞型
14. 异位脑膜瘤
15. 异位胶质组织
B. 恶性
1. 恶性外周神经鞘膜瘤（MPNST）
(1) 普通型
(2) MPNST 伴横纹肌母细胞分化（恶性蝾螈瘤）
(3) 上皮样 MPNST
2. 恶性颗粒细胞瘤
3. 腱鞘及腱膜透明细胞肉瘤
4. 恶性黑色素性神经鞘瘤
5. 脊柱外室管膜瘤
Ⅺ. 原始神经外胚层肿瘤及相关病变
A. 良性
1. 节细胞神经瘤
2. 婴儿色素性神经外胚层瘤（视网膜始基瘤）
B. 恶性
1. 神经母细胞瘤
2. 神经节神经母细胞瘤
3. Ewing 肉瘤/原始神经外胚层瘤
4. 婴幼儿恶性色素性神经外胚层肿瘤

续表

Ⅻ. 副神经节肿瘤（副神经节瘤）
A. 良性
B. 恶性
ⅩⅢ. 骨外的骨及软骨肿瘤
A. 良性
1. 骨化性肌炎
2. 指（趾）纤维一骨性假瘤
3. 进行性骨化性纤维结构不良
4. 骨外软骨瘤/骨软骨瘤
5. 骨外骨瘤
B. 恶性
1. 骨外软骨肉瘤
（1）高分化软骨肉瘤
（2）黏液型软骨肉瘤
（3）间叶性软骨肉瘤
2. 骨外骨肉瘤
ⅩⅣ. 起源未定的肿瘤
A. 良性
1. 肿瘤性钙质沉着症
2. 先天性颗粒细胞瘤
3. 黏液瘤
（1）皮肤
（2）肌内
4. 关节旁黏液瘤
5. 腱鞘囊肿
6. 淀粉样瘤
B. 中间型
1. 骨化性纤维黏液样肿瘤
2. 炎性黏液性透明变性肿瘤
3. 混合瘤/肌上皮瘤/副脊索瘤
4. 血管外皮瘤/孤立性纤维性肿瘤/巨细胞血管纤维瘤
5. 血管周上皮样细胞家族肿瘤（PEComa）
C. 恶性
1. 滑膜肉瘤
2. 腺泡状软组织肉瘤
3. 上皮样肉瘤
4. 促结缔组织增生性小圆细胞肿瘤
5. 恶性肾外横纹肌样瘤

二、WHO 软组织肿瘤组织学分类

自 1994 年 WHO 分类以来，细胞遗传学和分子遗传学领域发展迅速，对软组织肿瘤重新分类有着重要的影响，2002 年 WHO 对软组织肿瘤分类进行了修改。新分类主要变化是对生物学行为类型进行了修正，将中间型恶性肿瘤的两种不同类型，分别认定为“局部侵袭性”和“偶尔有转移”。新分类最重要的是解决了恶性纤维组织细胞瘤（MFH，实际上它代表多形性未分化肉瘤）和血管周细胞瘤（多数病例与孤立性纤维性肿瘤密切相关）定义不明的问题。血管瘤样 MFH 和骨外黏液样软骨肉瘤，由于分化谱系的不确定性使他们再次归入不能确定分化的肿瘤类型。新分类中，许多新确定的病种被采纳。见表 2－2。

表 2－2　WHO 软组织肿瘤组织学分类（WHO 2002）

脂肪细胞肿瘤（adipocytic tumours）	
良性	
脂肪瘤（lipoma）	8850/0
脂肪瘤病（lipomatosis）	8850/0
神经脂肪瘤病（lipomatosis of nerve）	8850/0
脂肪母细胞瘤（lipoblastoma）/	
脂肪母细胞瘤病（lipoblastomatosis）	8881/0
血管脂肪瘤（angiolipoma）	8861/0
平滑肌脂肪瘤（myolipoma）	8890/0
软骨样脂肪瘤（chondroid lipoma）	8862/0
肾外血管平滑肌脂肪瘤（extrarenal angiomyolipoma）	8860/0
肾上腺外髓性脂肪瘤（extra-adrenal myelolipoma）	8870/0
梭形细胞（spindle）/	8857/0
多形性脂肪瘤（pleomorphic lipoma）	8854/0
冬眠瘤（hibernoma）	8880/0
中间性（局部侵袭性）	
非典型脂肪瘤性肿瘤（atypical lipomatous tumour）/	
高分化脂肪肉瘤（well differetiated liposarcoma）	8851/3
恶性	
去分化脂肪肉瘤（dedifferentiated liposarcoma）	8858/3
黏液样脂肪肉瘤（myxoid liposarcoma）	8852/3
圆细胞脂肪肉瘤（round cell liposarcoma）	8853/0
多形性脂肪肉瘤（pleomorphic liposarcoma）	8854/3
混合型脂肪肉瘤（mixed-type liposarcoma）	8855/3
脂肪肉瘤，非特异性（liposarcoma，not otherwise specified）	8850/0

续表

成纤维细胞/肌纤维母细胞肿瘤（fibroblastic/myofibroblastic tumours）	
良性	
结节性筋膜炎（nodular fasciitis）	
增生性筋膜炎（proliferative fasciitis）	
增生性肌炎（proliferative myositis）	
骨化性肌炎（myositis ossificans）	
指（趾）纤维骨性假瘤（fibro-osseous pseudotumour of digits）	
缺血性筋膜炎（ischaemic fasciitis）	
弹力纤维瘤（elastofibroma）	8820/0
婴儿纤维性错构瘤（fibrous hamartoma of infancy）	
肌纤维瘤/肌纤维瘤病（myofibroma/myofibromatosis）	8824/0
颈纤维瘤病（fibromatosis colli）	
幼年性透明性纤维瘤病（juvenile hyaline fibromatosis）	
包涵体纤维瘤病（inclusion body fibromatosis）	
腱鞘纤维瘤（fibroma of tendon sheath）	8810/0
促纤维组织增生性纤维母细胞瘤（desmoplastic fibroblastoma）	8810/0
乳腺型肌纤维母细胞瘤（mammary-type myo fibroblastoma）	8825/0
钙化性腱膜纤维瘤（calcifying aponeurotic fibroma）	8810/0
血管肌纤维母细胞瘤（angiomyo fibroblastoma）	8826/0
富于细胞型血管纤维瘤（cellular angiofibroma）	9160/0
项型纤维瘤（nuchal-type fibroma）	8810/0
Gardner 纤维瘤（Gardner fibroma）	8810/0
钙化性纤维性肿瘤（calcifying fibrous tumour）	
巨细胞血管纤维瘤（giant cell angiofibroma）	9160/0
中间性（局部侵袭性）	
浅表纤维瘤病（掌/跖）[superficial fibromatoses（palmar/plantar）]	
韧带样型纤维瘤病（desmoid-type fibromatoses）	8821/1
脂肪纤维瘤病（lipofibromatosis）	
中间性（偶尔有转移）	
孤立性纤维性肿瘤（solitary fibrous tumour）	8815/1
血管周细胞瘤（haemangiopericytoma）	9150/1
（包括脂肪瘤性血管周细胞瘤）（incl. lipomatous haemangiopericytoma）	
炎性肌纤维母细胞性肿瘤（inflammatory myofibroblastic tumour）	8825/1
低度恶性肌纤维母细胞肉瘤（low grade myofibroblastic sarcoma）	8825/3

续表

黏液样炎性纤维母细胞肉瘤（myxoinflammatory fibroblastic sarcoma）	8811/3
婴儿型纤维肉瘤（infantile fibrosarcoma）	8814/3
恶性	
成人型纤维肉瘤（adult fibrosarcoma）	8810/3
黏液样纤维肉瘤（myxofibrosarcoma）	8811/3
低度恶性纤维黏液样肉瘤（low grade fibromyxoid sarcoma）	8811/3
玻璃样变梭形细胞肿瘤（hyalinizing spindle cell tumour）	
硬化性上皮样纤维肉瘤（sclerosing epithelioid fibrosarcoma）	8810/3
所谓的纤维组织细胞性肿瘤（so-called fibrohistiocytic tumours）	
良性	
腱鞘巨细胞肿瘤（giant cell tumour of tendon sheath）	9252/0
弥漫型巨细胞肿瘤（diffuse-type giant cell tumour）	9251/0
深部良性纤维组织细胞瘤（deep benign fibrous histiocytoma）	8830/0
中间性（偶尔有转移）	
丛状纤维组织细胞性肿瘤（plexiform fibrohistiocyticv tumour）	8835/1
软组织巨细胞肿瘤（giant cell tumour of soft tissues）	9251/1
恶性	
多形性“恶性纤维组织细胞瘤”（pleomorphic “MFH”）/ 未分化多形性肉瘤（undifferentiated pleomorphic sarcoma）	8830/3
巨细胞“恶性纤维组织细胞瘤”（giant cell “MFH”）/ 伴有巨细胞的未分化多形性肉瘤（undifferentiated pleomorphic sarcoma with giant cells）	8830/3
炎症性“恶性纤维组织细胞瘤”（inflammatory “MFH”）/ 伴有明显炎症的未分化多形性肉瘤 （undifferentiated pleomorphic sarcoma with prominent inflammation）	8830/3
平滑肌肿瘤（smooth muscle tumours）	
血管平滑肌瘤（angioleiomyoma）	8894/0
深部平滑肌瘤（deep leiomyoma）	8890/0
生殖道平滑肌瘤（genital leiomyoma）	8890/0
平滑肌肉瘤（leiomyosarcoma）（皮肤外）	8890/3
周细胞（血管周细胞）肿瘤［pericytic（perivascular）tumours］	
血管球瘤（glomus tumour）（及其变异型）	8711/0
恶性血管球瘤（malignant glomus tumour）	8711/3
肌性周细胞瘤（myopericytoma）	8713/1

续表

骨骼肌肿瘤（skeletal muscle tumours）	
良性	
横纹肌瘤（rhabdomyoma）	8900/0
成人型（adult type）	8904/0
胎儿型（fetal type）	8903/0
生殖道型（genital type）	8905/0
恶性	
胚胎性横纹肌肉瘤（embryonal rhabdomyosarcoma）	8910/3
（包括梭形细胞、	8912/3
葡萄样、间变性）	8910/3
腺泡状横纹肌肉瘤（alveolar rhabdomyosarcoma）（包括实性、间变性）	8920/3
多形性横纹肌肉瘤（pleomorphic rhabdomyosarcoma）	8901/3
脉管肿瘤（vascular tumours）	
良性	
血管瘤（haemangiomas）	
皮下/深部软组织	9120/0
毛细血管性	9131/0
海绵状	9121/0
动静脉性	9123/0
静脉性	9122/0
肌内	9132/0
滑膜	9120/0
上皮样血管瘤（epithelioid haemangioma）	9125/0
血管瘤病（angiomatosis）	
淋巴管瘤（lymphangioma）	9170/0
中间性（局部侵袭性）	
卡波济型血管内皮瘤（kaposiform haemangioendothelioma）	9130/1
中间性（偶尔转移型）	
网状血管内皮细胞瘤（retiform haemangioendothelioma）	9135/1
乳头状淋巴管内血管内皮细胞瘤（papillary intralymphatic angioendothelioma）	9135/1
混合性血管内皮细胞瘤（composite haemangioendothelioma）	9130/1
卡波济肉瘤（kaposi sarcoma）	9140/3
恶性	
上皮样血管内皮细胞瘤（epithelioid haemangioendothelioma）	9133/3
软组织血管肉瘤（angiosarcoma of soft tissue）	9120/3

续表

软骨-骨肿瘤（chondro-osseous tumours）	
软组织软骨瘤（soft tissue chondroma）	9220/0
间叶性软骨肉瘤（mesenchymal chondrosarcoma）	9240/3
骨外骨肉瘤（extraskeletal osteosarcoma）	9180/3
分化不确定的肿瘤（tumours of uncertain differentiation）	
良性	
肌内黏液瘤（intramuscular myxoma）（包括富于细胞性变型）	8840/0
关节旁黏液瘤（juxta-articular myxoma）	8840/0
深在性（“侵袭性”）血管黏液瘤［deep（“aggressive”）angiomyxoma］	8841/0
多形性玻璃样变血管扩张性肿瘤（pleomorphic hyalinizing angiectatic tumour）	
异位错构瘤性胸腺瘤（ectopic haemartomatous thymoma）	8587/0
中间性（偶尔有转移）	
血管瘤样纤维组织细胞瘤（angiomatoid fibrous histocytoma）	8836/1
骨化性纤维黏液样肿瘤（ossifying fibromyxoid tumour）	
（包括非典型/恶性）	8842/0
混合瘤（mixed tumour）	8940/1
肌上皮瘤（myoepithelioma）/	8982/1
副脊索瘤（parachordoma）	9373/1
恶性	
滑膜肉瘤（synovial sarcoma）	9040/3
上皮样肉瘤（epithelioid sarcoma）	8804/3
腺泡状软组织肉瘤（alveolar soft part sarcoma）	9581/3
软组织透明细胞肉瘤（clear cell sarcoma of soft tissue）	9044/3
骨外黏液样软骨肉瘤（extraskeletal myxoid chondrosarcoma）	
（“脊索样”型）	9231/3
PNET/骨外尤文肿瘤（extraskeletal Ewing tumour）	
pPNET/	9364/3
骨外尤文肿瘤（extraskeletal Ewing tumour）	9260/3
促纤维组织增生性小圆细胞肿瘤（desmoplastic small round cell tumour）	8806/3
肾外横纹样肿瘤（extra-renal rhabdoid tumour）	8963/3
恶性间叶瘤（malignant mesenchymoma）	8890/3
有血管周上皮样细胞分化的肿瘤（neoplasms with perivascular epithelioid cell differentiation, PEComa）	
透明细胞肌黑色素细胞肿瘤（clear cell myomelanocytic tumour）	
血管内膜肉瘤（intimal sarcoma）	8800/3

注：肿瘤名称后的编码为肿瘤学国际疾病分类编码（International Classification of Diseases for Oncology，ICD－O），肿瘤名称为医学系统化命名（systematized nomenclature of medicine）。生物学行为编码为：/0 为良性肿瘤，/1 为交界性或生物学行为未定肿瘤，/2 为原位癌或上皮内肿瘤Ⅲ级，/3 为恶性肿瘤。

第三节 软组织肿瘤的临床表现

一、好发部位

多数良性病变位于浅表软组织（真皮或皮下，如脂肪瘤），而恶性病变好发于深部软组织，许多不同类型的肿瘤有其各自好发部位。脂肪肉瘤好发于臀部及大腿。隆突性皮肤纤维瘤来自皮内的纤维组织，生长在体表、躯干部。纤维肉瘤约 1/3 发生于肢体，其余依次在胸壁、腹壁、头颈及腰背等处。滑膜肉瘤大多数发生于肢体的大关节周围，但很少累及关节腔内。胚胎性横纹肌肉瘤多生长在头颈部眼眶周围、外耳道、鼻腔、舌和上颌窦等处，也见于儿童的泌尿生殖器官，如阴道、膀胱、前列腺及精囊等。多形性横纹肌肉瘤多发生于横纹肌组织比较发达的肢体和躯干部，其他部位少见。腺泡状软组织肉瘤主要见于肢体，尤以下肢最多，其中臀部和大腿占 1/2 以上，发生于躯干部少见。恶性纤维组织细胞瘤的发生部位除肢体和躯干外，也可发生于内脏器官。

二、疼痛与功能障碍

良性肿瘤多无疼痛，也无功能障碍，但生长在特殊部位的肿瘤除外。软组织肉瘤的疼痛是由其发生部位、肿瘤组织来源以及与神经关系等各方面决定的。纤维源性肉瘤多无疼痛，但生长到一定程度可出现局部胀痛感。滑膜肉瘤、横纹肌肉瘤有的为疼痛性肿块。这种情况常因肿瘤位置较深。脂肪肉瘤大多无疼痛，除非侵及神经。各种巨大的晚期软组织肉瘤可有疼痛，肉瘤破溃及感染者也可出现剧痛。大多数软组织肉瘤早期不会出现功能障碍，中、晚期肿瘤出现疼痛或肿瘤侵及周围血管、神经或其他重要组织结构时，可出现相应的器官功能障碍，如生长在关节周围的肿瘤，当侵及关节结构时，可出现关节活动障碍。生长在特殊部位的肿瘤（如椎管内），相应器官功能障碍出现较早。

三、体征

1. 体表温度

软组织肿瘤的皮肤表面温度可凭手的触觉来判断。良性肿瘤皮肤温度多正常。体表的肉瘤温度较高，是由于血供丰富及肿瘤细胞代谢较快，放出热量散发到肿瘤表面引起。低度恶性脂肪肉瘤，虽体积较大，但由于其脂肪组织传导热量较慢，其表面温度与临近的正常组织相仿；而恶性程度高的多形性和圆形细胞脂肪肉瘤，即使其体积很小，它们的表面温度也很高。

2. 水肿和浅静脉怒张

良性软组织肿瘤一般不会出现肿瘤表面水肿和浅静脉怒张。临床上常见一些巨大的软组织肉瘤，其深部的大血管受肿瘤压迫，回流受阻，可引起肿瘤表面支下静脉怒张。如淋巴管受阻，则可出现肿瘤表面及周围组织的凹陷性水肿，继发感染者皮肤呈现急性炎症表现等。

3. 肿块质地和活动度

软组织肿瘤质地的软、硬度受其组织成分和血供情况决定。一般而言，肿瘤内含上皮样细胞或圆形细胞，以及血管分布丰富者，其质地较柔软；肿瘤含梭形细胞多者质地较硬或坚韧。高分化的纤维肉瘤因含有大量的梭形细胞，故质地都比较硬。而低分化的纤维肉瘤、横纹肌肉瘤的硬度因其细胞异形性改变，又经常伴有坏死组织而较软。

各种软组织肿瘤的活动度与其发生部位的深浅、肿瘤体积以及肿瘤与周围组织的关系有关。常见良性肿瘤和低度恶性肉瘤生长部位表浅则活动度大，深达肌层内，累及筋膜或肌间隙以及侵犯骨膜或破坏骨质的软组织肉瘤都很固定。横纹肌肉瘤即使体积较小，当肌肉出现收缩时也很固定，一旦肌肉放松，则沿肌肉的垂直方向可活动。发生于腹膜后和骶前、盆腔内的肉瘤都很固定。高度恶性的肉瘤多呈浸润性生长，一般都比较固定。

4. 区域及远隔转移

良性肿瘤无区域淋巴结肿大和远隔转移。软组织肉瘤多由血行转移到肺，也有些肉瘤通过淋巴系统转移，因此临床上常见到区域性淋巴结肿大的体征。最常出现的是滑膜肉瘤的上皮型、横纹肌肉瘤及恶性纤维组织细胞瘤等病例，偶可发生于纤维肉瘤、平滑肌肉瘤和血管肉瘤等。根据解剖学淋巴回流途径，位于头部和上肢的肿瘤可向颈部和腋窝淋巴结转移；下肢、臀部及会阴部的肿瘤可向同侧髂腹股沟淋巴结转移；腰部及腹壁者即可向上方转移至腋窝淋巴结，又可向下转移到腹股沟淋巴结。远隔转移多在晚期出现，以肺、脑、肝等部位较多见，同时伴有相应脏器的症状。

5. 其他

胸腔积液多由胸膜或心包膜发生间皮瘤引起，有些发生于项部、腋窝、胸背部的横纹肌肉瘤、恶性纤维组织细胞瘤、平滑肌肉瘤、脂肪肉瘤等穿过胸壁累及胸膜时，也可产生胸腔积液。临床上常见许多软组织肉瘤发生肺转移者，严重时可出现胸腔积液，常为浆液性或血性。

腹水多见于腹膜间皮瘤的患者，容量较大，常为草黄色。腹膜后的肿瘤、肝血管肉瘤等均可引起腹水。腹水量多时可出现双下肢水肿、排尿量少等症状。肉瘤出现胸腔积液、腹水，常表明病情已属晚期。

四、软组织肿瘤影像学

1. 磁共振图像（MRI）

MRI 能将肿瘤组织与邻近的肌肉和脂肪区分开，且能确定与重要神经血管丛的关系，因此是检测、描述及对软组织肿瘤进行分期的重要手段。MRI 检查可指导活检、制定手术计划、估计对化疗的反应、再分期及长期随访局部复发情况。根据磁共振图像特征性病理信号模式、肿块的位置、与邻近组织的关系，并结合临床病史等可对一些病变做出可靠诊断。磁共振图像可准确确定肿瘤大小，肿瘤与肌间隔、筋膜、骨及神经血管之间在多个层面的关系；它还可提供出血、坏死、水肿、囊性变、黏液样变和纤维化等信息。磁共振图像辨别正常与异常组织的能力强于其他的任何图像。多数肿块显示为长 T_1 和长 T_2。然而有一组病变显示为短 T_1 和短 T_2。T_1 信号强度相对高的肿块通常为脂肪瘤、分化良好的脂肪肉瘤、血管瘤、亚急性出血、一些尤文肉瘤。在 T_1 增强序列下，低信号强度的肿块内出现簇状或条纹状强信号提示血管瘤、黏液样脂肪肉瘤、浸润性肌内脂肪瘤和神经脂肪瘤病。T_2 表现低信号的肿瘤包括弥漫型巨细胞瘤、透明细胞肉瘤和纤维瘤病。磁共振图像中未显示特异性肿瘤特征的软组织肿块，应活检排除恶性诊断。

2. 计算机断层扫描（CT）

螺旋 CT 检查胸、腹部的肉瘤较好，因为空气/组织界面和粪便产生的假象通常会降低 MRI 的质量，故 CT 可用来评价肺、腹和骨盆原发肿瘤或转移瘤。它也可用来作局部肿块穿刺活检的一种工具，用于不能接受磁共振成像的患者如肾衰竭、过敏反应、带动脉瘤夹或心脏起搏器等患者的检查。

3. 超声检查

超声检查可以鉴别肿瘤是实质性还是不均质性、囊性等类型。更主要了解肿瘤体积范围、边界以及瘤体内部肿瘤组织的回声，从而区别良性或恶性可能。恶性者体积大，边界不清，回声模糊，如横纹肌肉瘤、滑膜肉瘤、恶性纤维组织细胞瘤等。多普勒超声可根据血管的搏动区分出动、静脉与肿瘤的关系，有无瘤栓等。均可用于手术参考。另外，超声检查能引导做深部肿瘤的针吸细胞学检查。同时也是术后随访简便、实用、经济的检查手段。

4. X线摄片

X线摄片常常只显示肿瘤区域非特异性肿块，由于软组织肉瘤易发生远处转移，且80%发生于肺、纵隔，故常规胸部摄片极为重要。X线摄片主要显示肿瘤解剖变化，骨化、扇形骨、骨侵蚀、塑形、骨膜反应或皮质增生。如出现骨破坏，常提示为高度恶性肉瘤。钙化点常表示肿瘤曾有出血及坏死，无诊断特异性，常见于滑膜肉瘤、脂肪肉瘤、恶性纤维组织细胞瘤。如肿瘤有透亮区，则提示脂肪源性肿瘤。

5. 核素扫描检查

核素扫描的敏感性高，特异性差。其原理是利用注入人体内的放射性核素，被正常组织和肿瘤组织吸收的不同浓度经过计算机处理，构成断层图像检测肿瘤。但有时可出现假阳性或假阴性结果，多用于诊断骨的多发性病变，如多发性骨转移、骨髓瘤等。软组织肉瘤的诊断中较少使用。可用于骨侵犯检查。

第四节　软组织肿瘤的实验室检查

一、光镜检查

光镜检查是病理检查的基本方法。标本制片前，描述大体标本的一般情况如形状、大小、质地、包膜、色泽、软硬度等。诊断应包括组织学类型、手术标本切线及基底有无肿瘤残留。明确邻近骨与关节、神经、血管以及淋巴结，有无肿瘤侵犯。

二、免疫组织化学技术

软组织肉瘤病理诊断较困难，分类繁多，常难以明确肿瘤起源及诊断。近年应用免疫组织化学技术，利用极微量的组织抗体检测标记软组织肉瘤的组织来源，以弥补肿瘤病理形态学诊断的不足。但也有明显不足，如敏感性有一定限度，特异性标志物并不完全特异。因此，不能作为基本的诊断依据，应与其他方法结合使用，还要注意合理配套。常用于软组织标记的抗体见表 2-3。

表 2-3　常用软组织肉瘤免疫组化诊断标记

缩写	中译名	意义
V（vimentin）	波形蛋白	梭形细胞标志物，鉴别癌与肉瘤
K（keratin）	角蛋白	上皮细胞标志物，鉴别有上皮细胞的肉瘤，上皮样肉瘤
Des（desmin）	结蛋白	肌源性肉瘤的标志物，如平滑肌肉瘤
Lys	溶菌酶	组织细胞标志物，鉴别恶性纤维组织细胞瘤
LCA	白细胞共同抗原	白细胞，包括各型淋巴细胞标志物，鉴别小圆细胞肉瘤、低分化癌与淋巴肉瘤

续表

缩写	中译名	意义
Myo（myoglobin）	肌红蛋白	横纹肌标志物
S-100		神经、黑色素瘤、类癌标志物
NSE	神经特异性烯醇化酶	神经元标志物
CHG-A	嗜铬素	神经内分泌细胞标志物，标记类癌、副神经节瘤
F	第Ⅷ因子相关抗原	血管瘤和血管肉瘤标志物
FN	纤维连接蛋白	纤维母细胞标志物
NF	神经微丝	标记神经元胞突，鉴别神经源肿瘤
HMB45		黑色素瘤标志物
α-AT	抗胰蛋白酶	含有组织细胞肿瘤的标志物，如恶性纤维组织细胞瘤
α-ACT	抗糜蛋白酶	

三、电镜检查

电镜检查有利于软组织肉瘤的诊断，可以提供细胞的超微结构，这是光镜无法达到的。如平滑肌分化，能用特殊的细胞浆细丝进行超微结构的识别。甚至分化不良的横纹，也可以给诊断横纹肌肉瘤提供线索。内皮细胞和滑膜肉瘤细胞都有特征性的超微结构。

四、肿瘤细胞的增殖活性检测

肿瘤细胞增殖活性是指肿瘤组织的增殖状态，是反映肿瘤良恶性程度的重要指标。常用的方法有：DNA 合量测定，Ki-67 标记染色，核仁组成区嗜银蛋白（AgNORs）技术等。

第五节　软组织肿瘤的外科分期

分级是根据肿瘤的组织学表现来评价其恶性程度，主要是其发生远处转移的可能性。而分期将组织学表现和临床情况相结合，更能反映肿瘤的全面情况。

一、软组织肉瘤的组织学分级

软组织肉瘤（STS）分级概念是由 Russell 等人首次在 1977 年提出，是临床病理学分类系统最重要的参数。以后出现了基于组织学参数且证明与预后相关的几种分级系统，但最重要的分级参数是核分裂指数和肿瘤坏死范围。推荐使用保留了中等组织学级别（2 级）的三级分级系统。该分级系统能够显示发生远处转移的可能性和总生存率，但对预测局部复发的价值不大，因为复发与否主要与手术切缘有关。

两大分级系统——NCI（美国国家癌症研究所）系统和 FNCLCC（法国联邦国家癌症中心）系统使用最广泛。

NCI 系统 1984 年制订，1999 年修订，它将组织学类型、细胞构成、多形性和核分裂率等参数结合起来，分为 1 级或 3 级。根据肿瘤坏死范围将肉瘤分为 2 级或 3 级，15%的坏死范围是区分 2 级和 3 级的界限。

FNCLCC 系统是在对多项组织学特征进行多变量分析后，选择对肿瘤分化、核分裂率及肿瘤坏死范围三个参数进行评分（表 2-4）。每个参数得出一个分数，计算三个参数总分来分级。主要根据组织学类型和亚型确定肿瘤分化。NCI 和 FNCLCC 系统与预后均有较好的相关性，但 34%的病例在两系统之间存在差异（表 2-5）。系统存在某些局限性，所以必须遵守以下原则：

1. 分级仅用于未经治疗的原发性软组织肉瘤。
2. 分级采用有代表性的和处理良好的标本。
3. 分级不能替代组织学诊断，也不能区别良性和恶性病变，在对软组织病变进行分级之前，必须确保所处理的是一个真正的肉瘤，而不是假肉瘤。
4. 分级并不适用于所有类型的软组织肉瘤。因为软组织肉瘤极少见，分级系统把所有肉瘤作为一个实体，但是不同的肉瘤组织学参数不同。因此，分级对于某些组织学类型如 MPNST 无预后价值。它不适用于血管肉瘤、骨外黏液样软骨肉瘤、腺泡状软组织肉瘤、透明细胞肉瘤和上皮样肉瘤。

表 2-4 FNCLCC 分级系统

肿瘤分化
1 分：与正常成人间叶组织非常类似的肉瘤（如低度恶性平滑肌肉瘤）
2 分：组织学类型明确的肉瘤（如黏液样脂肪肉瘤）
3 分：胚胎性和未分化肉瘤、类型不明确的肉瘤、滑膜肉瘤、骨肉瘤、PNET
核分裂计数
1 分：0～9/10HPF（*）
2 分：10～19/10HPF
3 分：≥20/10HPF
肿瘤坏死
0 分：无坏死
1 分：肿瘤坏死＜50%
2 分：肿瘤坏死≥50%
组织学分级
1 级：总分 2 或 3
2 级：总分 4 或 5
3 级：总分 6、7 或 8

WHO（2002）依据 Trojani 等的分级系统修改

PNET：原始的神经外胚层肿瘤

* 一个高倍视野（HPF）测量面积为 $0.1734mm^2$

表 2-5 NCI 和 FNCLCC 软组织肿瘤组织学分级系统的比较

组织学类型	NCI 分级系统	FNCLCC 分级系统
高分化脂肪肉瘤	1+（*）	1
黏液样脂肪肉瘤	1+	2
高度恶性黏液样脂肪肉瘤	2-（**）	3
（圆细胞脂肪肉瘤）	3	
多形性脂肪肉瘤	2	3
	3	

续表

组织学类型	NCI 分级系统	FNCLCC 分级系统
去分化的脂肪肉瘤		3
纤维肉瘤		
高分化	1+	1
普通型	2	2
低分化	3	3
多形性肉瘤（多形性型 MFH）		
伴有席纹状结构	2	2
无固定结构的多形性肉瘤	3	3
伴有巨细胞		3
伴有明显炎症		3
黏液样纤维肉瘤（黏液样型 MFH）	1+	
	2	2
	3	
平滑肌肉瘤		
高分化	1+	1
普通型	2	2
低分化/多形性/上皮样	3	3
多形性横纹肌肉瘤	2	
	3	3
胚胎性/腺泡状横纹肌肉瘤	3	3
黏液样软骨肉瘤	1	
	2	
	3	
间叶性软骨肉瘤	3	3
骨肉瘤	3	3
尤文肉瘤/PNET	3	3
滑膜肉瘤	2	3
	3	
上皮样肉瘤	2	
	3	
透明细胞肉瘤	2	
	3	
血管肉瘤	2	
	3	

WHO（2002）依据 Costa 等，Costa 和 Guillou 的分级系统修改，括号里注明的为最初诊断名称。

MFH：恶性纤维组织细胞瘤；PNET：原始神经外胚层肿瘤

* ＋依据组织学类型、细胞构成、多形性和核分裂率进行分级

** 一依据肿瘤坏死范围（＜或＞15％）进行分级

二、软组织肉瘤分期

软组织肉瘤（STS）分期是基于组织学和临床两方面的情况。主要分期系统是由国际抗癌协会（UICC）和美国癌症联合委员会（AJCC）制订的 TNM 系统。它将肿瘤组织学分级、肿瘤大小、深度、区域淋巴结转移和远处转移相结合，具有临床应用和预后价值。包括 2、3、4 级组织病理学分级方法（表 2－6，表 2－7）。

表 2－6　软组织肉瘤 TNM 分期

原发性肿瘤（T）	T_X：无法评价原发性肿瘤
	T_0：无原发性肿瘤存在的证据
	T_1：肿瘤最大直径≤5cm
	T_{1a}：浅表肿瘤 *
	T_{1b}：深部肿瘤
	T_2：肿瘤最大直径＞5cm
	T_{2a}：浅表肿瘤
	T_{2b}：深部肿瘤
区域淋巴结（N）	N_X：区域淋巴结不能评估
	N_0：无区域淋巴结转移
	N_1：有区域淋巴结转移
	注：区域淋巴结侵犯较罕见，在临床或病理方面不能评估淋巴结状态的患者应归于 NO，而不是 NX 或 PNX
远处转移（M）	M_0：无远处转移
	M_1：有远处转移

G 组织病理学分级

表 2－7　3 级和 4 级与 2 级分级（低级别、高级别）系统对照表

TNM 两级系统		3 级分级系统		4 级分级系统
低级别		1 级		1 级
				2 级
高级别		2 级		3 级
		3 级		4 级
ⅠA 期	T_{1a}	N_0，N_X	M_0	低级别
	T_{1b}	N_0，N_X	M_0	低级别
ⅠB 期	T_{2a}	N_0，N_X	M_0	低级别
	T_{2b}	N_0，N_X	M_0	低级别
ⅡA 期	T_{1a}	N_0，N_X	M_0	高级别
	T_{1b}	N_0，N_X	M_0	高级别
ⅡB 期	T_{2a}	N_0，N_X	M_0	高级别
Ⅲ期	T_{2b}	N_0，N_X	M_0	高级别
Ⅳ期	任何 T	N_1	M_cv_0	任何级别
	任何 T	任何 N	M_1	任何级别

浅表肿瘤指全位于浅筋膜以上，不侵及筋膜；深部肿瘤位于浅筋膜下或筋膜表面，伴筋膜侵犯或穿过筋膜。腹膜后、纵隔和骨盆肉瘤均归类于深部肿瘤。

第六节　软组织肿瘤的活检

正确诊断对软组织肿瘤的治疗和预后判断具有重要意义，活检能够确定恶性程度、评价组织学分级及明确肉瘤的特殊组织类型，根据活检情况设计一套治疗方案，为新辅助化疗提供支持。因此，当考虑病灶可能为恶性时有必要实施活检术。

一、适应证

许多软组织病灶不需要活检。影像学表现为典型的良性、非侵袭性的病灶，且无症状，可定期影像学随诊。疑诊为腱鞘囊肿的软组织包块，病灶部位典型，透光试验阳性，抽吸获得典型的胶样物质时，不需要活检。通过体检及 MRI 能够确诊的浅表脂肪瘤也可以观察。病灶较大、位置较深（位于筋膜下）、伴有疼痛或逐渐长大时，需要活检。如果不能做出单一而准确的临床诊断，那么即使病灶无疼痛、无明显的生长迹象，也最好考虑活检。有些软组织肉瘤生长缓慢，可以无痛性肿物的形式存在多年。对于较小的无痛性肿块，如果临床上能够肯定其为良性或随诊比较容易，则可以观察，否则应考虑活检。临床不能确诊或影像学表现为侵袭性的软组织病灶应当考虑活检。

二、活检的分类

活检主要分为穿刺活检、切开活检和切除活检。穿刺活检又分为细针穿刺和带套管的穿刺针穿刺（芯针）。每一种活检方法均有其优缺点。应根据病灶的临床及影像学表现和所在的部位综合考虑，选择恰当的活检方法。

1. 穿刺活检

部分软组织肿物考虑穿刺活检。穿刺活检的优点：创伤小，通常只需要局部麻醉就可以实施，不需要正规手术室。软组织沾染轻，感染、血肿等并发症发生率低。对于脊柱旁、骨盆部等复杂的解剖部位，穿刺活检沾染轻微，具有其特殊的优点。对于距离神经血管束较远、体积较大的软组织肿物均可考虑穿刺活检。

穿刺活检最大的缺点是得到的组织标本少、取材错误等，给诊断带来困难。穿刺活检的准确率约为 70%～80%。取材错误的原因在于任何病灶均具有异质性，取得的标本无法代表整个病灶的特性。免疫组化、电子显微镜，以及分子遗传学检查等方法对帮助确诊某些难以鉴别的骨与软组织肿瘤极有意义。针刺活检得到的标本量少，无法满足上述检查的需要。穿刺活检未能确诊时，需要进一步行切开活检。

对于恶性肿瘤来讲，在行肿瘤切除术时是否需要切除穿刺针道目前还存在争议。但无论癌还是肉瘤，穿刺活检针道均存在肿瘤局部复发的可能性。一般而言，穿刺针道应该同肿瘤一起大块切除。穿刺活检可在 B 超或 CT 引导下进行，外科医师应当与影像学医师在穿刺前共同商讨安全的穿刺路径，并制定穿刺方案。

虽然在穿刺活检准确率方面做出了不懈的努力，但最终的诊断准确率仍低于切开活检。

2. 切开活检

切开活检必须遵循一定的原则进行。切开活检获取的组织标本量大，这使得切开活检的诊断准确率明显高于穿刺活检。在一些大的治疗中心，切开活检的诊断准确率达 96%。切开活检的缺点是手术时间较长，费用高，软组织沾染重，感染、血肿等手术并发症的发病率也较高。最终实施保肢手术或截肢手术时，需要将活检切口和沾染的软组织与肿瘤一并切除。切开活检操作不当时，不正确的切口位置、切口方向，以及过于广泛的软组织沾染会给正式的肿瘤切除术带来很大困难，包括手术中被迫切除更多的软组织等。由于切开活检可出现上述严重的并发症，最终使部分患者失去保肢机会。

切开活检是指活检过程中直接切开肿瘤，取出部分标本，而不是切除整个肿瘤。在这个过程中，包括切口和引流部位在内的所有外科医师接触或处理过的部位都可能被肿瘤细胞沾染。因此，一旦病变被确诊为恶性，整个活检手术区域需要与肿瘤一起大块切除。

是否实施切开活检，取决于病灶的解剖学部位以及边缘性切除活检可能造成的沾染范围。对于一些腋窝、腘窝、肘窝、腕管、手、足等高危部位的病灶，应该首先考虑切开活检。

3. 切除活检

切除活检是指在活检时切除整个肿瘤。这种情况下，肿瘤的外科切除边界通常为边缘性切除。这种活检方法的优点是获得的标本量大，增加了诊断的准确性；对于良性、非侵袭性病变，切除活检后无需再次手术。缺点是恶性病灶未能广泛切除，造成广泛的软组织污染，选择保肢术时，会切除更多的正常组织，甚至使原本可以选择保肢手术的病例被迫截肢。

如果怀疑病灶为恶性或病灶位于腋窝、腘窝、肘窝、腕管、手、足等高危部位，则不宜选择切除活检。

某些情况下，一期广泛切除术是最合理的一种活检方式。这种方法要求在正常健康组织内切除肿瘤，使肿瘤切除范围包裹一层正常健康组织。高度怀疑病灶为恶性，其他活检方式可能会沾染重要的神经、血管、肌腱及其他的重要结构时，或一期广泛切除带来的功能损失及外观缺陷尚能接受，可行一期广泛切除病灶。

三、注意事项

软组织肿瘤活检操作本身并不困难，困难的是如何设计活检入路。实际上，活检存在着一定的风险。活检计划欠妥、活检操作技术差、取材错误、组织准备不充分或不合理的病理诊断均可导致误诊，延误治疗；活检切口设计不合理、软组织沾染，可使肿瘤切除范围扩大，增加重建难度，甚至可能使部分原本可以保肢的患者失去保肢机会。因此必须透彻理解并严格遵循活检原则，谨慎操作，才能降低风险，有效地减少并发症。

活检前必须熟悉患者的病史、查体情况、实验室检查以及影像学资料，对患者进行正确的评估，并判断是否需要活检，制定出恰当的活检方案。为了提高取材质量，增加诊断的准确性，活检手术前应与病理科医师共同探讨诊断。

某些特定的病灶需要特殊的活检方法。包括神经鞘瘤、神经纤维瘤在内的神经病灶通常考虑在放大镜下行一期边缘切除术。

活检时一定要明确保肢及重建手术切口的位置，活检切口（或穿刺点）应该在保肢手术的切口上，或距离切口不远且与切口平行。活检切口及活检中肿瘤沾染范围也不应威胁到截肢手术所需的皮瓣。一般选择纵行切口，应特别注意避免横行切口和 Brunner Z 字形切口。在髂嵴部位可以应用短小的横行切口。在肘窝或腘窝部位活检时，可在纵行切口的基础上复合短斜行切口。应选择经单个肌间室且能直接暴露病灶的手术入路。需要指出的是，常规的非肿瘤手术通常选择间室间入路，而肿瘤活检手术则要求直接切开间室。为了缩小肿瘤细胞沾染范围，将血肿或肿瘤细胞的扩散限制在单一室内，活检手术中不得掀起皮瓣或肌瓣。为了术中视野清晰及减少术后血肿的发生率，活检手术中必须一丝不苟地确切止血。凡是最终的肿瘤切除术中可能要保留的结构，如血管、神经、肌腱等，均不得在活检手术中显露。否则，一旦病灶被证实为恶性，在活检手术中暴露的结构就必须被切除。钝性牵开器能直接扩大沾染范围，应用时要特别小心，必要时可在牵开器和切缘间垫置纱布。

活检要遵守无瘤术原则，减少软组织污染的机会。可以应用止血带，但在充气前不能驱血。理论上驱血可以促使肿瘤细胞扩散到瘤体周围的软组织及血液循环中。

可能的情况下，暴露病灶后，应在软组织包块周边的部分取标本，并使之呈椭圆形。一般情况，取 1～2cm^3大小的组织。

取出标本后，缝合伤口前必须仔细止血。伤口应轻度加压包扎，患肢应考虑给予制动，并在负重时辅以保护措施。

（李　敏　孙保勇）

参考文献

1. Belal A，Kandil A，Allam A，et al. Malignant fibrous hystiocytoma a retrospective study of 109 cases. American Journal of Clinical Oncology，2002，25（1）：16-22.
2. Botti M，Endacott R，Watts R，et al. Barriers in providing psychosocial support for patients with cancer. Cancer Nursing，2006，29（4）：309-316.
3. Cartwright-Alcarese F，Sung M，Brenner B，et al. An interdisciplinary approach to the provision of patient support resources across the oncology care continuum：Description of a performance improvement project. Journal of Nursing Care Quality，2003，18（1）：61-72.
4. Deshmukh R，Mankin，HJ，Singer S. Synovial sarcoma：The importance of size and location for survival. Clinical Orthopedics，2004，419：155-161.
5. Enneking WF，Spanier SS，Goodman MA. The classic：a system for the surgical staging of musculoskeletal sarcoma. Clinical Orthopaedics and Related Research，2003，415：4-18.
6. Jemal A，Tiwari RC，Murray T，et al. Cancer statistics，2004. CA Cancer J Clin，2004，54：8 29.
7. Coindre JM，Terrier P，Guillou L，et al. Predictive value of grade for metastasis development in the main histologic types of adult soft tissue sarcomas：a study of 1240 patients from the French Federation of Cancer Centers Sarcoma Group. Cancer，2001，91：1914 1926.
8. Heslin MJ，Smith JK. Imaging of soft tissue sarcomas. Surg Oncol Clin N Am，1999，8：91 107.
9. Pearlstone DB，Pisters PW，Bold RJ，et al. Patterns of recurrence in extremity liposarcoma：implications for staging and follow-up. Cancer，1999，85：85 92.
10. Prosnitz LR，Maguire P，Anderson JM，et al. The treatment of high-grade soft tissue sarcomas with preoperative thermoradiotherapy. Int J Radiat Oncol Biol Phys，1999，45：941 949.
11. O'Sullivan B，Davis AM，Turcotte R，et al. Preoperative versus postoperative radiotherapy in soft-tissue sarcoma of the limbs：a randomized trial. Lancet ，2002，359：2235 2241.
12. Wylie JP，O'Sullivan B，Catton C. Contemporary radiotherapy for soft tissue sarcoma. Semin Surg Oncol，1999，17：33 46.
13. 程虹，金木兰，李增山等，译。软组织与骨肿瘤病理学遗传学。人民卫生出版社，2006，2-11.
14. 徐万鹏，冯传汉主编。骨科肿瘤学。人民军医出版社，2001，381-390.
15. 张如明，滕胜编著。软组织肉瘤现代外科治疗。天津科学技术出版社，2001，16-20.
16. 薛卫成，方志伟译。Enzinger & weiss 软组织肿瘤（第 5 版）。北京：北京大学医学出版社，2011，10-20。

第 3 章 骨肿瘤的影像学检查及诊断

医学影像学是利用影像表现的特点进行诊断的一门临床科学，近代医学影像技术发展迅速，包括X线平片、CT扫描、MRI扫描、放射性核素成像技术ECT、数子减影技术DSA，特别是传统X线技术的改进，CR和DR技术的应用使得影像的诊断有了很大的改进。由于肌肉、骨骼具有良好的天然对比，在评价骨肿瘤的病变方面，X线平片因具有良好的空间分辨率和能体现骨肿瘤形态特征变化，特异性和总体诊断准确率平均高于其他检查，目前仍为主要的影像学检查方法。大多数骨肿瘤影像特点是依据X线平片表现确定的，因此掌握骨肿瘤X线平片的特点是做出诊断的基础。同时它还是CT、MRI等检查技术的最基本的参考资料。此外，X线平片能准确地预测病变的生物学行为，如骨膜反应的类型和范围等。所以X线平片在建立骨肿瘤的诊断、提出鉴别和评价病变的生物学方面仍是最佳的方法。但X线平片的局限性是显而易见的，如脊柱等深部位的骨肿瘤显示欠佳，不能显示骨髓病变和病变与相邻结构的空间关系，观察软骨、肌腱韧带、关节囊、软组织改变等依靠X线平片是困难的。

我们在诊断一个骨肿瘤疑似患者之前，影像学的检查是必不可少的手段。同时选择影像学检查的方法也是很重要的。骨肿瘤影像检查的目的：其一，确定有无骨与软组织肿瘤；其二，确定肿瘤发生的部位与性质（肿瘤与非肿瘤，良性与恶性）；其三，鉴别诊断以及确定下一步的检查与治疗的参考、化疗效果评价、肿瘤的分期、手术计划和术后观察等。骨肿瘤的X线检查是骨肿瘤最主要的检查方法，不仅能发现病变，确定有无肿瘤，并能显示肿瘤部位、范围、单发或多发、特征、性质、发展情况、治疗反应、有无复发或转移。

第一节 X线检查

X线检查是骨肿瘤最基本的检查方法，是骨肿瘤X线诊断中必不可少的第一步，此检查方法必不可少，其他检查方法不能替代。除了常规的X线平片，现在正在普及的CR和DR使平片的质量得到明显提高，而且便于图像的数字化存储和传输。X线平片的特点是空间分辨率（resolution）最高，骨骼系统的皮质骨、松质骨、软组织和空气的密度差别很大，所以平片显示骨结构最为清晰。X线平片的另一个特点是能很好地显示骨关节的整体情况，解剖关系清楚，使医生和患者一目了然。

平片的临床使用已有一百多年历史，对各种骨肿瘤及肿瘤样病变积累了丰富的临床经验，例如通过对骨破坏形式、边界、骨膜反应、钙化骨化、软组织变化的观察，即可基本确定肿瘤和非肿瘤病变，进一步确定病变的良、恶性，部分可以做出诊断或提示进一步检查。X线平片是目前骨肿瘤定性诊断可靠的方法。平片还为进一步CT和MRI扫描提供参考，并对骨肿瘤可选择穿刺入路提供指导。

平片的缺点显而易见。首先，只有当皮质骨和松质骨的破坏达到一定程度时平片才能发现，因此发现病变比 CT、MRI 要晚。平片是平面投影，受到重叠的影响。头颅、脊柱、肩部、骨盆等部位解剖复杂，组织重叠多，尤其受腹部肠气的影响，在腰骶部及骨盆部位，平片显示病变明显受到限制。

在 X 线平片检查时应注意病变的范围应该包括全面，根据患者的患病处及体位可调整照相角度，尽可能减少患者的痛苦。

第二节　CT 检查

CT 检查对骨肿瘤的敏感性和特异性均较好，其密度分辨率也明显优于 X 线平片，但空间分辨率则逊于传统 X 线检查。CT 检查显示的是横断面解剖图像，故 CT 检查是颅面骨、肩胛骨、脊柱等部位骨肿瘤的首选检查方法。对肿瘤累及范围、邻近组织尤其是神经、重要血管等显示良好，并有助于良、恶性骨肿瘤的鉴别。由于 CT 与传统 X 线成像原理是相同的，所以 CT 检查对骨肿瘤的软组织变化显示欠佳，但应用对比剂（造影剂）后 CT 扫描检查仍可显示软组织病变的变化。特别是多排螺旋 CT 等技术的广泛应用和成像技术的日臻成熟，二、三维图像的显示，使得 CT 在技术上的缺陷如放射性损伤、体位成像的限制等，逐渐被克服，从而使其在骨肿瘤诊断方面的价值更加突出。另外 CT 引导下穿刺活检和介入性治疗，使得 CT 的良好的分辨率和断面解剖关系优势更加突出。这必然提高了 CT 引导下穿刺的精确性和安全性。CT 引导活检技术的发展提供了骨肿瘤影像特点的组织学依据，使骨肿瘤的诊断、鉴别诊断、治疗和预后的评估有了明显的提高。

CT 是断层图像，解决了平片的重叠问题。因此 CT 在头颅、脊柱、骨盆、肩关节等部位用处较大。CT 的二、三维图像重建技术可以更好地显示骨肿瘤的位置、大小及与周围组织的关系以及确定有无软组织肿块等。特别是多排 CT 的应用，可以采取任意角度的重建，使得 CT 检查在显示骨肿瘤病灶内结构、范围与钙化、细小骨皮质破坏及病理性骨折等方面优于其他检查。更重要的是 CT 能显示骨肿瘤对脑组织、脊髓等结构的影响，关于骨肿瘤的范围以及对周围组织的影响，CT 都能提供翔实图像及组织结构的显示。CT 还有助于对骨肿瘤进行分型、分级，评估肿瘤对血管神经的侵犯及与周围结构的关系。CT 评估恶性骨肿瘤在骨髓内的侵犯范围不如 MRI 敏感。

CT 是排除骨肿瘤肺转移的首选方法，MRI 显示肺内小结节效果远不如 CT，为了减少放射线，可做低剂量肺 CT。有些 X 线平片显示小的转移癌不如 CT 显示的数量多，特别是对于纵隔内和心脏后的转移癌，X 线平片容易漏掉，CT 对这些的治疗都有帮助。

CT 可以做平扫和增强扫描。对显示骨结构本身的病变，CT 平扫就可以。良恶性骨肿瘤骨内破坏区增强均可出现不同程度的强化，骨巨细胞瘤和动脉瘤样骨囊肿增强扫描有一些特点，骨巨细胞瘤强化非常明显，可均匀强化，也可有囊变，有时以多囊状表现为主，可出现多个小液平面，与动脉瘤样骨囊肿难区分。动脉瘤样骨囊肿表现为多囊状，见不到实性强化部分，可出现大液平面。这些征象有助于诊断。

CT 值测量在某些情况下对诊断有帮助。如 CT 值在 0～120Hu，提示为脂肪成分，对脂肪瘤的诊断有帮助。低于- 120Hu，为空气。高于 100Hu，提示为骨化或钙化。囊肿的 CT 值常比软组织低，在 0～20Hu，而软组织略高。比较 CT 平扫与增强，可以反应病灶强化情况。但 CT 值因受到机型及校准值等多因素的影响而有所不同，在参考时要多加注意。

平扫时软组织肿块与周围组织，尤其是肌肉区分有困难，如骨肉瘤 X 线平片显示软组织弥漫性肿胀，而很难区分是肿块还是肿胀。增强扫描对显示软组织改变非常重要，如区分软组织肿块与脓肿、囊肿等。骨肿瘤的软组织肿块增强扫描时常有不同程度强化，有时肿块出现坏死或囊变，应注意与囊肿和脓肿相鉴别。一般囊肿和脓肿的壁薄而均匀强化，可有分隔。而肿块坏死时，坏死区不强化，周围肿块强化带比较厚，且厚薄不均。

骨肿瘤的定性诊断还应以平片为基础，CT 是一个重要的补充。如前所述，在头颅、脊柱、骨盆、肩关节等重叠部位应常规照 X 线平片，加 CT 扫描。CT 比 X 线平片能更好地显示骨皮质破坏及软组织情况，对区分肿瘤与感染，肿瘤良、恶性有很大帮助。CT 能显示细小的骨化和钙化，对诊断有帮助。骨慢性感染、骨样骨瘤和疲劳骨折等骨质大量增生常掩盖病灶，这时 CT 扫描对诊断至关重要。

三维 CT 可以为临床手术提供较翔实的模拟解剖影像。近来 CT 影像导航技术也广泛应用在临床手术中。

第三节 MRI 检查

磁共振成像技术是依据组织内氢原子数目和 T1、T2 两个物理参数，经计算机处理后形成图像。它的成像原理与传统 X 线和 CT 等截然不同。MRI 的成像原理的独特性使其在某些方面明显优于传统 X 线和 CT 等。它能容易确诊脂肪类肿瘤，骨囊肿内的液体变化，尤其能极好地显示软骨结构，因此 MRI 可清楚的显示软骨的范围，从而对诊断软骨类疾患提供可靠的依据。特别对诊断软骨瘤的恶变能够提供较翔实的影像依据。对于儿童恶性肿瘤，MRI 评价肿瘤对骺板或软骨受侵有着优势。MRI 检查的多平面成像，使其能更好显示肿瘤的全貌，有利于准确评估肿瘤的范围，为手术提供更佳的适应证。MRI 对骨髓异常十分敏感，因此它在骨肿瘤疗效评估中极其重要，信号强度的变化可以提供病灶内骨化和纤维组织成分的变化，动态增强 MRI 不仅能反映肿瘤强化效果和肿瘤实际轮廓，还能显示肿瘤不同的增强类型，反应肿瘤内部不同的血管化程度与灌注状态。MRI 独特成像原理使其具有许多优势，但也有明显不足，如显示骨质破坏，尤其是骨质破坏与钙化等明显逊于传统 X 线或 CT 检查。

MRI 是一种全新的成像技术，对各种骨肿瘤的 MRI 特点还有待于进一步认识。目前认为，MRI 发现病变及显示病灶与周围结构的关系有很强优势，但各种骨肿瘤的 MRI 表现缺乏特点。因此，目前骨肿瘤患者做 MRI 检查的主要目的是显示病变范围及与周围结构的关系。而对骨肿瘤的诊断还应参考 X 线平片和 CT，而且是不能忽视的，仅根据 MRI 图像诊断骨肿瘤是不可取的。因为骨质破坏、骨膜反应、细小骨化和钙化等都是骨肿瘤诊断中非常重要的征象，而 MRI 显示这些征象明显不如 CT 和 X 线平片。

MRI 检查时应注意下列几个方面：

1. 准备

扫描前仔细了解病情，参照其他影像检查结果，特别是 X 线平片、CT、超声、骨扫描，以确定扫描位置、范围、序列及是否需要增强等。一般 MRI 显示的病变范围比 X 线平片和 CT 要广。

2. 扫描方向

MRI 可以任意方向成像，要根据不同情况选择扫描方向。一般以轴位扫描为主，然后根据病变情况，做冠状位和矢状位扫描。以清楚显示病灶范围及与周围结构关系为目的。

3. 序列

MRI 扫描序列很多，各有优势，应根据病灶情况具体选择。平扫时常规在一个方向

（通常是轴位）做全 T_1WI，T_2WI 和压脂如 STIR。T_1WI 像能很好显示正常的骨结构、骨髓、脂肪、肌肉等结构，显示解剖结构最好。但在 T_1WI 像上，病变可以与肌肉等密度，因此 T_2WI 及 STIR 序列是非常必要的。扫描时可先扫 T_2WI，以便发现病变。病理组织在 T_2WI 像上信号增强，可与肌肉、皮质骨和纤维组织（韧带肌腱，瘢痕）区分开。关节积液在 T_2 加权像序列上为高信号，所以 T_2 像可以有关节造影的效果。压脂序列也是必不可少的，对发现病变很敏感，并能区分其他序列上发现的异常信号是否为脂肪性的。压脂图像比较粗糙，要结合其他序列图像。冠状和矢状方向可根据病情选做 1～2 个序列。文献报道了一些新的序列，如弥散成像，在骨肿瘤中的应用效果有待证实。

不同序列所反映骨肿瘤病变范围有所不同，一般 T_1WI 和增强后 T_1WI 显示肿瘤本身的范围比较清楚，而压脂序列显示信号异常范围常比 T_1WI 要广，除病灶本身外，压脂序列还显示病灶周围的炎性反应和水肿，当然显示这些变化也很重要，在临床上常要一并切除这些水肿的组织。

4. 造影剂的应用（GD－DTPA）

GD－DTPA 是顺磁性金属，主要作用机制是使组织的 T_1 缩短。静脉注射造影主要反应组织血运的情况。如血管丰富的骨肿瘤和软组织肿瘤信号加强，缺乏血运病变及坏死组织无强化。增强扫描序列常规用 T_1WI。虽然有报道表明动态增强扫描对区分良、恶性软组织肿瘤有帮助，但特异性不高。另外，动态增强扫描常在某一选定的层面进行重复扫描，这不能显示其他部分。根据我们的经验，骨肿瘤的定性主要还是依据穿刺活检或切开活检，而做 MRI 检查主要是显示病变范围及与周围结构的关系，为手术做准备。所以我们做常规增强扫描，常规 T_1WI 序列，轴、冠和矢状面成像。

5. 慎重解释骨髓内异常信号改变

在骨肿瘤，尤其是骨肉瘤，除病变本身外，有时在远离病灶的骨髓内或临近骨骼的骨髓内出现异常信号。表现在骨髓脂肪内 T_1WI 为斑片状或圆形低信号，T_2WI 和 STIR 为高信号，限于骨内，该部位骨质无异常。尤其当其他影像检查阴性时，要特别慎重，不要一见到骨髓内异常信号就诊断跳跃灶或转移灶，一定参考其他影像检查及临床，因为这影响骨科医生决定手术方案。理论上讲 MRI 比平片和 CT 能更早发现病灶，但 MRI 信号改变缺乏特异性，加上 MRI 是比较新的技术，它的某些特点还没有被认识。局部残留红骨髓或由黄髓向红髓的转换等的信号与转移灶的信号相似，难以区分。如果骨扫描在同一部位显示异常，转移的可能性大一些，如果骨扫描正常，则可能为红骨髓。总之，我们目前对这一骨髓内的信号改变有待进一步认识。

6. MRI 的不足

首先，MRI 显示骨结构、骨化、钙化、骨膜反应、空气等不如 X 线平片和 CT，而这些征象是骨肿瘤诊断中最重要的。

7. 对化疗效果的评价

对骨肿瘤的化疗的效果要进行密切观察，除临床症状外，影像学检查是重要的手段。平片可以观察骨破坏修复及骨增生情况，骨破坏边界变清楚、骨膜反应增加并变得清楚、骨密度增加都是好转的表现，而骨破坏加剧、软组织肿块增大是恶化征象。CT 和 MRI 扫描则可以对病灶进行定量分析，可以测量肿瘤体积和坏死区体积，并与化疗前比较。肿瘤变小和坏死区变大是化疗好的征象，反之是恶化征象。

（顾　翔）

第 4 章 病理学诊断

第一节 病理学检查方法

骨和软组织肿瘤的病理学检查，不仅是骨和软组织肿瘤获得明确诊断的最可靠和最准确的方法，而且也是进行术后病理分期（pTNM）的重要依据，对指导临床治疗和判断预后具有十分重要的价值。

病理学检查最基本和最重要的方法仍然是常规组织学检查，对于一些罕见的或疑难病例还可借助于免疫组织化学、电镜、遗传学和分子生物学检查技术来作出诊断。

一、常规组织学检查

（一）标本类型

1. 开放活检标本

包括切取活检和切除活检标本，后者可分为局部切除、广泛切除、根治性切除或截肢等多种类型标本。开放活检仍然是诊断骨和软组织肿瘤最常用方法，能最大限度地获得肿瘤组织。

2. 空芯针活检标本

适用于骨和深部软组织肿瘤的诊断，该法比细针穿刺活检采集到的组织量多，但病理医师根据此类标本作诊断仍有相当大难度，需积累丰富的经验。与开放活检对照研究显示，90％病例通过空芯针活检能确定肿瘤组织学类型和分级。深部肿瘤最好在 CT 引导下进行活检。

3. 细针穿刺活检标本

细针穿刺活检方法简便、快速，可在 CT 或 B 超引导下进行。由于组织量很少，无法显示肿瘤的组织结构，许多假恶性增生性病变在细胞学上与肉瘤很难区分，因此除在一些规模大的医院或中心外，多数病理医师不主张采用细针穿刺活检。

（二）检查步骤

1. 标本拍照

对一些有价值或复杂的标本应拍摄标本的大体形态，拍摄新鲜标本比固定标本效果更好。

2. 固定和脱钙

在固定标本前，应留取少量新鲜组织以备作细菌培养、电镜观察、流式细胞术、细胞和分子遗传学检测之用。最常用的固定液是 10％中性甲醛溶液，应将标本置于盛满固定液的宽大容器内，注意不要将标本的一部分暴露在空气中，固定时间以 12～24 小时为宜。对体积较大的标本，固定前应将标本分层剖开，以保证标本得到充分的固定。

骨肿瘤的根治性切除标本，应先将骨和肿瘤周围的软组织去除，然后用骨锯沿骨的长轴纵行切开，切面需用软毛刷在流水下将标本表面的骨屑刷去，以减少光镜检查时的人为现象。骨标本应置于脱钙液（常用由20%甲酸400ml和10%甲醛溶液1600ml配制的混合液）中脱钙，脱钙过程中应经常用钳子或针刺检查标本，以防过度脱钙而破坏细胞的形态和结构。

3. 巨检和取材

在标本取材前，对疑为恶性肿瘤的标本应先用染料（如印度墨汁）涂布于标本的表面，以便于镜下观察肿瘤是否累及手术切缘。观察和记录肿瘤的形态、色泽、有无包膜和周界、肿瘤的大小（长径×横径×纵径），然后沿肿瘤最大径切开，观察和记录切面情况，包括色泽、质地，有无出血、坏死、囊性变、钙化和骨化，若有坏死，应估计坏死范围。截肢标本还需测量肢体长度和肿瘤大小以及正常部位的周径。

取材时，应尽量多取能够代表肿瘤的组织块，最好至少取肿瘤的一个剖面，大体表现不同的区域、肿瘤与正常组织交界处以及手术切缘组织也应取材作镜检。

二、冷冻切片检查

骨和软组织肿瘤手术过程中，外科医师常需要了解病变性质（肿瘤或非肿瘤），如为肿瘤，还需要确定肿瘤的良、恶性以及手术切缘等情况，从而决定手术方案，此时需要做冷冻切片。外科医师如申请术中冷冻切片会诊，应在术前与病理医师进行沟通。冷冻切片室应尽量靠近手术室，以便于在做冷冻病理诊断遇到困难时，病理医师能及时与外科医师联系和商讨。

目前，大多数医院用恒冷切片机制作冷冻HE染色切片，冷室温度一般为−15～−20℃，每一张冷冻切片制备时间15～20分钟，诊断意见一般要求在收到送检标本后30分钟发出。

三、特殊病理学检查

（一）特殊染色和组织化学技术

骨和软组织肿瘤内含有一些特殊物质，如网状纤维、胶原纤维、肌纤维、神经纤维、黏液、糖原、脂滴、分泌颗粒、软骨基质和骨基质等，可以用特殊染色和组织化学技术显示出来，观察其量和分布方式，以辅助诊断。

特殊染色主要利用组织和细胞对染料的亲和力、摄取和丢失速率等物理学特征进行组织染色；组织化学技术则利用组织和细胞中某一成分与试剂发生化学反应，在原位生成有色沉淀的产物而着色。常用的染色技术包括结缔组织、肌组织、神经组织、黏液、糖原、脂质和碱性磷酸酶等。

（二）免疫组织化学技术

免疫组织化学技术是用已知抗体或抗原在组织切片上检测组织和细胞中相应未知抗原或抗体的一种特殊组织化学技术。免疫组织化学方法特异性强，敏感性高，将形态、功能和代谢密切结合在一起，已成为病理诊断的一个非常有力的辅助手段。

现至少有100多种常用的单克隆和多克隆抗体可用于骨和软组织肿瘤的诊断和鉴别诊断。最常用的免疫组织化学技术是亲和素-生物素复合物法（ABC法）、链霉素亲和素法（SP法）和碱性磷酸酶-抗碱性磷酸酶复合法（APAAP法）等。

（三）电子显微镜检查

电子显微镜能观察到细胞的超微结构，包括各种细胞器、分泌颗粒、细胞表面特殊结构、细胞间连接和细胞外间质等，可用于确定骨和软组织肿瘤的细胞起源，有助于对疑难病例作出诊断和鉴别诊断。医院内通常用透射式电子显微镜作超微病理诊断。

（四）细胞和分子遗传学技术

早在20世纪60年代，发现了慢性粒细胞性白血病患者周围血中存在特异性Ph染色体，之后证实该染色体由t（9；22）（q34；q11）所产生，表明癌症与遗传相关。近二十多年来，随着分子生物学技术的建立并应用于癌症研究，相继发现和证实人类染色体中的各种癌基因和抑癌基因，从分子水平揭示了肿瘤与遗传的关系及其致癌机理。2002年，软组织和骨肿瘤的WHO分类结合了肿瘤的形态学和遗传学改变进行组织学和遗传学分型。许多骨和软组织肿瘤中都有特征性、非随机的染色体异常和基因的改变，可用于诊断和鉴别诊断。

用于肿瘤诊断的分子生物技术很多，常用的有细胞遗传学分析、荧光原位杂交（FISH）、比较基因组杂交（CGH）、反转录聚合酶链反应（RT-PCR）和DNA测序等，表4-1列出常用遗传学研究方法的用途比较。最近，高通量、快速检测样本中靶基因和蛋白的生物芯片技术，如DNA芯片和组织芯片等技术检测快速发展，相信不久的将来也可应用于肿瘤的诊断、治疗选择和预后判断等方面。

表4-1 遗传学研究方法的用途比较

检测方法	用途				
	染色体数目	基因扩增	染色体易位	基因点突变	基因表达
细胞遗传学	+	+	+	−	−
FISH	+	+	+	−	−
CGH	+	+	−	−	−
DNA印迹	−	+	+	−	−
RT-PCR	−	−	+	+/−	+/−
DNA测序	−	−	−	+	−
PCR-SSCP	−	−	−	+	−
免疫组织化学	−	−	−	−	+

第二节 病理学诊断方法

一、组织病理诊断

（一）诊断步骤

1. 首先需了解临床表现、实验室检查和影像学等资料，并结合大体形态和组织形态作出病理诊断。尤其骨肿瘤的诊断，必须提倡病理与临床和影像三结合的诊断模式。尽管一个典型的骨肉瘤仅凭小块组织的镜下形态可以作出病理诊断，但在大多数情况需要结合临床和影像学资料才能得出正确结论。例如，骨化性肌炎或指趾纤维骨性假瘤容易误诊为骨外骨肉瘤，低度恶性中央型骨肉瘤又很容易误诊为骨的纤维结构不良。

2. 确定病变是肿瘤性还是反应性、增生性或假恶性病变。在作出骨或软组织肉瘤之前，一定要先排除形态上具有“恶性”特征的反应性或增生性病变。骨和软组织在损伤或炎症刺激下可引起组织修复或增生性改变，成纤维细胞、肌纤维母细胞和（或）骨母细胞增生，细胞增大，核分裂象易见，如骨折、结节性筋膜炎和增生性肌炎等，这些假恶性病变不仅生物学行为完全良性，而且多为非肿瘤性。在诊断骨和软组织肉瘤之前，只有能完全排除恶性可能后，才予以考虑。表 4-2 列出最易误诊为肉瘤的增生性病变。

表 4-2　易误诊为骨和软组织肉瘤的增生性病变

骨折骨痂	结节性筋膜炎
外伤性骨膜炎	增生性筋膜炎/肌炎
骨化性肌炎	缺血性筋膜炎
甲下外生骨疣	器官相关假肉瘤样肌纤维母细胞性增生
指趾纤维骨性假瘤	术后梭形细胞结节
畸形性骨旁骨软骨瘤性增生	非典型纤维性息肉

3. 确定为肿瘤后，再区分良性、中间性或恶性肿瘤，这需要结合细胞有无异型性、组织结构有无紊乱和肿瘤生长方式来确定。少数骨和软组织肿瘤的形态特征与生物学行为可以不一致，例如多形性脂肪瘤、弥漫性腱鞘巨细胞瘤和软骨黏液样纤维瘤易误诊为脂肪肉瘤、巨细胞性恶性纤维组织细胞瘤和软骨肉瘤；又如分化好的血管肉瘤或分化好的软骨肉瘤可误诊为血管瘤和软骨瘤。有些肿瘤的良、恶性标准尚不明确，如软组织颗粒细胞瘤和胃肠道间质瘤等。

4. 如肿瘤为恶性，在诊断骨和软组织肉瘤之前，还需排除一些形态学上类似肉瘤的其他类型恶性肿瘤，如梭形细胞癌、肉瘤样癌、梭形细胞恶性黑色素瘤和某些恶性淋巴瘤等。

5. 结合临床、影像学、大体和镜下形态能作出大多数骨和软组织肿瘤的组织病理诊断。对于某些恶性肿瘤，如软骨肉瘤、纤维肉瘤、平滑肌肉瘤等需进一步分级。个别肿瘤如无转移的局限性胃肠道间质瘤还可依据肿瘤大小、核分裂数、病变部位和某些病理学指标进行危险程度分级。

6. 少数骨和软组织肿瘤依据上述步骤仍不能作出明确诊断时，需结合特殊染色、组织化学和免疫组织化学染色、电镜、细胞和分子遗传学等技术进一步确定肿瘤的具体类型。

（二）组织形态

从细胞形态来看，骨和软组织肿瘤主要由梭形细胞、小圆细胞、巨细胞和多形性细胞类型组成，少数为上皮样细胞或由梭形细胞和上皮样细胞共同组成。从细胞间质来看则主要由富于形成骨基质、软骨基质、黏液样间质等成分组成。表 4-3～4-10 列出不同细胞形态和间质成分的常见骨和软组织肿瘤。在作组织病理诊断时，依据细胞形态、分化程度、组织结构和间质成分加以综合判断，作出正确诊断。必要时必须结合临床、影像学以及其他特殊病理检查（尤其免疫组织化学）作出诊断和鉴别诊断。

表 4-3　骨和软组织梭形细胞肿瘤

干骺端纤维性缺损
促结缔组织增生性纤维瘤
纤维结构不良
骨纤维结构不良
梭形细胞脂肪瘤

续表

纤维肉瘤
孤立性纤维瘤
隆突性皮纤维肉瘤
纤维组织细胞瘤/恶性纤维组织细胞瘤
平滑肌瘤/平滑肌肉瘤
胃肠道间质瘤
梭形细胞横纹肌肉瘤
神经鞘瘤
神经纤维瘤
恶性神经鞘膜瘤
纤维型滑膜肉瘤
梭形细胞癌
梭形细胞恶性黑色素瘤
Ewing 肉瘤/原始神经外胚层

表 4-4　骨和软组织小圆细胞肿瘤

骨髓瘤
恶性淋巴瘤
小细胞骨肉瘤
间叶性软骨肉瘤
胚胎性横纹肌肉瘤/腺泡状横纹肌肉瘤
恶性横纹肌样瘤
促结缔组织增生性小圆细胞肿瘤
婴儿色素性神经外胚层瘤
粒细胞肉瘤
转移性小细胞癌
转移性神经母细胞瘤
小细胞恶性黑色素瘤

表 4-5　骨和软组织多形性细胞肿瘤

去分化软骨肉瘤
骨肉瘤（MFH 样）
恶性纤维组织细胞瘤
多形性脂肪肉瘤
多形性横纹肌肉瘤
多形性脂肪瘤
肉瘤样间皮瘤
多形性癌（肉瘤样癌）

表 4-6　骨和软组织上皮样细胞肿瘤

长骨造釉细胞瘤
脊索瘤
透明细胞软骨肉瘤
硬化性上皮样纤维肉瘤
上皮样胃肠道间质瘤
上皮样间皮瘤
上皮样型滑膜肉瘤
血管球瘤
上皮样血管内皮瘤
上皮样血管肉瘤
上皮样恶性神经鞘膜瘤
透明细胞肉瘤
上皮样肉瘤
副神经节瘤
血管周上皮样细胞肿瘤

表 4-7　骨和软组织巨细胞肿瘤

骨巨细胞瘤
软组织巨细胞瘤
软骨母细胞瘤
巨细胞肉芽肿
甲状旁腺功能亢进之棕色瘤
颌骨肥大症
巨细胞性骨肉瘤

表 4-8　骨形成为主的肿瘤和瘤样病变

骨瘤
骨样骨瘤
骨母细胞瘤
骨肉瘤
骨外骨肉瘤
骨折骨痂
动脉瘤性骨囊肿
巨细胞性恶性纤维组织细胞瘤
腱鞘巨细胞瘤
骨化性肌炎
Paget 病
成骨不全症
指趾纤维骨性假瘤

表 4-9　软骨形成为主的肿瘤和瘤样病变

软骨瘤
骨软骨瘤
软骨母细胞瘤
软骨黏液样纤维瘤
软骨肉瘤
骨外软骨瘤/软骨肉瘤
骨外黏液样软骨肉瘤
软骨样脊索瘤
滑膜软骨瘤病
畸形性骨旁骨软骨瘤性增生（Nora 病）

表 4-10　富含黏液样间质的肿瘤和瘤样病变

脊索瘤
骨的黏液纤维瘤
副脊索瘤
黏液瘤（颌骨、肌肉内）
脂肪母细胞瘤
黏液样脂肪肉瘤
肢端浅表纤维黏液瘤
浅表血管黏液瘤
侵袭性血管黏液瘤
低度恶性纤维黏液样肉瘤
黏液炎症性纤维母细胞性肉瘤
黏液纤维肉瘤
葡萄簇样横纹肌肉瘤
神经鞘黏液瘤
骨外黏液样软骨肉瘤
软组织骨化性纤维黏液样肿瘤
结节性筋膜炎

（三）病理诊断报告

骨和软组织肿瘤病理报告应包括以下各项：

1. 标本类型　包括切取活检、局部切除标本、根治性切除标本、截肢等。
2. 肿瘤解剖部位和深度　真皮、皮下、筋膜、肌肉内、胸腹腔、腹膜后等。
3. 肿瘤大小　直径×横径×纵径。
4. 组织学类型和亚型/变型。
5. 组织学分级。
6. 坏死　有或无，有坏死需注明范围（%）。
7. 切缘　有无累及，肿瘤距切缘最近距离。
8. 脉管、神经和淋巴结有无侵犯或累及。
9. 特殊检查结果。
10. 注释　少见类型的特点、生物学行为和临床相关性需予以说明；复发或转移病例应说明与原发性肿瘤有无不同的形态表现；如有术前辅助化疗引起的病理改变需加以描述。

二、冷冻切片诊断

骨和软组织肿瘤是否需做冷冻切片诊断以帮助外科医师在术中决定手术范围一直存在着不同的意见。骨和软组织肿瘤的种类繁多，一些肿瘤还包括多种形态学亚型，不同类型肿瘤在组织学上可有较大的重叠，同一肿瘤不同部位形态学也有差异，再加上又有很多类似肉瘤的假恶性病变的存在。因此，术中冷冻切片诊断风险大，常不能得出肯定的诊断意见，故不少病理医师不主张对骨和软组织肿瘤进行冷冻切片诊断。对一些可能需要采取重大手术（如截肢术）的病例，应尽可能在术前通过活检等方法获得确诊。也有人认为骨肿瘤组织太硬，不宜做冷冻切片，但实际上大多数骨肿瘤都有较柔软组织可供做冷冻切片。

对于术前无法做活检或活检后仍不能明确诊断的病例，如能遵循以下一些原则，还是能成功地作出冷冻切片诊断：①术前，病理医师需与外科医师和放射科医师很好地沟通，了解患者的病情，了解外科医师和放射科医师的术前诊断意见；②冷冻切片室应尽可能靠近手术室，作诊断时如遇到问题，可及时与外科医师联系；③在取组织作冷冻切片前，先将柔软组织从骨性组织中分离出来，并选择和留取足量组织置于甲醛溶液固定液或脱钙液中，以供石蜡包埋切片；④用恒冷切片机制片，HE或甲苯胺蓝染色，切片质量大致与石蜡包埋和HE染色切片相当，甲苯胺蓝染色能更好地显示核的结构。在制片前，还可做细胞印片观察，并与冷冻切片对照，以提高诊断率；⑤如形态学改变与临床和影像学不相符时，应及时与外科医师交流，必要时需推迟诊断，等待石蜡切片，切不可勉强作出诊断，尤其涉及截肢的患者；⑥注意留取新鲜组织供特殊病理学研究。

三、免疫组织化学诊断

免疫组织化学在骨和软组织肿瘤，尤其在软组织肿瘤的诊断和鉴别诊断中起着非常重要的作用，但免疫组织化学只是一种辅助诊断手段，有其自身的局限性，并不能代替传统的组织学检查。

（一）常用标志物

1. 间叶细胞标志物

波形蛋白（vimentin，Vim）。

2. 上皮细胞标志物

细胞角蛋白（cytokeratins，CKs）、上皮膜抗原（epithelial membrane antigen，EMA）。

3. 肌细胞标志物

结蛋白（desimin，Des）、MyoD1、肌生成蛋白（myogenin）、肌肉特异性肌动蛋白（muscle specific actin，MSA）、α-平滑肌肌动蛋白（α-smooth muscle actin，α-SMA）、钙调结合蛋白（caldesmon）、钙调宁蛋白（calponin）和肌节肌动蛋白（sarcomeric actin）等。

4. 内皮细胞标志物

CD31、CD34、第Ⅷ因子相关蛋白（Factor ⅤⅢ-related antigen，F8）、荆豆凝集素（Ulex europaeus 1 lectin，UEA-1）、脉管内皮生长因子受体3（vascular endothelial growth factor receptor 3，VEGFR3）和D2-40等。

5. 神经和神经内分泌标志物

S-100蛋白、CD57、髓磷脂碱性蛋白（myelin basic protein，MBP）、蛋白基因产物

9.5（protein gene product 9.5，PGP9.5）、神经微丝蛋白（neurofilaments，NF）、神经元特异性烯醇化酶（neuron - specific enolase，NSE）、胶质纤维酸性蛋白（glial fibrillary acidic protein，GFAP）、嗜铬颗粒蛋白 A（chromogranin A，CgA）和突触囊泡蛋白（synaptophysin，Syn）等。

6. 组织细胞标志物

CD68（KP－1、PG－M1）、溶菌酶（lysozyme，Lys）、CD163、第 13 因子 a（Factor ⅩⅢa，F13a）和 HAM56 等。

7. 间皮细胞标志物

钙视网膜蛋白（calretinin）、D2－40 和足突细胞膜黏蛋白（podoplanin）。

8. 骨母细胞标志物

骨钙蛋白（osteocalcin，OCN）和骨粘连蛋白（osteonectin，ONN）。

9. 其他标志物

HMB45、Melan－A、CD117、CD99、bcl2、WT－1、ALK1、CD10 和 DOG1 等。

（二）诊断应用

免疫组织化学技术已广泛应用于骨和软组织肿瘤的诊断和鉴别诊断，表 4－11 至 4－14 列出骨和软组织常见恶性梭形细胞、小圆形细胞、多形性细胞和上皮样细胞肿瘤的免疫组织化学鉴别诊断。

表 4－11　骨和软组织恶性梭形细胞肿瘤免疫组织化学鉴别诊断

肿瘤类型	CK	Des	SMA	myogenin	S－100	CD99	CD31	CD34	OCN
纤维肉瘤	－	－	－	－	－	－	－	－	－
平滑肌肉瘤	－	＋	＋	－	－	－	－	－	－
梭形细胞横纹肌肉瘤	－	＋	－	＋	－	－	－	－	－
恶性周围神经鞘瘤	－	－	－	－	＋	－/＋	－	－	－
滑膜肉瘤	＋	－	－	－	－/＋	＋/－	－	－	－
Kaposi 肉瘤	－	－	－	－	－	－	－/＋	＋/－	－
梭形细胞骨肉瘤	－	－	－	－	－	－	－	－	＋

表 4－12　骨和软组织恶性小圆细胞肿瘤免疫组织化学鉴别诊断

肿瘤类型	CK	Des	myogenin	S－100	CD99	LCA	Syn	OCN
横纹肌肉瘤	－	＋	＋	－	－/＋	－	－	－
ES/PNET	－	－	－	－	＋	－	－/＋	－
DSRCT	－/＋	＋/－	＋/－	－	＋	－	＋/－	－
分化差滑膜肉瘤	＋	－	－	－/＋	－	－	－	－
间叶性软骨肉瘤	－	－	－	＋	－/＋	－	－	－
小细胞骨肉瘤	－	－	－	－/＋	－/＋	－	－	＋
恶性淋巴瘤	－	－	－	－	－/＋	＋	－	－

注：ES/PNET，Ewing 肉瘤/原始神经外胚层瘤；DSRCT，促结缔组织增生小圆细胞肿瘤。

表 4-13　骨和软组织恶性多形性肿瘤免疫组织化学鉴别诊断

肿瘤类型	CK	Des	SMA	myogenin	S-100	CD99	OCN
多形性脂肪肉瘤	−	−	−	−	+/−	−	−
多形性平滑肌肉瘤	−	+	+	−	−	−	−
多形性横纹肌肉瘤	−	+	−	+	−	−/+	−
恶性纤维组织细胞瘤	−/+	−	−	−	−	−/+	−
多形性骨肉瘤	−	−	−/+	−	−	−/+	+
去分化软骨肉瘤	−	−	−	−	+	−	−
去分化脊索瘤	+	−	−	−	+	−	−

表 4-14　骨和软组织恶性上皮样细胞肿瘤免疫组织化学鉴别诊断

肿瘤类型	CK	Des	SMA	S-100	HMB45	CD31	CD34	OCN
硬化性上皮样纤维肉瘤	−/+	−	−	−	−	−	−	−
上皮样平滑肌瘤	−/+	+	+	−	−	−	−	−
上皮样恶性神经鞘膜瘤	−/+	−	−	+/−	−	−	−	−
上皮样血管肉瘤	−/+	−	−	−	−	+	+	−
上皮样肉瘤	+	−	−/+	−	−	−	+/−	−
滑膜肉瘤	+	−	−	−/+	−	−	−	−
透明细胞肉瘤	−	−	−	+	+/−	−	−	−
腺泡状软组织肉瘤	−	−/+	−	−/+	−	−	−	−
血管周上皮样细胞肿瘤	−	−	−	−	+	−	−	−
长骨造釉骨细胞瘤	+	−	−	−	−	−	−	−
脊索瘤	+	−	−	+	−	−	−	−
透明细胞软骨肉瘤	−	−	−	+	−	−	−	−
上皮样骨肉瘤	−	−	−	−	−	−	−	+

四、电镜诊断

电子显微镜能观察到细胞的超微结构，可辅助低分化骨和软组织肿瘤的诊断和鉴别诊断。由于免疫组织化学技术广泛应用于病理诊断，绝大多数骨和软组织肿瘤可以通过光镜形态和免疫组化作出明确诊断。因此，电镜在骨和软组织肿瘤诊断上已很少应用，但在分化差，尤其小圆细胞恶性骨和软组织肿瘤的诊断上有一定价值（表 4-15）。

表 4－15 常见骨和软组织小圆细胞恶性肿瘤的超微结构特点

	ES/PNET	ERMS/ARMS	ML	MM	MNB	MSCC
糖原	++～+	++	－	－	－	－
轴突	－～+	－	－	－	++	－
微管	－～+	－	－	－	++	－
神经分泌颗粒	－～+	－	－	－	++	－
肌微丝	－	++	－	－	－	－
Z 带物质	－	++	－	－	－	－
粗面内质网	－	－	－	++	－	－
细胞连接	+～－ *	+～－ *	－	－	－	+
基板	－	－	－	－	－	+

注：ES/PNET，Ewing 肉瘤/原始神经外胚层瘤；ERMS/ARMS，胚胎性/腺泡状横纹肌肉瘤；ML，恶性淋巴瘤；MM，多发性骨髓瘤；MNB，转移性神经母细胞瘤；MSCC，转移性小细胞癌。

* 原始细胞连接。

五、分子病理学诊断

近 20 多年来，骨和软组织肿瘤的细胞和分子遗传学研究取得突破性进展，越来越多的研究证明，大多数肿瘤存在频发性、非随机性遗传学异常，可借助于染色体和分子生物学技术作诊断，表 4－16 列出一些骨和软组织肿瘤最常见的染色体易位和涉及的基因改变。

表 4－16 骨和软组织肿瘤的常见染色体易位和涉及的基因

	染色体易位	涉及的基因
Ewing 肉瘤/原始神经外胚层瘤	t（11；22）（q24；q12）	EWS－FLI1
滑膜肉瘤	t（X；18）（p11；q11）	SYT－SSX1
		SYT－SSX2
腺泡状横纹肌肉瘤	t（2；13）（q35；q14）	PAX3－FKHR
	t（1；13）（p36；q14）	PAX7－FKHR
黏液性/圆细胞脂肪肉瘤	t（12；16）（q13；p11）	FUS－CHOP
腺泡状软组织肉瘤	t（X；17）（p11；q25）	ASPL－TFE3
骨外黏液软骨肉瘤	t（9；22）（q22；q12）	EWS－CHN
	t（9；17）（q22；q11）	TAF2N－CHN
透明细胞肉瘤	t（12；22）（q13；q12）	EWS－ATF1
促结缔组织增生性小圆细胞肿瘤	t（11；22）（p13；q12）	EWS－WT1
隆突性皮纤维肉瘤/巨细胞纤维母细胞瘤	t（17；22）（q21；q13）	COL1A1－PDGFB
先天性纤维肉瘤	t（12；15）（p13；q26）	ETV6－NTRK3
炎性肌纤维母细胞瘤	t（v；2p23）	ALK 融合
低度恶性纤维黏液样肉瘤	t（7；16）（q33；q11）	FUS－CREB3L2

近年来，DNA微阵列技术已广泛应用于肿瘤分类、治疗选择和预后判断等研究。不久的将来可用DNA微阵列技术显示不同类型骨和软组织肿瘤的不同基因表达谱（gene expression profile，GEP）来进行分子分型和诊断。

第三节 临床与病理的联系

骨的原发性肿瘤非常少见，每位骨科医师平均每年能遇见骨的原发性恶性肿瘤还不到1例。综合性医院的病理科和放射科医师每年能见到的骨肿瘤也非常有限。因此，骨肿瘤诊治的经验不易积累。然而，大多数骨肿瘤都有其好发的年龄段和部位，且有一定的影像学特点。对于骨肿瘤的诊断必须强调临床、影像学和病理学三者结合。实际上，不少软组织肿瘤也同样具有某些特征性临床、影像学和病理学特点。病理医师在作病理诊断时，应主动与外科、影像科、肿瘤科和其他相关科室的医师沟通，这种相互沟通应贯穿整个诊治过程中，包括术前、术中和术后。病理科医师、外科医师和放射科医师应了解自身领域在诊治过程中哪些情况易犯错误，尤其以下几种情况需要特别注意，这样才能最大限度防止误诊误治。

1. 增生性假肉瘤性病变中最易误诊为骨肉瘤的是骨化性肌炎和骨折后过度骨痂形成，如注意外伤史，镜下新生骨有完整骨母细胞覆盖，骨化性肌炎在X线上表现为骨旁增高的阴影呈“分带”现象，则可避免误诊为骨肉瘤。最易误诊为软组织肉瘤的是结节性筋膜炎，如注意到病变最初生长迅速，但很少超过2～3cm，镜下增生细胞分散，排列杂乱，细胞无真正异型，核分裂易见，但无异常核分裂，且间质常黏液样，这是结节性筋膜炎的特征。

2. 病理医师很容易将梭形细胞脂肪瘤或多形性脂肪瘤误诊为脂肪肉瘤，将陈旧性或退变性神经鞘瘤误诊为肉瘤。然而，这些肿瘤都有完整包膜，临床医师检查时肿块境界清楚，能活动，临床印象是良性软组织肿瘤。此时如临床医师见到恶性肿瘤的报告，应及时与病理医师沟通。脂肪母细胞瘤（病）也容易被病理医师误诊为黏液样脂肪肉瘤，但肿瘤好发于儿童，也有完整包膜。一些富于细胞的良性软组织和骨肿瘤如富于细胞平滑肌瘤、富于细胞神经鞘瘤、婴幼儿毛细血管瘤和上皮样骨母细胞容易被误诊为肉瘤；当瘤细胞幼稚如婴儿纤维性错构瘤、婴儿纤维瘤病、胎儿型横纹肌也能容易误诊为肉瘤。

3. 有些低度恶性肿瘤在形态学上酷似良性肿瘤，易造成病理医师漏诊或误诊，如低度恶性中央性骨肉瘤在形态学上有时与骨的纤维结构不良难以区分，有时甚至无法区分，此时必须结合临床和影像学表现才能作出正确诊断。又如分化好的血管肉瘤，尤其乳腺血管肉瘤，肿瘤性内皮细胞无明显异型，无核分裂，非常容易误认为血管瘤，唯一能区分两者的是前者血管排列混乱，呈不规则分支状，相互吻合。血管肉瘤在临床上也不同于血管瘤，血管肉瘤好发于老年人浅表部位，儿童很少发生血管肉瘤，深部软组织（如肌肉）但不包括内脏器官（如肝、脾和骨）也几乎不发生血管肉瘤。

4. 有些骨和软组织肿瘤的发生部位和发病年龄不同，其生物学行为不同。例如，发生在长管状骨和扁骨的软骨性肿瘤绝大多数为软骨肉瘤，尤其患者年龄超过40岁；反之发生在短管状骨（如指趾骨）的软骨性肿瘤，尤其年龄小于40岁者，很少会是软骨肉瘤，即使形态学上软骨细胞较丰富，出现个别双核细胞或骨皮质腐蚀，也不是诊断恶性的依据。又如发生在软组织和发生在子宫的平滑肌肿瘤在诊断恶性的标准上不相同；即使子宫平滑肌肿瘤，发生在育龄妇女和绝经后妇女，良恶性标准也不同，育龄期妇女子宫平滑肌肿瘤中如核分裂数较多，达10～15个/10HPF，如瘤细胞无异型，无肿瘤性坏死，肿瘤在大体和镜下的边界清楚，应诊断为富于核分裂的平滑肌瘤。

5. 病理医师和临床医师都应熟悉各种类型骨和软组织肿瘤的生物学行为。WHO 分类依据肿瘤生物学行为分成良性肿瘤、中间性局部侵袭性肿瘤、中间性偶有转移性肿瘤和恶性肿瘤四类，恶性肿瘤还有按恶性程度进一步分为低、中、高三级。随着对各种不同类型肿瘤认识逐渐深入，已发现一些过去认为的恶性肿瘤，其生物学行为并非真正恶性。例如，分化良好的脂肪肉瘤虽有局部侵袭行为，切除不净可复发，但从不发生转移，现归入局部侵袭性中间性肿瘤；Kaposi 肉瘤则是一种偶有转移，转移率＜2％的中间性肿瘤。有些过去认为良性肿瘤或瘤样病变，现已知是生物学行为具有局部侵袭或偶有转移的中间性肿瘤。例如，韧带样型纤维瘤病不再视为瘤样病变，而是局部侵袭性中间性肿瘤；炎性肌纤维母细胞瘤不再被视为假瘤或良性肿瘤，而是偶有转移的中间性肿瘤。有些肿瘤曾认为中间性肿瘤，如上皮样血管内皮瘤，因其转移率＞10％，故现归入恶性脉管肿瘤，但其恶性程度比血管肉瘤低。

6. WHO 分类结合形态学和遗传学改变进行组织学和遗传学分型，分类中各个类型肿瘤是具有特殊临床表现、形态改变、免疫表型和遗传学特征的独立病种。病理医师在作病理诊断时应尽可能明确类型和亚型，例如，在作出横纹肌肉瘤的诊断后，必须尽可能明确为胚胎性、腺泡状还是多形性横纹肌肉瘤，因为这三种类型的横纹肌肉瘤在发病年龄、性别、部位和临床表现不同，肿瘤播散途径有差异，遗传学改变也各不相同，对治疗的反应和预后也不同。了解这些情况将更有助于作出正确诊断，选择最佳治疗方案和更好地估计患者的预后。

（朱雄增）

参考文献

1. 丘钜世，黄兆民，韩士英. 骨关节肿瘤学. 北京：科学文献出版社，2006.
2. 王坚，朱雄增. 软组织肿瘤病理学. 北京：人民卫生出版社，2008.
3. Fletcher CDM，Unni KK，Mertens F（Eds）. World Health Organization Classification of Tumours. Patholgy and Genetics of Tumours of Soft Tissue and Bone. Lyon，IARC Press，2002.
4. Unni KK，Inwards CY，Bridge JA，et al（Eds）. Tumors of the Bones and Joints，series 4. Washington DC：AFIP，2005.
5. Weiss S，Goldblum JR（Eds）. Enzinger&Weiss's Soft Tissue Tumors，5th ed. Philadelphia：Mosby，2008.
6. Dabbs D（Ed）. Diagnostic Immunohistochemistry，3rd. Philadelphia：Saunders，2010.

治疗篇

总论

第 5 章 良性骨肿瘤的诊断和外科治疗

第一节 良性骨肿瘤的诊断

一、临床及实验室表现

1. 良性骨肿瘤及瘤样病变多发生于儿童、青少年，病程很长，疼痛不重或没有疼痛。骨样骨瘤的疼痛可以用阿司匹林缓解，这个特点有诊断意义。有些疾病如骨巨细胞瘤、软骨母细胞瘤的病程较短，疼痛由间断性转为持续性，夜间明显。

2. 逐渐增大的包块是诊断骨肿瘤的依据。发生在青少年的肿块常不被患者及家属注意，偶尔被查出，却不能说清开始的时间。肿大的骨性包块对周围软组织影响不大，关节活动很少有障碍。软骨母细胞瘤发生在骺端，对相邻的关节影响很大，可以有滑膜肿胀、关节积液和活动受限，少数患者可以有低热与血沉增快。骨巨细胞瘤病灶周围软组织水肿，血运丰富，晚期患者的肢体可有皮肤发红、皮温升高、静脉曲张。发生在脊柱附件的骨样骨瘤有明显疼痛、肌肉痉挛和脊柱侧弯。

3. 轻微外伤引起的病理性骨折常是良性骨肿瘤的首发症状，和正常外伤骨折一样有肿胀、疼痛、畸形和异常活动。

4. 良性骨肿瘤及瘤样病变化验检查多数是正常的。

二、发病特点

1. 不同的肿瘤有不同的好发部位

长骨骺端：软骨母细胞瘤、骨巨细胞瘤。

长骨干骺端：骨软骨瘤、骨囊肿、动脉瘤样骨囊肿、软骨黏液样纤维瘤。

长骨干髓内：骨纤维结构不良。

皮质：骨样骨瘤、骨化性纤维瘤。

脊柱椎体：骨巨细胞瘤、血管瘤、嗜伊红肉芽肿。

椎体附件：骨母细胞瘤、骨样骨瘤、动脉瘤样骨囊肿。

扁平骨：骨囊肿、骨巨细胞瘤、软骨瘤、软骨黏液样纤维瘤、嗜伊红肉芽肿。

短管状骨：内生软骨瘤。

2. 单发与多发：单发者极少有多发病灶，多发者常有一定比例的单发病灶。

单发：动脉瘤样骨囊肿、骨囊肿、骨巨细胞瘤、软骨母细胞瘤、软骨黏液样纤维瘤、骨样骨瘤、骨化性纤维瘤。

多发：骨软骨瘤、软骨瘤、纤维异样增殖症、血管瘤、嗜伊红肉芽肿。

3. 同一骨骼在不同年龄段，可发生不同的肿瘤如颅骨的多发点状破坏，若系儿童患者嗜酸性肉芽肿可能性大，若为老年人骨髓瘤可能性大。

三、良性骨肿瘤及瘤样病变的X线（CR、DR）平片表现

1. 无论是发生在扁平骨还是长管状骨的髓腔或皮质骨内，肿瘤在慢慢长大的同时不断受到机体限制其破出骨外，影像上就逐渐形成病变膨胀、皮质变薄的良性特点。

2. 骨破坏边界清晰锐利，多数有硬化反应骨包绕，病变与周围正常组织分界清楚。

3. 大部分病灶没有骨膜反应。

4. 除骨巨细胞瘤外多数无骨外的软组织阴影。

第二节 良性骨肿瘤的外科治疗

外科治疗是良性骨肿瘤和瘤样病变的唯一治疗方法，放疗、化疗无效。外科治疗包括肿瘤切除术、刮除术和病理性骨折的治疗。也有许多疾病由于病变广泛、多发而不能进行外科切除与畸形矫正，要长期带瘤生存。有的肿瘤治疗结果和手术时的年龄有关，如孤立性骨囊肿儿童时期病灶靠近骺板，处于活动期，刮除植骨复发率很高；保守治疗可采用病灶内注射类固醇和给予适当外固定预防骨折，6个月后骨囊肿没有自愈，可以重复治疗。又如骨化性纤维瘤的生物学行为变化较大，儿童患者处于生长期，保守治疗可用支具预防畸形；必须进行手术治疗时，为了减少复发，广泛切除是必要的；13～15岁以后或成人进行边缘切除甚至刮除也不至于复发。

一、肿瘤切除术

（一）骨软骨瘤的切除术

1. 适应证

（1）患者有疼痛，受累关节活动障碍，影响正常生活与工作者。

（2）单发或有碍美观者。

（3）由于骨软骨瘤的存在与生长影响邻骨与关节发生畸形者。

（4）临床扪及肿块较大而X线片骨性隆起不大，证明不显影的软骨帽大而厚，提示病变活跃，或肿瘤由不痛变成疼痛明显，肿块突然增大有恶变可能者，或生长在骨盆易发生恶变的肿瘤。

（5）肿瘤骨骨折，肿瘤表面滑囊反复发炎者。

（6）肿瘤位于椎管或大的血管与神经干附近可能压迫脊髓或神经血管者应及早手术。

2. 手术要点

（1）切口多样，可根据肿瘤的单发、多发、宽基底、蒂状基底设计，尽力采用或接近典型切口。

（2）于肿瘤的根部完整游离肿瘤。切除突出的骨性瘤体、软骨帽和骨外膜（图5-1）。后者必须被完整地游离和切除，否则容易复发。

（3）儿童患者注意勿损伤骨骺。

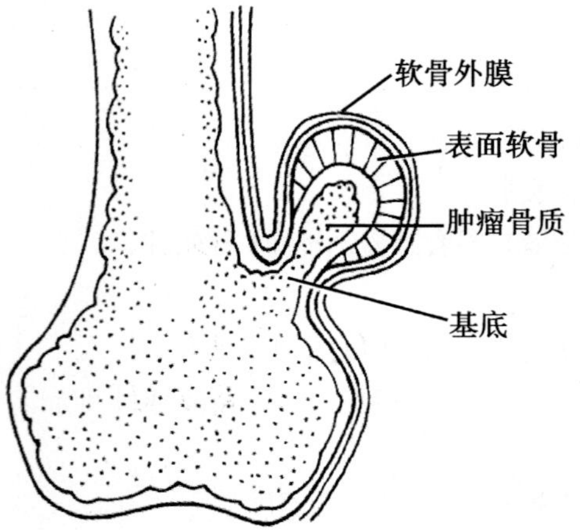

图5-1 骨软骨瘤示意图

(二)骨样骨瘤与骨化性纤维瘤的切除术

1. 骨样骨瘤好发于长管状皮质，胫骨多见，也可以发生在椎体附件。其病理特点是瘤巢很小和有较广泛的硬化反应骨。手术切除范围包括全部瘤巢和周围少量的反应骨，术后很少复发。

2. 骨化性纤维瘤也是好发于胫骨骨干前方皮质，外科切除必须包括单房和多房的病灶，反应骨和反应骨外 1～2cm 正常骨。骨化性纤维瘤尤其是少年患者，虽然进行了上述广泛切除，但仍有复发。

(三)桡骨远端骨巨细胞瘤局部切除自体腓骨上段移植术

桡骨远端骨巨细胞瘤破坏广泛，已经不能进行刮除植骨，必须对破坏的桡骨进行切除，采用自体腓骨上段(带或不带血管蒂)移植进行重建，是常用的手术方法。

手术要点：

1. 根据术者习惯，采用桡侧或背侧弧形切口。

2. 应尽可能保留腕背侧腱鞘的连续性，以利于术后恢复腕和掌指关节的背伸功能。

3. 切断病变近侧骨干时要做中立位标记，以利于植骨时准确对位，防止发生旋转畸形。

4. 置入的自体腓骨，要注意再造的桡骨茎突高于尺骨茎突 1～1.5cm，以恢复桡骨的尺偏角和掌倾角。

5. 在切取腓骨上端时，尽可能保留一些韧带，利于新的桡腕关节和下尺桡关节的缝合重建。

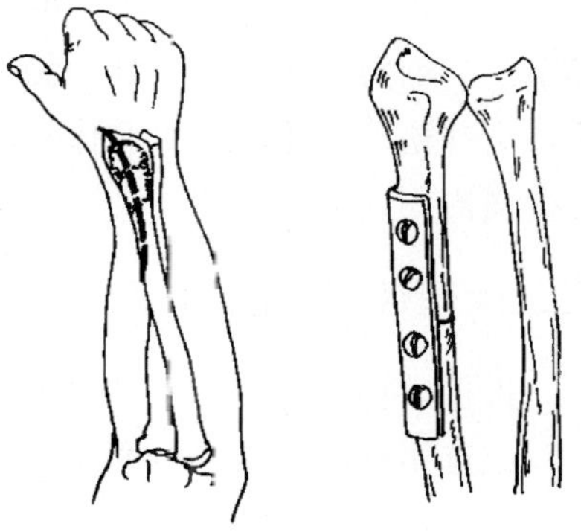

图 5-2 桡骨远端骨巨细胞瘤切除后自体腓骨移植示意图

二、骨肿瘤刮除术

刮除术是进入病灶清除肿瘤，然后空腔填充自体骨、异体骨和人工材料来治疗骨的灶性病变。

(一)刮除术适应证

1. 发生在长、短管状骨，附骨的良性骨肿瘤和瘤样病变。

2. 发生在脊柱椎体、骶骨的良、恶性肿瘤。

(二)手术要点

(以膝部为例)

1. 弧形切口。

2. 从肌间隙进入，显露肿瘤。

3. 骨窗开的要大，在病灶内彻底刮除肿瘤。

4. 反复烧灼，电动打磨肿瘤壁。

5. 反复冲洗伤口，必要时涂抹化学杀瘤制剂(氯化锌)。

6. 选用合适的填充材料填充空腔。

7. 必要时行内固定。

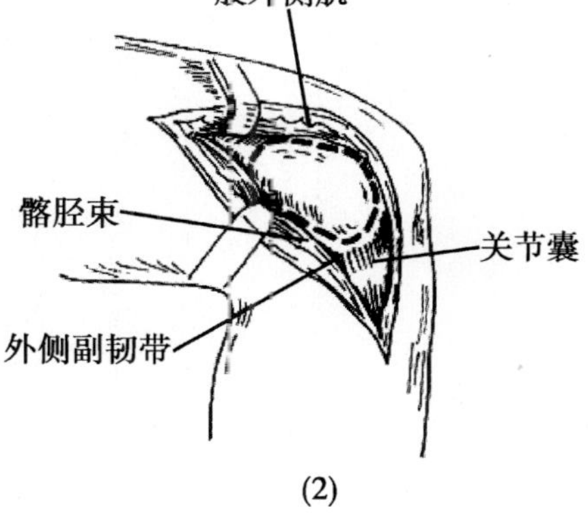

图 5-3 股骨远端病灶外侧入路刮除术

(三)刮除术的缺点

1. 肿瘤刮除后的空腔壁遗有肿瘤组织，术后容易出现局部复发。扩大刮除术、切刮术(切除＋刮除术)的应用，使肿瘤治疗的外科边界较前有了明显的扩大，从而减少复发率。

2. 许多病变刮除后骨壳不坚固，植骨后要有长时间的外固定。固定后关节功能锻炼不好者将遗有关节活动障碍。适当采用内固定，可以缩短术后外固定时间，或不用外固定，早期进行关节锻炼，获得正常关节功能。

（四）刮除术填充材料的比较

1. 自体骨和异体骨最好，可获得好的生物学修复。

缺点：①材料有限；②需长时间等待骨愈合，影响术后关节功能训练。

2. 自体骨加人工骨（可以刺激新骨形成）填充也可以修复的骨质，愈合时间比单纯植骨要长。

3. 骨水泥是人工填充材料，但在体内为异物，不能成骨与宿主骨愈合。

优点：①骨水泥聚合散热和单体的毒性有杀灭瘤细胞的作用，刮除术可获得临界切除的效果。②骨水泥能很快与骨腔壁牢固结合并即刻有一定强度，患者可早期练习关节活动，早期负重，缩短疗程，获得好的关节功能。③多年经验证明骨水泥填充空腔没有增加感染、恶变和出现松动。④在负重肢体骨内填充骨水泥，为防止骨与骨水泥交界处发生骨折，做适当的金属内固定非常重要。

三、病理性骨折的治疗

根据病种、骨折类型的不同，可以选用不同的治疗方法，如切开病灶清除，复位内固定；或选用外固定架复位和固定；有些病例也可选用单纯石膏外固定。

（王保仓　赵　刚）

第 6 章　恶性骨肿瘤的保肢治疗

第一节　恶性骨肿瘤的手术治疗原则

手术是治疗骨肿瘤的主要手段。对于恶性骨肿瘤，手术结合化疗、放疗的综合治疗是取得最佳疗效的基本措施。设计治疗方案时，医生必须在防止复发和转移与保证功能和生活质量之间进行平衡。手术成功对总体治疗效果来说是最重要的方面。切除范围一般由肿瘤大小、与正常结构（如大的神经血管束）的解剖关系和手术后功能丧失的程度而定。

在高度恶性肿瘤中，局部复发必定增加转移的危险性，所以治疗方案的选择必须首先考虑局部复发的危险性；其次必须考虑患者的年龄、手术后残留功能、患者工作和生活的习惯；最后，手术适应证决定于局部和全身的情况。根据肿瘤的分期和复发的危险性，确定手术治疗适应证。

选择适当的手术边界进行肿瘤切除的基础是外科分期。根据手术切除范围不同，其外科边界分为：①囊内切除：于肿瘤内去除肿瘤，边缘遗有肉眼和镜下可见的肿瘤组织，同时污染周围正常组织；②边缘切除（又称临界切除）：经过反应区做囊外完整切除，可遗留卫星灶和跳跃灶，这主要发生在 G_1 和 G_2 的病变；③广泛切除：经反应区外 2cm 以上，将肿瘤、肿瘤假包囊及反应区完整切除，可能遗留跳跃灶；④根治性切除：在自然屏障之外，把病变所在间室切除，包括病变假包囊、反应区、整个肌肉和骨与关节。纵向剥离的平面超过受累骨骼的上下各一个关节，或超过一条肌肉的起止点。横向剥离超过包含病变的筋膜间室或包含骨内病变的骨骼和骨膜。

1. 恶性肿瘤 Ⅰ A 期

在骨内的低度恶性肿瘤，如造釉细胞瘤等。因为这些肿瘤的假包膜内可能存在卫星灶，经囊内切除或边缘性切除常导致局部复发。广泛性切除适于此类肿瘤的手术方式，其基础是肿瘤在一个间室内。广泛性切除也可作为保留肢体的手术方式。

2. 恶性肿瘤 Ⅰ B 期

突破于骨外的低度恶性肿瘤，如皮质旁骨肉瘤等。在这些病例中，肿瘤的间室外生长，相对于 IA 期肿瘤容易产生卫星病灶，广泛性切除可以提供更加安全的外科边界。

3. 恶性肿瘤 Ⅱ A 期

不太常见，许多高度恶性肉瘤在诊断时已侵犯到间室外。这些肉瘤包括骨肉瘤、尤文肉瘤 、Ⅱ期软骨肉瘤、恶性纤维组织细胞瘤等。这些肉瘤不但可能有肿瘤周围的卫星灶，还可能存在被忽视的跳跃转移。因此，为减少局部复发，在不残留明显功能障碍的条件下，最好采用根治性或间室外切除缘。例如肩胛部肿瘤，应从肌肉起点到止点全部切除。因为此期肿瘤位于间室内，也经常采用广泛性切除，尤其是在保留肢体的手术中。广泛性切除与辅助性治疗相结合，如在骨肉瘤中，保留肢体的广泛性切除需在辅助化疗的基础上施行。

4. 恶性肿瘤ⅡB期

为间室外生长，经常采用根治性切除、根治性截肢、根治性离断术，或广泛性截肢、广泛性关节离断。术前化疗或放疗，为保留肢体的广泛性或根治性切除提供了保障。术前化疗在骨肉瘤和尤文肉瘤中已广泛使用，术前化疗可改变肿瘤的分期、手术适应证和局部复发的危险性。当肿瘤对化疗反应良好时（在骨肉瘤，肿瘤坏死率高于90%），其细胞就停止了生长，假包膜向成熟发展，并转化为一层分化好的骨或纤维组织，周围血管的增生和水肿会减退或消失，血管和水肿的减退或消失比假包膜的变化明显，并且是动态的。因为化疗的进步，使广泛性切除的局部复发危险较小，保留肢体手术成为可能。ⅡB期恶性肿瘤局部复发的危险性取决于肿瘤对化疗的反应（化疗所致的肿瘤坏死率）及手术采用的切除缘。

5. 恶性肿瘤Ⅲ期

治疗常常是姑息性的，由于大剂量化疗和开胸或微创肺转移瘤切除的开展，其治疗结果令人满意，5年生存率提高，对原发肿瘤及转移瘤应采用积极和综合的治疗。

第二节　恶性骨肿瘤的保肢治疗

在美国每年每10万人发生1例骨关节恶性肿瘤，每100万人发生1.7例成骨肉瘤。假如依照美国的发生率，按13亿人口计算，我国每年将有13 000例恶性骨肿瘤发生，有2000多例成骨肉瘤发生，这些数字可能比我国实际情况要少些。

如何治疗这些患有恶性骨肿瘤的患者，使患者活下来，保住患者肢体，并有一个好的关节功能，为此骨科先辈们做了极大的努力，到今天已取得了很大的进步。以成骨肉瘤为例，过去5年生存率低于20%，而今天国际几个有名的化疗中心，5年治愈率已超过80%。百余年前为保肢而行局部切除的医生，由于术后全部复发而遭同道指责。一直被强调的截肢术在20世纪70年代仍是骨肉瘤外科治疗的主要方法。而现在大约有50%的恶性骨肿瘤患者不但能活下来，而且保留了肢体，其中的多数人还获得了一定的关节活动功能。80年代骨肿瘤外科的治疗有了根本的转变，这是由于几十年化疗的不断发展，尤其是新辅助化疗使保肢治疗成为可能，先进的影像学诊断及外科技术的进步也为其提供了客观条件。特别重要的是Enneking所建立的肌肉骨骼肿瘤外科分期系统在临床上广为应用，使人们更深刻地认识肿瘤的生物学行为和侵袭性，使外科治疗选择手术方法更有科学依据。在今天保肢已成为外科治疗的主要发展方向，截肢相对罕见。意大利Rizzoli研究所在1986—1988年治疗125例肢体骨肉瘤，截肢率仅为8%，保肢率高达92%。

保肢成为肢体肿瘤外科治疗的主流的今天，患者的生存率并未下降，局部复发也未上升。Simon在1991年回顾80年代保肢治疗的大量文献后指出：保肢治疗具有安全性，局部复发率为5%～10%，与截肢治疗的生存率、局部复发率相同。经动脉和静脉给药的新辅助化疗对保肢率是否影响目前尚无定论。

20世纪80年代是肢体恶性肿瘤保肢外科大大发展的时期，不断成熟的化疗促进和发展了保肢技术。特别是国际恶性骨肿瘤保肢学会，于1981年成立并召开第一次会议，每隔两年一次的国际会议，来自世界各国的专家交流经验，统一肿瘤的分期系统、手术方法和治疗结果的评定标准，大大推动了保肢技术在世界范围内的推广与应用。目前常见的保肢重建修补技术有：各种类型的人工假体，可调式人工假体，异体骨人工假体复合物；异体骨移植；瘤骨骨壳灭活再植术；关节融合等。旋转成形术治疗股骨恶性肿瘤和各种改良的Tikhoff-

Linberg 手术也是尽最大努力保留肢体功能。

一、保肢术的适应证

肢体恶性骨肿瘤保留肢体的适应证应遵循以下各点：

1. 病骨已发育成熟（14～16 岁）
2. ⅡA 期肿瘤或对化疗敏感的ⅡB 期肿瘤
3. 血管神经束未受累，被肿瘤机械推移者除外
4. 肿瘤能够完整切除
5. 术后肢体功能优于义肢
6. 术后局部复发率和转移率不高于截肢
7. 患者要求保肢

二、保肢手术禁忌证

1. 肿瘤周围的主要神经血管受到肿瘤的侵犯。
2. 在根治手术前，或在术前化疗期间发生病理性骨折，肿瘤组织和细胞破出屏障，随血肿广泛污染周围正常组织。
3. 肿瘤周围软组织条件不好，如主要的肌肉随肿瘤被切除，或因放疗、反复手术而瘢痕化，或皮肤有感染者。
4. 不正确的切开活检，污染周围正常组织或使切口周围瘢痕化、弹性差，血运不好。

三、保肢手术的关键因素

保肢术通常在最后一次术前化疗后两周进行，手术的关键是采用合理的边缘完整切除肿瘤。切除之边缘应遵循肿瘤学原则，按 Enneking 外科分期做根治性边缘切除的病例，很难保留一个有功能的肢体。由于化疗可缩小肿瘤的外科边界，临床证明在此基础上对肿瘤实施广泛切除也可达到局部根治的目的，广泛切除的范围应包括肿瘤的实体、包膜、反应区及其周围的正常组织，也就是在正常组织中完整切除肿瘤，截骨平面应在肿瘤边缘以外 5cm，软组织切除范围为反应区外 1～5cm。骨内病变范围主要根据 X 线平片、CT、MRI 和 ECT 影像学材料术前进行确定。国外许多文献表明，保肢术中多数病例只能达到广泛性边缘切除，极少或没有根治性边缘切除。这些病例配合术前、术后化疗，局部复发率一般为 5%～10%，与非超关节的截肢术的复发率大致相同。当保肢术为边缘性或病灶内切除时，其发病率较高。也有人报告后者的切除边缘，术前化疗坏死率高达 90%以上者，复发率也低，只是术前不能预知。还有文献证明广泛性、根治性边缘切除的生存率比边缘性或囊内切除的生存率高得多。

四、保肢治疗的重建方法

经过数代医学作者的不懈努力，临床医生对恶性骨肿瘤的认识亦有极大的提高。外科器械日臻精良，外科医生在操作上更加熟练，恶性骨肿瘤外科治疗方法也成为定型术式。肿瘤切除后大块骨缺损的功能重建方式多种多样，其中包括：各种常规类型及特制人工假体置换术、自体骨移植术、关节融合术、同种异体骨及关节移植术、可延性人工假体植入术、人工关节-异体骨复合物植入术、临时假体（尼龙或骨水泥）植入固定术、受侵骨灭活再植术、膝关节附近肿瘤的旋转成形术及肩部肿瘤的 Tikhoff - linberg 手术。

第三节 保肢治疗的结果

一、生存率

许多单中心的研究显示，保肢术对于骨肉瘤患者的长期生存率并无不利的影响，主要原因是保肢手术都进行了广泛的切除和新辅助化疗以及术后化疗的使用。使用新辅助化疗的医学中心保肢率比仅使用术后化疗的中心要高，使用动脉内灌注新辅助化疗的中心比仅使用静脉新辅助化疗的中心保肢率高，如果仅仅进行边缘甚至囊内切除，局部复发率是很高的，不能被接受。保肢术的局部复发率跟截肢术相比，只有股骨病灶较大腿截肢是增高的，复发率大概是5%～10%。这种局部复发多数会导致患者死亡。保肢或是截肢，骨肉瘤的5年生存率在40%～70%。

多中心的研究也显示，对于肢体骨肉瘤保肢与截肢的生存率并无显著差别。一项骨与软组织肿瘤学会进行的大型多中心研究显示，股骨远端保肢手术后局部复发率在10%左右（1994年Rougraff等报道），这与大腿截肢的局部复发率差不多，这组多中心的研究显示进行髋关节离断的患者没有局部复发，共有16例保肢和1例大腿截肢的患者因为肿瘤扩散而死亡。因为局部复发率低，这组227例患者的不管是进行髋关节离断、大腿截肢还是保肢，其总体的10年生存率和无瘤生存率都没有显著差别。

除外这些研究的局限性，对于高度恶性的骨肉瘤，如果是有经验的医师进行广泛的外科切除并辅以新辅助化疗及术后化疗，并不会造成生存率的降低。患者应该清楚，即使进行了截肢仍然有5%～10%的局部复发率。对于保肢后局部复发的患者，如果没有临床上的转移灶，复发部位应该进行截肢，但是结果仍然不令人满意。局部复发的患者约有一半会死于肿瘤的转移，即使没有局部复发，保肢和截肢的长期生存率也是没有显著差别的。因此，除非医师不能进行广泛切除，或是肿瘤部位特殊（比如位于胫骨远端），或是患者有不稳定的病理性骨折，绝大多数的骨肉瘤患者都有进行保肢手术的适应证。

二、短期和长期并发症

保肢手术的短期并发症主要是软组织的问题，而长期并发症主要是骨骼系统重建的失败。保肢手术的近期并发症比截肢要高，并发症根据部位和重建方法的不同而不同。当然，有些并发症是经常发生的，并且可能需要再次手术处理或者导致截肢。

急性动脉血栓形成或者动脉裂伤在保肢手术中极少发生，但是如果发生了则需要进行急诊手术。下肢的保肢手术后静脉血栓形成或者肺栓塞是有可能致命的并发症。坐骨神经损伤在骨盆肿瘤切除时可能发生。腓总神经麻痹在膝部肿瘤切除时可能发生。腓骨近段肿瘤切除时往往需要切除腓总神经。肱骨近段肿瘤切除时可能需要切除腋神经，有时可能需要切除桡神经。

尽管如此，最频繁和最可怕的并发症是皮瓣的坏死，尤其是胫骨近端肿瘤和骨盆肿瘤切除后。皮肤缺损发生后需要紧急进行软组织的覆盖以避免深部感染的发生，深部感染的发生也可能不是因为皮肤坏死，但大多数情况是皮瓣有问题。如果深部感染发生在重建部位往往需要进行截肢。正因为皮肤坏死如此可怕，一些外科医生常规使用荧光素来辅助皮瓣的设计。许多外科医生常规用腓肠肌瓣转移来覆盖胫骨肿瘤切除后的缺损，或者在整形医师的帮助下进行伤口处理。

这些近期的软组织并发症可能造成术后化疗的延迟甚至不进行术后化疗，这种情况对生存率的影响还不清楚。对于单个医学中心而言，这些近期并发症的确切影响很难判断。骨与软组织肿瘤学会发现对于股骨远端骨肉瘤，超过 1/3 的保肢患者会有早期并发症，至少需要 1 次再手术处理（1994 年 Rougraff 等报道）。73 例保肢患者中有 11 例因为手术并发症而行截肢手术，另外有 8 例因为肿瘤复发而截肢。使用 Kaplan - Meier 生存分析法，肢体的 10 年保留率为 66%。普遍认为外科医生手术经验越丰富，并发症的发生越少。

保肢手术也会有远期并发症，这包括假体的压力性疼痛、肢体的幻觉以及儿童的骨过度生长等。目前关于肢体高恶骨肉瘤保肢手术的长期并发症及假体的使用寿命的长期随访资料极少。保肢手术的长期并发症跟手术部位以及重建方法有关（比如异体骨关节重建，异体骨干重建，使用异体或自体骨进行关节融合，单独使用假体、异体骨与假体的复合物）。对膝关节融合或旋转成形术的长期并发症已经有很多的研究，而对于膝、髋、肩重建后的长期并发症目前很少报道。随着肿瘤切除后关节重建的增多，很有可能部分重建的膝关节需要进行翻修或截肢。保肢手术经验丰富的医学中心就可以进行肢体长期保留率的研究。

三、功能

关于骨肉瘤保肢术后功能的客观评价报道很少。许多报道关注于肿瘤学结果和重建手术的技术方面。一些作者简短地报道了行走功能以及完成日常生活的功能。许多作者都同意对于肱骨近段的肿瘤，如果进行关节外切除，不管是不是保留桡神经其功能都优于 1/4 肢体离断。肩关节融合的功能要优于关节外肿瘤切除后旷置的功能。对于骨盆的肿瘤，进行局部骨盆的切除，甚至包括髋臼，或者是包括近段股骨的切除与重建，其功能都显著优于半骨盆截肢。但是对于胫骨远端或是足部的肿瘤，小腿截肢是比保肢更好的选择。

只有膝关节周围的高恶骨肉瘤有客观的功能评价报道，这个部位也是骨肉瘤最多见的部位。股骨远端骨肉瘤的手术方法选择有髋关节离断、高位的大腿截肢、旋转成形术和保肢手术，保肢手术的重建方法包括膝关节融合（使用异体骨或是自体骨）、异体骨关节移植、单纯假体或假体异体骨复合物。胫骨近端骨肉瘤的手术选择包括大腿截肢、旋转成形术、膝关节融合、异体骨关节移植、假体置换或者假体异体骨复合物置换，髌腱的重建以及软组织覆盖都是很有挑战的问题。因此，膝关节周围的肿瘤手术方法主要有四种：截肢术、肿瘤切除后的关节融合术、旋转成形术和假体置换术。截肢后的残端长度是影响功能的重要因素。保肢手术时往往需要切除一些肌肉，这是影响术后功能的重要因素。

保肢手术后患者的步态代偿各不相同，因此从动力的角度来研究步态非常困难。学者采用耗氧量来研究保肢或截肢后的肢体功能情况。一项研究表明，股骨远端或胫骨近端骨肉瘤行全膝关节重建的患者，其步行时的耗氧量低于大腿截肢的患者。小腿截肢的患者耗氧量低于全膝关节重建的患者。这项研究也有一些缺陷，比如每组患者中既有股骨也有胫骨肿瘤，其股骨的保留长度各不相同，而且没有包括膝关节融合的病例。另一项研究则包含了大腿截肢、膝关节融合和膝关节重建三组，作者发现膝关节重建组行走时的耗氧量低于关节融合组，耗氧最高的是大腿截肢组。另一组研究中两例儿童因骨肉瘤行旋转成形术，除了行走时有些步态异常外，其行走速度与正常儿童无明显差别。耗氧量分析显示旋转成形术要低于大腿截肢，但是与关节融合比较并不清楚。

骨与软组织肿瘤学会进行了一项平均随访 11 年的研究，将股骨远端骨肉瘤按治疗方法分为两组，一组采用大腿截肢或髋离断，另一组采用保肢手术，使用 MSTS 评分以及膝关节学会的评分系统，发现保肢组的功能评分高于截肢组。

综合起来看，对于下肢高恶骨肉瘤术后功能优劣按治疗方法排序为：膝关节重建＞旋转成形术或膝关节融合＞大腿截肢。对于年轻患者通常选用膝关节功能重建，以使其能进行日常活动。患者以及他们的家属需要明白的是不管何种重建方法都不能使肢体活动完全正常，总有或多或少的功能缺陷。

四、社会心理方面的益处

直观上，人们都觉得保肢术相对截肢能给患者带来社会心理学方面的益处以及生活质量的提高，但是没有研究对此进行证明。1982 年有人对下肢的软组织肉瘤进行了一项随机对照的临床研究，将患者分为两组，一组行保肢术加放疗，另一组行截肢术，结果并不能证明保肢组的生活质量更高。1985 年的一项类似研究发现保肢组和截肢组的大多数患者社会心理上只有轻微的障碍，对手术都表现出较好的社会适应，两组之间并无统计学的差异。有学者认为患者对下肢截肢的适应要好于上肢，而且上述研究的随访时间都不长。1994 年 Rougraff 等对 29 例有长期随访的股骨远端骨肉瘤进行功能评价，发现保肢组和截肢组之间无显著差异。

这些结果能说明的问题是要么保肢术或截肢术对患者社会心理适应没有明确影响，要么是研究者没有找到正确的评价方法。如果患者术前没有明显的社会心理疾病，对其行保肢术或截肢术都能有较好的社会心理适应。

五、总结

当对高恶骨肉瘤治疗时，手术方式的选择需要与患者及家属商量。保肢手术可能会造成局部复发率的轻微增高，尽管如此，如果是有经验的手术医师来治疗的话，保肢手术的局部复发率在 5%～10%，并且与截肢术相比其长期生存率并无明显差异。保肢手术的并发症较截肢术发生率高，有些并发症需要住院再次手术处理，甚至需要截肢。假体的使用寿命因人而异，有些长期存活的病例可能需要进行假体的翻修。保肢术的功能明显优于截肢，尤其是对于上肢，但是尽管如此也不能达到正常的功能。在社会心理适应方面，保肢与截肢并无明显区别。

对于可能进行保肢手术的骨肉瘤患者，医师应该与患者本人及家属坦诚的谈及以上四方面的问题。要根据每个患者的具体情况进行谈话，同时要考虑其他因素，比如患者年龄、肿瘤大小及部位、是否合并病理性骨折、医师的治疗水平等。

（牛晓辉　李　远）

第 7 章 瘤骨壳灭活再植在保肢重建中的应用

第一节 乙醇灭活再植

乙醇是蛋白质的强烈抑制剂，常被用作组织固定剂，它可以阻止组织的自溶及细菌的腐败作用，并使细胞及组织结构保留在接近活体的状态，无水乙醇主要通过破坏蛋白质三级结构的疏水键而使蛋白质发生变性，它还可使细胞质萎缩并改变细胞核的成分，并逐步从细胞核中萃取出组蛋白，进而使 RNA 及 DNA 自胞核中析出，这一过程也是肿瘤坏死中的关键步骤。基于以上理论，乙醇被应用于多种肿瘤的灭活治疗中。宋献文等（1983 年）报道应用乙醇灭活瘤骨再植治疗骨肿瘤，初获成功。其后王惠民等的相关基础实验结果也显示位于骨内较深层的肿瘤细胞可以因死骨壳的包围导致缺氧、血供中断，而于 7～8 天时出现组织形态学上的坏死。Vignesh 等通过体外实验证实了乙醇对骨肉瘤细胞的增殖、分化及矿化过程均可产生毒性作用，并具有浓度及时间依赖性。均证实应用乙醇浸泡灭活的方法治疗骨肿瘤是可靠的。随着病例的积累、方法的改善，以及临床疗效被认可，该种方法逐渐在国内广泛应用。其具体方法为：首先按照术前设计的广泛切除的外科边界，将瘤骨段完整切除；另行铺无菌台，于肉眼下尽量去除肿瘤组织及瘤段附着之软组织，仅保留骨壳；随后将残存之骨壳放入 95％乙醇内浸泡 30 分钟，以完成瘤段灭活；取出已灭活之瘤段将乙醇冲洗干净后进行原位回植，应用钢板螺钉或髓内针进行固定，髓腔及骨缺损处以骨水泥填充，置引流、关闭伤口。术后应用支具或石膏托进行固定。

乙醇灭活骨的愈合主要是靠周围软组织床的浸润及宿主骨诱导作用完成的。乙醇灭活骨的愈合能力较好，要优于热处理骨。Burchardt 等认为，移植骨植入后，由于早期破骨细胞活动，哈佛管扩大，吸收腔增多，骨内孔隙率增多，术后 6 周～6 个月骨的机械强度较正常下降约 40％～50％。术后 1～2 年新骨逐渐形成，移植骨的机械强度逐渐恢复正常。乙醇灭活骨与新鲜骨相比，其力学强度下降更明显，几乎呈直线，24 周内无改善趋势，表明乙醇灭活骨的骨吸收持续时间较长。这与组织内修复的改变是一致的。由此可见，组织内修复与影像结果欠一致。临床应用乙醇灭活骨保肢治疗中，也发现有些病例 X 线、放射性核素扫描已判定灭活骨成活，达到临床愈合标准，但灭活骨仍发生骨折，说明乙醇灭活骨内修复的完成和力学强度的恢复需要一个相当长的时间。

灭活再植的术后并发症主要为感染、不愈合、骨折、局部复发及关节退变等。其并发症发生率较假体及异体骨置换者高。

乙醇灭活还可应用于骨巨细胞瘤等的局部辅助治疗中。即在肿瘤刮除后，应用 95％乙醇进行瘤床浸泡 15 分钟，以达到扩大局部外科边界的目的。其术后局部复发率与液氮、苯酚等局部辅助治疗方法相似，且未发现乙醇相关并发症。

瘤骨乙醇灭活再植方法是我国首创、应用时间最长、也曾经是应用范围最广的恶性骨肿瘤治疗重建方法。其方法简单易行、价格低廉，再植骨形态适配，可重建肌肉，在没有更多人工关节、异体骨等重建方法可供选择的情况下，仍然是适用的。但由于灭活手术时间长，增加了术后感染风险。同时，需要注意其由于灭活不彻底而带来的潜在复发危险。另外，对于骨骺未闭合的患者或去除肿瘤组织后骨壳严重残缺的病例，也不适用该方法。

（丁　易）

第二节　区域热灌注化疗在肢体肉瘤的应用

肿瘤热疗是指利用物理方法，使组织加热到杀灭癌细胞的温度，以治疗恶性肿瘤。热疗历史可追溯到5000年前，古希腊名医 Hippocrates 曾用加热治疗过肿瘤。自20世纪60年代开始，针对热疗已进行了大量研究和临床实践。热疗分为全身热疗和局部热疗两种。全身热疗20余年前即有较多开展，取得了一定疗效。对软组织肿瘤多采用区域热疗，主要为区域热药灌注，本节重点介绍此方法。

应用区域热药灌注（hyperthemic antiblastic perfusion，HAP）方法治疗肢体恶性肿瘤已有近40年的历史。灌注可以大剂量提高局部化疗药物浓度而不引起全身的副作用。HAP治疗取得了较大成功，这一方法主要用于恶性黑色素瘤、软组织肉瘤和恶性骨肿瘤的保肢治疗。

一、操作方法

1. 方法

原则上为区域动、静脉插管，然后将插管与体外循环机相连；形成病肢区域体外循环，将血加温加药灌注患肢。常用手术插管部位为：①腋动、静脉；②髂外动、静脉；③股动、静脉；④腘动、静脉。

现以我们常用的髂外动、静脉灌注为例具体描述一下手术过程。患侧腹部倒“八”字切口，切开腹壁诸肌向上推开腹膜，暴露出髂脉管区，取此处淋巴结送病理，锐性解离出髂部动、静脉，将髂内动、静脉等侧支临时阻断并在欲插管的髂外动、静脉上、下端也做临时阻断，在其上、下各做0.5cm的切口分别插入3mm和6mm的塑断管，将动、静脉插管与体外循环机的动、静脉接口连接。同时切除同侧的腰3－5交感神经节。在体外于插管近端再用橡皮带阻断一次，然后开启循环机行血液加热。将多点测温针插在肿瘤组织内或其周围，待组织间温度达41.5℃时一次或分次加入抗癌药物持续灌注1小时。

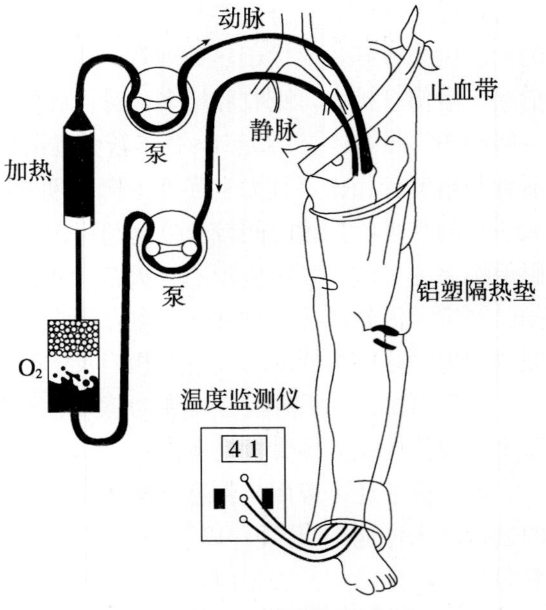

图7－1　区域热药灌注示意

无论何种切口，还应要考虑到区域淋巴结（如上肢的胸肌间和锁骨上、下肢的腹股沟及髂脉管淋巴结）的观察与切检方便。

阻断必须全部、可靠，否则灌注区血漏入大循环，轻者影响疗效，重者导致严重全身反应甚至死亡。以股静脉为例，在插管区带可遇到2～4支较粗大的分支，如在插管水平以上注入主干，则必须以橡皮条逐一可靠阻断，不可遗漏（图7－1）。

2. 治疗中的监测

灌注中至少应随时监测的指标有温度、灌注压（应稍高于体循环压）、血氧分压（或饱和度）及 pH。如有条件，还可检查免疫指标。

术后应注意止痛、扩张血管、肢体保暖及利尿、纠正电解质紊乱。

二、最适温度及时间

41.5℃为最佳温度，即可有效杀灭瘤细胞又可避免严重的并发症。考虑到血管内溶血等危险，血温一般不宜＞43℃，时间 1～2 小时，1 小时居多。值得注意的是，如加温不当（短时、低温等）还可诱发瘤细胞的热耐受性。故应避免长时低温（瘤区＜43℃）或多次治疗中温度先低后高。

三、灌注的药物

目前应用最多的为美法仑（Melphalan），还有顺铂（DDP）、达卡巴嗪（DTIC）等。近来有人加用生物制剂并取得了显效，Lienard - D 用 2～4 mg 肿瘤坏死因子（rTNF - alphan）干扰素（Rifn - gama）和 10/13mg 美法仑在 40℃时灌注 90 分钟治疗Ⅲ期恶性黑色素瘤 53 例（其中 50％做过区域化疗无效），取得了 90％CR 和 10％PR，中位总生存率达 28 个月，他们认为大剂量的肿瘤坏死因子和美法仑是途中转移恶性黑色素瘤的最佳治疗选择。

（1）顺铂

到目前为止，天津医科大学附属肿瘤医院骨软科共进行热药区域灌注 110 余例，选择病种大多数为肢体恶性骨肿瘤和软组织肉瘤及少部分皮肤恶性黑色素瘤。使用药物主要是 DDP。热药区域灌注中顺铂的剂量为 3.2mg/kg。顺铂的细胞毒作用与温度升高呈正相关，热可减少细胞对顺铂的抗药性。Alberts 强调体温升高至 42℃顺铂的细胞毒作用可提高 100 倍，顺铂是和热联合应用最好的药物之一。

（2）肿瘤坏死因子（TNF）

TNF 可引起肿瘤微血管内皮的急性毒性反应。应用封闭灌注热疗（40～40.5℃）和高剂量 TNF（2～4mg）、干扰素- γ、左旋美法仑治疗肢体肉瘤和黑色素瘤，这样多种方法联合治疗可使肿瘤完全反应达到 90％以上。

四、适应证

对常见的皮肤恶性黑色素瘤、软组织肉瘤及骨恶性肿瘤，例如骨肉瘤、软骨肉瘤、尤文肉瘤、纤维肉瘤、滑膜肉瘤、横纹肌肉瘤、平滑肌肉瘤、神经纤维肉瘤、恶性纤维组织细胞瘤，血管内、外皮瘤，脂肪肉瘤等都有不同程度疗效。部分文献报道局部热疗对软骨肉瘤效果显著。

五、影响疗效的因素

1. 肿瘤供血

对疗效影响极大，且与局部热疗完全不同。灌注热疗需依存丰富供血方能使热达到瘤区，不同肿瘤种类或分化程度对血运亦有影响，均可能影响到灌注的疗效。

2. pH

加温可使瘤细胞无氧酵解增加、pH 下降，此时瘤细胞对热亦可更敏感。有人利用血管内灌注的优势加入高浓度葡萄糖降低瘤区 pH 可增加疗效。

3. 氧分压

乏氧细胞对热更敏感，且在 42.5℃以上尤甚。因此灌注中似不宜使用氧合血。但低氧会加剧副作用，故要综合考虑。

六、临床意义

减少局部复发、增加保肢可能。局部复发之祸首为假包膜外微瘤灶。区域灌注可大量杀死此危险带中瘤细胞。宋金纲等报道 30 例中晚期肢体恶性肿瘤热药灌注后均缩小，界限清晰，甚至出现限制钙化环，100％保肢。广泛切除术后断端阳性仅 1.33％。

天津医科大学附属肿瘤医院骨软科应用 HAP 治疗 57 例骨肉瘤患者，除 1 例原行刮除植骨术后患者难于评价外，治疗后疼痛症状均消失，软组织肿块缩小，肢体肿瘤部周径平均缩小 3cm（2～5cm），关节活动度平均增加 30 度，50％患者 X 线片可见肿瘤密度增高，边界清楚。57 例患者除 1 例截肢外，均实施保肢手术。术后肿瘤细胞坏死率：Ⅰ级 1 例，1.8％（1/56）；Ⅱ级 5 例，8.9％（5/56）；Ⅲ级 46 例，82.1％（46/56）；Ⅳ级 4 例，7.2％（4/56）。术后局部软组织复发率为 3.5％（2/57）。

其他恶性骨肿瘤 24 例，均实施保肢手术。术后肿瘤细胞坏死率：Ⅰ级 21 例，88.7％（21/24）；Ⅱ级 3 例，11.3％（3/21）；Ⅲ级 0；IV 级 0。术后局部软组织复发率为 8.3％（2/24）。有文献报道局部热疗对软骨肉瘤有显著疗效，但文献数量较少。

HAP 用于软组织肉瘤治疗文献涉及较少，研究证实软组织肉瘤 HAP 治疗疗效较为满意。26 例中 5 例原行肿瘤囊内或边缘切除患者 HAP 治疗后未行补充瘤床广泛切除术均无局部复发。余 21 例临床肿瘤缩小、变软甚至液化，PR 10 例；CR 2 例，总有效率 57.1％。肿瘤细胞坏死率：Ⅰ级 1 例，4.8％（1/21）；Ⅱ级 7 例 33.3％（7/21）；Ⅲ级 11 例，52.4％（11/21）；Ⅳ级 3 例，14.5％（3/21）。术后局部复发率为 3.8％。

同时治疗皮肤恶性黑色素患者 11 例，除 6 例单纯热灌注及 1 例使用 DTIC 外，4 例使用 DDP，其中 PR 1 例；CR 3 例，总有效率 100％。

七、副作用

1. 全身

并发症的发生率较低，一般为 1％～4％，主要为心、肾损伤，骨髓抑制，恶心呕吐，体温升高。

2. 局部

局部被灌肢体可以出现疼痛、肿胀、皮肤出血点、烫伤样水泡、深部静脉血栓、神经麻痹、肌间室综合征等。宋金纲等报道全身并发症主要为药物引起，局部并发症主要为热引起。晚期可以出现肌纤维化、淋巴水肿等。

八、治疗机制

1. 热对肿瘤细胞的损伤

包括抑制 DNA、RNA 和蛋白质合成，损伤细胞膜及抑制瘤细胞内呼吸功能和微代谢等。

2. 热对肿瘤血管的损伤

在高温（43～45℃）时正常组织中血流量大大增加，而瘤内血流量却明显减少，血流变缓，进而血管内皮细胞变性并发生不可逆转的坏死。

九、总结

1. HAP 为Ⅱ、Ⅲ期恶性黑色素瘤治疗的最好选择。
2. HAP 是软组织肉瘤治疗多种模式之一。
3. HAP 是中晚期恶性骨肿瘤保肢的重要手段。

（宋金纲）

第三节 骨软组织肿瘤的超声治疗

20 世纪 50 年代初，美国 FRY 首先提出超声治疗实体瘤的概念并进行了相关的实验，由于当时的技术条件限制，超声治疗的研究在相当长的一段时间里未有实质性的进展，直至 80 年代超声治疗医学才在许多学科广泛开展起来。高强度聚焦超声治疗（High Intensity Focused Ultrasound，HIFU）是目前国际国内超声治疗界研究的热点之一。临床上用 HIFU 大规模治疗实体瘤是由我国重庆医科大学二附院王志彪、武峰、陈文直等人率先开始的，随后北京、山东、江苏等地相继开展。目前我国治疗的病例数及临床研究领先于其他国家。

超声波在机体组织中的穿透性和方向性依组织密度不同而异。HIFU 治疗肿瘤的原理是利用机械及计算机技术使超声波在治疗区域内聚集形成焦点区域，此区域内由于超声能量集中而产生瞬间高温可使聚集区域内组织发生功能及形态学改变（空化效应，凝固性坏死），达到治疗目的。目前国内外生产的高强度聚焦超声治疗设备均由 B 超或磁共振行实时监控，可在治疗中随时了解治疗效果。由于超声可穿过皮肤达实质脏器的病灶部位，治疗由体外实施，不破坏机体的外部完整性，是一种有效的非侵入性治疗方法。

HIFU 治疗骨软组织恶性肿瘤有以下优点：①非侵人性治疗，可减少或避免手术创伤导致的肿瘤细胞的种植、生长和播散；②由于无手术创伤，可避免手术导致的化疗延期进行，有利于保证化疗的剂量强度；③由于是对治疗区域进行热灭活，从大体解剖上看骨的完整性和连续性不遭破坏，可继续起支撑作用；④灭活的肿瘤组织可刺激机体的抗肿瘤免疫力增强、但重建的肢体骨修复缓慢，其长期功能结果和肿瘤学结果还需要进一步验证。

骨软组织恶性肿瘤由于其好发部位及恶性特征致使传统治疗方法致残率很高。近代保肢手术方法虽取得了很大成就，但对中晚期恶性肿瘤及某些特殊部位的骨软组织恶性肿瘤仍有很大的局限性。HIFU 治疗可在一定程度上弥补这种局限性，在骨软组织肿瘤的保肢治疗中有其独到的优势。

适应证及注意事项：

四肢骨盆骨软组织恶性肿瘤理论上均适应于 HIFU 治疗。因肿瘤经聚焦超声灭活后的瘤组织仍留在原位，需患者同意行 HIFU 治疗。

对解剖条件允许且分期较早的骨软组织肉瘤，HIFU 治疗可以完全灭活治疗区域内瘤组织。但在治疗时需特别注意对相关神经干的保护，治疗范围亦适度扩大，以求达到完全的“热切除”。对膝关节附近的肿瘤，因追求完全“热切除”扩大范围治疗时常会累及骨骺区域，术后患者行走时因重力关系易发生膝关节相关部位的压缩性骨折。故对膝关节区域的早期骨肉瘤不建议行超声治疗。对靠近肩关节的肱骨上端骨恶性肿瘤因关节置换术很难达到理想的外科边界，且术后关节功能和稳定性常达不到医生和患者要求的理想状态，HIFU 治疗因其对肩关节的“非侵入性”优势，在灭活肿瘤组织的同时可最大限度保留肩关节的功能和稳定性。

对晚期肿瘤可最大限度治疗病灶区域，使病灶肿瘤组织全部或大部分凝固性坏死，减少或灭活肿瘤组织，达到治疗目的。对人工关节术后复发的骨软组织肿瘤 HIFU 治疗可在保持原有假体和骨连续性的同时灭活复发的瘤组织，是一种有效的补救措施。

对骨盆及盆腔的巨大骨软组织肿瘤经 HIFU 治疗后可以限制肿瘤生长，因灭活的瘤组织仍在原位起支撑作用，无需行重建手术。

HIFU 治疗与其他保肢方法对比，还有不需外科手术，患者恢复快，减少术中转移机会等优点。

参考文献

1. 伍烽，王智彪，陈文直，等. 高强度聚焦超声体外治疗恶性实体肿瘤的临床安全性研究．中华超声影像学杂志，2001，10 (4)：213-215.

2. 陈文值，伍峰，朱辉，等．高强度聚焦超声治疗骨肉瘤初步临床观察．中国肿瘤临床，2001，28 (7)：489-490.

3. 陈文直，王智彪，伍烽，等．高强度聚焦超声治疗原发恶性骨肿瘤的初步临床研究．中华肿瘤杂志，2002 ，24 (6)：612-615.

（李　敏　孙保勇）

第四节　微波技术在骨肿瘤治疗中的应用

通常称频率在 300～300 000MHz ，波长 1mm～1m 的高频电磁波为微波，其频率介于高频波与激光之间，它的发热原理与其他电磁波不同，激光与高频波其能量由组织表面给予，称为外部加热法，而微波由于每个光子能量在 10^{-3}eV 以下，不能产生电离作用。它具有某些类似光学性质的作用，其波形可被适当形状的无线聚集，使能量集中，便于进行局部加热，它以生物体内本身作为热源，人体组织内大部分是由水和蛋白质等极性分子组成，在微波电场力矩的作用下，极性分子沿着微波电场的方向进行有序排列的取向运动，并随着高频电场的交变而来回转动，在转动的过程中与相邻的分子产生类似摩擦、碰撞而生成热量，从而产生不导电的热，是一种内部加热法，且热不散发，热效应好，均衡性、热稳定性好。

骨组织不同于含高水分的脂肪和内脏器官，它含水分较低，它的微波加热系物体内外同时发生，不需传热过程，加热升温快，停止后降温亦快。在微波辐射场内组织损伤是均匀性的。

许多学者就正常组织与恶性肿瘤细胞对微波热的敏感性做了研究，认为恶性肿瘤组织对热的敏感性高于正常。激光光谱分析证明，肿瘤细胞与正常细胞相比对微波的吸收不同，因为肿瘤组织中含水量高，可吸收较多的微波能，使肿瘤细胞对微波辐射更敏感。还有人认为不同的细胞对不同频率的微波吸收不同，能被肿瘤细胞吸收的频率正常细胞却不吸收。Gerweck 和 hahn 指出恶性肿瘤组织 pH 下降、细胞环境中营养缺乏等因素是增强热所致细胞毒性的物质基础，它急剧变化肿瘤的 pH，减少组织的营养供给，与正常组织相比能诱导原位癌对热选择性的敏感性。局部高温还可影响肿瘤的氧合作用，加温至 43 ℃时肿瘤氧合量明显减少，升温至 45 ℃时氧合急剧下降，此外 Eddy 发现肿瘤血管不同于正常组织。一般来讲，肿瘤血管弯曲不规则、血流缓慢、血流量低而且单个肿瘤内各部位血流不一致，周围部分较中央部分多，在对实质性肿瘤微波加热治疗中发现，由于肿瘤组织通过血管扩张，散热的能力下降，组织内产生热积蓄，局部温度明显升高。肿瘤血管脆性较大，易被高温作用而损伤，局部加热至 42～43℃时肿瘤血管明显充血，重度扩张，并可见到不可逆的血管损伤，血流淤滞外渗微血管栓塞。当加热至 45 ℃时可引起微循环完全闭塞、血栓形成、严重酸中毒使肿瘤组织坏死而对正常组织影响极小。

恶性肿瘤来源于正常组织又不同于正常组织，利用恶性肿瘤不同于正常组织的热敏感性，选择一个合适的温度值，在此温度下恶性肿瘤细胞可以彻底杀死而正常组织可以幸存。

一、脊柱肿瘤的微波治疗

由于特殊的解剖特点，脊柱恶性肿瘤的手术治疗非常困难。以往，由于手术技巧及器械的限制，对脊柱恶性肿瘤，或者行保守治疗，或者只进行减压和稳定手术，而肿瘤本身往往无法进行有效的切除。因而术后肿瘤仍继续生长，最终危及生命，而且由于肿瘤继续生长，很快可导致新的神经压迫。因而，为了提高脊柱恶性肿瘤的治疗效果，除了进行减压和内固定外，还必须彻底切除肿瘤，从而避免或者减少局部复发的概率。“彻底切除”需要在肿瘤外科学中的安全边界（safe margin）之外切除肿瘤，但对脊柱肿瘤来说，按传统的手术方式很难完成“彻底切除”。近年来被较多报道的全脊椎整块切除术（total en bloc spondylectomy），从理论上是可以达到安全边界切除，但在实际操作中“按计划”完成手术难度甚大，手术时间长、出血多，且有较严格的适应证。如何既能保证彻底清除肿瘤细胞，又能提高手术的安全性，一直是我们探索的方向。最近，通过将原位微波灭活肿瘤的技术应用于脊柱恶性肿瘤的手术治疗，我们似乎看见了一些曙光。在进行传统的减压内固定手术的同时，通过有效地降温措施，保护好脊髓及神经根的前提下，利用特制的微波天线将微波导入椎体肿瘤中心，产热杀灭肿瘤细胞，而通过调整微波天线的方向、深度及工作时间，几乎可以达到对整个椎体各个角落肿瘤细胞的全方位杀灭，从而达到“切除”肿瘤的目的。通过不断的探索和完善，如今我们完成一个单一椎体脊柱肿瘤的手术难度、时间和出血量几乎与一个椎体爆裂骨折手术相当。1～2 年随访，局部复发率低，神经功能改善率高。

这一技术的主要优点是：

1. 通过对肿瘤组织的原位微波灭活，在不行全椎体切除的基础上，达到对肿瘤组织的杀灭，从而达到或接近全脊椎整块切除术的效果，获得良好的局部控制，避免或减少术后复发可能。

2. 微波灭活后再行病灶刮除，因瘤内血管已凝固，可大大减少出血量。

3. 刮除后保留了病变椎体边缘骨壳，便于重建及内固定，术后脊柱稳定性高，早期即可下床活动。

4. 尤其对于脊柱转移瘤的患者，应用这一技术，可以通过一次较小的手术（尤其是与全椎体切除相比），来达到病理活检、减压、固定、肿瘤切除（灭活）的目的，进而改善患者生活质量，极具临床意义。

适应证与禁忌证：椎体间室内肿瘤（包括原发或转移瘤）是最佳适应证，对于椎体间室外肿瘤及多个椎体肿瘤，由于解剖等原因，很难彻底对肿瘤灭活切除（事实上对于此类肿瘤，即使是全椎体切除，也很难获得安全边界），此类肿瘤可能是脊柱外科尚不能很好解决的问题。如果肿瘤明显侵犯脊髓或重要神经血管，则是微波灭活的禁忌证。

二、肢体（骨盆）恶性肿瘤的微波灭活治疗

关于肢体恶性肿瘤应用微波治疗，一直被多数学者反对，国外也极少有类似报道。诚然，微波治疗还存在着许多有待解决的问题，有的甚至与肿瘤外科原则相冲突，但不可否认

的是，微波治疗的确有其大量成功的病例以及理论基础。作者的理解是：微波技术的推广与应用，还有很长的路要走，还需要进一步的完善，还需要有志之士进行不懈地努力。在现阶段，微波技术可以作为肢体肿瘤外科治疗的一种选择，特别是对于不太适合行假体置换的特殊年龄（如儿童）、特殊部位（如大段长管骨）肿瘤。

另外，一些不正确的手术操作和治疗理念可能影响微波治疗的效果，进而影响同行对微波治疗的认识与判断。在微波治疗骨肿瘤的早期探索阶段，由于理论与经验的缺乏，疗效差且并发症多；在范清宇等的努力下，探索制定的一系列的操作流程，特别是灭活前外科边界的显露与保护，使得疗效明显提高。新辅助化疗是近二十多年来对骨肉瘤治疗带来革命性变化的治疗理念，只有将化疗与外科手术有机地结合，才能保证微波治疗的疗效。

表 7－1 是作者从几个方面对比分析了微波灭活技术与假体置换的特点。

表 7－1　微波灭活技术与假体置换的特点分析

手术方式	微波灭活＋重建术	瘤段截除＋人工假体术
相同点（接近）	1. 手术前后需完成行新辅助化疗。 2. 手术遵循外科边界，分离或切除瘤体。 3. 手术禁忌证：重要神经、血管受累，或无法获得安全外科边界。	
不同点	1. 保留自然关节，但术后近期骨重建稳定差，需扶拐半年以上。可出现骨折等并发症。	1. 人工假体关节，术后可即可负重。
	2. 骨重建愈合后远期功能良好，部分可出现关节退变。	2. 非生物材料和宿主骨不能融为一体，远期会松动。需要再次手术。
	3. 可应用于大部分骨盆、肩胛骨、胫骨远端、大段长管骨等肿瘤。但不适用于已累及干骺端或关节面的肿瘤。	3. 骨盆、胫骨远端、肩胛骨、大段长管骨等特殊部位，假体置换困难，效果不确切。
	4. 可应用于儿童骨肉瘤，但可能损伤骨骺，影响肢体发育。	4. 儿童骨肉瘤使用可延长假体，需多次手术，易出现并发症。
	5. 科学理论、技术细节及设备尚需完善。	5. 国内外认可度高，技术较完善。

现以胫骨近端骨肉瘤为例，简要介绍手术过程：从股骨远端向下经胫骨前内侧作弧形切口，切断胫骨内缘的比目鱼肌附着点，切开比目鱼肌腱弓，暴露并保护胫后动脉、静脉及胫后神经，显露瘤体及上段胫骨。操作过程中，保留瘤段骨表面正常组织即“安全边界”的完整。将纱布置于骨与软组织之间，导入冷冰盐水降温以保护周围正常组织免受高温影响，必要时穿刺下行胫骨平台关节面冰盐水降温。根据肿瘤范围和术前设计，将微波天线矩阵式插入瘤段骨内高温灭活，天线最大间距不超过 2cm，灭活范围至肿瘤边缘以外 3～5cm 处。灭活过程中在数个检测点测温，控制肿瘤边缘温度 50℃以上（中心温度可达 100℃以上），关节面温度不超过 42℃，持续灭活 20～30 分钟。灭活完成后，刮除灭活的肿瘤组织及表面焦痂，一般可见骨皮质壳基本完整。缺损以自体髂骨或腓骨，或异体骨，或骨水泥填充重建，钢板内固定；同时行腓肠肌转移覆盖胫骨前方。

（韦　兴）

第 8 章　异体骨在保肢重建中的应用

在骨科修复性治疗的手术发展过程中，创伤、感染、肿瘤等各种疾病造成的骨质缺损，均需要适当的植入物进行修复和重建，以恢复骨骼的连续性，恢复人体的支撑和关节的活动，恢复运动功能。理想的植入物应具有这样的优点：(1) 来源的广泛性和廉价性；(2) 组织相容性好，植入后不引起或引起尽可能少的免疫反应；(3) 具有生物活性并与宿主骨发生骨愈合；(4) 具有适合于各种不同骨与关节缺损的可选择性；(5) 可预置，便于储存，便于手术前的设计和手术中的成型；(6) 具有近似于骨的强度。

至少到现在为止，完全符合人们要求的理想的骨替代植入物尚未出现。人们所应用的多种替代品虽都在不同程度上符合部分上述要求，也较广泛地应用在骨科修复重建手术中，但距理想还有很大的距离。

自体骨来自于患者本身，具有理想的组织相容性和愈合能力，但它强烈受到植骨量和形态的限制，应用范围较窄，只能应用于少量的骨缺损，关节的缺损重建基本无法达到。供区的并发症亦给患者带来较大的痛苦。

人工骨替代品近几十年有了很大发展，但到目前为止还主要应用在骨形态结构基本完整的局部缺损的填充，整体的骨与关节的缺损替代尚无法实现。并且其愈合能力还远逊于自体骨，价格也偏于昂贵，引起周围组织反应的情况时有发生。

各种各样的金属人工假体替代物是现在最主要应用的骨与关节缺损替代植入物，现代工业技术能做到使其适用于各种不同类型、不同个体的骨缺损。能够术前完全按照设计完成，具有很高的强度和很好的关节灵活性。但金属关节永远不具有生物活性，无法达到与宿主骨的真正愈合。长期使用后的机械性磨损和松动、金属疲劳等问题应该是无法完全克服的。虽然金属假体的继发感染率并不很高，但一旦感染发生，结果将是毁灭性的。

同上述替代品一样，同种异体骨的应用也具有两面性。它来源相对丰富，形态多样，可选择余地大，可用于各种骨与关节缺损的重建，可与宿主骨发生完全或部分的骨愈合。但感染、不愈合、异体骨骨折这三大并发症也强烈限制着异体骨的使用。特别是大块骨与关节移植时，尤为如此。虽然这样，异体骨与关节移植在其他替代品也不尽完美的情况下，现仍是一种比较主要的重建方法。

人类应用同种异体骨移植治疗骨缺损距今已有百余年的历史，1880 年 Macewen 首次应用一患者的去除骨为另一患者进行骨移植。1908 年，Lexer 最早完成膝关节肿瘤切除后的同种异体骨全关节移植术，并在 17 年后报告肢体保留成功率达 50%。1942 年 Inclan 首先提出骨库的概念，随着骨库的建立，在世界范围内，异体骨移植作为一种骨重建方式才真正得以实施。

1950 年，美国马里兰国家海军医疗中心的 George Hyatt 创建了世界首个深低温骨库。创立了异体骨的冷冻干燥技术，解决了冷冻骨不便于运输的困难。他还建立了供体筛选防止疾病传播的制度。20 世纪 60 年代，深低温冰冻处理能显著降低同种异体骨移植的免疫源性，从而减少宿主对其排异反应这一理论被证实，同种异体骨的应用开始进入一个广泛发展时期。Volkov、Ottolenghi 等均报道了应用同种异体骨进行肿瘤切除后重建的大量成功病例。近二十年来，国内关于深低温冷冻异体骨和冻干异体骨的报道大量出现，异体骨的应用方式也在不断发展，国内不少地区或医疗机构先后成立了骨库，使异体骨的使用，更具可普及性和规范性。

第一节　异体骨的获取和保存

同种异体骨的取材大多来源于依法获取的无传染病、无恶性肿瘤、无内分泌疾病、无代谢性疾病、无与毒物与放射性物质长期接触史的 4～8 小时以内的新鲜尸骨、外伤性截肢骨、手术切除的股骨头、肋骨、髌骨以及其他部位的新鲜骨和引产娩出的 6～9 个月母子健康的胎儿骨作为骨库的储备骨。禁忌采集来源于肿瘤、传染病、细菌性感染、骨病、血液病患者的骨组织。供骨者应符合如下标准：

1. 无感染史
2. 体检未发现感染
3. 住院期间无发热史
4. 无静脉滥用药物史
5. 无长时间类固醇激素治疗史
6. 呼吸机辅助呼吸不超过 72 小时
7. 血、尿细菌培养（-）
8. 无肝炎、癌症病史
9. 无结缔组织病
10. 无重金属或其他化学物质（指可沉积于骨骼肌肉组织内的化学物质）中毒
11. 无明显的骨质疏松（无年龄限制，但女性应在绝经前，男性应小于 60 岁）
12. 骨骼发育成熟

供骨者的实验室检查应包括：

1. HbsAg（乙肝表面抗原）
2. HCV（丙肝抗体）
3. HBc（乙肝核心抗体）
4. RPR（梅毒螺旋体）
5. HTLV-1（人类嗜 T 淋巴细胞病毒 1 型，human T-lymphotropic virus type 1）
6. HIV p24 抗原
7. CMV（巨细胞病毒）
8. HIV 1/2（HIV1、2 抗体）

异体骨应在供体死后 12～24 小时之内，在无菌条件下进行，由专职人员操作。在取骨过程中应对骨进行细菌培养，包括需氧菌和厌氧菌培养。一经发现骨被污染，则不能应用于患者。为了满足重建的需要，在制取异体骨时最好保留关节囊以及韧带和肌腱的止点。肩关节应该保留完整肩袖，膝关节则应保留后关节囊以及部分侧副韧带。自 20 世纪 70 年代末，美国肌肉骨骼组织库协会发表“肌肉骨骼组织库要领”，目前世界各国的骨库几乎都按照这一标准选择供体、储存标本，有效地排除了潜在的严重传染性疾病等，国内的骨库也主要依据此标准，结合自己当地的具体情况来设立。

Curtiss 等 1956 年研究发现，深低温冷冻可以降低异体骨的免疫原性，减少排异的发生率。通过冷冻处理降低异体骨的免疫原性的同时有利于移植骨的愈合。深低温冷冻（深冻）、冷冻干燥（冻干）和辐射灭菌是国内、外通用的制备工艺。在深低温（－80℃）状态下，酶的活性基本消失，酶对骨的破坏最小，胶原酶处于静止状态，对降低免疫原性有一定作用，而且力学强度保持不变，这样的异体骨可保存数年。

冰冻干燥法即先将异体骨冷冻至－70℃，再放入真空中继续降温，至残余水分减少到总重 5%以下即可。20 世纪 40 年代，美国首先将异体骨在深低温下干燥，使得异体骨可以在常温下保存，冰冻干燥使组织内残留的水分降至 5%以下，会使所有的骨细胞死亡，冰冻干燥处理后的异体骨的力学强度会降低。

得到的合格供体，获取与锯裁所需部位骨组织，尽可能除掉骨髓，深度冷冻（－80℃）或冷冻干燥，封装后二次灭菌（辐射灭菌）。所选用的辐射剂量应该既能达到灭菌保证水平又不会损害骨的成骨能力和机械强度。为使软骨保持活性，关节软骨可在冷冻保护剂（如 15%甘油）中深冻保存，可使软骨细胞部分存活。在植入以后，死亡的透明软骨可以转变成纤维软骨，不会严重影响关节的功能。冷冻干燥的优点是只要真空包装不破损，则可在室温下长期保存，便于储存和运输。但主要的缺点是冻干过程可以降低骨的强度，使骨的脆性增加，并且进行冻干处理的设备昂贵。冻干骨置于室温或 4 ～10℃可分别保存 2 或 5 年，严禁挤压，防止潮湿；深冻骨置于－20℃或－80℃冰箱中可分别保存半年或 5 年。

化学制剂保存异体骨也曾得到广泛的使用，包括乙醇、烷化物、抗生素、酚类、有机汞等，因化学试剂清除困难，术后反应重，并发症高，目前已经很少使用。

第二节　同种异体骨的临床应用

随着异体骨在临床工作中大量的应用，人们对其特性和规律也有了相应的了解。相比其他重建方式，同种异体骨移植的优势在于：（1）移植骨的大小和外形容易与宿主骨相匹配；（2）利用带有关节软骨的同种异体半关节或全关节可进行关节的重建，带有供体肌腱、韧带、关节囊等附丽点的异体骨关节，在关节重建时可修复这些结构；（3）通过宿主骨组织的长入和爬行替代，可与宿主骨愈合并部分成活；（4）与自体骨移植相比，免除了供区并发症；（5）即使因骨折、感染等原因造成移植失败，仍为再次重建治疗提供机会。同时，同种异体骨移植也存在着明显的缺陷和问题有待解决，主要包括：（1）术后感染、骨折、骨不愈合等并发症发生率较高，使这部分患者长期处于治疗过程中，甚至保肢失败，成为异体骨使用的最大障碍；（2）术后关节功能较人工假体稍有差距；（3）虽严格筛选供体，仍无法完全排除病毒传播的危险；（4）异体骨的来源尚不十分充足。

异体骨的应用方式一般为以下几种：

1. 填充植骨

主要为碎骨或松质骨植骨，主要为填充非结构性的骨缺损空腔，这种植骨方式主要应用在自体骨植骨供骨量不足的情况下。经过反复漂洗尽可能去除了积血和骨髓细胞成分的碎骨（最好是松质骨），免疫原性可以忽略不计，即使填充很大的空腔也不会引起明显的组织排异反应。其骨愈合能力也很强，可与宿主骨完全愈合并成活，完全恢复骨强度，愈合时间稍慢于自体骨移植但差异并不很大。这种方法应是目前最好的填充缺损空腔并追求骨愈合的方法。

2. 大块（段）植骨

为重建较大范围无包壳的骨缺损或长骨的阶段性缺损，而这些缺损又不涉及关节的重建。这种情况往往截取富含松质骨的骨块或异体骨段，经反复漂洗后，植入缺损区域，并辅以牢固的内固定。最常应用在股骨下端、胫骨上端的干骺端区域关节面以外的大块缺损和长骨骨干非关节阶段缺损。这种方法虽为大块植骨，但因植骨块（段）周围覆盖皮质骨较少，便于清洗松质骨，去除细胞成分，再加之植骨块不位于关节区域，术后功能锻炼时对其少有影响，所以异体反应继发感染的机会明显少于骨关节移植。还有过一些过去应用在其他部位的大块异体骨移植的尝试，比如髂骨或髋臼，因无法较好地去除骨髓和细胞成分，固定较为困难，大部分因异体反应继发感染而取出，现已基本不再采用。

3. 异体骨关节移植

包括全关节移植、半关节移植和单髁移植。

全关节移植包含上、下端关节和其中间的连接和稳定结构，移植量大，结构复杂，不易清洗，术后锻炼等因素导致并发症很高，成功率较低，故现在已较少使用。

异体骨单髁移植一般应用于良性或低度恶性肿瘤，去除单髁即可做到较好的边缘切除后的重建，最常应用于膝关节上下的骨巨细胞瘤的病例。术前首先应明确单髁切除是否即可达到该肿瘤的切除范围要求，应对异体骨的大小和关节面是否匹配进行筛选，术中必须进行精准的修整以使移植骨能与宿主骨形成良好的嵌合，重建后的关节应保持关节面的匹配、平整和正确的力线，避免内、外翻畸形的发生。结合面缝隙可用剩余的异体松质骨碎屑进行填充。一般应用钢板螺钉对移植骨进行牢固的内固定，患侧的侧副韧带及交叉韧带应尽可能修复以维持关节稳定性。

异体骨半关节移植常用于长骨干骺端的恶性或侵袭性肿瘤需行肿瘤段截除，之后的半关节重建。常见部位为：股骨下端、胫骨上端和肱骨上端。术前选择较匹配的同部位异体骨，术中截取与肿瘤截除骨段相同的长度，尽可能去除骨髓和松质骨成分，为增加强度髓腔内可填充骨水泥，将其与宿主骨端用钢板螺丝钉或交锁髓内钉牢固固定。固定钢板的长度应尽可能跨越异体半关节的全长，以减少异体骨骨折发生的机会。术中应注意异体骨的力线，以免术后异体骨关节两髁受力不平衡发生髁骨折或平台压缩。接触端可包绕自体或异体松质骨植骨。尽可能修复交叉韧带和侧副韧带，以获得较稳定的关节。

4. 异体骨及人工关节复合移植

这种方法主要应用在股骨上端、胫骨上端，偶有用在肱骨上端。是将带有金属关节面的长柄假体套上异体骨截取的相应部位干骺端，复合体再插入宿主骨断端固定。复合移植的目的是希望将两者的优势结合起来，即人工关节具有良好的关节面的特点和异体骨可以愈合固定假体，同时便于固定肌肉韧带附丽点的特点结合起来，以期收到更好的效果。部分这种符合植入的病例确实收到了预期的效果，但也有相当一部分病例发生感染，异体骨与宿主骨不愈合，继发假体断裂等问题。优点叠加的同时，缺点也有叠加的倾向。所以这种方法的使用，存在一定争议。

深低温冷冻异体骨从骨库取出后，应尽快进入手术室开始术中复温过程。异体骨应严格在无菌条件下打开包装，取出并迅速进入快速复温状态。复温后的异体骨要经历细菌培养、抗生素盐水浸泡、高压冲洗去除骨髓及细胞成分后方可使用。

术后应尽可能引流彻底，静脉抗生素要应用 10 天至 2 周，之后建议应用口服广谱抗生素 2 月。膝关节异体关节置换者应长腿石膏或支具固定 8 周左右，此间只可行肌肉等长收缩练习。这不只是为了获得一个相对稳定的关节，而且稳定状态下的软组织会获得充分的、良好的愈合。稳定的状态和愈合良好的软组织可明显减少感染等并发症的发生。

第三节　异体骨的愈合过程

同种异体骨植入后的愈合过程要经历排斥、吸收、替代和最终愈合的过程。20 世纪初就被提出的爬行替代理论沿用至今，认为移植骨块能为新骨形成提供成骨环境和支架作用，使长入新生骨组织沿其表面生长，与此同时移植骨块逐渐降解并被新骨完全替代。移植骨愈致密，它被替代的速度也愈慢。移植骨在宿主部位所起的成骨生物学效应，主要表现为骨传导作用和骨诱导作用。骨传导作用是指植入的材料可作为宿主骨长入的支架，允许原始成骨细胞长入，并在其中分化和成熟，同时有血管单元的长入；骨诱导作用是指能刺激宿主的多功能间质细胞分化为成骨细胞和成软骨细胞，前成骨细胞及成骨细胞分化成熟，形成成骨中心，进而有新骨的形成。自体骨是这样的愈合过程，同种异体骨也是如此。只不过自体骨几乎不引起排斥，而异体骨的骨诱导能力明显低于自体骨。另外，异体骨的愈合还与宿主局部的血供、细胞增殖反应、周围软组织情况、术后的抗应力保护措施以及术后感染、排斥反应发生的轻重程度有密切关系。

异体骨免疫排斥反应的主要表现为异体骨周围炎症细胞浸润，再生血管变性闭塞，造成骨诱导和骨传导作用下降及广泛的骨吸收，引起骨延迟愈合、不愈合、骨质疏松、骨折等。大块异体骨或关节植骨后，经过最初的排斥，一般可产生三种结果。如果机体和异体骨间的免疫错配很低，异体骨可成为骨性支架，并最终被爬行替代（TypeⅠ）；如果发生中等错配，则仅发生表面修复（TypeⅡ）；如果错配严重，则异体骨未被修复而被吸收（TypeⅢ）。异体皮质骨很少发生完全Ⅰ型修复，偶尔被完全吸收（Ⅲ型），大部分发生不完全Ⅱ型修复。异体骨和宿主间皮质-皮质愈合需要良好的对位和坚强的固定，植骨断端的准确对位和紧密接触有利于骨痂的形成及其成熟。骨痂的形成是由宿主骨向异体骨单向爬行替代形成，全部由宿主骨产生。但缝隙内出现哈佛系统时，其走向并不与骨长轴平行，而是与其垂直，这是由初始血管的长入方向决定的。如果宿主骨与异体骨之间间隙大于 2mm，愈合率将明显下降，但如果有坚强牢固的固定，即使间隙达 4mm，仍有可能愈合。断端缝隙的骨痂始于纤维血管组织的长入，通常 4 个月后形成不成熟的编织骨，12 个月后转为成熟骨板，这时 X 线下的断端透光带才有可能逐渐消失，因此不应把所有透光带都当作成骨不愈合而过早手术干预。由于植入骨提供的修复框架，因此认为成骨主要是通过骨传导而不是骨诱导。骨表面成骨与骨内部修复均始于局部血管重建，在异体骨表面形成一层新骨，纤维血管长入哈佛系统，发生血管重建，新骨沉积，这一过程非常缓慢，2 年后一般穿透 2～5mm 异体骨，修复约 10％异体骨，5 年后穿透 5～10mm，修复约 20％异体骨，但从功能恢复角度，比内部修复更为重要的是植骨断端的牢固连接与异体骨抵御骨折的强度，而并非计较有多少异体骨被宿主骨取代。

第四节　异体骨临床应用的并发症

目前影响异体骨使用的最主要障碍是术后近期和远期较高的并发症发生率。填充植骨所用的异体碎骨，术后并发症很少，在这里不与其他使用方式一并讨论。

大块异体骨或关节植骨的并发症主要为：感染、异体骨骨折、植骨不愈合。其发生率大样本报道可分别为：6％～30％、5％～20％、8％～17％。其他还有关节不稳定、关节退行性变、异体骨吸收等其他远期并发症。

一、感染

感染对于患者来说是灾难性的，往往需要再次手术将异体骨取出甚至需要截肢。其原因可能与肿瘤切除后软组织覆盖差有关，但更多的与异体骨制备过程有关。

感染的发生可迁延到异体骨置换术后数年，但绝大部分在术后半年以内。感染的发生可能和多种临床因素有关。最主要的当然是伤口局部的软组织条件和血运情况。肿瘤骨和周围软组织的大量切除，不但影响植入的异体骨的软组织覆盖，而且势必影响周围软组织的血供。当植入骨的异体反应发生，出现反应性渗出需要抗炎和吸收时，能力较差的周围软组织完成不了这一任务，就会产生局部的水肿和积液，严重者就将破溃形成窦道，进而继发感染。因此局部伤口处理是否得当是影响术后感染发生率的最重要的因素。软组织过紧、覆盖太薄、包扎松紧不适度、引流不彻底、术后过早的功能锻炼、术后放化疗，均有可能成为导致感染发生的因素。

感染一旦发生，处理起来非常棘手。很少一部分病例通过清创、伤口置管灌洗、应用抗生素和卧床制动等措施可能能保全异体骨，这部分往往是伤口内波及面较小或尚未波及异体骨。大部分反应及感染严重者，经过上述挽救过程后，或伤口无法愈合，或虽伤口愈合，但在以后的过程中持续着窦道破溃和引流后自动愈合的循环过程。这种情况下，通常的做法是将异体骨取出，彻底清创。异体骨取出的时间越晚，软组织条件就会越差，再行保肢的难度就越大。异体骨取出后应使用含抗生素的骨水泥或庆大霉素链珠填充占据空腔和保持肢体的长度。待感染控制后 4 个月至半年后，才有可能使用新的异体骨或人工假体再次植入进行肢体的重建。因此过程较为复杂，需行多次手术且仍感染的机会较高，所以最终获得二次保肢成功的机会并不很高。所以，大块异体骨关节移植后，一旦感染发生，很多患者最终是以截肢告终。

为了减轻大块异体骨感染的发生率，异体骨在移植前进行放射线照射，希望可降低感染的发生率。但照射可使异体骨骨折率升高，可能与照射后异体骨结构特征发生改变有关，照射导致骨胶原交联发生改变，而这一点对骨的生物力学强度和弹性率非常重要。照射后未影响愈合率，提示此照射剂量可能未影响骨传导和诱导的潜能。照射剂量在对脱钙后骨基质的骨诱导潜能及骨形态蛋白的影响，在既往的研究中结果不一。异体骨照射的目的是为增强无菌状态，但统计结果两组感染率无显著性差异，照射组有减少趋势。提示感染可能来自异体骨本身，而非一般手术过程。

二、不愈合

异体骨与宿主骨接触端的不愈合是大块异体骨关节移植后另一主要并发症。异体骨愈合临床上多以 X 线显示异体骨和宿主骨结合部位有新骨形成通过，放射透光带消失为准；异体骨不愈合以术后 1 年仍无异体骨愈合征象为准。虽然如此，因影响异体骨愈合时间的因素非常多，所以 1 年以后甚至更长时间异体骨再愈合的情况并不少见。长时间的异体骨不愈合将导致患者功能受到严重影响，患肢负重或持重能力的下降又导致骨质疏松，异体骨的吸收加剧。长时间的异体骨不愈合最终将导致内固定的失败，使肢体完全丧失功能。

Hornicek 等在影响异体骨愈合的因素研究中报道了 945 例异体骨植骨患者，163 例发生异体骨不愈合，异体骨不愈合率为 17.3%。异体骨不愈合的发生率在成人明显高于青少年；术后化疗增加异体骨的不愈合率。异体骨类型：异体骨关节移植不愈合率高于其他类型异体骨。疾病分期：随着恶性程度与疾病分期升高，异体骨不愈合率也随之升高，这与恶性程度高的肿瘤需要切除更多的软组织及使用辅助治疗相关。合并其他并发症：感染是异体骨植骨功能结果差的预后因素之一，异体骨植骨失败的患者中，67%为感染合并不愈合，21.8%为仅有不愈合而无感染。异体骨不愈合发生的同时存在感染或异体骨骨折发生提示功能结果较差。另外，内固定的牢固程度也是影响愈合的重要因素。

异体骨不愈合的治疗：除异体骨端吸收严重，关节面破损严重或伴有严重的感染或异体骨骨折外，无论是否有内固定的松动或折断，均应首先尝试不愈合骨端的自体骨植骨，必要时重新更换内固定甚至短缩接触端以增加骨端的接触面。前组 163 例异体骨不愈合患者中，经过治疗，108 例异体骨植骨获得愈合。再植骨后仍不愈合的病例和前述异体骨本身存在严重吸收或骨折及并发症的病例，可考虑行人工假体再置换等手术。

三、异体骨骨折

由于异体骨植入后，要经历早期宿主反应，淋巴细胞浸润造成的炎症反应；移植骨细胞坏死，新生血管长入，加剧移植骨的吸收。移植后 4 周左右，宿主来源的组织长入异体骨，新的成骨开始。这种在异体骨框架基础上的成骨非常缓慢，移植后 3 个月的异体骨血管长入程度不及移植术后 1 个月的自体骨，这种过程要持续数年。因此，异体骨移植术后前半年内很少发生骨折，随后骨折发生率逐渐增加，至术后第 2～3 年达到高峰。在以后的时间里，由于新骨的不断产生，植入骨强度在不断恢复，骨折的发生率就会逐渐减少。

Sorger 等在影响异体骨骨折因素的研究中报道了 1046 例大块异体骨植骨，185 例发生骨折，骨折发生率为 17.7%，平均骨折时间为术后 3.2 年。Berrey 将异体骨骨折分为三型：1 型：异体骨的迅速崩解吸收，考虑为免疫反应所致；2 型：异体骨骨干骨折，一般发生在术后 1 年内；3 型：涉及异体骨关节的骨折，发生的时间较晚。目前临床上多采用此分型。在 Berrey 报道中 274 例大块异体骨植骨，其中 231 例未发生骨折，43 例发生骨折。平均骨折发生时间为术后 28.6 个月。大于 55%的患者骨折发生于术后 2 年内，大于 70%的患者骨折发生于术后 3 年内。其中 1 型骨折 2 例，2 型骨折 22 例，3 型骨折 19 例。在治疗上认为 1 型骨折少见，可能并非真正骨折，治疗上需取出异体骨，重新放置植入物并适当固定。2 型骨折常见，男性多见且多合并不愈合，治疗困难，但切开复位内固定加自体髂骨植骨一般可治疗。3 型骨折较少见，且发生较晚，大部分需要关节置换以保留关节。通过骨干的骨折经常经过固定螺钉的钉孔发生。骨关节异体骨置换和关节融合的异体骨骨折率明显高于间置性异体骨和人工假体异体骨复合植入，这与骨关节异体骨存在 3 型骨折且在关节附近无内固定保护而间置性异体骨和人工假体异体骨复合植入往往由内固定全长保护有关，关节融合用异体骨和人工假体异体骨骨折患者功能结果明显差于骨关节异体骨和间置性异体骨骨折患者。

内固定的方式是影响异体骨骨折发生的重要因素。传统的观点认为钢板螺丝钉的加压作用有利于异体骨的愈合，但循证医学表明，只要骨端有良好的接触，钢板螺丝钉固定和髓内固定在愈合率上并无明显差异。但从异体骨骨折的发生率看钢板螺丝钉固定远高于髓内固定。这不但因为螺丝钉较多的钉孔易成为骨折发生的薄弱点，而且因为居中的髓内固定使之受力更均衡，较之钢板而言髓内固定贯穿了异体骨的始终。

在高科技技术和高科技材料日新月异的今天，经历了百年沧桑的异体骨移植技术，虽然存在着到目前为止还无法克服的众多问题，但仍然占有它的一席之地，说明人类在骨缺损重建这一领域的理想和追求，仍然是生物性重建，仍然是愈合与成活，仍然是达到终生使用的一劳永逸。异体骨的使用虽距这一目标还相去甚远，但至少它是指向这一方向的。我们也许可以看到，高科技技术的发展，会帮助异体骨移植这一传统项目克服其弊病，获得新生。

（郝　林　牛晓辉）

第 9 章 人工假体在骨肿瘤保肢治疗中的应用

骨关节原发恶性肿瘤的年发病率为1/10万，其中最多见的骨肉瘤为1.7/100万。依此发病率，我国每年将有12 000多例新的恶性骨肿瘤患者和近2000例新的骨肉瘤患者。由于化疗的进步，到20世纪70年代末，骨肉瘤的五年生存率已由原来的低于20%提高到现在的60%～80%。随着肿瘤外科和重建外科的发展，肢体恶性肿瘤的保肢治疗自80年代起已逐渐发展并在国外普遍开展。目前，患有恶性骨肿瘤的患者，不但延长了生存期，而且保留了肢体和关节功能。在我们的经验中，应用人工假体重建肢体功能较其它方法具有并发症少、使用期长、术后功能优良等特点。

在保肢外科中，切除肿瘤后骨缺损的重建方法很多，人工假体的植入是最常用的方法之一。人工假体在骨肿瘤中的应用已有半个世纪的历史。近年来，随着生物材料技术的发展，假体制造工艺的提高，假体模式的不断改进，使得假体在保肢治疗中广为应用。

第一节 保肢与重建

在成功化疗的促进下，自20世纪80年代起，骨肉瘤的保肢外科技术得到大大发展。今天，保肢治疗已是恶性骨肿瘤进行外科治疗的主流，患者生存率并未下降，局部复发率也未上升。大量文献证明，保肢治疗具有安全性，局部复发率为5%～10%，与截肢治疗的生存率和复发率相同。

一、恶性骨肿瘤的保肢手术适应证

1. 成年或受累骨已发育成熟的少年要求保肢治疗。

2. 低度恶性肿瘤IA、IB期，恶性肿瘤属ⅡA期或对化疗敏感的ⅡB期，未侵犯主要神经血管，肿瘤能够完整切除。

3. 术后局部复发和转移率不高于截肢，肢体功能优于义肢。

二、手术禁忌证

1. 肿瘤已侵犯了主要神经血管，不能够彻底切除肿瘤。

2. 根治术前发生病理性骨折，或做了不当的活检，肿瘤细胞广泛污染了肿瘤周围正常组织，而术前化疗又不能有效地控制肿瘤。

3. 肿瘤周围软组织条件不好，如主要的肌肉随肿瘤被切除，局部皮肤因放疗、反复手术而瘢痕化，或皮肤有感染。

三、采用合理边缘完整切除肿瘤是手术的关键

保肢术通常在最后一次术前化疗后2周进行，手术的关键是采用合理的边缘完整切除肿

瘤。切除之边界应遵循肿瘤学原则，按 Enneking 外科分期做根治性切除的病例，很难保留一个有功能的肢体。由于化疗可缩小肿瘤的外科边界，临床证明在此基础上对肿瘤实施广泛切除，也可达到局部根治的目的。广泛切除的范围应包括肿瘤的实体、包膜、反应区及其周围的正常组织，也就是在正常组织中完整切除肿瘤，截骨平面应在肿瘤边缘以外 5cm，软组织切除范围为反应区外 1～5cm。骨内病变范围主要根据 X 线平片、CT、MRI 和 ECT 影像学材料术前进行确定。国外许多文献表明，保肢术中多数病例只能达到广泛性切除，极少或没有根治性切除。这些病例配合术前术后化疗，局部复发率一般为 5%～10%，与非超关节的截肢术的复发率大致相同。当保肢术为边缘性或病灶内切除时，其复发率较高。也有人报告后者的切除边界，术前化疗坏死率高达 90%以上者，复发率也低，只是术前不能预知。还有文献证明广泛性、根治性切除的生存率比边缘性或囊内切除的生存率高得多。

使用人工假体重建肿瘤被截除后的骨缺损早在 1940 年 Moore 和 Bohlman 用人工假体治疗股骨上端骨巨细胞瘤获得成功。20 世纪 50 年代，用塑料假体和金属假体治疗更多肿瘤，后来的假体在材料和模式上不断变化改进。从 70 年代开始，武汉同济医科大学开始使用塑料关节，以后在北京、上海、天津应用金属关节都取得成功。80 年代广为应用，并在化疗配合下用于骨肉瘤的保留肢体的修复重建上。

目前常用假体由钛合金或钴铬钼合金制成，常用假体有：肱骨上段、全肱骨与人工肘关节、股骨上段、股骨下段与人工膝关节、胫骨上段的人工膝关节和全股骨与人工膝关节。

近年来又使用了人工假体与异体股骨上端复合物来修复股骨上端的骨缺损，它具有既修复骨缺损，又能重建髋关节主要肌肉的附着点，从而获得好的髋关节功能。

近年来国外采用可延长性和调节性假体，按不同年龄和短缩的需要装入骨缺损段，在适当时间，做一小手术，用螺旋和延长方法延长假体，从而解决生长期儿童使用假体带来的肢体不等长的问题。全股骨和人工膝关节的假体，挽救了一些全股骨广泛破坏全切除后的股骨缺损，功能大大优于截肢。

第二节 人工假体在保肢治疗中的应用

一、肘关节周围肿瘤切除与修复术

肘关节恶性肿瘤较少见，对偶尔发生在肱骨下端与尺骨近端的ⅠA 或ⅠB 肿瘤和对化疗敏感的ⅡA 或ⅡB 肿瘤可采用肘后切口，找到尺神经，翻开舌形瓣，剖开肱三头肌，游离切除肿瘤。采用异体骨移植融合肘关节，或用人工肘关节置换术重建功能。尺骨近端肿瘤切除较容易，可以使用人工肘关节置换术进行重建。应把肱骨远端滑车做适当切除，将假体的屈伸轴部嵌于肱骨内外髁之间。

二、肩胛带骨肿瘤切除与修复术

（一）肱骨上段恶性肿瘤的切除与重建术

肱骨上端恶性肿瘤与破坏严重的骨巨细胞瘤的保肢手术，肿瘤进行广泛性切除后，利用灭活再植或异体关节移植或肱骨上端人工关节置换术进行重建。

适用于肱骨上端低度恶性骨肿瘤（ⅠA/B），如破坏广泛的骨巨细胞瘤；肱骨上端高度恶性肿瘤尤其是化疗敏感的（ⅡA/B），如骨肉瘤。

患者仰卧位，患侧垫高，于臂丛＋颈丛阻滞麻醉或全身麻醉下手术。

手术要点：

1. 切口：Henry 切口向外侧翻起肌皮瓣。

2. 于肿瘤外正常组织中切断胸大肌，连同肿瘤切除或部分切除肱肌、喙肱肌、肱二头肌，向内侧牵拉上述遗留的肌肉并填塞纱布止血并向内侧推移其内侧的神经血管束。在外侧后侧切除或部分切除肱三头肌，距肿瘤边缘 5cm 处截骨，根据肿瘤的破坏程度切断关节囊或连同肩胛盂一并切除。

3. 肿瘤离体后充分止血并进行肩关节重建。重建后的肩关节有完好的外形，只有部分外展功能，但不能上举前臂。若肿瘤侵犯范围更大，三角肌连同肿瘤一起切除者肩关节功能则完全丧失。

重建方法：

人工肱骨上端置换术：假体有两种，一是单纯肱骨头，二是肱骨头人工肩胛盂联合置换，多为钛合金制成。假体的选择除注意与瘤骨等长或略短外，更要注意髓内钉插入部分的粗细合适。手术中先把假体下端插入肱骨残端后将人工肩胛盂钢针插入肩胛盂中。前者术后要固定，后者可早期活动不易脱位。很少发生假体折断，感染。长时间随诊可有假体松动下沉。

（二）肱骨恶性肿瘤广泛破坏局部切除全肱骨置换术

适用于肱骨干广泛破坏的低度恶性肿瘤（IA/B）和对化疗敏感的高度恶性肿瘤（ⅡA/B）。

患者仰卧位，患侧肩部垫高，于臂丛＋颈丛阻滞麻醉或全身麻醉气管插管下手术。

手术要点：

1. 切口、入路：肿瘤游离与切除基本相同于上述肩肘部手术，只是注意应在肿瘤外的正常软组织中游离，尽力保留主要神经、血管的连续性。肱动、静脉的破坏可行血管游离移植。桡神经的保留概率较小。为了较好地修复肩部软组织，人工全肱骨假体可短于正常肱骨 4cm。当人工肘关节冠状面位，其肱骨头应朝向内并向后 30°。铰链式肘关节尺骨髓内针应适应尺骨髓腔大小。为准确插入尺骨髓腔，必要时可去除尺骨鹰嘴，但不能破坏肱三头肌的止点。

2. 重建方法：肿瘤离体后充分止血并进行全肱骨的重建。假体设计应短于切除肱骨的长短。远端尺骨髓腔部术前应测量其大小定制，以便于术中安装，必要时应用髓内针扩大尺骨髓腔，直至合适安装。截除部分的尺骨鹰嘴，便于打入全肱骨假体下端的髓腔部，并可避免影响肘关节伸直。注意防止旋转及成角畸形。安装肘关节轴部，试行关节活动。重建肩关节，将人工肩胛盂钢针插入肩胛盂中，或将人工肱骨头缝合悬吊于肩关节盂。假体头应注意在上肢保持中立位时内旋 45°。后者术后需要固定 4～6 周。

三、膝部恶性肿瘤切除与修复术

（一）胫骨上端肿瘤切除与重建术

适用于胫骨上端ⅠA 肿瘤或对化疗敏感的ⅡB 肿瘤，如骨肉瘤；破坏广泛的ⅠA/B 肿瘤，如骨巨细胞瘤。

患者仰卧位，上气囊止血带。于硬脊膜外阻滞或蛛网膜下腔阻滞麻醉下手术。

手术要点：

1. 切口：起自髌骨上缘，绕髌骨和髌韧带内侧，平行胫骨嵴下行，止于计划截骨水平下 5cm。

2. 切开皮肤、皮下组织并向两侧翻起皮瓣，切开髌骨上方的联合肌腱、髌骨内侧扩张部分的腱膜，至髌韧带内侧，如果肿瘤为ⅠA/B或位于干骺端ⅡA/B肿瘤，可酌情保留半月板，内侧副韧带和股薄肌、半腱肌、半膜肌和鹅足一起在肿瘤内侧游离切断。在胫骨结节浅层冠状位切断髌韧带，向外翻起髌骨和胫前肌群解剖肿瘤的外侧。

3. 切断半月板前角、前后交叉韧带和半月板后角，如半月板一同切除时，在其上方切断交叉韧带。

4. 全小腿前移和内旋，切断上胫腓韧带，小心切断后侧关节囊，钝性分离肿瘤后的脂肪组织，把腘窝部的神经与血管连同脂肪推向后方，注意腘动、静脉在此分出的胫前动、静脉和胫后动、静脉勿损伤，向下切断比目鱼肌。

5. 距肿瘤下界 5cm 切开骨膜截断胫骨，肿瘤离体后，充分止血，探查主要神经、血管。

重建方法：旋转式胫骨肿瘤人工膝关节置换术。

根据胫骨的缺损术前选择好假体的大小。于胫骨残端插入假体的胫骨部分。去除股骨两髁软骨面，在股骨内外髁之间，依方形连接体的大小切去骨质，打通髓腔插入股骨部分假体，必要时在股骨髁骨质与假体间使用骨水泥。假体安装完毕后复位，使胫骨上端轴进入股骨髁部的轴套内。

假体安装后反复冲洗伤口放负压引流管，软组织的修复同前。伤口缝合完毕，加压包扎。术后患肢抬高，2～3 周后下地做负重与关节活动练习。

（二）股骨下端肿瘤切除术与重建术

患者仰卧位，酌情使用气囊止血带或消毒无菌止血带。于麻醉硬脊膜外阻滞或蛛网膜下腔阻滞麻醉下手术。

手术要点：

1. 切口：起自大腿内侧沿股内侧肌后缘下行，于股骨髁部弧形向前，止于胫骨上端髌韧带的内侧。根据术者习惯切口也可采用前正中股内、外侧肌之间纵形向下，绕过髌骨内缘止于髌韧带内侧。

2. 切开皮肤、皮下组织和深筋膜，小心游离股神经感觉支将其拉向前侧，于切口的上段内收肌与股内侧肌之间，游离股动、静脉，并结扎切断几组伸向前方肌肉与肿瘤的血管，小心切开内收肌管，继续游离股动、静脉，进入腘窝在脂肪中分离，把血管推向后方并结扎通向肿瘤的血管。

3. 切断内收长肌腱，在肿瘤反应区外正常肌肉中游离，如果股直肌未受损，可在其外的肌间隙中分离，切开关节囊，向外翻起髌骨、股内侧肌，屈曲膝关节继续分离股内侧肌。如果肿瘤位于干骺端，可酌情保留内外侧半月板，并于股骨髁间窝中切断交叉韧带。如果行人工关节置换，或病变位于骺端，则应切除半月板和在胫骨的一侧切断交叉韧带。

4. 于安全区切断两侧副韧带、关节囊，钝性分离肿瘤外脂肪组织，伸进手指保护神经血管，切断后关节囊、腓肠肌内外侧头。继续向近端游离肿瘤，距离肿瘤近端 5cm 处切开股骨骨膜与截骨，截骨前应在近端做中立位标记。

5. 肿瘤截除后，充分止血。根据术前计划进行重建术。

重建方法：绞链式股骨肿瘤人工膝关节置换术。

插入胫骨的髓内针呈三棱形，尖端朝前，后侧平直。依髓内针上端大小去除胫骨平台三角形骨块，并清除周围软骨面，切记勿伤软骨下骨质，将胫骨髓内针插入胫骨平台，于胫骨后侧皮质的前面，并平行后侧皮质垂直打入胫骨髓腔，尽力避免与胫骨轴线有内外翻和前后成角。安装关节轴部，试行关节活动。冲洗伤口，放负压引流管，逐层缝合伤口加压包扎。术后患肢抬高，膝关节屈曲 30°以防止腓总神经麻痹。

四、髋部肿瘤切除与修复术

(一) 股骨上端肿瘤切除与重建术

适用于股骨转子部低度恶性肿瘤(ⅠA/B),如骨巨细胞瘤;股骨转子部高度恶性肿瘤,对化疗敏感者(ⅡA/B),如骨肉瘤、尤文肉瘤。

患者侧卧位于连续硬脊膜外阻滞麻醉或气管内插管,全身麻醉下手术。

手术要点:

1. 切口:外侧切口起自髂嵴中前1/3交界处下后方,向下绕过大转子后部,沿股骨干后侧下行。

2. 切开皮肤、皮下组织、阔筋膜和阔筋膜张肌,显露臀中肌、大转子外侧和股外侧肌。如果可能(如骨巨细胞瘤),游离臀中肌和它在大转子上的肌腱和股外侧肌腱膜,使之保持连续性。

3. 内旋大腿,于大转子后侧切断外旋肌群,在转子下切断臀大肌止点,外旋大腿,把臀中肌和股外侧肌拉向前方,游离切断内收肌群上部肌腹。

4. 距肿瘤下界3～5cm切断骨膜,截断股骨,截骨前做中立位标记。翘起瘤骨下端切断内收肌和髂腰肌,切开关节囊,切断圆韧带,肿瘤离体,充分止血。

重建方法:

1. 股骨上端肿瘤人工假体置换术

(1) 根据肿瘤大小,术前特制股骨上端假体。多由钛合金制成,假体分头、颈、体三部分,头为多个直径不等以适应髋臼的大小,颈与干有正常颈干角和前倾角,假体的上端外侧有多孔的耳状大转子。将假体髓内部分插入股骨下端,摆好位置依髋臼大小选择头的直径,安装后复位,再次检查前倾角。

(2) 在假体外侧耳状金属环内植入自体松质骨,将股外侧肌和臀中肌复位,下端的股外侧肌和臀大肌止点缝合,股外侧肌和臀中肌的连接部分与外旋肌群缝合后覆盖耳状大转子与植入的松质骨紧密相连。

(3) 反复冲洗伤口,放负压引流管,逐层缝合伤口。术后患肢抬高,呈外展中立位,4～6周后开始下床练习活动。

2. 股骨上端异体骨人工假体复合物置换术

(1) 人工假体分为两种:头部和颈部如上文介绍。

假体的长柄依长短和粗细分为多个型号。使用时可根据髋臼选择头的大小,依截除瘤骨长度和股骨下端髓腔粗细选择假体柄的长短和粗细。

取超低温冻存,同种同侧异体股骨上端,选择合适长度截除头颈部,插入人工假体成为复合体。

(2) 将复合体插入股骨远端髓腔,注意前倾角,冲洗伤口,放负压引流管,缝合股外侧肌和臀大肌,臀中肌和股外侧的连续腱膜与外旋肌群缝合,并使之紧密覆盖于异体骨之大转子部。逐层缝合,加压包扎,患肢抬高呈外展中立位4～6周。

ⅡA/B肿瘤的切除不能保留臀中肌与股外侧肌上部的肌腱。髋关节周围肌肉的功能重建较为困难,骨缺损的重建和上述方法一样,使用人工假体或人工假体异体骨的复合物。臀中肌的下部肌腹和肌腱,可以和阔筋膜髂胫束相缝合,臀大肌止点腱可和周围软组织缝合(如股外侧肌后部)。应用人工假体异体骨的复合物,可保留其在粗隆部的肌腱,与切断的肌肉相应缝合修复。

五、股骨恶性肿瘤广泛破坏肿瘤切除全股骨置换术

适用于股骨广泛破坏的低度恶性肿瘤（ⅠA/B）及对化疗敏感的高度恶性肿瘤（ⅡA/B），如骨肉瘤、尤文肉瘤。

患者侧卧位，在连续硬脊膜外阻滞或气管插管全麻下手术，备血 2000～3000ml。

手术要点：

1. 外侧切口起自髂嵴中前 1/3 交界处下后方，向下绕过大转子后部，沿股外侧肌后缘在膝部外侧绕过关节间隙止于髌韧带外侧。

2. 肿瘤游离切除同上介绍，这里不再赘述。

3. 假体制作的要求

(1) 假体的长度应等同于健侧股骨的长度或略短，切不可长于健侧股骨。

(2) 股骨长度应从股骨头至关节间隙进行测量；准备多个直径的股骨头，以适应髋臼的大小。术前除对假体的长度、颈干角、前倾角进行查对外，更应注意左右侧的区别。

(3) 髋臼的置换应根据年龄和髋臼的骨质决定。

4. 重建方法：

根据肿瘤大小，术前应在严格拍片或在 CT 下测量定制人工全股骨假体的长短，假体长短应与健侧相同或略短 1～2cm，并测出头的大小，以适应髋臼的大小。全股骨假体上端类同于单纯的股骨上端假体，有正常颈干角和前倾角，下端为铰链式人工膝关节。先行胫骨髓内针的安装。插入胫骨的髓内针呈三棱形，尖端朝前，后侧平直。依髓内针上端大小、去除胫骨平台三角形骨块，并清除周围软骨面，切记勿伤软骨下骨质，将胫骨髓内针插入胫骨平台，于胫骨后侧皮质的前面，并平行后侧皮质垂直打入胫骨髓腔，尽力避免与胫骨轴线有内外翻和前后成角，安装膝关节轴部，试行关节活动。

摆好髋臼位置，于假体近端依髋臼大小选择好股骨头，安装复位，检查前倾角。在假体外侧耳状金属环内植入自体松质骨，将股外侧肌和臀中肌复位，下端的股外侧肌和臀大肌止点缝合，股外侧肌和臀中肌的连接部分与外旋肌群缝合后覆盖耳状大转子与植入的松质骨紧密相连。缝合修复髌韧带及关节囊。

反复冲洗伤口，放负压引流管，逐层缝合伤口。术后患肢抬高，呈外展中立位，4～6 周后开始下床练习活动。

六、骨盆肿瘤的保肢与重建术

（一）手术适应证

1. 骨盆的某些病变，特别是软骨系统良性肿瘤容易恶变，主张及早行预防性切除。1 或 2 期囊性破坏者，可行囊内彻底刮除，酌情切除破坏严重的骨皮质，保留骨膜与另一侧骨皮质。

2. 良性 3 期、ⅠA/B 期肿瘤以及分化好的和对化疗敏感的ⅡA/B 肿瘤均可行局部广泛性切除与修复重建术。由于骨盆内外都有肌肉包绕，能否获得安全切除边界，主要决定于截骨线距离病灶的长度。

3. 对化疗与放疗均不敏感的高度恶性肿瘤，尤其当肿瘤侵犯主要的神经血管，为解除患者痛苦，延长寿命，半骨盆截肢术仍是一重要治疗手段。

（二）术前准备

1. 应对全身情况做全面检查与了解。如胸部平片、心电图、血常规、出凝血时间、血

小板、尿常规、尿糖，肝、肾功能，血的钾、钠、氯、钙、磷、碱性磷酸酶、凝血酶原时间、纤维蛋白原、红细胞比容、血气分析等。检查后应请内科医生会诊。

2. 合并内科病的诊断与治疗：如高血压、冠心病、出血性疾病和糖尿病应及时治疗。

3. 邀请患者家属和单位领导来院谈话，介绍病情与治疗术中、术后可能发生的问题与危险。征得同意手术并签字后报告医院有关部门批准。

4. 备血充足，新鲜血或库存血，保存期不超过 3～7 天。术前应分组交叉配血，以利大量失血休克时进行抢救性加压快速输血。

（三）髋臼周围肿瘤切除与修复术

髋臼肿瘤多为髂骨或耻骨、坐骨连同髋臼同时受到肿瘤的破坏，整个髋骨完全受累者极少。软骨肉瘤、骨巨细胞瘤多见，对化疗敏感的高度恶性肿瘤如骨肉瘤、尤文肉瘤也不少见。肿瘤切除的范围：耻骨、坐骨、髋臼和部分髂骨；或大部分髂骨、髋臼和闭孔环。根据肿瘤破坏情况，可以选用瘤骨壳灭活再植和人工全髋关节置换术或异体半侧骨盆与全髋关节移植术或异体半侧骨盆移植与人工全髋关节置换术进行修复与重建。

患者侧卧位，患侧在上，患侧下肢消毒包扎自由于手术台上，放导尿管。于全身麻醉气管内插管下手术。

手术要点：

1. 切口：从髂后上棘开始，沿髂骨嵴，经髂前上棘、腹股沟韧带，在耻骨结节弧形向下，止于大腿内侧。

2. 前侧切口显露肿瘤盆腔侧：从髂嵴切开腹壁三层肌肉，切开腹股沟韧带，游离精索或圆韧带，结扎切断腹壁下动脉，于耻骨结节切断腹直肌，显露耻骨联合。向后推开腹膜和膀胱，找到髂总、髂外动、静脉和股神经，游离腰大肌，和上述神经血管束一起保护好。必要时可结扎髂内动脉、闭孔动脉和临时阻断腹主动脉。

3. 切开会阴部切口显露肿瘤的内下侧：在耻骨联合下方，小心切断尿生殖膈，注意勿损伤尿道和阴茎神经与血管，用手术刀或线锯截断耻骨联合。在耻骨下支和坐骨下支的内面切断坐骨海绵体肌、闭孔内肌、会阴浅深横肌、阴茎脚和尿道括约肌。

4. 在上面的切口向盆腔外剥离，切断内收肌群、闭孔外肌，切断闭孔神经和闭孔动脉，结扎分支。在其深方显露坐骨结节，切断腘绳肌、股方肌和骶结节韧带。注意不要损伤进入 Alcock 管的阴部神经和血管。

5. 切开髋关节前方切口，切断缝匠肌、股直肌，并向远端翻起。结扎切断旋股外侧动脉。在基底部截断股骨颈，或切开关节囊进行关节脱位。

如果病变系耻骨、坐骨肿瘤累及髋臼，此时可做下部髂骨的截骨。

6. 继续在髂骨翼外侧操作，外侧翻起肌皮瓣，在肿瘤外切断阔筋膜张肌、臀大肌、臀中肌、臀小肌。

7. 后部切口显露骶髂关节：在后部髂嵴切断腰方肌、骶棘肌。如果肿瘤未侵犯全部骶髂关节。则用骨刀在肿瘤外正常处截断髂骨。如果肿瘤破坏骶髂关节，则应游离好腰骶神经根并向内侧牵拉在骶髂关节下缘导入线锯截断骶骨翼。

8. 肿瘤离体以后充分止血。

重建方法：

1. 髋骨骨壳灭活再植与人工髋关节置换术

（1）肿瘤标本取下后，植于另一无菌台面上，去除肿瘤及其周围软组织。如果骨壳尚完整，有一定坚固性，可放入 95％乙醇缸内浸泡灭活 30 分钟。取出后用生理盐水反复冲洗。

空腔处灌入骨水泥，必要时钻入多根斯氏针，再置回原位，耻骨联合和骶髂关节用加压螺丝钉内固定，如在髂骨截骨则用钢板螺丝钉内固定。

用金属髋臼杯、骨水泥和穿过金属杯的螺丝钉重建破坏的髋臼，必要时用钢针按力线方向加固髂骨翼可插入骶髂关节。国产和进口假体均可达到上述要求。

（2）术后患肢抬高，骨牵引 6 周后离床练习关节活动和负重走路。

2. 异体半骨盆及全髋关节移植术

（1）取超低温库存同种同侧异体骨盆，快速升温后，根据需要截去髂骨多余部分或整个髂骨反复盐水冲洗后进行移植，于耻骨联合和骶髂关节处用加压螺钉内固定，或在髂骨处用钢板螺钉内固定。由于异体半骨盆髋臼完好，人工髋关节置换术的髋臼重建，同于正常人工髋关节置换术。

（2）术后患肢抬高，骨牵引维持 6 周后离床下地扶拐走路，单拐走路和扶手杖走路。

3. 特制人工骨盆假体及全髋关节置换

徐万鹏于 2003 年设计发明特制人工骨盆假体。假体上方有接骨板与髂骨截骨端（或髂骨翼）相连，中间部分为连接套筒，其下方有人工髋关节与股骨粗隆相连。该人工骨盆具有结构简单、固定牢靠、安装方便、力学传递接近生理要求、保留和重建有活动的髋关节、假体周围可植骨做生物学修复的优点。通过 40 余例的应用，近期随访效果满意。

能获得广泛切除的原发骨盆肉瘤，如分化好的软骨肉瘤、对化疗敏感的尤文肉瘤、骨肉瘤，肿瘤被切除后安装特制人工骨盆进行重建。在上方髂骨截骨端与髋关节之间、连接套筒的周围植入自体骨（被截除的股骨头颈）及进行生物学重建。

侵袭性较强、破坏广泛的良性肿瘤，如骨巨细胞瘤，可用临界、广泛切除肿瘤大部，对于能保留的残留骨壁和髋臼必须在直视下刮除、烧灼、电钻打磨、反复冲洗后安装人工骨盆，其周围植入自体骨、骨水泥加固与重建。

特制人工骨盆假体也可以用于破坏广泛的单发或多发的骨盆转移瘤，肿瘤被刮除后，用保留的残留骨、人工骨盆假体和骨水泥填充加固完成重建。

（四）骨盆肿瘤切除术后处理

1. 术后患者仰卧位，患肢抬高，负压引流管应通畅，留置尿管记录量。

2. 定时监测血压、脉搏、呼吸或使用心电监测仪。

3. 根据中心静脉压、血红蛋白、红细胞比容、伤口引流量，决定术后输血输液量。

4. 根据每天检测的钾、钠、氯结果，补充电解质。大量失血输血患者，术后钾离子不一定升高，有时降低，必须及时补充。

5. 监测血氧饱和度、血气分析、二氧化碳结合力和肾功能，定时吸氧和维持酸碱平衡。

6. 手术前两小时静脉输入有效抗生素，可大大减少术后感染。术后继续给予大量敏感抗生素，并密切观察体温、血常规和伤口。

（李　南　徐绍年）

第 10 章 脊柱肿瘤的治疗

第一节 概述

一、临床表现

脊柱肿瘤分为继发和原发肿瘤两大类，继发性肿瘤多见，占脊柱肿瘤的 95%以上，多见于腺癌的转移，如肺癌、乳腺癌、前列腺癌、肾癌、胃肠道癌和甲状腺癌的脊柱转移。随着诊断、分期和治疗手段的提高，脊柱肿瘤的治疗有了很大的进步。原发性脊柱肿瘤较少，占全部脊柱肿瘤的 2%～5%。又分为恶性、良性和瘤样病变。常见的良性肿瘤有血管瘤、骨巨细胞瘤和骨母细胞瘤等，瘤样病变有动脉瘤样骨囊肿、嗜酸性肉芽肿，恶性肿瘤主要有骨髓瘤、脊索瘤、软骨肉瘤和恶性淋巴瘤。脊索瘤、骨母细胞瘤等更倾向于发生在脊柱。患者的年龄与良恶性相关，年轻患者（<21 岁）良性的可能性较大，常见的有骨样骨瘤、骨母细胞瘤和动脉瘤样骨囊肿。大于 21 岁，70%的脊柱肿瘤为恶性。肿瘤的部位也很重要，生长在脊柱后方的病变，即使超过一个节段良性的可能性也很大。而多数恶性肿瘤起源于前方椎体和椎弓根。

脊柱肿瘤的临床表现常可以提示出病变的可能部位和性质，为进一步检查提供参考。脊柱肿瘤的主要临床表现为疼痛、无力和神经功能障碍，其他包括肿块、后凸或侧凸畸形等。脊柱肿瘤中 85%患者主诉疼痛，20%的患者存在根性症状，初次就诊时 40%的患者主诉无力、虚弱，良性肿瘤中 35%主诉存在神经障碍，而恶性脊柱肿瘤的患者中 55%主诉存在神经障碍，16%的患者可以触及肿块。根性症状常出现在颈腰受累的患者中，疼痛可以表现出夜间疼痛加重，疼痛局限在特定的脊柱节段，压迫或叩击受累节段可以重复引出疼痛症状。胸椎区域的根性症状可以表现出“束带感”。肿瘤引起的疼痛有时会和椎间盘突出的症状相似，但肿瘤的疼痛是进展的，卧床休息也不能缓解。脊柱肿瘤疼痛的原因很多，局部肿瘤生长可以使椎体的皮质膨胀，首先导致椎体皮质变薄和再塑形，然后引起病理性骨折和侵入椎旁软组织。肿瘤如压迫相邻神经根可以导致根性疼痛症状或感觉异常，肿瘤压迫脊髓等也可引起截瘫症状。病理性骨折可以使椎体变形并产生创伤性疼痛。疼痛可引起椎旁肌痉挛，产生与疼痛相关的脊柱畸形，如骨样骨瘤、骨母细胞瘤引起的疼痛性脊柱侧凸。

神经损害在脊柱肿瘤中常见，常发生在恶性肿瘤快速生长时，良性肿瘤慢性生长也可以导致神经损害。下肢可以出现无力。脊髓压迫一半患者可以出现肛门括约肌和膀胱功能异常。

二、临床影像

X 线平片是诊断脊柱肿瘤的基本手段。平片可以显示出脊柱的肿瘤，并可根据骨破坏的模式和程度对肿瘤的良恶性和类型等做出判断，但平片的主要缺点是没法清楚地显示出微小病变。只有当小梁骨丢失达 30%～50%时才能显示出破坏。平片对脊柱肿瘤敏感性差，但脊柱的过屈和过伸位片可以评价脊柱的稳定性。骨破坏的模式可以反映出良恶性，良性肿瘤多表现为膨胀性病变、密度均匀、边界清楚、轮廓清楚，无骨膜反应，无椎旁软组织肿块影，椎间隙正常。恶性肿瘤表现为不规则溶骨性破坏，密度不均，边界不清，椎体和椎弓可同时病变，椎旁有软组织肿块影，椎间隙存在。继发肿瘤侵犯引起椎弓根破坏，可导致“椎弓骨瞬目”。脊柱的破坏可以导致病理性骨折和椎体塌陷。在疾病的早期，很难通过平片来鉴别脊柱的炎症和肿瘤。

CT 较平片能更清楚、准确地显示出脊柱的病变，可显示椎体、椎弓和椎板的病变，椎管的改变、软组织肿块、病变范围、骨质破坏和钙化等特点。这些有助于重建等手术前进行评价，但 CT 的缺点是不能用于普查。

MRI 的优势在于反映脊髓病变，脊柱的多发、跳跃病变，微小病变，对椎旁软组织病变范围显示较佳，术后复发方面 MRI 也具有独特的优势，能多平面分析，但对骨化、钙化的显示较差。MRI 被广泛用于脊柱原发肿瘤的诊断和评价。血管造影 DSA 可用于诊断和结合栓塞治疗。

放射性核素扫描对发现脊柱的多发病变和骨转移瘤的定位有意义。对于骨形成增加的区域显示敏感。常用来评估转移性病变。结合应用镓扫描、锝 99 扫描能帮助用于肿瘤和感染的鉴别。脊髓造影是一种了解椎管内病变和脊髓内病变的诊断手段，并可了解病变与脊髓的关系。

三、病理检查

术前获得明确的病理诊断对于制定综合治疗方案很重要。依靠临床表现、体征、实验室检查及影像学检查对于肿瘤的诊断正确率只有 40%～75%。脊柱肿瘤因脊柱结构复杂，部位深在，术前获取病理诊断很困难。取病理常用的方法有切开活检、穿刺活检和手术时冰冻活检。采用 CT 引导下经皮穿刺活检，穿刺活检的准确率 90%以上。

四、分期

脊柱肿瘤的治疗效果和预后与肿瘤的良恶性直接相关。脊柱肿瘤的生存率和是否能完整切除肿瘤由手术前后的辅助性化疗或放疗决定。脊柱肿瘤因其结构复杂难以做到完整切除，这导致脊柱肿瘤的疗效远不如四肢骨肿瘤的疗效。通过对脊柱肿瘤分期可以帮助确定手术方式与范围，帮助判断预后。一个成功的脊柱肿瘤手术前必须要有一个准确的三维病变解剖范围。Enneking 于 1980 年提出了四肢骨与软组织肿瘤的外科分期，肿瘤以其组织学分级、位于间室内或间室外、有无转移等来进行分期，这种分期对于判断预后、制定正确的手术切除方案以及选择适当的辅助治疗很有帮助。虽然脊柱不存在真正的解剖间室，但解剖结构为较宽范围切除肿瘤提供了自然的平面。Enneking 分期系统引入脊柱原发肿瘤的治疗（图 10－1）。该分期在脊柱原发肿瘤的治疗中起到了一定的作用，但由于椎管和神经根的存在，根治性切除不可能，加上原发性脊柱肿瘤较少，Enneking 外科分期在脊柱肿瘤的治疗中应用有限。针对这种情况，一种新的改良 Enneking 分期方法于 1997 年由 3 个国际性肿瘤机构提出，称为 Weinstein-Boriani-Biagini（WBB）分期系统（图 10－2）。同样也是依据肿瘤在椎体中的准确位置分期。通过脊柱肿瘤的 CT 和 MRI 检查来判断肿瘤的侵袭范围。该系统包括 3 方面内容：①脊柱椎体横断面上按顺时针方向呈辐射状分 12 扇区，其中 4～9 区为前部结构，1～3 区和 10～12 区为后部结构；②组织层次从椎旁至椎管内共分成 A～E 5 层：A 为骨外软组织，B 为骨性结构浅层，C 为骨性结构深层，D 为椎管内硬膜外部分，E 为椎管内硬膜内部分；③肿瘤涉及的纵向范围。每例脊柱肿瘤记录肿瘤的扇形区位置、侵犯组织层次及受累椎体。根据该分期可以对良性侵袭性肿瘤和恶性肿瘤的部位及所涉及的范围制定出相应的手术计划。Enneking 分期系统和 WBB 分期系统可以做到相互补充和完善。Enneking 分期系统帮助确定生物学行为，WBB 分期系统确定肿瘤的边界和周围相邻关系。Weinstein 等也提出了一种原发脊柱肿瘤的外科分期方法。该方法将椎体分为 4 个区（图 10－3）。肿瘤侵犯的区域和局部的播散范围决定了最佳的手术入路。

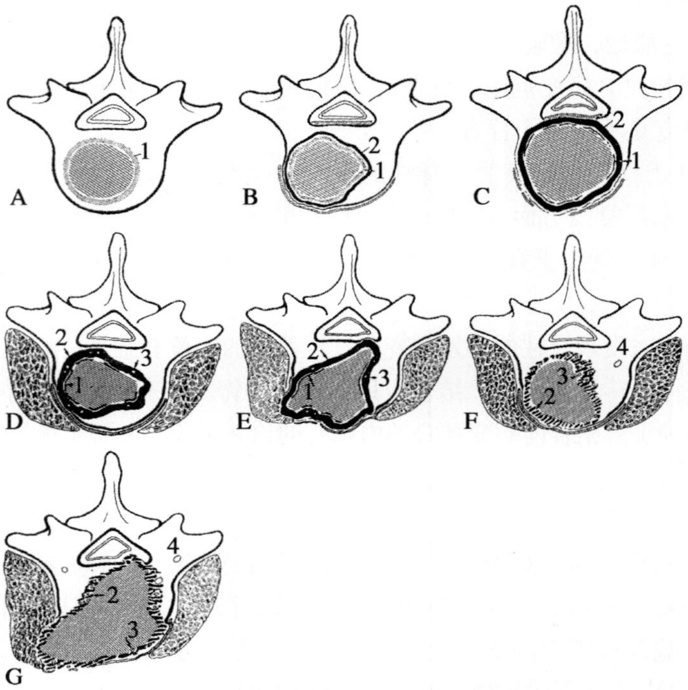

图 10－1　脊柱肿瘤的 Enneking 外科分期

A. 1 期良性肿瘤：肿瘤不活跃，包膜完整（1）；B. 2 期良性肿瘤：肿瘤生长，包膜较薄（1），周围有反应组织的假包膜（2）；C. 3 期良性肿瘤：肿瘤具有侵袭性，有较宽的健康组织反应带（2）和非常薄且不连续的包膜（1）；D. ⅠA 期恶性肿瘤：可有很薄的包膜（1），假包膜（2）很宽，内包含肿瘤灶（3）；E. ⅠB 期恶性肿瘤：可有很薄的包膜（1），假包膜（2）很宽，内包含肿瘤灶（3）。肿瘤生长出受累的间室；F. ⅡA 期恶性肿瘤：假包膜（2）被肿瘤侵犯（3），主要肿瘤的远处可以发现肿瘤灶（跳跃转移－4）；G. ⅡB 期恶性肿瘤：假包膜（2）被肿瘤侵犯（3），并且侵至椎体外。主要肿瘤的远处可以发现肿瘤灶（跳跃转移－4）。

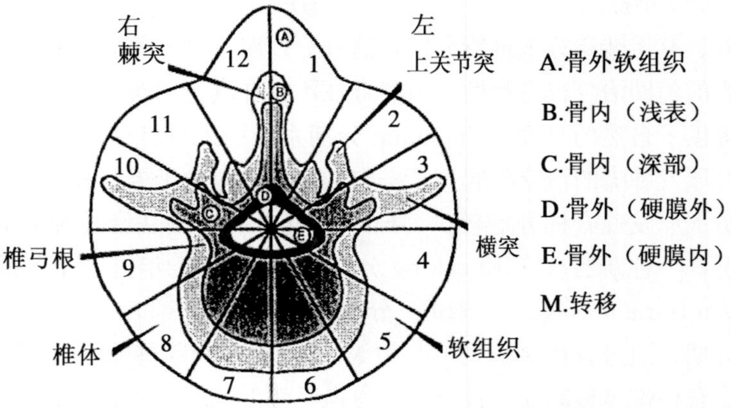

图 10－2　WBB 外科分期系统：应用 12 个放射状分区（按顺时针从 1 到 12）和 5 个同心层（A 到 E：从椎旁骨外间室到硬膜受累）来记录椎体肿瘤的横向扩展。肿瘤的纵形扩展按受累的节段来记录。

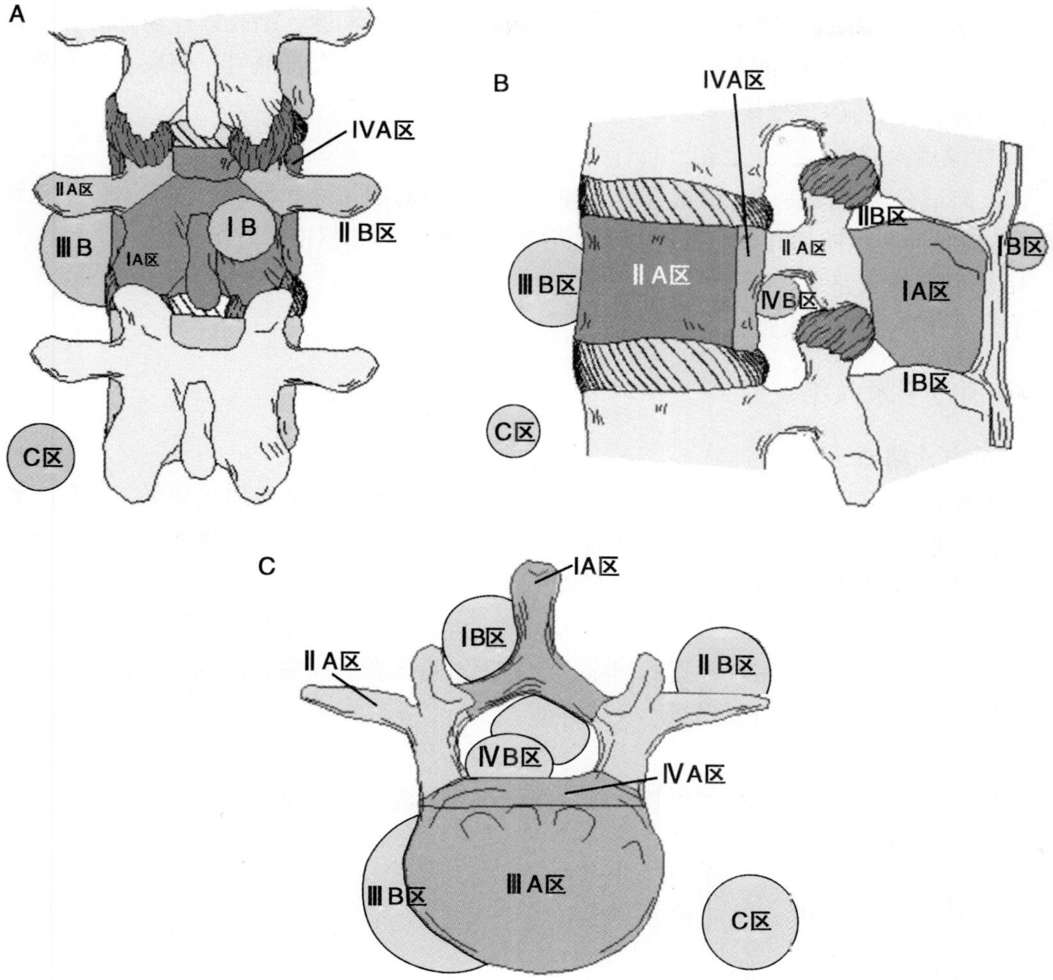

图 10－3 Weinstein 按区划分脊柱肿瘤解剖范围：A. 限制在脊柱皮质骨内的病变；L2 椎体Ⅰ～Ⅳ区的轴位切面。B. 骨外有侵犯；L2 Ⅰ～Ⅳ区侧位。C. 远处转移。

第二节 手术入路

一、上颈段手术入路

1. 经口咽入路

该入路适合斜坡、寰椎前弓、侧块、齿突及枢椎椎体肿瘤的切除。仰卧位上牵引颅骨，常规消毒后口腔撑开器显露口咽部，沿中线纵向切开咽后壁，以寰椎前结节为中心做纵形切口直达寰枢椎表面。将前纵韧带、头长肌和颈长肌切开向两侧剥离牵开。这样可以显露斜坡、寰椎前弓、侧块、齿突、枢椎和 C_3 椎体。

2. 颈前咽后入路

该入路适合斜坡、寰椎前弓、侧块、齿突及枢椎椎体肿瘤。于下颌下方做弧形切口，起自乳突尖前下 2cm，向前达中线。在颈阔肌下分离并上下牵开皮瓣，沿胸锁乳突肌前缘切断颈深筋膜浅层。切除颌下腺及颌下淋巴结。切断二腹肌后腹，游离茎突舌骨肌并切断，将舌骨与下咽部向内侧牵开，找到舌下神经，将其自茎突平面到舌下肌之间的一段游离，并向头侧牵开。于颈动脉鞘与气管之间切开气管前筋膜，游离颈外动脉，结扎颈外动脉的分支，沿颈动脉与气管之间的间隙进入咽后间隙，上下游离可达斜坡、寰椎前弓、侧块、齿突及枢椎椎体，必要时可显露 C_3 椎体。

3. 枕颈后入路

该入路适合于寰椎后弓、枢椎椎板、棘突及小关节肿瘤切除和枕颈内固定术。于枕骨粗隆至 C4 棘突连线纵向切开，显露枕骨大孔后壁、寰椎后弓和枢椎后方结构。

4. 前后联合入路

手术入路同枕颈后入路。

二、下颈段手术入路

1. 前方入路

该入路适合于下颈椎主要侵犯椎体的肿瘤切除。于一侧胸锁乳突肌内侧做斜切口，切口中心与长度根据病变的部位决定。沿颈部内脏鞘和血管鞘之间进入，显露病变及其上下椎体前方，将颈长肌向两侧分离，自动拉钩在颈长肌下牵开显露椎体。

2. 后方入路

该入路适合于下颈椎附件肿瘤的切除、前路手术后需要后路融合固定者。取颈后正中切口，常规显露椎板，必要时显露至小关节外侧。

3. 前后联合入路

手术入路同上。根据肿瘤的生长及破坏情况确定是先前路还是后路。根据身体情况等确定一期还是分期手术。

三、颈胸段手术入路

1. 经胸骨切开前方入路

该入路适合于 C_7—T_3、T_4 椎体。根据显露病灶的需要，选择左侧或右侧。下颈横切口连接胸骨中线纵切口，切开颈阔肌，在其深面显露胸骨柄，可以劈开胸骨，或切除一侧胸锁关节及半侧胸骨柄。在气管和食管侧方与血管之间向深处钝性分离，游离至椎体前方。

2. 经胸腔侧前方入路

该入路适合显露 T_2—T_4 椎体。切口自 T_2 向下，绕过肩胛下角向前达第三肋软骨，沿肩胛骨下缘切断肌肉，将肩胛骨前头侧与前方拉开，切除第 3 肋，经肋骨床开胸。结扎切断节段动静脉后显露 T_2—T_4 的椎体。

四、胸段手术入路

1. 经胸腔前方入路

该入路主要适合于 T_4 - T_{10} 脊柱前方病变。根据病变选择左右侧入路，取高于病变 1～2 节段的肋骨做切口，常规经胸腔入路。如为 T_{11} 以下肿瘤，可以切除第 10 肋，常规作胸膜外腹膜后入路。

2. 后外侧椎旁入路

切口以病变为中心，远近端各延长 1～2 个节段，距棘突中线旁 5cm 作直切口，切断肌肉、横突，显露椎体侧方。

3. 后侧正中入路

切口以病变为中心，作背部正中切口，切开皮肤皮下及深筋膜，沿棘突向两侧游离竖脊肌，直至小关节突平面。

4. 前后联合胸椎全脊椎整块切除入路

手术入路同上。部分胸椎肿瘤能做到边缘或广泛整块切除，而且通过前后联合或单一的后入路可达到脊柱三柱的切除、减压和重建。

五、胸腰段手术入路

1. 后侧入路

沿背部正中或棘突顶点连线作正中纵形切口，切口上下长度以病变的大小而定。一般以上下两端均能显露手术病变区上下各 1 或 2 个正常椎体为宜。切开皮肤皮下及深筋膜，沿棘突向两侧游离竖脊肌，直至小关节突平面。

2. 后外侧入路

经后外侧入路可用于 T_{10}－T_{12}椎体病变的切除。以此入路行病灶清除后再行后路脊柱固定融合术。切口以病变为中心，远近端各延长 1～2 个节段，距棘突中线旁 5cm 作直切口，切断肌肉、横突，显露椎体侧方。

3. 胸膜外、腹膜后入路

本入路可以显露 T_{11}－L_2 椎体，常采用左侧入路。沿 T_{10} 棘突旁开 5cm 做向下直切口至第 11 肋，沿 11 肋骨向前下切开，止于第 11 肋软骨前段。切开皮肤和皮下组织后，切断背阔肌、下后锯肌及竖脊肌的外侧部。沿肋骨中轴线切开骨膜，仔细做骨膜下剥离，保持肋骨骨膜完整，肋骨上缘由后向前剥离，肋骨下缘由前向后剥离。将游离的 11 肋切除。将肋骨床上肋骨膜小心切开一小口，用“花生米”纱布球推开其下的胸膜，到达腹膜后，如要显露 L_1 及其下椎体，切口前端向前下顺延，在肋软骨前方分开腹壁的三层肌肉和腹横筋膜，推开深面的腹膜。切开膈肌的内侧弓状韧带可进一步作胸膜外和膈肌下的腹膜后分离。分离腰大肌前方的筋膜即可到达椎体前方。

4. 经胸、腹膜后入路

本入路可以显露 T_{10}－L_4 椎体。选择病变较重的一侧，经第 10 肋的切口可显露 T_9－L_2 椎体。切口前端顺腹直肌外缘向下延长 5～6cm，可以显露 L_3－T_5 椎体。沿第 10 肋作切口切开，后方达棘突旁 5cm，前方达肋缘下。切断背阔肌及腹外斜肌。切除第 10 肋，切开肋骨床开胸。在第 10 肋软骨的前下方切开腹壁的三层肌肉，作腹膜外分离，达肋软骨深面，分离后达腹膜后，沿胸壁上膈肌肋部附着点旁 1cm 切开膈肌，逐渐显露椎体。

六、腰段手术入路

1. 后侧入路

沿背部正中或棘突顶点连线作正中纵形切口，切口上下长度以病变的大小而定。必要时可向上下各延伸 1～2 个棘突。切开皮肤皮下及深筋膜，沿棘突向两侧游离竖脊肌，直至小关节突平面。

2. 前方经腹膜外入路

前方经腹膜外入路可以通过经侧腹横切口、下腹旁正中切口和经腹正中切口切开，经侧腹横切口取侧卧位，切口起自腋中线，肋缘下与髂嵴的中点。根据病变的部位不同切口朝向不同，显露 L_2、L_3 则切口止于脐上，显露 L_3、L_4 则止于脐下 2cm 处。切口止于腹直肌外缘。切开腹外斜肌、腹内斜肌、腹横肌和腹横筋膜，自侧腹壁轻轻将腹膜和输尿管推向中线，直达椎体。下腹旁正中切口和经腹正中切口均采取仰卧位，分别起自腹正中旁 4～6cm 或脐上正中 5cm 上，直至耻骨联合。同样钝性分离腹壁和侧腹膜，显露椎体。

3. 前方经腹腔入路

该入路可以处理 L_4-S_1 椎体的病变。取左下腹旁正中切口切开至耻骨上，切开腹直肌前鞘，将腹直肌牵开后切开后鞘和腹膜。将大网膜、小肠和结肠保护并向上方和两侧推开，纵向切开后腹膜，显露椎体前方。

七、骶骨手术入路

1. 前后联合入路

该入路适合于骶骨原发或转移肿瘤的切除治疗。患者侧卧位，前方大麦氏切口，起自肋缘外方，向内下，经麦氏点止于耻骨结节外上方。后方“工”字形切口，自 S_1-S_5 后正中切口纵向切开，从 S_1 棘突向两侧髂嵴做横切口，从 S_5 沿臀大肌肌纤维向两侧做切口。沿前方切口进入，切开腹壁的三层肌肉，推开腹膜显露腹部大血管，在牵开的腹膜侧找到输尿管予以保护。可以达到骶骨的前方。后方切口切开后可以继续切开骶棘肌在 S_3、S_4 背侧和髂骨翼后部的止点，向上翻起骶棘肌显露骶骨的背面。

2. 后方入路

该入路同前后方入路的后方入路。

第三节　肿瘤切除与重建

手术入路的选择是由肿瘤的部位、侵犯的范围、切除后重建的类型、患者的预期寿命和医生的熟练程度等多方面因素决定的。基本根据肿瘤的位置确定手术入路，前方椎体的肿瘤通常采用前侧入路，后方的肿瘤采用后侧入路。手术入路必须能将肿瘤切除和对脊柱进行稳定。脊柱恶性肿瘤常发生在前方椎体，对于脊柱恶性肿瘤前侧入路为主。该入路的优点是直接可以处理肿瘤、切除肿瘤病灶进行椎管减压。保留了后柱、减少了后凸的发生。当病变主要发生在椎板、棘突或椎弓根时，可以采用后路手术。整个椎体侵犯，可以进行前后路联合手术。为彻底切除肿瘤，有些肿瘤需要整块切除，有时一个入路不能完成手术，此时可以采用前后路联合手术。对于脊柱肿瘤引起脊髓神经功能障碍者，可以及时进行减压，肿瘤切除和脊柱稳定手术。按肿瘤分期等就可帮助确定手术切除的入路。确定了肿瘤切除的入路，还要确定肿瘤切除的边界、神经是否需要减压和是否需要重建脊柱。理想的切除边界由肿瘤的生物学特性和分期决定。对于原发或孤立转移肿瘤，广泛切除较病灶内切除预后良好，复发率低。对于局部侵袭性肿瘤和恶性肿瘤，尤其是对放疗不敏感的肿瘤来说，有足够的切除边界极其重要。

切除肿瘤或肿瘤破坏脊柱可以危及脊柱的稳定性，此时必须进行脊柱稳定性的重建。重建的方法包括重建椎体缺损及各种类型的内固定。脊椎切除的范围决定了是否行稳定手术。

第四节　内固定

脊柱的牢固内固定有助于使患者获得即刻的稳定，同时可以早期下地活动。有利于患者身心尽早康复、早日恢复患者自主生活能力、减轻护理工作量。脊柱内固定是暂时性手段，真正的目的是达到脊柱的融合。在融合前分担脊柱的载荷并维持解剖位置和力线。如果不能融合，内固定物必将失败断裂。脊柱每一区域（颈、胸、腰椎）序列的维持和运动生物力学特点各不相同，不同部位的内固定器械及内固定方法不尽相同。在活动度大的颈椎、胸椎和腰椎就需要坚强的内固定。生物力学研究表明切除椎体后单纯前路内固定所达到的稳定性不如前后路联合固定。因此全脊椎切除后对内固定提出了更高的要求，内固定应该能承受脊柱的屈曲、后伸和旋转的生物力学要求，一般需要进行前后路联合固定。目前，颈椎前路可用钢板、Cage，后路可用侧块钢板和椎弓根内固定系统。胸腰椎的前路内固定系统包括钉板系统与钉棒系统。胸腰椎后路内固定主要有钩钉棒系统。椎弓根固定可以保证牢固的短节段固定，保留活动节段，提高患者生活质量。此外，经皮椎体成形术应用于脊柱肿瘤的治疗，但仅限于椎体塌陷，硬膜尚未受累的病变。骨水泥的注入目的是稳定脊柱，减轻脊柱不稳和骨折引起的机械性疼痛。

第五节　治疗原则与预后

脊柱肿瘤的治疗目的是尽可能完整切除肿瘤，解除神经和脊髓的压迫，重建脊柱的稳定性，减轻疼痛，提高功能和生活质量。治疗的方法由很多因素决定，包括肿瘤的类型、部位、侵犯的范围、生物学行为、神经压迫体征、脊柱稳定程度和预期的脊柱破坏程度、预期的患者寿命等。良性肿瘤应完整切除治愈，而恶性晚期肿瘤则期望能防止或减少神经损伤或缓解疼痛。外科手术应尽可能切除肿瘤、直接彻底减压和坚强稳定脊柱。对于恶性肿瘤，手术只是其中的一部分，应辅助放疗和化疗。手术切除目前仍是最主要的治疗手段。不管如何分期，手术治疗要体现肿瘤治疗的理念，即尽可能完整、广泛切除肿瘤。很多作者积累经验提出如下治疗原则：

1. 上颈椎肿瘤应用后路。
2. 因为下颈椎、胸椎和腰椎区域的病变大多位于椎体内，这些区域主要选择前路。
3. 下颈椎、胸椎和腰椎区域如肿瘤仅在后方附件，则选择后路。
4. 肋横突切除或病变囊内入路仅用于明确对放疗或化疗敏感的肿瘤，或当肿瘤无法手术切除时进行。
5. 完整椎体切除（en－bloc）时采用前后路联合手术。

肿瘤手术治疗的预后与肿瘤的类型、部位、侵犯的范围、生物学行为、切除的范围等密切相关。近 30 年来脊柱原发和转移肿瘤的预后有了显著的进步。随着辅助治疗方法的提高，治疗脊柱疾病和保护脊髓功能的重要性也提高了。手术技术和生物材料的进步减少了早期治疗技术的并发症。新的脊柱内固定减少了原来常见的内固定失败，允许在佩戴支具的前提下早期活动。患者的恢复更加快了。内科治疗的提高、抗生素和术前计划、术前栓塞和术后早期活动均使手术的风险减少。脊柱肿瘤的治疗现在可以着眼于治愈，着眼于早期快速地恢复正常的活动和功能。

（丁立祥　徐建立）

第 11 章 骨盆环肿瘤的手术治疗

第一节 骶骨肿瘤的手术治疗

骶骨肿瘤比较少见，黄承达（1990）报道国内 38 959 例骨肿瘤中有 464 例，占 1.19%，其中包括良性肿瘤 48 例，骨巨细胞瘤 76 例，脊索瘤 253 例，其他恶性肿瘤 87 例。Dahlin（1984）报道 5932 例骨肿瘤，骶骨瘤 401 例占 7%，其中脊索瘤 229 例，骨巨细胞瘤 35 例，尤文肉瘤 19 例，软骨肉瘤 16 例，神经纤维瘤 12 例。作者（1990）分析了 123 例骶骨肿瘤，占 4100 例骨肿瘤的 3%，其中脊索瘤 50 例，骨巨细胞瘤 29 例，神经纤维瘤 18 例，其他良恶性肿瘤各 13 例。

一、骶骨肿瘤的诊断

慢性腰腿痛是骶骨肿瘤的主要症状。脊索瘤、骨巨细胞瘤和其他良性骨肿瘤发病缓慢，经常被误诊按下腰痛长期在门诊治疗，诊断为腰椎间盘突出症而做手术者并不罕见。有些骶骨良性肿瘤症状轻微，偶然拍片才发现。慢性腰腿痛伴有单侧下肢外旋畸形或髋关节呈外旋畸形者，特别是伴有便秘及排尿困难者，应怀疑骶骨肿瘤的存在。由于骶骨位于盆腔的后方，表面被厚大的臀肌和骶棘肌所覆盖，慢性肿大的包块，临床不易发现。肛门指诊多能容易地发现骶骨肿瘤，如果医生忽视而未做这一重要的常规检查，或肿瘤位于上部骶骨而摸不到，只有肿瘤向后突出破入臀肌、骶棘肌甚至皮下时，或是在下腹部扪及肿块时才被发现。肿瘤向前生长占据盆腔，则大小便困难或梗阻。尽管如此，患者仍能缓步行走，很少有足踝功能障碍和大小便失禁。高度恶性骶骨肿瘤具有病史短（几周或几个月），疼痛剧烈难忍，需服用强镇痛剂，不能下地行走，长期卧床强迫于某一体位，肛门指诊肿块不一定很大。肿瘤生长迅速，由于骶神经很快被侵袭破坏，疼痛反而减轻，同时出现大小便失禁和足踝运动障碍，患者昼夜不眠、食欲不佳、体重下降、消瘦贫血，有时伴有发热。

骶骨 X 线平片检查常因腹腔充气和临近骨的重叠，早期破坏不易发现。从灌肠后的 X 线平片仔细查找，发现骶骨破坏并不困难。溶骨性破坏位于骶骨下部（S_3 以下）、上部（S_3 以上）或全骶骨，大约各占 1/3 病例。软组织阴影多数位于前方，少数在后方，严重者可占据整个盆腔。脊索瘤患病年龄多在 40 岁以上，溶骨性破坏累及大部骶骨，往往位于骶骨冠状面的中心位。骨巨细胞瘤好发年龄为 20～40 岁，溶骨性破坏可有皮质膨胀、变薄和偏心位。神经纤维瘤病灶位于骶管和骶神经孔，骶骨受压呈多房圆形破坏，周围可有薄的硬化骨，神经孔变大。高度恶性骶骨肿瘤多在骶骨内有广泛破坏，通过骶髂关节蔓延累及髂骨，软组织肿块可大可小，依肿瘤的性质不同，可有溶骨、成骨、钙化等特点。CT、MRI 可清楚描绘骶骨肿瘤的破坏范围、肿瘤与周围脏器的关系，血运是否丰富。它们比钡灌肠、脊髓造影优越。同位素骨扫描检查意义不大，常与膀胱内的造影剂重叠，但对诊断骶骨转移癌是否单发有帮助。DSA 可以了解新生的肿瘤性血管，选择主干进行栓塞或注入化疗药。

参照 X 线平片或 CT 选择合适的部位进行穿刺病理活体组织检查。通常穿刺点在后部正中骨质破坏严重处，阳性率可高达 90%，因此术前获得病理组织学诊断并不困难。

骶骨肿瘤的外科切除由于术中出血多、危险性大、术后又极易复发，过去多采用保守治疗，如放疗。近年来随着外科技术的进步、提高，对许多骶骨肿瘤，如脊索瘤、骨巨细胞瘤成功地进行了手术切除，许多患者获得治愈。高度恶性骶骨肿瘤，因为手术疗效差，术后容易复发、转移、死亡。国内多数学者趋向保守治疗，如介入栓塞、化疗、放疗、神经根阻滞等。

放疗在过去手术不能切除骶骨肿瘤的年代起到了止痛、控制肿瘤发展，甚至治愈骶骨肿瘤的作用。脊索瘤、骨巨细胞瘤等骶骨肿瘤目前已能较好地进行外科切除，先行广泛切除瘤体而后进行放疗，更为合适，术后小剂量放疗对于杀灭残存瘤细胞是有用的。作者不主张术前放疗是因为放疗后肿瘤组织骨化和软组织瘢痕化给手术增加难度，延长手术时间，增加失血量且影响伤口愈合。此外放疗后骶神经耐受手术牵拉刺激的能力减弱，术后出现神经功能障碍者多于术前未行放疗者。对于化疗敏感的尤文肉瘤与恶性淋巴瘤应先行化疗、放疗，然后酌情考虑手术。

二、骶骨肿瘤切除术

（一）适应证

1. 原发骶骨良性、低度恶性肿瘤，如骨巨细胞瘤、神经纤维鞘瘤、脊索瘤，应积极进行手术治疗，70%以上可以治愈，复发病例可行二次手术。

2. 对化疗、放疗敏感的骶骨恶性肿瘤，如尤文肉瘤、恶性淋巴瘤和分化好的软骨肉瘤，也应积极进行外科治疗，并能取得较好的治疗结果。

3. 高度恶性骨肿瘤，如骨肉瘤、骶骨转移癌，根据病情、患者要求以及病人经济状况决定是否行外科治疗，手术治疗可以减轻痛苦，延长生存期。

（二）术前准备

1. 对患者的身体状况进行全面检查与评估，相关的检查如：胸片、心电图、血常规、尿常规、血糖、肝肾功能、电解质、凝血功能、血气分析等，如有其他异常应请相关的专科医生会诊。

2. 有内科并发症的患者术前应给予积极治疗，如高血压、心脏病、糖尿病及出血性疾病等。

3. 邀请患者、患者家属甚至患者所在单位领导谈话，介绍诊断及治疗情况，术中、术后可能发生的问题和危险，征得患者或其委托人同意手术并签字后报告医院有关部门批准。

4. 充足备血：新鲜全血、成分血（红细胞悬液、血浆、血小板）。准备凝血药、止血纱布、1～2 个吸引器、电刀。

（三）手术要点

1. 麻醉与体位

骨盆肿瘤外科切除属危重患者麻醉，大量失血时要及时输血，以保证血液成分。外周静脉用 14G 套管针，深静脉放置 7.0～8.5F 的鞘管，用于输血和监测中心静脉压。有条件或特殊患者可放肺动脉监测导管（Swan－Ganz）以监测心脏功能。

大量出血时应输红细胞悬液及等渗盐水，以维持血压和保证循环血量；出血静止期按比例输红细胞悬液和血浆；手术结束期输血小板、纤维蛋白原。

手术结束后应尽快复温（36.5℃以上），给予小剂量血管扩张药促使升温，利于纠正休克和改善凝血。随时观测尿量，≥50ml/h。

根据患者的病情轻重选择全麻或硬膜外麻醉。取侧卧位，病变严重侧在上，做前方切口患者略仰卧，做后方切口时略俯卧。

2. 手术切口

前方大麦氏切口，起自肋缘外方，向内下经麦氏点止于耻骨结节外上方。后方“工”形切口，S_1-S_5 后正中纵切口，从 S_1 棘突向两侧髂嵴做横切口，从 S_5 沿臀大肌肌纤维向两侧做切口。

3. 通过前方切口可以完成以下步骤

（1）切除骶骨前方软组织中的肿瘤。

（2）临时阻断腹主动脉远端和结扎同侧髂内动脉。

（3）肿瘤突向盆腔巨大时，小心分离与瘤体相连紧密的大的动静脉血管，以免在后方切取肿瘤时损伤血管造成大出血。

（4）如神经纤维瘤瘤体呈哑铃状，位于骶骨前方和骶骨内，当骶骨骨性破口较小时，宜先将突向骶骨前方的瘤体游离至狭窄出口并放纱布填充止血，取出骶骨内瘤体后再取骶前瘤体。

4. 在后方“工”形切口切开皮肤、皮下组织，向两侧翻开臀大肌肌皮瓣，继续显露髂骨后部及骶髂关节髂骨的外侧面和骶棘肌。

5. 切开骶棘肌在 S_3、S_4 背侧和髂骨翼后部的止点，向上翻起骶棘肌显露上部骶骨与肿瘤的背侧面。

6. 在切口的下方找到尾骨，切断骶尾腹侧韧带进入骶前，游离肿瘤下方，钝性分离肿瘤前方并填入纱布止血，分别切断两侧的骶结节韧带、骶棘韧带和梨状肌。在骶髂关节的下缘、梨状肌的上缘内前方可触及一条索为 S_3 神经，予以保护。

7. 根据需要用骨刀切除一侧或两侧骶髂关节的下部髂骨，显露骶骨耳状面或肿瘤的外侧。为了保留相对破坏少的一侧的 S_4 神经，我们也常自对侧耳状面，骶结节骶棘韧带尾骨，向前方进入肿瘤与直肠间隙小心游离，进而完成全肿瘤的分离。

8. 用骨刀打开骶管，找到脊膜囊和骶神经根，大块切除骶骨下部肿瘤，分块切除上部骶骨肿瘤，游离 S_1-S_4 神经，清除神经周围的肿瘤组织，尽力保护 S_1-S_4 神经的连续性。

9. 肿瘤切除后用温热盐水反复冲洗伤口，去除临时阻断腹主动脉的装置，用纱垫压迫伤口，若患者情况良好，应迅速充分止血，结扎血管，于渗血严重处填充止血剂。

10. 近年来全骶骨完全切除已被次全切除所代替，根据病情保留骶骨的上方骨壳，L_5 椎体不会落入盆腔即可。采用异体长管状骨一段，与两髂骨之间螺钉固定，也有修复骨盆环的作用，置于 L_5 椎体下缘或用钉棒系统将 L_5 椎弓根和髂骨翼固定，以良性肿瘤为宜。如为恶性肿瘤则 L_5 椎体有被污染使病变上移之可能。

11. 留置两根负压引流管，并确保术后引流通畅，逐层缝合各层组织，用纱布、棉垫和腹带加压包扎。

（四）术后处理

1. 术后患者仰卧位，监测血压、脉搏、呼吸或使用心电监护仪。待血压、脉搏、呼吸平稳后改为侧卧位，以防伤口边缘坏死。

2. 根据中心静脉压、血红蛋白、红细胞比容、伤口引流量决定术后输血与输液量。

3. 根据每天检测的钾、钠、氯结果，补充电解质。大量失血输血的患者，术后钾离子不一定增高，有时降低，必须及时补充。

4. 监测血氧饱和度、血气分析、二氧化碳结合力和肾功能，定时吸氧和维持酸碱平衡。

5. 手术前两小时静脉输入有效抗生素，可减少术后感染。术后继续给予大量抗生素并密切观测体温、血常规和伤口情况。

6. 术后两周拆线，S_1 大部完整未破坏者术后 10～14 天开始下地活动。骶骨全切或次全切除术后 4～6 周下床活动。

（五）对骶骨切除术的几点认识

1. 肿瘤的彻底切除与复发

国外有些学者主张从健康组织连同骶神经一起切除骶骨肿瘤，术后患者大小便失禁，双下肢不能行走，造成残废和工作生活上的困难。国内切除骶骨肿瘤多保存骶神经，这虽不够彻底，但可保留大小便和双下肢的功能使患者恢复正常工作和学习。按照 Enneking 外科分期进行分析，最多见的骶骨肿瘤、脊索瘤与骨巨细胞瘤均属 IB 或 IA，本节介绍的手术切除方法，在骶骨肿瘤的侧方、背方和下方都是在正常组织中进行剥离显露。在前方则进行间隙分离，并用纱布填塞止血和隔离，以保护正常组织在切除肿瘤时少受污染。而分块切除肿瘤，从肿瘤中游离骶神经，对肿瘤上方骨壳进行搔刮，虽属囊内切除，但只要操作仔细彻底并经过电烧创面，95%乙醇纱布浸敷灭活，温热盐水反复冲洗的处理，术后复发明显减少。

2. 骶神经的侵害与术后功能障碍

从骶骨穿出的骶尾神经与 L_4、L_5 的腰骶干构成骶丛，支配着盆腔脏器和双下肢，胫神经和腓总神经由 S_2、S_3 神经组成，手术保留了 S_1-S_3 神经，术后双下肢可获得正常感觉和运动。膀胱与肛门括约肌由 S_2-S_4 神经发出的阴部神经和骶部的交感、副交感神经共同支配，保留 S_1、S_2 神经，有 50%患者出现大小便失禁（Enneking），我们的经验是保留 S_1-S_3 神经有 90%以上的患者获得正常大小便功能。最近几年我们注意保留双侧或单侧的 S_4 神经，根据病情破坏的严重程度，将原来近似对称性的游离改为打开破坏严重侧的骶髂关节，切开一侧尾骨支持带即骶结节、骶棘韧带，在侧方钝性分离推开直肠，切除后下方髂骨。S_4、S_5 神经丧失会引起会阴部暂时性感觉障碍，部分男性患者有暂时的性功能障碍。一侧有 S_1-S_3 神经损害，术后出现的大小便功能障碍大约在 2～4 个月后可以恢复。

3. 骶骨肿瘤的切除术是一个危险性手术

骶骨肿瘤位于腰椎和两髂骨之间，血运极丰富，外科切除因手术风险很大、肿瘤显露难、出血多、并发症多、死亡率高等原因，过去曾被视为禁区。近年来由于不断探索，充分认识到骶骨肿瘤全切术是很复杂的手术，设法减少术中出血、及时输血是手术的关键。减少出血的方法有：①结扎患侧髂内动脉，暂时阻断腹主动脉；②使用电刀、电凝、缩短手术时间；③先做出血少的步骤，如游离肿瘤四周，后做出血多的步骤，如分块切除肿瘤；④手术开始出血较少可输入适量液体，扩充血容量，分块切除肿瘤游离神经时出血多则快速输血。出现严重休克时，用加压输血器快速加压 10 分钟可以输入 1000ml 血。

4. 腰骶部的长期稳定性连接是通过瘢痕组织完成的

骶骨切除以后，使用异体骨移植或骶骨人工金属架固定，能起到恢复骨盆环和阻挡腰椎下移的作用，但腰椎与骨盆环的长期稳定性连接是通过瘢痕组织完成的。对于不做全骶骨切除的保留 S_1 上方骨壳、韧带和关节关系的患者术后晚些时间下床，遗留的组织和瘢痕牢固形成一体也能稳定腰骶部，患者可以正常走路、骑自行车和恢复工作。

（蔡建强　徐万鹏）

第二节　骨盆肿瘤的手术治疗

骨盆肿瘤比较常见，约占原发骨肿瘤的3%～4%。软骨系统肿瘤最多，造血系统肿瘤和骨转移瘤因骨盆松质骨为终生红骨髓而多发，居第二位。据黄承达国内40多家医院38 959例原发骨肿瘤与瘤样病变的报告，软骨系统肿瘤617例，占44.58%。造血系统肿瘤和骨转移癌502例，占36.27%，良恶性骨巨细胞瘤130例，约占10%。上述一、二位发病情况与Enneking的论著完全一致。

一、诊治要点

（一）骨盆环的解剖特点

骨盆环由两个髋骨和骶骨组成，前方有耻骨联合，后方有两个骶髂关节与骶骨相连。骨盆环的骨小梁按压应力和张应力分布。两个髋臼把骨盆环分成前后两个弓，后弓由上部骶骨、骶髂关节和部分髂骨构成，是直立位和坐位的负重部分，比较坚固。前弓由髂坐骨至耻骨的部分组成，有连接两侧后弓的作用。骨盆弓分承重弓和联结弓两种。承重弓即股骶弓和坐骶弓，前者起自髋臼，上行经髂骨至骶骨，站立时承受体重；后者起于坐骨结节经坐骨支和髂骨后部至骶骨，坐位时承受体重。联合弓在骨盆前面，借耻骨体及其水平分支与股骶弓相连。或借耻、坐骨的下支与坐骶弓相连。联结弓加强和稳定了承重弓。

当骨盆环遭到肿瘤性破坏，其承受应力能力将明显改变。若后弓破坏，站立时承受髋臼和骨盆侧壁的相互挤压力量将大大减弱，若前弓破坏，耻骨支撑承重弓的作用也明显变小。当患者坐、站、走及运动时将产生不适和疼痛或轻微活动引起病理性骨折。结合肿瘤的良恶性、生物学行为、破坏的部位与范围而出现各种症状。

骨盆良性肿瘤症状轻微，偶尔摸到硬性肿块或病理性骨折时才发现。恶性肿瘤常潜在发展，从第一次出现症状到诊断明确有时要很长时间。髂部肿物可引起下腹不适或疼痛，病变位于髓臼可有关节痛和活动受限等退行性关节炎的表现；位于闭孔环的病变可有大腿内侧不适与疼痛。位于髂骨后侧可有臀部和腰部的疼痛。高度恶性肿瘤刺激坐骨神经或股神经，可引起剧烈疼痛，难以忍受，或处于强迫体位，彻夜不眠，必须服用强镇痛剂。

骨盆是骨盆肌肉及下肢一些肌肉的起止点，几乎全部肌肉与骨盆均呈非腱性连接，彼此有丰富的血管相通而缺乏屏障。因此骨内恶性肿瘤容易破出骨骼进入软组织，软组织肿瘤也无阻挡能很快侵蚀骨骼。肿瘤性肿块的发现对诊断非常重要，早期不易触及，可疑的部位应与健侧对比进行仔细检查。当临床上发现肿块时，肿瘤早已有长时间的生长，晚期肿瘤生长变大形成肿块，可以充满盆腔并向内向上扩展超过脐和腹中线，把膀胱和直肠推向健侧，向后生长的肿块侵犯臀肌，使臀部皮肤发红、发亮，闭孔环的肿物，侵犯闭孔肌肉和内收肌，肿块可以深入到大腿内侧、后侧，肛门指诊可以触及肿块并有压痛。盆腔内的恶性肿瘤可以沿坐骨神经束向盆腔外臀肌深层发展，或经腹股沟韧带深方向大腿前内侧蔓延。同样盆腔外的肿物也可以向盆腔内发展。

骨盆肿瘤发生病理性骨折与脱位后，疼痛症状更加严重，患者很难选择合适体位使疼痛减轻；无论是下肢还是躯干的活动都能牵扯骨盆引起疼痛。因此及时予以治疗非常重要。

（二）骨盆肿瘤的影像学表现及病理活检

骨盆原发肿瘤的X线表现多种多样。

最好发的骨软骨瘤表现为突出骨外的无疼痛性肿块和形成钙化的软骨帽，在X线片上常与骨盆重叠，难与其他软骨肿瘤区别需经临床反复检查才能认出或通过 CT 确诊。骨盆软骨系统肿瘤，除骨软骨瘤外主要是软骨瘤和软骨肉瘤，后者有分化较好和高度恶性之别，骨盆内生软骨瘤容易复发与恶变，也应按分化好的软骨肉瘤处理，因此把高度恶性软骨肉瘤区分出来具有重要意义。

骨盆软骨肿瘤的 X 线显示为边缘不规则的透亮区，其中有点状、环形和成片钙化与骨化斑点，有时大量棉絮状钙化及骨化斑点遮盖骨质破坏区，形成致密阴影，可随肿瘤生长扩大，穿破皮质进入软组织。高度恶性软骨肉瘤发展很快，为纯溶骨性破坏，不规则透亮区中没有钙化和骨化，骨皮质可以膨胀变薄，或穿破皮质进入软组织，也无钙化和骨化。因此钙化和骨化可以判断其生长速度和恶性程度。

骨髓瘤的 X 线特点与骨转移癌有相似之处，周边的骨质疏松与老年性骨萎缩难以区别。多发的溶骨区呈虫蛀样、颗粒样、穿凿样或片状破坏。模糊的边缘无反应骨，可有软组织阴影。

恶性淋巴瘤的 X 线破坏影呈溶骨、成骨或二者混合的皂泡样改变，可有软组织阴影。偶尔可见残留骨质位于溶骨区内呈融冰样。

尤文肉瘤的大片状溶骨，其破坏阴影也是虫蛀样、斑点状，软组织阴影较为明显。

骨盆的良性囊性破坏，如骨囊肿、动脉瘤样骨囊肿、海绵状血管瘤，均为膨胀性缓慢生长，透亮区边界清楚，均匀一致，呈单房、多房或皂泡样。

单发或多发的纤维异样增殖症溶骨性破坏呈毛玻璃样。

X 线断层片可准确提示破坏区及其周围微小反应带，可见到病变在骨内的蔓延及骨盆周围病变的范围，可先于平片发现软骨钙化区。

ECT 可以标记病变边界，指出在骨内软组织内隐性蔓延情况，由于病灶、反应区和正常骨的代谢不同，浓聚反应也不同，从而提示反应区。

DSA 检查非常有意义，可先于临床勾画出骨与软组织肿瘤的范围，发现进入邻近软组织的灶性小病变，能区分看起来是良性，实为恶性的病变，指出血管丰富区，活检时可予以避开. 显示大血管与肿瘤的关系，相邻的情况和被侵犯的程度以指导手术。为减少术中出血术前可行栓塞治疗。

CT 检查非常重要，从横断面了解肿瘤的扩展，骨侵及软组织或软组织侵袭骨质的情况，为外科切除选择合理边界。

为了明确诊断，制订治疗方案，术前病理活检非常重要。针吸或用套管针取材活检大大优越于切开活检。前者方法简便易行，大部分患者能明确诊断。穿刺活检失败时可选用切开活检，术前要备血，术中应注意：①切口应和以后正式治疗的切口一致；②切开活检容易污染伤口，种植，继发血肿可把肿瘤带入手术达不到的组织，因此应尽力减少血肿；③勿把反应区和肿瘤中坏死区的组织当成肿瘤取出，因此应做冰冻切片检查。

（三）骨盆肿瘤切除区域的划分与重建

多数学者根据肿瘤发生的部位，按解剖区域进行切除与重建。

1. 髂骨肿瘤的切除

从髂骨颈到骶髂关节，甚至包括骶骨翼的一部分。应用异体骨或自体髂骨（有时取自残存的部分髂骨）植于髂骨颈与骶骨翼之间。用加压螺丝钉做内固定，以恢复骨盆环的连续性。

2. 耻骨肿瘤的切除

耻骨联合到耻骨支与耻骨体交界处和耻骨下支。可不做重建。

3. 坐骨肿瘤的切除

坐骨体与坐骨上支交界处截除，包括坐骨结节与坐骨下支。可不做重建。

4. 闭孔环肿瘤的切除

上述 2、3 的切除范围，闭孔环切除后常不做重建。

5. 髋臼肿瘤的切除

包括耻坐骨肿瘤同时侵犯髋臼，或髂骨肿瘤侵犯髋臼，整个髋骨都受累者少见。肿瘤做广泛切除后行人工骨盆假体置换或异体半骨盆移植进行修复，或把瘤段骨壳灭活再植进行重建。亦可不做重建，连枷髋扶拐走路。

Enneking 把骨盆肿瘤按部位分成三型，不同类型有不同的重建方法。

Ⅰ型：髂骨肿瘤切除，以耻骨联合为轴上移髂骨与骶骨融合重建。

ⅠA 型：髂骨肿瘤连同臀肌一并切除，重建方法同上。

Ⅱ型：髋臼肿瘤连同股骨头颈和关节囊一并切除，股骨上端与髂骨融合。

ⅡA 型：切除范围同前，股骨与坐骨融合。

Ⅲ型：闭孔环的肿瘤切除。

Ⅱ型肿瘤切除后，髋关节移位融合很困难，多数不愈合，有不同程度的疼痛，肢体不等长，行走很困难。

二、适应证与术前准备

（一）手术适应证

1. 骨盆的良性病变，特别是软骨系统的肿瘤容易恶变，主张及早行预防性切除。1 或 2 期囊性破坏，可行囊内彻底刮除，酌情切除破坏严重的骨皮质，保留骨膜与另一侧骨皮质。

2. 良性 3 期，IA/B 期肿瘤如软骨瘤、骨巨细胞瘤，IIA/B 肿瘤，特别是分化好的（软骨肉瘤）和对化疗敏感的（尤文肉瘤、骨肉瘤）均可行局部广泛性切除与修复重建术。由于骨盆内外都有肌肉包绕，能否获得安全切除边界，主要决定于截骨线距离病灶的长度。

3. 对化疗与放疗均不敏感的高度恶性肿瘤，尤其是侵犯了主要的神经血管，为解除病人痛苦，延长寿命，半骨盆截肢术仍是一种重要治疗手段。

（二）术前准备

同骶骨肿瘤切除术。

（三）麻醉

同骶骨肿瘤切除术。

三、闭孔环肿瘤的切除术

（一）体位

仰卧位，患侧臀部垫高或截石位，患侧肢体可消毒无菌单包扎自由于手术台上，放置导尿管。

（二）操作步骤

1. 切口：从髂嵴或从髂前上棘开始，经腹股沟韧带，同侧耻骨结节弧形向下到大腿内上方。

2. 前方切口显露肿瘤盆腔侧：切开腹壁三层肌肉在髂骨上的止点，切开腹股沟韧带，游离保护精索或圆韧带，结扎腹壁下动脉，向健侧牵拉皮肤，显露并切断腹直肌在耻骨结节上的止点，推开腹膜和膀胱，充填纱布止血。用腹腔拉钩牵开腹膜，游离髂内动脉和闭孔动脉，为了减少出血，可酌情结扎。

3. 切开会阴与大腿内侧切口显露肿瘤前下侧；在肿瘤下方切断内收肌群，结扎闭孔前支、后支血管。

4. 在盆腔前侧切口，耻骨肿瘤的前面如股神经，股动、静脉，髂外动、静脉，髂腰肌及其周围软组织，应小心分离。将上述血管神经拉开，显露耻骨体，在耻骨体与耻骨上支交界处，截断耻骨。

5. 向内侧牵拉皮肤，游离耻骨联合，找到关节软骨，在耻骨联合下缘，分离尿生殖膈。注意勿损伤尿道和阴茎的神经和血管，也应注意勿进入肿瘤。用手术刀或线锯切断耻骨联合。继续沿耻骨下支、坐骨下支内侧切下尿道括约肌、阴茎脚，会阴浅、深横肌，闭孔内肌和坐骨海绵体肌。于伤口深方，坐骨结节处切断腘绳肌、股方肌、骶结节韧带，注意保护阴部神经血管。它是从盆腔经坐骨大孔，经坐骨切迹和骶结节韧带进入坐骨小孔，再向前至闭孔内肌筋膜内 Alcock 管，在坐骨体与坐骨上支之间截骨。

6. 肿瘤离体以后充分止血，冲洗伤口做必要的修补。缝合腹壁各层，放负压引流管，逐层缝合伤口，加压包扎。

7. 术后患肢抬高，2 周拆线，3 周离床练习负重走路。

8. 闭孔环及其周围肌肉被切除后的空腔，可不作修补，因术后缺损区的血肿，能阻挡腹腔脏器疝出，晚期强有力的瘢痕不但不会发生疝，而且有稳定骨盆环的作用。

四、髂骨翼肿瘤切除与修复术

（一）体位

侧卧位，患侧在上，患侧下肢消毒包扎无菌单，自由于手术台上．放置导尿管。

（二）操作步骤

1. 切口：自 L_4、L_5、S_1、S_2 棘突纵形向下，自 L_4、L_5 棘突沿髂嵴经髂前上棘，腹股沟韧带到同侧耻骨结节。

2. 前内侧切口显露肿瘤盆腔内侧面　从肿瘤表面，相当于髂嵴的部位切断腹壁三层肌肉，切开腹股沟韧带，结扎腹壁下动脉，推开腹膜及输尿管。小心分离前侧髂外和髂总血管，并用纱布填塞止血，酌情结扎髂内动脉和暂时阻断腹主动脉。于骶髂关节前方游离腰骶干和骶神经根予以保护。

3. 外侧切口显露肿瘤外侧面，翻起臀肌皮瓣，在肿瘤的外下侧切断臀中肌、臀小肌肌腹，显露髂骨外侧正常骨质和髂骨颈，在盆腔侧肿瘤的下方切断髂肌。找到坐骨大切迹，保护盆腔内的血管，注意勿损伤臀上动脉。在坐骨大切迹导入线锯，在髋臼上方髂骨颈截断髂骨。

4. 在腰骶部切口显露骶髂关节后部，在髂后上、下棘切断骶棘肌。沿后部髂嵴继续切断骶棘肌和腰方肌。骶髂关节后部完全显露后，自盆腔骶髂关节下方导入线锯，注意保护盆腔血管和腰骶神经根，于极后方的骶骨翼或在骶髂关节截骨。

5. 肿瘤离体后，充分止血，探查大的神经与血管。反复冲洗伤口。

6. 取异体髂骨或自体髂骨植于骶骨与髂骨之间，用加压螺丝钉内固定。

7. 缝合臀大肌、部分臀中肌与腰方肌和腹壁肌群，缝合腹股沟韧带。放负压引流管。逐层缝合伤口，加压包扎。

8. 术后患肢抬高，两周拆线，3～4 周后离床活动，6 周部分负重，骨愈合后患肢完全负重。

五、髋臼周围肿瘤切除与修复术

髋臼肿瘤多为髂骨或耻坐骨连同髋臼同时受到肿瘤的破坏，整个髋骨完全受累者极少。软骨肉瘤、骨巨细胞瘤多见，对化疗敏感的高度恶性肿瘤如成骨肉瘤、尤文肉瘤也不少见。肿瘤切除的范围有：耻坐骨、髋臼和部分髂骨；或大部分髂骨、髋臼和闭孔环。根据肿瘤破坏情况，可以选用瘤骨壳灭活再植和人工全髋关节置换术、异体半侧骨盆移植与人工全髋关节置换术或特制人工骨盆与人工全髋关节置换术进行修复与重建。

（一）体位

患者侧卧位，患侧在上，患侧下肢消毒包扎自由于手术台上，放导尿管。

（二）操作步骤

1. 切口：从髂后上棘开始，沿髂骨嵴，经髂前上棘、腹股沟韧带，在耻骨结节弧形向下，止于大腿内侧。

2. 前侧切口显露肿瘤盆腔侧：从髂嵴切开腹壁三层肌肉，切开腹股沟韧带，游离精索或圆韧带，结扎切断腹壁下动脉，于耻骨结节切断腹直肌，显露耻骨联合。向后推开腹膜和膀胱，找到髂总、髂外动静脉和股神经，游离腰大肌，和上述神经血管束一起保护好。必要时可结扎髂内动脉、闭孔动脉和临时阻断腹主动脉。

3. 切开会阴部切口显露肿瘤的内下侧：在耻骨联合下方，小心切断尿生殖膈，注意勿损伤尿道和阴茎神经与血管，用手术刀或线锯截断耻骨联合。在耻骨下支和坐骨下支的内面切断坐骨海绵体肌、闭孔内肌，会阴浅、深横肌，阴茎脚和尿道括约肌。

4. 在上面的切口向盆腔外剥离，切断内收肌群、闭孔外肌，切断闭孔神经和闭孔动脉，结扎分支。在其深方显露坐骨结节，切断腘绳肌、股方肌和骶结节韧带。注意不要损伤进入 Alcock 管的阴部神经血管。

5. 切开髋关节前方切口，切断缝匠肌、股直肌，并向远端翻起。结扎切断旋股外侧动脉。在基底部截断股骨颈，或切开关节囊进行关节脱位。如果病变系耻坐骨肿瘤累及髋臼，此时可做下部髂骨的截骨。

6. 继续在髂骨翼外侧操作，外侧翻起肌皮瓣，在肿瘤外切断阔筋膜张肌、臀大肌、臀中肌、臀小肌。

7. 后部切口显露骶髂关节　在后部髂嵴切断腰方肌、骶棘肌。如果肿瘤未侵犯全部骶髂关节，则用骨刀在肿瘤外正常处截断髂骨。如果肿瘤破坏骶髂关节，则应游离好腰骶神经根并向内侧牵拉在骶髂关节下缘导入线锯截断髂骨翼。

8. 肿瘤离体以后充分止血。

（三）重建方法

1. 旷置

（1）探查腰骶部神经、髂部血管和输尿管。将臀肌和骶棘肌、腰方肌、腹壁肌群缝合。阔筋膜张肌和腹肌缝合。缝合腹股沟韧带和内收肌群。放负压引流管两根。逐层缝合皮下和皮肤加压包扎。

（2）做胫骨结节或股骨髁骨牵引，持续牵引 4～6 周，扶拐下床走路。骨盆肿瘤切除后的空腔早期为血肿所代替，以后机化成为强有力的瘢痕组织可以限制和阻挡股骨上端从而负重。大约在几个月后多数患者可扶单拐或手杖走路，少数患者因有套叠而走路困难。

2. 人工假体重建的方法较多，仅介绍应用较多的两种。

（1）特制人工骨盆置换术

结构：人工假体中间部分为连接套筒，其上方有接骨板与髂骨截骨端（或髂骨翼）相连，其下方有人工髋关节与股骨粗隆相连。

使用方法：能获得广泛切除的原发骨盆肉瘤，如分化好的软骨肉瘤，对化疗敏感的尤文肉瘤、骨肉瘤，肿瘤被切除后安装特制人工骨盆进行重建。在上方髂骨截骨端与髋关节之间，连接套筒的周围植入自体骨（被截的股骨头颈）进行生物学重建。

侵袭性较强的破坏广泛的良性肿瘤，如骨巨细胞瘤，可用临界、广泛切除肿瘤大部，对于能保留的残留骨壁和髋臼必须在直视下彻底刮除、烧灼、电钻打磨、反复冲洗后安装人工骨盆，其周围植自体骨、骨水泥加固与重建。

特制人工骨盆假体也可以用于破坏广泛的单发或多发的骨盆转移瘤，肿瘤被切刮以后，用保留的残留骨、人工骨盆假体和骨水泥填充加固完成重建。

特制人工骨盆假体由本文作者于 2003 年设计，至今已有近 30 例的应用。本人工骨盆具有结构简单、固定牢靠、安装方便、力学传递接近生理要求，保留和重建了有活动的髋关节，假体周围植骨能做生物学修复的优点（如图 11－1 A，B，C，D）。

（2）鞍状人工假体的应用：肿瘤切除以后安装鞍状人工假体，假体上方呈鞍状托于残留髂骨翼，下方髓针插入股骨上端，其优点是结构简单、安装方便、支撑力强，也有髋关节活动上移、灵活性较差的缺点。

3. 异体半骨盆移植及全髋关节置换术

（1）取超低温库存同种同侧异体骨盆，快速升温后，根据需要截去髂骨多余部分或整个髂骨，反复盐水冲洗后进行移植，于耻骨联合和骶髂关节处用加压螺丝钉内固定，或在髂骨处用钢板螺丝钉内固定。

（2）髋关节重建采用人工全髋关节置换术。

（3）软组织修复同上。

（4）术后患肢抬高，骨牵引维持 6 周后离床下地扶拐走路、单拐走路和扶手杖走路。

4. 瘤骨骨壳灭活再植术仅应用于少数瘤骨壳破坏少、骨质坚硬者

肿瘤标本取下后，去除肿瘤及其周围软组织。如果骨壳完整坚固，可放入 95％乙醇缸内浸泡灭活 30 分钟。取出后用生理盐水反复冲洗。空腔处灌入骨水泥，必要时钻入多根斯氏针。再植回原位，并使用人工全髋关节置换术。软组织修复同上。

六、骨盆肿瘤切除术后处理

1. 术后患者仰卧位，患肢抬高，保持负压引流管通畅，留置尿管记尿量。

2. 定时监测血压、脉搏、呼吸或使用心电监测仪。

3. 根据中心静脉压、血红蛋白、红细胞比容、伤口引流量，决定术后输血输液量。

4. 根据每天检测的钾、钠、氯结果，补充电解质。大量失血输血患者，术后钾离子不一定升高，有时降低，必须及时补充。

5. 监测血氧饱和度，血气分析，二氧化碳结合力和肝、肾功能，定时吸氧和维持酸碱平衡。

6. 手术前半小时静脉输入有效抗生素，可大大减少术后感染。如果手术时间超过 4 小时，则术中给予一次抗生素。术后继续给予大量抗生素，并密切观察体温、血常规和伤口。

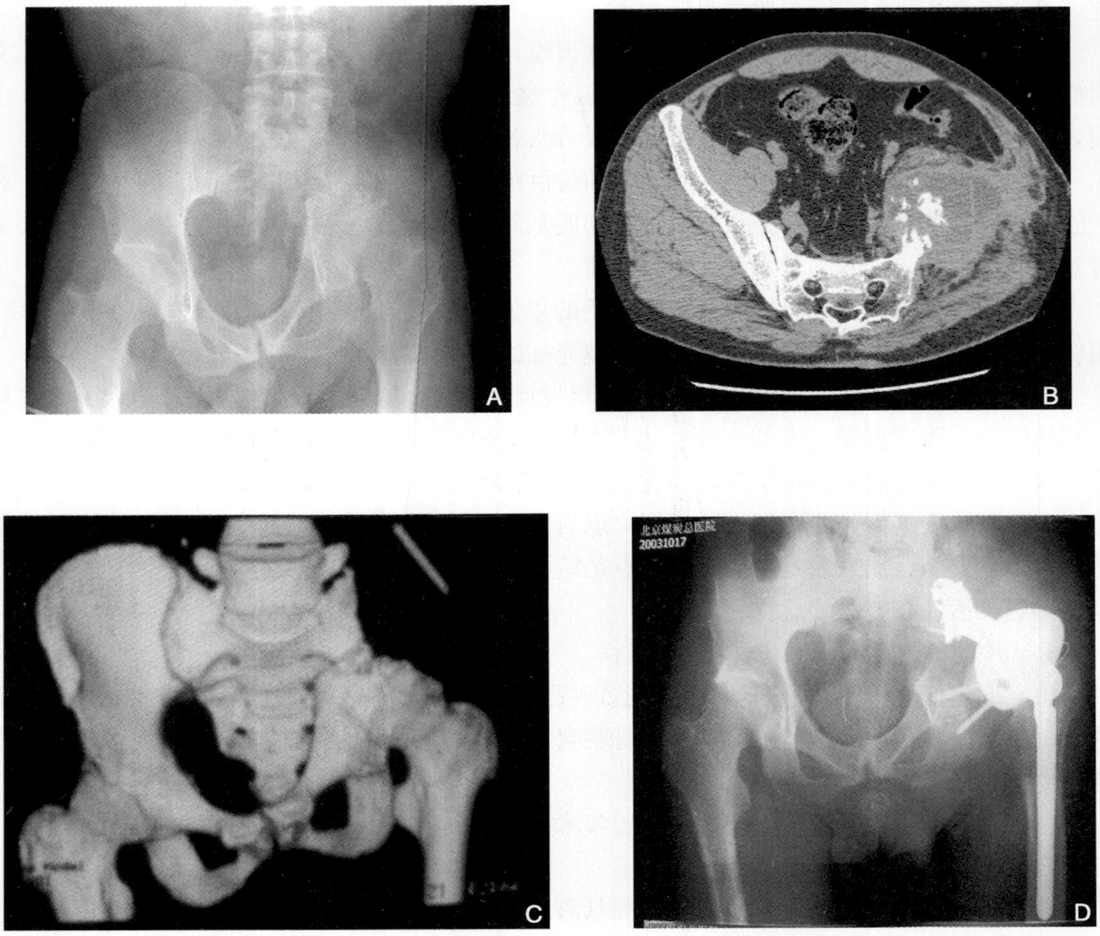

图 11－1　男，36 岁，左髂骨软骨肉瘤两次切除两次复发，患侧髋臼向上、向内移位，肢体短缩，跛行明显，此次复发肿瘤侵犯髋臼上部。2003 年 3 月行第三次手术，广泛切除肿瘤后髋臼与骶骨翼之间缺损用特制人工骨盆重建（为避免牵拉神经血管，重建髋关节安装在移位后的位置）。随访 15 个月，患者扶单拐行走，恢复原来工作（术前及术后影像照片）。

（李茂廷　徐万鹏）

第 12 章 截肢术

第一节 概述

截肢（amputation）是截除没有生机和（或）功能及因局部疾病严重威胁生命的肢体。确切地讲，截肢是经过一个或多个骨将肢体的一部分切除；而特别将通过关节部位的肢体切除称为关节离断。然而在论述中为了简单起见，截肢这个名词被用于这两种手术。

对肢体恶性肿瘤的治疗近年来有了很大的发展，在局部灌注、多种抗癌药物化疗、放疗以及免疫疗法等综合措施的应用下采取了多种保肢的手术方法，即保全了肢体又挽救了患者生命。但是，对某些就诊较晚、肿瘤已侵犯范围较广、保肢手术后复发而不能保肢或肿瘤造成肢体无功能者，截肢术仍为一种行之有效的治疗方法。且有很多接受截肢手术的患者保存了生命，并可以安装假肢，获得良好的代偿功能。截肢属于破坏性手术，使肢体造成残疾，即使安装良好的假肢，也不可能发挥原有的功能，因此对截肢手术一定要采取非常慎重的态度，要制定出手术方案，包括手术前后化疗方案、截肢部位和水平的选择、手术方法、术后处理、假肢安装和康复训练等都要作出详细的安排。

近年来，随着生物力学基础理论的研究，生物工程学的发展，新材料、新工艺的应用，假肢制作技术水平的提高，截肢者康复的参与，尤其是假肢新型接受腔的应用，使传统的末端开放型插入式接受腔改变为闭合的、全面接触、全面承重式接受腔。它具有残肢承重合理、穿戴舒适、假肢悬吊能力强且不影响残肢血液循环等优点。为了适合现代假肢的良好佩戴和发挥最佳代偿功能，对残肢条件提出以下要求：残肢为圆柱状的外形、适当的长度、皮肤和软组织条件良好、皮肤感觉正常、无畸形、关节活动不受限、肌肉力量正常、无残肢痛或幻肢痛等。下肢截肢要求残肢必须达到能承重和行走的功能，Burgess 曾反复强调通过截肢手术必须要形成一个强有力的和动力型的残肢，将作为运动和感觉的终末器官。他的这个功能性残肢的概念是残肢要作为足一样的末端器官，假肢起到鞋的作用。很多以往与截肢水平、瘢痕部位、手术方法有关的旧观念已经被抛弃，或者按目前发展的观点看它已经不再那么重要了。新的全面接触全面承重式假肢接受腔能够满意地安装在软组织愈合良好的残肢上，通常都会获得良好的功能。

1977 年 Enneking 提出了肌肉骨骼系统肿瘤外科分期系统，按 GTM 所形成的外科分期系统（surgical staging systen）（SSS）是综合估计良恶性肿瘤侵袭程度的有效方法。主要目的是确定手术范围、手术类型和手术方式。使肿瘤的分类比以往简化，手术标准更为合理，为临床医生选择治疗方法、分析疗效和预后提供了科学依据，目前已被公认和接受。

一、截肢术的分型

截肢手术分为四种类型：

1. 大块切除截肢：姑息性手术。

2. 边缘截肢：手术在反应区内，肿瘤假囊外进行。

3. 广泛经骨截肢：手术在反应区外 3～5cm 以上正常组织内进行，但仍属间室内。

4. 根治性关节离断和超关节截肢术：把肿瘤侵犯整个间室切除，包括整块骨或肌肉。

二、截肢术的适应证

需要截肢手术的骨肉瘤患者约占 15%～25%。有学者提出肢体原发恶性肿瘤截肢的适应证是：①只有截肢手术才能彻底切除全部恶性肿瘤组织。②截肢后安装假肢的患肢功能要比保肢手术后的肢体功能好。③保肢后的肢体无康复能力且预后不良的存活者，截肢术可以明显提高患者的生活质量。④局部切除保肢的复发率比截肢手术高时。

按照 Enneking 肿瘤外科分期系统，截肢手术适应证如下：

1. 影像学检查明确肿瘤侵犯范围，远处无转移者。即外科分期属ⅡA 和ⅡB 者。且血管、神经无肿瘤侵犯，无病理性骨折、局部皮肤无肿瘤侵犯。可以行大块切除截肢，姑息性手术。如骨盆部位肿瘤的盆骨切除术。如股骨恶性肿瘤而粗隆部无肿瘤侵犯，且小腿正常，可以行粗隆下全股骨及病变组织切除，小腿向上翻转成形术。或小腿旋转成形术。或边缘截肢手术。

2. 适用于患者就诊较晚局部已有广泛侵润，甚至于神经、血管已被肿瘤侵犯，已无法保留肢体者。或有远处转移。按肿瘤外科分期属ⅢA，ⅢB 者。行广泛经骨截肢或根治性关节离断术。

3. 虽然肿瘤的外科分期属ⅠA、ⅠB，但肿瘤已侵犯血管、神经或保肢手术后多次复发者，宜行广泛经骨截肢或根治性关节离断术。

三、截肢术注意事项

1. 恶性肿瘤截肢患者手术前后要按照常规进行化疗。

2. 截肢手术一定要在双重止血带之间进行。

第二节　截肢水平的选择

根据肿瘤截肢的适应证和原则，从安装假肢的角度选择截肢部位，在符合肿瘤截肢的原则及条件准许情况下尽可能地保留残肢长度，使其功能得到最大限度的发挥。截肢部位与假肢装配、代偿功能的发挥、患者生活活动能力、就业能力等有着直接关系，因此要审慎选择。

选择截肢部位所需要考虑的因素有：患者年龄、性别、职业、生活习惯、环境、肿瘤的性质和侵犯范围、软组织条件、化疗情况等，此外要想到患者能安装何种类型的假肢。

一、上肢截肢

原则是应尽量保留残肢长度，每一位进行上肢截肢的外科医生都要牢牢地记住仅保留一个正常功能的小手指也比前臂截肢后安装目前世界上最高级的假肢的功能要好得多，因此，要尽量设法保留肢体长度。现代假肢装配技术已经完全改变了需要在上肢某个确定水平截肢的旧观念，残肢只要有良好的皮肤愈合和满意的软组织覆盖就能装配假肢。

1. 肩部截肢应尽可能保留肱骨头，而不进行通过肩关节的离断，因为圆的肩关节外形有利于假肢接受腔的适配、悬吊和稳定，有助于假肢的佩戴；从生物力学观点，肱骨头的保留也有助于假手的活动控制。

2. 上臂截肢要尽量保留长度，因上臂假肢的功能取决于残肢的杠杆力臂长度、肌力和肩关节活动范围。应该注意的是肘上截肢患者的假肢装配必须包括一个肘关节铰链装置和旋转盘，铰链装置位于接受腔远端大约 3.8cm 处，为了美观起见假肢的肘关节应与健侧肘关节在同一个水平上，因此，在进行肘上截肢时截骨的水平应该至少在肘关节线近端 3.8cm 处，准许为了安装这个装置保留足够的空间。

3. 肘部截肢时如果可以保留肱骨远端，肘关节离断是理想的截肢部位，比肘上截肢更可取。

4. 前臂截肢要尽量保留长度，即使是很短的残端也要保留，通过前臂近端的截肢，甚至仅保留很短的前臂残肢，如仅有 4～5cm 长，它也比肘关节离断或肘上截肢要更可取。从功能来讲保留肘关节是非常重要的。

5. 腕部截肢：经过腕关节的截肢或腕关节离断可以实行的话，它确实要优于经前臂截肢，因为它保留了前臂远端的下尺桡关节，它可以保留前臂全部的旋转功能，尽管只有 50%的旋前和旋后运动被传递到假肢，但是这些运动对患者是非常重要和有价值的。现在可以安装性能良好和美观的经腕关节截肢的假肢或腕关节离断假肢。

6. 腕掌关节离断：桡腕关节的屈伸运动应该被保留，这些腕关节的运动可以被假肢应用，腕掌关节离断是可以选择的截肢部位。

7. 手掌与手指截肢：以尽量保留长度为原则，尤其是拇指更应想方设法保留长度。

二、下肢截肢

近年来，与上肢截肢同样，以保留较长残肢为其基本趋势，但是小腿截肢除外。

1. 半骨盆切除

假肢的悬吊功能差，行走时接受腔的唧筒活动比较大，髂嵴对接受腔的适合及悬吊非常重要，由于缺少坐骨结节，对负重非常不利，为此，应根据条件设法保留髂嵴和坐骨结节。

2. 髋部截肢

如果有条件应保留股骨头和颈，在小转子的下方截肢，而不做髋关节离断。从假肢观点看，它属于髋关节离断假肢，但有助于接受腔的适配和悬吊，增加假肢的侧方稳定性，增加负重面积。

3. 大腿截肢

要尽量保留残肢长度，即使是短残肢也应保留。

4. 大腿远端截肢

应尽量保留残肢长度，由于现代假肢四联杆膝关节的结构，可以无困难地用于任何大腿长残肢，取得良好的功能和步态。距离股骨髁关节面 5cm 以内的经髁截肢均可以安装膝关节离断假肢。

5. 膝关节离断

是理想的截肢部位，膝关节离断提供了极好的残端负重，它是残肢末端股骨髁的承重，股骨髁的膨隆有助于假肢悬吊，长残肢对假肢的控制能力强，且残肢皮肤有软的内套与硬的假肢接受腔相隔离，因此膝关节离断假肢的代偿功能要明显优于大腿假肢。

6. 小腿近端截肢

只要能保留髌韧带附着，在胫骨结节以下截肢即可安装小腿假肢，膝关节的保留对下肢功能是极其重要的，其功能明显优于膝关节离断假肢。

7. 小腿截肢

以中下 1/3 交界为佳，也就是在腓肠肌腱腹交界的水平，一般保留 15cm 长的残肢就能够安装较为理想的假肢。小腿远端因软组织少、血运不良，故不适合在此部位进行截肢。

8. 赛姆截肢

为理想的截肢部位，虽然截肢水平是相当于踝关节离断，但残端是被完整、良好的足跟皮肤所覆盖，则稳定、耐磨、不易破溃，故残肢端有良好的承重能力，行走能力良好，有利于日常生活活动，其功能明显优于小腿假肢，然而踝关节离断是不可取的。

9. 足部截肢

同样要尽量保留足的长度，也就是尽量保留前足杠杆力臂的长度，这在步态周期中的蹬离期使前足具有足够的后蹬力是非常重要的。当前足杠杆力臂的长度缩短时，将对快步行走、跑和跳跃造成极大的障碍。足部多采用 Boyd 手术（即将距骨切除，跟骨上移，行胫骨下端与跟骨融合术）。

第三节　现代截肢手术的趋势

近十多年来，随着生物力学基础理论研究，新材料、新工艺、装配技术、截肢者康复等的发展，假肢新型接受腔的应用，改变传统的末端开放式假肢接受腔为闭合的全面接触、全面承重式假肢接受腔。传统的截肢方法所造成的圆锥状残肢显然已不适合现代假肢接受腔的装配，就要求残肢要有合理的长度，圆柱状的外形，良好的肌力和功能。因此，截肢技术也相应的有了很大发展。

一、皮肤的处理

良好的残肢皮肤应有适当的活动性和伸缩力。伤口愈合所产生的瘢痕，在假肢接受腔的活塞运动中由于受压或摩擦会造成疼痛。残肢的切口瘢痕应该在承重较少，受压较轻的部位。

1. 上肢截肢

残肢的前后侧皮瓣等长。但是，前臂长残肢或腕关节离断时，皮肤切口瘢痕应该位于背侧。

2. 下肢截肢

小腿截肢，小腿前侧半切口与截骨端在同一水平，而小腿后侧半切口需要加长的后方皮瓣，其皮瓣带有腓肠肌，实际是带有腓肠肌内外侧头的肌皮瓣。

二、血管的处理

进行截肢手术时，即使是细小的血管也应完全止血，以免形成血肿，并防止感染。大动静脉必须双重结扎。

三、神经的处理

注意预防神经瘤的形成和伴行血管出血。目前主张将神经残端用丝线结扎，或将神经外膜纵行切开，把神经束剥离，切断神经束，再将神经外膜结扎，使神经纤维包埋在闭锁的神经外膜管内，切断的神经残端不能向外生长。

四、骨的处理

一般骨与骨膜在同一水平切断，将截骨端锐利的骨缘锉钝。也有人主张将开放的骨髓腔用骨膜封闭。小腿截肢时，为获得残端良好的负重，避免腓骨继发外展畸形和增加残肢外侧方的稳定性，骨端的处理方法是胫腓骨等长，用保留的胫腓骨骨膜瓣互相缝合，最好其骨膜带有薄层骨皮质，其骨膜瓣在胫腓骨端间架桥，使胫腓骨端融合称为骨成形术(osteoplasty)。

五、肌肉的处理

1. 肌肉固定术（myodesis）

将肌肉在截骨端远侧方切断，形成肌肉瓣，保持肌肉原有张力．经由骨端部钻孔，将肌肉瓣缝合固定。使肌肉断端重新获得附着点，维持肌肉的原有张力．发挥其功能，并防止肌肉在骨端的滑移。

2. 肌肉成形术（myoplastic）

将相对应的肌瓣互相缝合，截骨端被完全覆盖包埋，保持肌肉正常的生理功能状态，形成圆柱形残端，残肢可满足全面接触全面承重假肢接受腔的装配要求。

六、截肢手术后处理

为了截肢后获得较为理想的残肢，获得假肢的良好适配，并且能使假肢发挥最佳代偿功能，从完成截肢手术一直到安装好假肢，对残肢的术后处理是非常重要的。

1. 正确放置残肢体位

手术后合理的残肢体位摆放对避免发生关节挛缩是十分重要的，尤其是下肢截肢后残肢体位的摆放，如膝上截肢，髋关节应伸直且不要外展；膝下截肢，膝关节应伸直位。这些注意事项对防止膝、髋关节发生挛缩是非常重要的。

2. 硬性包扎的应用

硬绷带包扎是截肢手术后用石膏绷带作为主要材料缠绕在已用敷料包扎好的残肢上，一般方法是用 U 型石膏固定，它可以有效地预防血肿，促进静脉回流和减少肿胀，固定肢体，对施以肌肉固定和肌肉成形术者将有利于肌肉组织愈合，使残肢尽早定型，为尽早安装正式假肢创造条件。

3. 手术后即刻临时假肢的应用

20 世纪 80 年代开始，对临时假肢的安装采取了更加积极有效的方法，临时假肢的安装是在手术台上完成，称为截肢术后即装临时假肢。由于接受腔的压迫，限制了残肢肿胀，加速了残肢定型，减少了幻肢痛，术后尽早离床，减少卧床并发症，对患者心理也起到鼓舞作用。应该强调的是，这种方法的实施应该是由有经验的假肢技师、手术医生、康复医生、物理治疗师和护士组成的治疗小组，在精心的设计和监督下共同完成的。

4. 软性弹力绷带包扎的应用

为了减少残肢肿胀和避免过多的皮下脂肪沉积，使残肢尽早定型成熟，弹力绷带的正确使用是非常关键的，每个截肢患者都必须严格执行。凡是穿戴假肢的患者，只要是脱掉假肢期间，残肢就要用弹力绷带包扎。因为现代假肢的接受腔非常精确，如果一段时间残肢没有应用弹力绷带包扎，其残肢容积就会发生变化，与假肢接受腔不能适配，影响假肢的穿戴。

5. 残肢的运动训练

小腿截肢患者应该尽早进行股四头肌的等长收缩训练，大腿截肢者应该尽早进行臀大肌和内收肌的等长收缩训练，前臂截肢要进行屈伸肘肌和肩关节周围肌肉的训练；当硬绷带包扎去除以后应该尽早进行恢复和增加肌肉力量及关节活动度的训练，这是预防关节挛缩防止畸形的重要措施，也为尽早穿戴假肢创造有利的条件。

同时应该对残肢端进行手法按摩，每天按摩的次数和强度逐渐增加，尤其是在手部截肢后的残端按摩就更为重要，对手指截肢的残端除了按摩以外还可以进行适当的拍打和敲击，从轻轻的敲击柔软物体开始过渡到敲击比较硬的物体，以加速残肢端对外界物体接触的适应能力；对下肢截肢的残端还要进行残端承重训练，可以在垫子上进行训练，根据残肢的不同长度也可以利用其他辅助用具，如椅子等，开始从部分负重逐渐过渡到完全负重，这些训练对穿戴假肢是非常有利的。

第四节　不同部位的截肢手术

一、上肢截肢手术

1. 肩部截肢术

肩部截肢包括在腋窝皱褶水平或其近端的截肢，肱骨外科颈截肢，肩关节离断和肩胛带离断，这部位截肢的假肢装配均为肩关节离断假肢，但是假肢的功能很差。

(1) 肩胛带截肢术：又称肩胛胸廓间截肢术，包括肩胛骨、锁骨，上肢的全部结构切除。此手术有两种手术入路，即前侧入路和后侧入路，因后侧入路显露锁骨下动、静脉和臂丛神经较方便，易于操作，故仅介绍后侧入路。

后侧入路（Littlewood）：切口起自锁骨内侧端，沿锁骨向外，经肩峰下行，沿肩胛骨外缘达下角，向内至距中线 5cm 处止，形成的皮肤深筋膜瓣翻到肩胛骨内侧缘，切断斜方肌和背阔肌，再将提肩胛肌、大小菱形肌、前锯肌、肩胛舌骨肌等完全切断，锁骨骨膜下剥离，在内侧端切断锁骨和锁骨下肌，暴露锁骨下动、静脉和臂丛神经，按原则处理血管神经，从锁骨中央作前部切口，沿三角肌和胸大肌间沟下行到腋窝绕向后下方在肩胛骨外缘下方与后方切口汇合，切断胸大、小肌，肩胛胸廓间离断即完成，彻底止血，置入引流管，缝合皮肤。

(2) 肩关节离断术：前方切口开始于喙突，沿三角肌前缘延伸到达三角肌附着点，然后沿此肌肉的后缘向上到腋后皱褶的顶端，再从此切口的两端做经过腋窝的第二个切口。将三角肌向外侧牵拉，于胸大肌附着点将其切断。在肱二头肌的短头与喙肱肌之间显露神经血管束，双重结扎和切断腋动、静脉血管，确定胸肩峰动、静脉，同样方法处理。游离正中、尺、桡和肌皮神经，按原则分别将神经切断。将肱二头肌的短头与喙肱肌从喙突的附着点切断，从肱骨的附着点切断三角肌，向近端翻开后显露肩关节囊，将大圆肌和背阔肌在附着点附近切断，将上肢内旋显露短的外旋肌和肩关节囊的后方，切断所有这些结构，再将上肢外旋，切开肩关节囊的前方和冈下肌，将肱三头肌靠近附着点切断，切开肩关节的下方关节囊，肢体从躯干完全切除。将全部被切断的肌肉断端放入关节盂腔，并将其缝合在一起，用以填充肱骨头切除后造成的空虚，三角肌缝合到关节盂的下方，可以将明显突出的肩峰部分切除，闭合筋膜和皮下组织，间断缝合皮肤。

2. 上臂截肢术

以截骨部位为基础，作前后等长的皮瓣，结扎肱动、静脉，按处理原则切断神经。在截骨平面远端 1.3cm 切断前筋膜室的肌肉，在截骨平面远端 4～5cm 处切断肱三头肌。截断肱骨后，在距离骨端 0.3cm 处前后各钻一孔。将前后方的肌肉用丝线通过骨孔缝合固定。再将肱三头肌拉向前方覆盖截骨端，与前室的肌肉断端互相缝合，关闭切口。

3. 肘关节离断术

将前臂屈肌群从肱骨内上髁位于距起始部 1cm 处切断。前臂伸肌群在肘关节远端 5～6cm 处横行切断。关节完全离断后，要保留完整的肱骨关节面，将肱三头肌腱与肱二头肌腱、肱肌残端缝合，将肱骨外髁部的伸肌群肌膜瓣与肱骨内上髁残留屈肌断端相缝合，覆盖肱骨远端关节面。

4. 前臂截肢术

桡尺骨在同一水平截断，进行肌肉固定和肌肉成型术，在前臂近端截肢时，残肢短于 5cm 时，假肢接受腔的适合有困难，可以将肱二头肌腱从桡骨近端附着部切断并切除 2.5cm，这将相对延长了残肢的长度，以增加假肢接受腔的适合度，即使肱二头肌被切断失去了功能，由于肱肌的作用肘关节仍然可以保留一定的屈曲能力。

5. 腕关节离断术

以两侧茎突远端 2.5cm 处为切口的基础，做掌侧长、背侧短的两个皮瓣，长短比例约为 2∶1。处理血管与神经，将全部肌腱切断，任其回缩，切开关节囊，将腕骨及远端结构切除，切除尺、桡骨茎突，不要损伤下尺桡关节、三角韧带和桡、尺骨远端关节软骨面，以保持前臂的旋转活动及预防下尺桡关节炎造成的疼痛。如做经腕骨截肢术，对肌腱、神经、血管的处理同前，但应将伸、屈腕肌腱止点切断后，固定在残留的腕骨上，以发挥残存的伸、屈腕功能。

二、下肢截肢手术

（一）半骨盆切除术

从假肢安装的角度来看半骨盆切除的特征是：前方的腹直肌、腹斜肌、腰方肌与后方的臀大肌缝合，将腹膜包埋，断端的外下侧方为主要负重面；胸廓下部为辅助的负重部；作为假肢接受腔的悬吊部位是利用健侧髂骨翼上部与患侧的对称部位；如果有可能半骨盆切除时应设法保留髂嵴和坐骨结节，以利于假肢的悬吊和负重。由于假肢技术的改进，用于半骨盆切除术后的假肢能达到较为理想的装配，可以步行。

半骨盆切除术主要是因股骨近端和半侧骨盆部的恶性肿瘤而行此手术。手术系将一侧骨盆，前面从耻骨联合，后面到骶髂关节的近外侧面止，将髂骨纵行切开，用以切除整个下肢，是破坏性较大的一种手术。通常应用后方皮瓣法进行半骨盆切除。

1. 后方皮瓣法半骨盆切除术

从耻骨联合上方做皮肤切口，沿腹股沟韧带、髂嵴，再由髂后上棘转经大转子，沿臀大肌皱褶到坐骨结节，然后经过会阴部绕到前方，与切口起始部汇合。沿髂嵴切断全部腹肌和腹股沟韧带止点，在耻骨上缘切断腹直肌和腹股沟韧带止点。从腹膜外后侧剥离腹膜，将腹膜和腹腔内脏器官加以保护，将髂外动、静脉用 7 号丝线结扎和缝扎，按原则将股神经切断。沿耻骨下支做骨膜下剥离，将坐骨海绵体肌和会阴横肌剥离开，暴露耻骨联合，并将其切开。后部切口是游离臀大肌后下缘，在接近股骨附着处切断臀大肌止点，在臀大肌深面做钝性剥离，即可以将臀大肌皮瓣向后翻开，充分显露臀中肌、臀小肌、髋外旋肌群、坐骨神经和臀上、下动静脉，按原则切断神经和血管。自髂嵴后部切断背阔肌和腰方肌。经坐骨切迹向盆腔内引入一根线锯，于骶髂关节前方锯断髂骨或离断骶髂关节。切断骶结节韧带及骶棘韧带，将患肢和髂骨外旋后，结扎和切断闭孔动、静脉，切断闭孔神经，在骶髂关节平面切断髂腰肌，在耻骨的骨盆侧切断肛提肌，患侧半骨盆及下肢即被切除。彻底止血，将臀大肌、腰方肌、腹直肌，腹内、外斜肌和腰大肌缝合，用以包埋覆盖腹膜，放置引流管，缝合筋膜和皮肤。

2. 前方皮瓣法半骨盆切除术

当恶性肿瘤主要占据臀部后侧，采用通常的后方皮瓣法手术困难时则施行前方皮瓣法。患者健侧卧，用荷包缝合法缝合肛门。前方皮瓣是从髂前上棘外侧开始沿大腿前外侧向下至膝关节外侧上方 5～10cm，转向前内侧方，再沿内收肌将切口向近端延伸到会阴的皱襞部，将包括有大腿前方肌肉，股动、静脉和股神经的皮瓣翻向内上方，用温盐水纱布垫保护。切口从髂前上棘沿髂嵴向后到后正中线，再斜向下外与会阴部切口汇合。切断腹肌在髂嵴和耻骨上的止点，将髂肌从髂骨剥离，翻向内侧，将髂前上棘附着的腹股沟韧带和肌肉一起切断，将耻骨上、下支附着的肌肉和韧带全部切断。在距离耻骨联合 1cm 处截断耻骨，在骶髂关节外侧锯断髂骨，把髂肌向内侧牵拉，髂骨向外牵拉，显露坐骨切迹处的臀上下动静脉，坐骨神经、闭孔神经和血管按处理原则分别切断神经和血管。切断腰大肌、腰方肌、骶结节韧带和骶棘韧带，半侧骨盆及下肢即被切除。彻底止血，将前方软组织皮瓣向后翻转，覆盖创面，分层缝合，放置硅橡胶引流管，进行负压吸引。

3. 保守的半骨盆切除术

在严格意义上讲不是半骨盆切除，它保留髂骨翼的后部与骶髂关节的连接，它对假肢的悬吊很有利，假如有可能应保留坐骨结节。这对残端承重是非常有利的。

患者健侧卧位，切口从耻骨联合的健侧开始，向外与腹股沟韧带平行，到髂前上棘的下方，从腹股沟韧带切断腹肌，腹膜推向内上方，显露髂外动、静脉和股神经，按原则分别切断，切断髂腰肌、缝匠肌、股直肌，髂骨内外板骨膜下剥离，通过坐骨切迹用线锯将髂骨从髂前上棘下方截断，切断坐耻骨支附着的肌肉、韧带，于坐骨支的外上方与耻骨支中部切断。皮肤切口转向外后方到大转子，向下后方沿臀部皱褶向内前方绕过会阴，在耻骨联合上方与切口的起点相汇合，将臀大肌从止点切断，切断臀中、小肌，结扎切断臀上动、静脉，切断梨状肌和外旋肌群，切断坐骨神经，半侧骨盆和下肢被切除，将腹肌与臀肌缝合，缝合皮肤。

（二）髋关节离断术

皮肤切口取网球拍形，球拍的柄部为髂前上棘，切口起于髂前上棘，向下方 3～5cm，分成前内侧切口与腹股沟韧带平行至内收肌起点下 5cm，向后外绕到坐骨结节下 5cm 处。后外侧切口呈弧形至股骨大转子下 8cm，向后方绕行在坐骨结节下 5cm 处与前内侧切口汇合。前方显露股动、静脉和股神经，按处理原则切断，从髂前上、下棘处分别切断缝匠肌和股直肌。从耻骨下切断耻骨肌，从小转子部切断髂腰肌，于接近坐耻骨支起始部切断内收肌群和股薄肌。在耻骨肌、闭孔外肌和外旋肌群之间找到闭孔动、静脉，结扎切断。将闭孔外肌在近股骨附着处切断，从股骨大转子处切断臀中、小肌，切断阔筋膜张肌，切断臀大肌。显露坐骨神经，按处理原则切断，将梨状肌、上下孖肌、股方肌在股骨止点切断，环形切开髋关节囊，切断圆韧带，髋关节完全离断。将臀大肌、臀中、小肌缝合，并与耻骨肌及内收肌群的残端缝合。如果行小转子水平以下截肢时，可将髂腰肌自小转子切断，应将内收肌群从股骨截骨平面远端切断，最后缝合固定在截骨端，并于残留的股外侧肌缝合包埋截骨断端，这样可以避免术后残端屈曲和外展畸形，有利于假肢穿戴。

（三）大腿截肢术

皮肤切口可采用大腿前长后短、前后等长或内外侧等长的舌形皮瓣，或根据具体情况的非典型皮瓣。沿前方切口切断股四头肌，并向近端反折达截骨平面，作为肌肉筋膜瓣。在截骨平面近端的股管内双重结扎并切断股动、静脉。游离坐骨神经，切断坐骨神经，截断股骨。Hampton 主张将股骨截骨端的外侧应该修成斜面，以利于截骨端与假肢接受腔外侧壁之间形成更好的压力分布。为了获得残肢末端负重，肌肉的处理方法是，将股骨放在内收15°位，将内收大肌在张力下，通过钻孔缝合固定到截骨残端的外侧骨皮质上，尤其是大腿上 1/3 部位的截肢此种肌肉处理方法更为重要，不然，在大腿短残肢经常发生髋关节外展畸形，对假肢穿戴不利。通过钻孔把股四头肌缝合固定到截骨残端的后侧骨皮质上，保持股骨干于正常的伸直位，再将后和外侧肌肉与这两组肌肉缝合，关闭皮肤切口。伤口包扎后，用内、外侧的 U 形石膏固定，内侧石膏近端达会阴部的下方，外侧石膏近端要超过髋关节以上，保持髋关节于内收 15°和完全伸直位。

儿童大腿截肢与成人不同，一定要考虑到残肢的生长发育，要尽量保留残肢长度，膝关节离断比经股骨截肢更可取。股骨远端骨骺是股骨主要纵向生长的骨骺，约占 70%左右，股骨截肢后，股骨生长发育滞后，而周围软组织发育滞后的较少。肌肉断端的生长使残肢端肥胖臃肿，而相对的骨骼支架变小；既使儿童行膝关节离断，股骨的生长发育也会相对迟延；由于髋关节周围肌肉张力的改变可以导致髋臼发育不良，甚至可能造成髋关节半脱位。

（四）膝关节离断术

选择后方加长的腓肠肌肌皮瓣或前长后短的舌形皮瓣（前方皮瓣长度达到胫骨结节的远端，后方皮瓣长度要大于膝关节前后径的 1/3）；髌韧带从胫骨结节附着部切断；将髌骨切除；十字韧带从胫骨棘切断；游离和结扎切断腘动、静脉；切断腘神经和腓总神经，腘绳肌腱从小腿的附着部切断，腓肠肌的内外侧头从股骨髁后方切断；小腿从膝关节离断。股骨髁不需要再塑形；将髌韧带及腘绳肌腱与十字韧带相缝合；关闭皮肤切口。用前后方向的 U 形石膏固定。

（五）小腿截肢术

皮瓣的样式可以是前后等长的、前长后短的、小腿后方加长的肌皮瓣或根据实际需要的非典型皮瓣；要进行肌肉固定和肌肉成型术，近年来，为了获得残肢端的良好负重及小腿假肢的侧向稳定性，目前主张行胫腓骨远端融合术，其优点是：断端稳定；断端可以负重且增加断端负重面积；避免发生腓骨外展畸形；增加腓骨的侧向稳定性；骨膜成形后可保持正常的骨髓腔内压力，有助于改进骨端的循环状态。

手术方法：以切口为小腿后方加长的肌皮瓣为例，切口的起始点位于小腿内外侧，前后径的中点，预计截骨的水平。其后方皮瓣长度略大于小腿截肢平面的前后径，其前方半弧形切口基本与预计的截骨水平相一致。在切取肌皮瓣时应该在切开的同时将皮下组织与深筋膜及腓肠肌间断缝合，避免肌肉与皮下组织分离。将胫前、胫后动、静脉血管于截骨水平近端结扎切断。胫前及胫后神经按照处理原则于截骨水平近端切断。将小腿全部肌肉（除腓肠肌以外）在预计的截骨水平切断。在截骨水平的远端按照预先设定好的骨膜长度（胫骨前内侧 6cm、胫骨外侧 3cm、腓骨内侧 3cm、腓骨外侧 3cm）进行骨膜剥离，保护好骨膜，胫腓骨在同一水平截断，将胫骨断面的前下缘修整成斜面，边缘锉圆。行胫腓骨端骨膜成形融合术（将胫骨外侧和腓骨内侧相邻的骨膜互相缝合，再将胫骨前内侧与腓骨外侧的骨膜相缝合，即形成胫腓骨间的骨膜桥）。在距离胫骨截骨端 3mm 处，用细钻头或克氏针，由前向后贯通胫骨钻孔，与截骨水平相邻的腓肠肌在正常张力下，通过胫骨后方的钻孔进行缝合固定，将后方的腓肠肌肌皮瓣包向前方。腓肠肌端用可吸收线通过胫骨前方的钻孔进行缝合固定。最后将小腿前外侧的肌肉断端与腓肠肌断端用可吸收线互相缝合（即肌肉成形术），关闭伤口。膝关节伸直位用前后方向的U形石膏固定。

（六）踝部截肢（赛姆截肢）术

在儿童，赛姆截肢是可取的，它保留了胫腓骨远端的骨骺。应该强调的是赛姆截肢与踝关节离断术是截然不同的两种手术，踝关节离断术是禁忌的。

手术方法：赛姆截肢仅仅应用足跟部长的后方皮瓣，切口开始在外踝的远端，横行通过踝关节的前方，终止到内踝下方大约1cm处，然后切口垂直向下，横过足底到达外踝远端与切口的起点相汇合，足跖屈位，将前方踝关节囊切开。切断内侧三角韧带和外侧跟腓韧带。切开后关节囊，将跟腱于接近跟骨附着处切断。分离跟骨内外侧软组织，沿跟骨跖面行骨膜下剥离，仅保留足跟皮瓣，注意保留完整的皮下脂肪及其间隔，因为它是一种特殊的耐压组织。将足骨全部切除。于胫骨远端距离关节面0.5cm处做胫腓骨截骨，要求站立位时截骨面与地面平行，在不减弱假肢悬吊能力的情况下可将内、外踝的骨隆突切除一部分。胫后神经血管束不要与皮瓣分离，于皮瓣的远端结扎切断。为了避免足跟脂肪垫向后滑移，将跟腱固定到胫骨远端后方的钻孔处，胫前肌、伸趾长肌、伸踇长肌于切断前用丝线缝合作标记，于标记远侧方切断，最后将这些肌腱与足底部保留的跟骨骨膜相缝合，并将跟骨骨膜和内层的深筋膜与胫骨前下方骨膜相缝合。最后将足跟皮瓣的前缘与前方皮肤间断缝合，两端形成的“狗耳朵”因为它含有供应足跟皮瓣的血管，所以不要将其切除，而且以后残肢经过弹力绷带包扎形成的“狗耳朵”会逐渐消失。

（七）足部截肢术

1. 跖趾关节离断术

应该将切断的伸趾肌腱移位固定到背侧的关节囊上，这将有助于跖骨头的抬高，并且可以保持负重时使力量分散。在踇趾的跖趾关节离断，籽骨经常会回缩到第1跖骨的负重部，导致局部压力增高，形成胼胝和溃疡，为了防止籽骨向后移位，则应尽可能保留近节趾骨基底部，应该将籽骨完整的保留在近节趾骨基底，或用屈踇短肌腱固定，防止籽骨向近端回缩，这样也就防止了外侧4个跖骨头的突出。如不能进行屈踇短肌腱固定时则应该将籽骨切除。切除籽骨时要连同骨膜一起切除。第5趾的跖趾关节离断术，应将第5跖骨头切除，为了保持足外侧的圆滑外形和减少外侧皮肤受压以至破溃形成溃疡的危险。

2. 经跖骨截肢术

残留的跖骨长度是非常有价值的，在步态周期的支撑末期它作为杠杆的力臂，但是一个健康的耐用的软组织覆盖比骨的长度更重要。为了在没有张力下闭合皮肤，需要时应将跖骨短缩，足的肌力平衡在手术前就要认真地考虑，特别要注意到跟腱的问题，由于足的杠杆力臂变短，因此需要进行跟腱延长。

3. 中足截肢术

中足截肢包括跖跗关节离断（Lisfranc截肢）和中跗关节离断（Chopart截肢），中足截肢后使足的杠杆力臂明显变短，在正常行走过程中失去了非常重要的由前足行使的后蹬力量和弹跳能力，足的正常三点负重被破坏，由三点负重变成只有足跟部位一点负重，因此，对单足站立的稳定性也产生极大的影响，造成快速行走、跑和跳的障碍。这两种手术如果不进行肌力平衡，则后期一定会造成足的马蹄畸形，在手术前一定要认真考虑足的肌力平衡问题，特别要注意到足的背伸与跖屈之间的肌力平衡被破坏，因为背伸的肌肉完全被从附着点切断，而仅保留了力量强大的跟腱，没有背伸的肌力与之相对抗，所以一定要在减弱跟腱力量的同时还要重建足的背伸肌力。通常为了预防足的马蹄内翻畸形，需要进行跟腱延长，同时可以根据需要选择和利用适当的肌腱进行肌腱移位手术，如可以利用胫前肌、胫后肌、伸趾长肌、伸蹈长肌或腓骨肌等肌腱通过骨的钻孔固定到足背侧的适当部位，来重建足的背伸力量，达到肌力平衡的目的。

跖跗关节离断（Lisfranc 截肢），中跗关节离断（Chopart 截肢），这两种手术都是采用跖侧长背侧短的皮瓣，只是截肢的部位不同，则进行伸肌移位时也有差异。

4. 后足截肢术

Boyd 截肢和 Pirogoff 截肢这两种手术主要应用于儿童，因为它与赛姆截肢相比保留了较多的肢体长度和骨骺生长中心，不存在足跟垫移动的问题，改善了接受腔的悬吊。

Boyd 截肢术：做一个较长的跖侧皮瓣和一个较短的背侧皮瓣。经过跗骨间关节截除前足。它包括距骨切除，跟骨上移，行胫骨下端与跟骨融合术。其跟骨的跖面要与地面相平行。为了确保骨端对位和融合，可以采用一些相应的固定方法，如用斯氏针、松质骨螺钉、加压外固定架等。

Pirogoff 截肢术：此截肢是将胫骨与部分跟骨固定，即跟骨前半部切除，剩余的后半部分与足跟皮肤一同向前上方旋转 90°与胫骨远端关节面垂直，行融合术，为了确保骨端对位和融合，可以应用各种固定方法。

三、几种特殊的骨肿瘤截肢手术

此种手术适用于良性浸润广泛的骨肿瘤及低度恶性肿瘤。手术是将肿瘤所在段行骨膜外连同被侵犯的软组织广泛切除，截骨范围一般以包括 X 线片、CT 显示肿瘤破坏范围外正常骨 3～5cm 为宜。

（一）小腿向上反转成形术（Turn-up plasty of the leg）

在某些股骨或大腿软组织肿瘤病例，髋关节、粗隆区正常，小腿正常，而股骨粗隆下部的广泛股骨需要切除时，可以在广泛股骨和软组织肿瘤切除的同时行小腿向上反转成形术，而避免了髋关节离断。当整个股骨需要切除时，小腿向上翻转后，可以将外踝置入到髋臼形成关节。手术的原则是保护好全部大的血管和神经，并保存髋部的肌肉，尤其是髋部屈、伸和外展的肌力；小腿反转可能是矢状面，也可能是冠状面，小腿反转方向的选择决定于皮肤和肌肉切除的部位，假如进行完全反转成形，必须选择冠状面反转。

1. 保留股骨粗隆部的小腿翻转成形术

需要应用止血带，其方法是在大转子上端插入一枚斯氏针，再用橡皮止血带绕过腹股沟部，患者健侧卧位，于下肢外侧方切除 12～15cm 宽的条形皮肤，从大转子下部一直到踝关节，按需要将皮下的软组织切除，假如是恶性肿瘤切除，则应将肿瘤周围的一部分软组织一同切除，而最重要的是要保留大腿内后方的大血管和坐骨神经，从粗隆下进行股骨切除，要尽量保留粗隆下适当长度的股骨，为小腿向上翻转后接骨和内固定创造条件，股骨远端是自膝关节离断，为了能接受小腿向上翻转，要有良好的血管床的软组织创面。小腿外侧区的外和后方间室的肌肉要适当切除，避免小腿翻转时过多的软组织造成臃肿，可以切除腓骨，但是要保留骨间血管，小腿下端及足按照残肢长度的需要进行截除，可以应用腓骨作为髓内钉将股骨近端和胫骨远端固定，去除止血带，认真彻底地止血，将小腿下端在冠状面向上翻转到大腿部已准备好的软组织床中，胫骨远端和股骨近端相对合，给予牢固的内固定，置入引流管，关闭切口，术后应用髋人字石膏固定。

2. 全部股骨切除的小腿翻转成形术

当需要全部股骨切除时，可以用外踝插入髋臼做成假关节，在成人股骨切除时，胫骨近端要切除 4～5cm，在儿童为了保留胫腓骨近端骨骺，又不造成小腿翻转后残肢远端皮肤张力加大，可以行胫腓骨干的短缩截骨术。可以应用全髋关节置换的方法，要保留踝关节囊，与残留的髋关节囊相缝合，臀中肌可以与内踝的三角韧带相缝合，踝关节部位的胫腓联合要保留。假如在下肢前方有大片的皮肤瘢痕，可以采用矢状面小腿向上翻转术，大腿前方的瘢痕可以被切除，相应的小腿前方的皮肤和软组织也要按设计需要切除，将股骨从前方切除。

（二）旋转成形术（Turn around plasty，又称 Borggreve-van Ness Rotational Osteotomy）

下肢中间段（膝关节上下段）截除，将小腿远端肢体旋转截骨，旋转角度为 180°，使足尖朝向后方，同时按需要截除，保留小腿远端适当的长度，以使踝关节与健侧膝关节保持在同一水平上为准，术后患肢的踝关节行使膝关节的作用，一般此手术用于股骨远端的肿瘤切除，而股骨近端是正常的。手术适应证是：①股骨远端肿瘤可以全部切除；②血管神经正常；③小腿旋转截骨后踝关节与健侧膝关节在同一水平；④术前踝关节要有良好的主动屈伸功能；⑤踝关节的肌力应接近正常；⑥腓骨发育不良或缺损不是手术禁忌证；⑦足趾应完整；⑧一般手术者年龄在 12 岁以上。

手术方法：股骨远端肿瘤全部切除，皮肤切口的设计要求是要切除一块长菱形的皮肤，被切除的菱形皮肤范围要比原设计的切除肿瘤所要求的切口纵向长度大 5cm，于菱形皮肤切口远端的尖角处向下延长 8cm，显露腓总神经，并沿此神经向近端显露，一直到坐骨神经的分叉处，胫神经，股和腘血管从内收肌管中显露，把进入肿瘤区的血管结扎切断。于胫骨截骨水平将全部肌肉横断，于股骨近端截骨水平上方 5cm 处将大腿肌肉横断，用两枚克氏针分别平行插入近段股骨和远段胫骨，在已设计好的部位截断股骨和胫骨，肿瘤病变部位被全部切除，而断端空隙之间仅以神经血管结构架桥连接，小腿远端旋转 180°，将股骨与胫骨对合好，用钢板螺丝钉或带锁髓内钉内固定，神经血管束松弛弯曲，股四头肌与小腿三头肌相缝合，足趾伸肌与腘绳肌相缝合，一定要注意足的血运，将克氏针拔出，彻底止血，放置硅橡胶引流管，关闭切口。术后患肢的踝关节就代替了膝关节的作用，足部代替了小腿的作用，为安装特制的小腿假肢创造了良好的条件。

手术并发症：①小腿旋转后缺血；②截骨部位不愈合；③下肢的再旋转，造成新的膝关节对线不良。

第五节　残肢并发症及处理

一、早期并发症及处理

1. 出血和血肿

一般的原因是术中没做到仔细认真的止血，血管结扎不牢或血管断端的血栓脱落等，出血量大可以出现休克，血肿可以延迟伤口愈合，是造成感染和皮肤坏死的原因，一定要认真对待和处理。少量的出血可以局部加压包扎，出血量大应立即应用止血带，到手术室进行手术探查和彻底止血。一般的血肿可以局部穿刺，将血抽出后加压包扎，也可以根据情况拆除一两针缝线，将血肿引流后加压包扎。

2. 感染

感染使切口裂开，可以导致骨髓炎、伤口不愈合、窦道形成，最后瘢痕愈合，影响假肢穿戴。一旦感染应及时处理，除了全身应用对致病菌敏感的抗生素外，彻底地引流是非常重要的，应该做细菌培养和药敏实验，选择有效的抗生素，可以配合物理治疗，如超短波等，对长期不愈的慢性感染灶必要时可以手术彻底清创并应用含有抗生素的溶液进行持续冲洗，直到炎症完全被控制。

3. 皮肤坏死

小面积的皮肤坏死可以换药处理，较大面积的皮肤坏死，就要根据情况进行游离植皮或皮瓣移植来处理，甚至需要进行更高水平的再截肢手术。

4. 溃疡和窦道

可以行刮除术，中西药物换药治疗，可以彻底清创，缝合皮肤，放置引流管进行持续灌洗。如果皮肤缺损，可以应用皮瓣移植关闭伤口。

二、晚期并发症及处理

1. 残肢外形不良

一般为不适当的手术所致，如圆锥状残肢，即骨端突出于皮下；小腿截肢腓骨残留比胫骨长，并且腓骨端突出于皮下；腓骨外展畸形；这些都影响假肢接受腔的适配。只有影响假肢穿戴时才是手术矫治的适应证。

2. 皮肤瘢痕和皮肤增生角化

当病变区皮肤受到假肢接受腔壁的压迫和摩擦时很容易破溃，且不易愈合，较大面积的瘢痕，尤其是增生的早期瘢痕，将影响假肢穿戴。可以试用穿戴由硅橡胶制作的残肢内套，使残肢皮肤不直接与假肢接受腔相接触。

3. 皮肤及软组织臃肿

影响对假肢接受腔的适配和对假肢的控制能力，应进行手术处理。

4. 关节挛缩畸形

关节挛缩多发生在上臂截肢后肩关节内收挛缩、前臂截肢后肘关节屈曲挛缩，大腿残肢的髋关节屈曲、外展、外旋挛缩和小腿残肢的膝关节屈曲挛缩，足部残肢的马蹄内翻等。轻度畸形影响假肢的对线，当畸形较严重时则不能穿戴假肢。截肢手术后早期预防关节挛缩是非常关键的，肢体应放在正确的体位，早期进行增强肌肉力量及增加关节活动的功能锻炼。对挛缩畸形一定要早发现、早处理，一旦发生轻度挛缩，可以通过正确摆放残肢体位，被动拉伸关节来矫正。对中度和严重的固定性挛缩畸形可能需要应用楔形石膏或外固定架逐渐牵拉矫正的方法。或者进行手术松解挛缩组织。对因局部疤痕挛缩造成的关节畸形，如果不能佩戴假肢者，就应该进行瘢痕切除游离植皮或皮瓣移植。

5. 残肢痛

残肢痛的原因较多，可分为下列 4 类：神经断端刺激所致，神经瘤粘连或位于瘢痕内受到牵拉是造成疼痛的原因；残肢端循环障碍所致疼痛；残端肌肉紧张异常所致疼痛；残端骨刺等。根据具体情况采用不同的治疗方法，如物理疗法、药物疗法等。对保守疗法无效者，可采用手术治疗，如神经瘤切除术、残端骨刺切除术等。

6. 幻肢及幻肢痛

几乎每个截肢患者都有或多或少的被截肢部分肢体仍然存在的感觉，这个感觉可能逐渐模糊，但是很少有疼痛，一般这种幻觉逐渐消失，特别是穿戴假肢以后。截肢术后仍存有已截除的手和脚的幻觉是谓幻肢；发生在该患肢的疼痛称为幻肢痛。幻肢痛的性质常有不同表现，如痒、针刺状、火灼感、冰冷感、蚂蚁匐行感等。幻肢痛严重可伴有同侧感觉过敏、出汗异常、自主神经系统功能不稳定等，可能在排尿或性交时引起幻肢痛加重。极少数情况下幻肢痛非常严重，且难以治疗。虽然在少数情况下幻肢痛可通过局部神经瘤切除或残端肌肉成形翻修术来缓解，但多数情况下需要更为全面地治疗。患者需要接受全面的心理评估，然后采用如局部神经阻滞和鉴别性脊椎麻醉等诊断措施，进行生理性评估。成功的治疗措施可能包括药物治疗、心理治疗、经皮或直接的神经电刺激或联合使用这些方法。

幻肢痛的治疗包括：①物理治疗：可进行 TENS、超声、低频脉冲电疗、干扰电、按摩、水疗等。②中枢性镇痛剂：一般性痛，可以由下列药品任选一种，阿米替林、丙咪嗪、奋乃静；较严重性痛，可以应用下述药物，卡马西平、丙戊酸钠、苯妥英钠；可以应用神经妥乐平，大剂量静脉给药，每日 2 次，每次 5 支，应用 10 天后减量，改为口服。③心理治疗：利用催眠、松弛、合理情绪疗法等；④针灸治疗；⑤穿戴假肢：截肢术后尽早穿戴假肢有减轻幻肢痛的效果；⑥手术治疗，如因神经瘤所致，可以手术将神经瘤切除。

第六节　儿童截肢

儿童截肢在操作技术上虽然与成人没有很大的差别，但是对儿童肢体解剖结构和生长发育的因素一定要考虑，则截肢的原则有所不同。儿童截肢的理想水平没有作为限定的常规，然而在儿童要比成人采取更加保守的方法，应尽可能保留残肢的长度。特别是关节离断和邻近骨骺部位的保留是更可取的，换言之，膝、肘、腕关节的保留比关节离断更可取。儿童的皮肤和皮下组织更耐受在张力下缝合关闭伤口，中厚层皮肤游离植皮比成人更容易提供永久的皮肤覆盖，儿童皮肤对假肢的耐压性能较强。断端肌肉的处理应行肌肉成形术，用以覆盖骨端，而不是行肌肉固定术，肌肉固定术对骨远端有损伤，可能造成骨端的过度生长，这是由于骨端组织的生长所致，而不是由残肢近端骨骺生长造成，它导致骨端呈钉尖样，可能穿破皮肤，造成感染。用骨膜骨皮质瓣覆盖骨端的方法可以限制骨端不良的过度生长。儿童截肢切断的神经假如不处理都长成神经瘤，但一般很少引起不适。儿童截肢后的幻肢感常存在，然而很少有烦恼，当截肢年龄较小，幻肢感模糊不清，很少发生幻肢痛。

（崔寿昌）

参考文献

1. 华积德. 肿瘤外科学. 北京：人民军医出版社，1995.
2. 崔寿昌，赵辉三，赵利，等. 要重视截肢理论和技术水平的提高. 中华骨科杂志，1997，3：183.
3. 桂生. 骨科手术学. 北京：人民卫生出版社，1985.
4. Walther H. O. Bohne. Atlas of Amputation Surgery，1st edition. New York：Thieme Medical Publishers Inc，1987.
5. 泽村诚志，著. 萧英宏，译. 截肢义肢学. 台湾省：私立树人仁德医事职业学校编印，1985.
6. 徐万鹏，冯传汉. 骨科肿瘤学. 北京：人民军医出版社，2001.

第 13 章 软组织肉瘤的外科治疗

对软组织肉瘤的治疗仍以手术治疗为主，但是此类手术目前仍无法普遍开展，对于没有软组织肉瘤处理经验的外科医生，最好不要独立处理，以免治疗不当，引起严重后果，给后续治疗带来困难。即使首诊诊断明确，首选治疗如不正确，治疗的结果是患者的生命可能受到伤害，此情况临床并不少见。因此，首诊怀疑软组织肉瘤时，应将患者转至较大的肿瘤专科医院就诊，避免误诊、误治。

第一节 手术类型

软组织肿瘤切除手术是以切除肿瘤大小及范围制定的。常分为四种类型，即囊内切除术、边缘切除术、广泛切除术、根治性切除术（间室切除术、截肢术）。另外有些手术术后必须进行修复重建术等。

一、囊内切除术

指经肿物内切除，肿瘤的假包膜残留，可能切除部分或全部瘤组织的方法。这种方法手术后，大量的瘤组织遗留，确诊为恶性肿瘤后要作再次切除。如果为恶性肿瘤其术后复发率100%。仅用于切取活组织检查或一些小的良性肿瘤如脂肪瘤等。

二、边缘切除术

指经肿瘤的真或假包膜外将肿瘤全部切除的手术方法，可能留下微小的病变组织。多用在较大良性肿瘤，可以一次性完成治疗。在某些位置深在的肿瘤，如盆腔肿瘤，常因条件所限，仅能行瘤内剜除术，虽大体切除了肿瘤，但将壁残留形成“肉瘤壳”。由于肿瘤破碎污染手术区，再行手术根治已无可能。因此要尽量避免此种手术操作，除非系姑息性手术或作为综合治疗的一个环节时采用。也可以用在肉瘤紧邻重要结构或肿瘤巨大，无理想切缘时。这种手术方法仅能切除肉眼所见到的瘤体，而大多数病例有微小瘤组织残留。应该追加其他治疗，但复发率很高，大于85%。

三、广泛切除术

指整块切除肿瘤及其假包膜和肿瘤外的正常组织。理论上的广泛切除指在肿瘤多维方向以外，应包括肿瘤外的正常组织中3～5cm处作为切缘。其基本原则是手术时，应在“正常组织内”进行，包括手术前曾取活检区域以及皮下出血部位，肿瘤及假薄膜及周围一定范围的正常组织一并切除。肿瘤外科手术的原则应保证术野中无肿瘤暴露出，假如手术见到肿瘤暴露，则增加了手术后局部复发的危险性。肿瘤巨大或界限不明，更应超越5cm切除界限。文献报道即使这样的手术仍有可能发生局部复发及转移。

广泛切除术设定的只是一种假想的安全距离，跳跃性病灶的残留是完全可能的，复发率较高约 30%～50%。广泛切除术适用于各种软组织恶性肿瘤，但对表浅的早期软组织恶性肿瘤治愈率较高。在临床上，多数广泛切除病例的复发并不是长、宽切缘的不足，而是肿瘤基底切除不充分所致，真正能达到肿瘤多维方向的广泛切除很少，这也可能是造成广泛切除术后复发率居高不下的原因之一。因此除强调肉瘤广泛切除的平面 3～5cm 范围外，更应注意肿瘤基底部的切除范围，即应达到三维广泛切除的要求，只有这样才是减少局部复发的重要保证。如果术后应用放疗需术中即刻置银夹标记以提示放疗的周围范围。广泛切除时并不需切除相应淋巴引流区，除非临床怀疑及证实有淋巴结转移时。肉瘤局部切除后，为补救而行瘤床广泛切除术时，亦应以此原则设计合理切缘。

四、根治性切除术

也有称间室切除术。间室切除术是近年来提出的一种以间室概念为基础的手术方法。人体内某些部位的解剖学结构具有自然屏障作用，当肿瘤位于其中时，在相当一段时间内，对肿瘤有一定的约束作用。将此类结构连同肉瘤全部切除，可视为局部根治。间室切除术的局部复发率明显低于广泛切除术，复发率 5%～18%。然而，虽然这种手术方法设计合理，效果优良，但临床适宜开展根治性切除的部位较少，据文献统计不足 20%。同时间室切除术的组织损毁相当严重，有些遗留的肢体功能等问题，即使修复重建，就当前的技术水平也是无能为力的。根治性切除术能消除跳跃性转移瘤残存的可能性。间室切除术适用有明显间室部位如大腿内侧、前侧、后侧，小腿的前侧、外侧、后侧及前臂、上臂的恶性肿瘤，其疗效取决于肿瘤离间室边界的远近。肉瘤根治性间室切除术包括：大腿内收肌群间室切除术、股四头肌群前间室切除术、大腿后侧间室切除术、小腿前侧肌群间室切除术、小腿后侧肌群间室切除术等以及各种截肢术如肩胛带切除术、肢体肉瘤截肢术、半骨盆切除术、各种关节离断术。

第二节　软组织肉瘤的外科分期与手术类型的选择

Enneking 在 1977 年提出了肌肉骨骼的外科分期系统，认为肿瘤手术应考虑肿瘤的解剖学部位（解剖学间室 T）、外科病理分级（G）、有无区域或远处转移（M），设计出 GTM 外科分期系统。外科病理分级是指肿瘤的良、恶性分度，用 G 表示，G_0属良性，G_1属低度恶性，G_2属高度恶性。外科区域是指肿瘤的侵袭范围，以肿瘤囊和间室为分界，用 T 表示，T_0为囊内，T_1为囊外但仍在间室内，T_2为囊外和间室外。转移是指有无区域转移或远处转移，用 M 表示，M_0为无转移，M_1为转移。软组织肿瘤手术将三者结合来制定手术方式。

外科分期是根据恶性肿瘤分级和转移，再根据其所在间室部位而组成。良性肿瘤用阿拉伯数字 1、2、3 表示，分别代表潜隐性、活动性和侵袭性。恶性肿瘤用罗马字Ⅰ、Ⅱ、Ⅲ表示，Ⅰ为低度恶性，Ⅱ为高度恶性，Ⅲ表示存在区域性和远处转移。肿瘤侵袭范围以 A、B 表示，A 为肿瘤在间室内，B 为在间室外（表 13－1）。

表 13－1　Enneking 外科分期

外科分期	$Ⅰ_A$	$Ⅰ_B$	$Ⅱ_A$	$Ⅱ_B$	$Ⅲ_A$	$Ⅲ_B$
分级	G_1	G_1	G_2	G_2	G_{1-2}	G_{1-2}
部位	T_1	T_2	T_1	T_2	T_1	T_2
转移	M_0	M_0	M_0	M_0	M_1	M_1

软组织肿瘤手术方式是依据肿瘤解剖部位判定的。根据 Enneking 外科分期系统及治疗原则，对于良性肿瘤，可行囊内手术，即在肿瘤内进行手术，对于具有侵袭性的良性肿瘤，则宜行边缘切除，要求手术最少应在反应区外进行；而对于恶性肿瘤，应严格依照 Enneking 外科分期所要求，进行广泛切除（在反应区外的正常组织内手术）或根治性切除（在间室外的正常组织内手术）（表 13－2，13－3）

表 13－2　良性肿瘤分期与手术种类

分期	分级	部位	转移	手术选择及辅助治疗
1	G_0	T_0	M_0	囊内切除
2	G_0	T_0	M_0	边缘切除或囊内切除＋有效辅助
3	G_1	T_{1-2}	M_{0-1}	广泛切除或边缘切除＋有效辅助

表 13－3　恶性肿瘤分期与手术种类

分期	分级	部位	转移	手术选择及辅助治疗
Ⅰ A	G_1	T_1	M_0	广泛手术：广泛局部切除
Ⅰ B	G_1	T_2	M_0	广泛手术：截肢
Ⅱ A	G_2	T_1	M_0	根治手术：根治性整块切除
Ⅱ B	G_2	T_2	M_0	根治手术：根治性截肢
Ⅲ A	G_{1-2}	T_1	M_1	转移灶切除－根治切除或姑息性手术
Ⅲ B	G_{1-2}	T_2	M_1	转移灶切除－根治性截肢或姑息性手术

软组织肉瘤可发生于全身各部位，除考虑病变的解剖部位外，还应结合影像学检查，根据肿瘤分期、分级确定手术范围及切缘。对于功能毁损严重及创面无法覆盖时，应予以修复重建。

第三节　软组织缺损的修复重建技术

随着整形外科技巧及技术的进步，修复躯体和肢体复杂软组织缺损已经成为可能。肿瘤科医师应该选用可行的修复和重建的方法，以达到最佳的缺损覆盖和功能恢复。如果伤口不能一期缝合，可以选择多种方式重建，包括植皮、局部肌瓣、皮肤及筋膜瓣、游离皮瓣。最常用的软组织覆盖方式是：植皮、旋转皮瓣和游离皮瓣。肌皮瓣切取是组织瓣移植手术成功的关键。尽管只有很少的病例报道在软组织重建过程中出现种植性转移，但手术过程中必须尽可能地避免。局部转移皮瓣比游离皮瓣更容易出现种植性转移，因为这些皮瓣与切除肿瘤后的缺损相连。例如，以腹直肌肌瓣修复大腿内侧缺损，可能造成腹壁的种植性转移。如果不按照正确的步骤操作，即使游离的肌皮瓣和植皮也可以造成种植性转移。

一、常见皮瓣、肌瓣、肌皮瓣的设计应用

1. 皮瓣、肌瓣、肌皮瓣的设计

（1）皮瓣：皮瓣是指包括皮肤及其附着的皮下组织所形成的组织块。在瘢痕区裸露的骨、肌腱及主要血管神经等组织的创面上，不能移植游离皮肤，而需要应用皮瓣移植。

厚皮片对于未做过放疗的表浅缺损，其肌肉或者筋膜床有良好血供者，可以获得良好的创面覆盖。任何承重区的皮片一期移植的效果均较差。例如髂骨区或者足部承重区，如果没有附加肌瓣，植皮的效果特别差。

（2）肌瓣：肌肉瓣简称为肌瓣，是利用身体中某块肌肉或其部分进行局部转移或远隔移植。主要用于：重要肌肉功能重建，充填空腔，覆盖创面。有的需在移植的肌瓣上植游离皮片。局部旋转肌瓣常用于软组织肉瘤切除后的缺损覆盖，特别是对于局部放疗后并且需要软组织填充的区域。

当使用肌瓣时，不需要将皮下层一并移植。一般来说，植皮区有感觉，远期效果比肌肉及其皮下组织移植要好。这种情况在肢体的全部区域最明显。

（3）肌皮瓣：肌皮瓣是指利用身体中某块肌肉或肌肉的一部分连同其浅层的皮下组织及皮肤一起切取，使之成复合组织瓣移植。肌皮瓣的选择取决于缺损区的情况和对供区可能带来的损害。只有在应用游离植皮和局部皮瓣不能获得满意效果的情况下才应用肌皮瓣。主要用于修复大面积皮肤缺损或同时重建缺失肌肉的功能。随着手术区域更多的出现在上肢或者下肢的远端，游离皮瓣的使用也逐渐增多。特别是游离带血管蒂的皮瓣、肌皮瓣更适合于前臂远端，手足部的缺损修复及上臂、胸壁、腹壁、胫前的缺损修复。

2. 带血管蒂皮瓣的特点

一块皮瓣中包含一组或数组（至少一组）知名血管，早期在受区依靠本身携带的血管维持代谢。蒂部的皮肤和皮下组织保持完好的，即是典型的轴型皮瓣。蒂部的皮肤和皮下组织均被切断，仅有血管相连者，称血管蒂皮瓣。经皮下隧道转位的也称岛状皮瓣转位。由于众多供区的发现，带蒂组织瓣转位，已成为修复的绝对主流。常见的皮瓣有：

（1）肩胛皮瓣：皮瓣位于肩胛骨的后方，肩胛冈的下部，由旋肩胛动、静脉提供营养。主要用来修复腋窝和上臂。

（2）上臂外侧皮瓣：皮瓣位于上臂的外侧，血供来自桡侧副动脉。可制成顺行皮瓣修复肩部，也可制成逆行皮瓣修复肘部。

（3）前臂桡侧皮瓣：位于前臂桡侧，血供来自桡动、静脉。可制成顺行和逆行皮瓣，几乎可以修复上肢的任何一个部位的缺损。由于需要牺牲一支主干动脉，近年来使用明显减少。

（4）前臂尺侧皮瓣：皮瓣位于前臂尺侧，供血动脉为尺动脉腕上皮支。由于皮瓣为逆行，以修复手部缺损为主。由于该皮瓣不牺牲主干血管，故近年来使用较多，基本上代替了需牺牲尺或桡动脉的前臂皮瓣。

（5）前臂背侧皮瓣：前臂背侧皮瓣位于前臂背侧的中部，供血动脉为骨间背侧动脉。逆行转位，可修复于背部的缺损。

（6）示指背侧皮瓣：位于示指近节的背侧，以第 1 掌背动脉、指背动脉及桡神经浅支为蒂，提供营养。虽然皮瓣较小，但修复虎口和拇指的创面较好。

（7）剔骨皮瓣：由于手部的肉瘤往往切除范围较大，修复时可以利用临近残指，剔除指骨保留皮瓣。以指一侧的动、静脉为供血来源。根据不同的情况，获取不同的皮瓣，临床实用性非常强。

（8）股前外侧皮瓣：位于大腿的前外侧。营养血管为旋股外侧动脉降支。皮瓣切取面积大，带蒂转位可修复大粗隆、会阴部及腹股沟区。旋股外侧动脉的降支在大腿外侧下方与膝外上动脉交通，还可以此血管为蒂制成逆行皮瓣，用来修复膝关节附近的创面。

（9）股后侧皮瓣：以第三穿动脉为血管蒂的股后皮瓣，位于大腿后方的中下部。股后侧皮瓣是修复腘窝部缺损的理想供区，切取也比较简单。

（10）外踝上皮瓣：外踝上皮瓣是一种逆行皮瓣，位于小腿外下方，外踝之上。腓动脉在下胫腓韧带近端发出外踝上动脉，其中升支血管即为皮瓣的营养血管。可用来修复小腿下1/3、踝部及足部创面。其优点也是不牺牲下肢的主干血管。

（11）足背皮瓣：足背皮瓣以足背动脉为血管蒂，可制成感觉皮瓣，修复足跟、踝部及小腿下方。由于要牺牲主干血管，且足背供区植皮不易成活，即使早期成活，后期也因易破损等近年使用较少。但在软组织肉瘤专业，有时仍有重要意义。

（12）足底内侧皮瓣：位于足弓的下方，足底的非负重区。营养血管为胫后动脉出踝管后分成的跖内侧动脉。由于有跖内侧神经的伴行，故也可以制成感觉皮瓣。跖内侧皮瓣是修复足跟负重区的首选。而且供区植皮非常容易成活，对行走无任何影响。

（13）第 1 趾蹼皮瓣：位于第 1、2 足趾之间，营养血管为足背动脉分出第一趾背动脉再分出的第 1、2 趾动脉。多以第 1 趾背动脉为蒂。只用来修复跖骨头负重区，对于前足背部的一些创面覆盖也适用。

3. 带血管蒂的肌瓣和肌皮瓣

（1）血管蒂肌瓣和肌皮瓣特点：四肢主干血管一般来说，几乎都可以成为肌肉的营养血管，然后经肌皮血管营养皮肤。在预制肌皮瓣时，可以仅保留神经血管蒂，其他组织全部切断。也可以同时保留一侧肌肉的附着点及一少部分的皮肤联系，视具体情况而定。后者由于维系的组织较多，更有利于成活，术后出现血管危象的机会也相对少一些。能制成肌皮瓣的肌肉，几乎都可以制成肌瓣。根据创面的大小、部位及形状设计合适的肌皮瓣。切取肌皮瓣修复缺损的组织时，注意血管长度及走行、血管蒂的口径、肌皮瓣的供血类型、肌皮瓣切取的大小及对供区造成的影响，应最大限度满足受区修复，同时尽量减少供区的影响。一般应以肌肉血管蒂部为中心，按该肌及其供养皮瓣的范围，沿其旋转弧测量转移瓣的远端，并达到受区的最远端，稍有富余为宜。肌皮瓣转移后，先将远端缝在受区的最远处或受区的适当位置。缝合前用手轻轻牵拉肌皮瓣达预定的缝合位置，观察蒂部张力及皮缘的血运，血运满意后再缝合固定。肌皮瓣的选择应遵循就近取材的原则。

肌皮瓣切取条件：

1）由肌肉上和肌肉内走行肌皮肤动脉供给皮肤血运。

2）有协同肌可代偿其所丧失的重要功能。

3）以血管蒂为轴有相当大的旋转范围。

Mathes 和 Nahai（1981）通过实验观察，将人体可形成肌皮瓣的肌肉分为 5 种类型：

1）单一血管蒂型：进入肌肉的营养血管只有一组。

2）优势血管蒂加小血管蒂型：在肌肉的起点或止点有一组较粗大的血管蒂，此外还有小的血管蒂进入肌腹。

3）双优势血管蒂型：有两个大的血管蒂来自不同的动脉供给肌肉。

4）节段性血管蒂型：一块肌肉由几组节段血管供给。

5）一优势血管蒂加次要的节段血管蒂型。

（2）切取肌皮瓣的方法：切取岛状肌皮瓣按显露血管蒂的先后分以下两种方法：

1）顺行切取：即按解剖位置先将血管蒂部露出来，再根据设计向远侧切取肌皮瓣。血管蒂包括在切取的组织瓣内。

2）逆行切取：关键在首先切开肌皮瓣的远端皮肤和肌皮瓣的边缘，由远而近的解剖，在肌皮瓣的近端显露血管蒂部，加以保护，切断其他组织，形成仅带血管蒂的肌皮瓣，血管蒂的方向与血流方向相反者，称逆行皮瓣。较前者安全，操作方便。

（3）常用肌皮瓣

1）背阔肌皮瓣：背阔肌皮瓣是修复肩胛区和上肢最常用的肌皮瓣，可以提供旋转皮瓣。此皮瓣可以提供胸腹部或者肘部以上区域的缺损覆盖和功能重建，转位可修复头、颈、肩、前胸及上肢多处缺损，如重建三角肌、肱三头肌。

背阔肌肌皮瓣代三角肌手术设计：

背阔肌是人体最大的一块三角形扁平肌，肌腹宽大，肌力强，该肌肉两端均为肌腱，便于转位后缝合。手术中根据需要可切除全部或部分肌瓣，由于背阔肌由肩胛下动脉终支——胸背动脉血供，此动脉在背阔肌近侧距腋皱襞 6～7cm 处进入该肌，末梢分内、外侧支，外侧支又分 2～3 支至肌前下部，供应范围大，胸背动脉平均长 7.4cm。自肩胛下动脉起点至外侧支入肌点长约 10cm，外径平均 2.3mm。背阔肌受胸背神经支配，一般起自腱前上缘平面上下 1cm 以内，与胸背动脉交叉后入肌，长约 7cm 左右，分为单干型及分散型两种，肌支多数走向起腱，少数走向止腱，与一般肌肉相反，肌支在厚层处呈分散型，在薄层处呈单干型。因为其上述解剖特点，所以切取的该肌瓣血运好（血管神经蒂长达 10cm，血管直径粗），适于较长距离的转位。而且背阔肌的内收、内旋、后伸肱骨等功能由胸大肌、大圆肌、肩胛下肌及修复后的三角肌等协同完成，对上肢功能无明显影响，是修复三角肌较理想的肌瓣移植材料。供区隐蔽，切取后创面多能直接缝合，对外观无影响。

肌瓣设计与转位：上臂后侧与躯干移行处为起点，沿背阔肌前缘下行 15～17cm，折向第 7 胸椎棘突旁 2cm，恰好为背阔肌后缘，沿背阔肌后缘向起点移行，作一连线，勾出与三角肌形状相似的三角形肌瓣。按所设计的切口切开，在近端分离血管神经蒂后，横断三角形底边的背阔肌，将肌瓣向近端掀起，在肱骨小结节嵴处，切断背阔肌止点，通过腋后或腋前途径，将游离的背阔肌转位倒置于原三角肌处，先缝合近端（即锁骨外端，肩峰和肩胛冈三角肌起始端），调节好肌张力，然后在肩关节外展 90°位将远端缝合（即三角肌粗隆止点）。

2）胸大肌皮瓣：位于一侧胸前部，呈扇形。主要营养血管来自胸肩峰动脉的上胸肌支，另一为来自腋动脉的下胸肌支。依上述两组神经血管，可以形成上、下两块肌皮瓣。胸大肌皮瓣可以胸肩峰动脉为蒂进行旋转，修复肩部的缺损。面积、体积均小于背阔肌，使用较少。胸大肌皮瓣转位也可以修复头、颈、腋及上肢等多处缺损。供区需皮片移植，术后早期常有紧缩感和外观不理想等是其不足。

3）腹直肌皮瓣：位于腹壁中线两侧各一。主要供血动脉为腹壁上动脉和腹壁下动脉。腹直肌皮瓣有独立的近端及远端血供。在大多数情况下可以较好的覆盖缺损。保留脐旁皮动脉时，肌皮瓣和脐旁皮瓣可制成一个肌皮瓣。供区多能直接缝合。以腹壁上动脉为蒂时，可以再造乳房，修复侧腹壁等缺损。以腹壁下动脉为蒂时可以修复两髂嵴及其以下区域。如果切除乳房的内侧，腹直肌的近端血供将受到影响。

4）腹外斜肌皮瓣：肌皮瓣的主体位于腹前壁的 1/4，并可以适当外延。肌皮瓣的主要营养血管为第 10、11 肋间动脉和肋下动脉分出的肋间外侧动脉的内侧支。该血管在腹外斜肌深面行走营养腹外斜肌，并经肌皮血管营养皮肤。该肌皮瓣的面积较大，可以修复下胸壁的缺损，是比较可靠的皮瓣也是修复髂臀部的较理想供区。供区多能直接缝合。

5）臀大肌皮瓣：位于臀部，主要营养血管为臀上动脉和臀下动脉，两血管在肌肉有丰富的吻合。修复骶骨和髂骨区远端外侧时作用有限。供区常需皮片移植。

6）阔筋膜张肌皮瓣：位于髂部至大腿的外侧，属于肌筋膜皮瓣。主要抵达较远的部位。常用来修复同侧的股骨大粗隆、臀部、腹股沟区、下腹壁及会阴等区。由于狭长的皮瓣愈合不良，筋膜组织愈合缓慢。供区缺损宽度在 8～9cm 左右，多能直接缝合。

7）缝匠肌皮瓣：呈长条形状，位于大腿的前方。血供呈节段性，可根据不同的受区制成缝匠肌上部肌皮瓣和缝匠肌下部肌皮瓣。供区直接缝合。

8）股直肌皮瓣：股直肌为股四头肌中间相对独立的部分，可以形成肌皮瓣。位于大腿前方的中央区。主要营养血管为旋股外侧动脉的分支。股直肌皮瓣的应用和范围与阔筋膜张肌的应用范围相似，可以修复下腹壁缺损，可以双侧应用，转位后对股四头肌的功能影响不大。供区多可直接缝合。

9）股薄肌皮瓣：肌皮瓣呈长条形，位于大腿的内侧。营养血管来自股深动脉。可以肌皮瓣或者肌瓣修复，可修复坐骨及会阴等部位。也可以覆盖大腿前侧肉瘤切除后造成的血管暴露。修复下腹壁时可使用双侧同时转位，以弥补肌腹较窄的缺点。供区可直接缝合。

10）腓肠肌皮瓣：位于小腿的后方。由于腓肠肌内、外侧头分别有供血系统，故可以制成腓肠肌内侧头肌皮瓣和腓肠肌外侧头肌皮瓣。内侧头和外侧头均可独立的旋转，修复小腿上 1/3 的缺损。临床多用来覆盖膝关节及胫骨前方的裸露创面。供区需皮片移植。

11）比目鱼肌瓣：比目鱼肌由于位于腓肠肌之深面，不直接与皮肤接触，故不能形成肌皮瓣，而只能制成肌瓣。比目鱼肌为多源供血。主要供血动脉为胫后动脉的比目鱼肌支。以主要血管为蒂可以制成顺行肌瓣。以远端较小的营养血管为蒂可以制成逆行肌瓣。比目鱼肌瓣可以覆盖小腿前侧中 1/3 处的缺损。此部位的其他皮瓣修复效果较差。转位后，需在肌瓣上移植皮片。

二、围手术期的管理

完善的术前准备是组织瓣成功的重要措施。首先术者术前拟定手术方案。其次患者全身准备包括心理准备，提高手术耐受力，完善必要的辅助检查。

（一）血管选用

1. 一般选用的血管有一条动脉和两条伴行静脉，静脉血能充分回流。

2. 血管要有适当的长度和口径，受区血管的口径与移植组织的血管口径相一致，避免口径相差悬殊，在吻合口出现血管壁皱缩，形成涡流发生血栓。

3. 带神经的组织瓣移植，受区也应找到适当的感觉和运动神经备用。

4. 带肌肉或肌腱的组织瓣移植时，受区应有相应能缝合的肌肉或肌腱。

（二）供区准备

1. 提供组织瓣移植部位的皮肤外观应正常。

2. 游离组织瓣切取后，对局部功能和外观不应造成明显的影响。

3. 带有皮肤的组织瓣移植时，须考虑与受区的肤色和毛发分布相适应。厚薄也应与受区缺损组织尽量一致。切取的组织长宽比例一般应比创面大 2～3cm，若皮下脂肪厚，肌肉多时，相应加大组织瓣切取面积。

4. 切口设计既要满足受区的需要，还要考虑到供区功能以及移植组织的血管解剖特点。

5. 修复足底、足跟等特殊部位需移植带感觉神经的组织瓣，如足背皮瓣或股前外侧皮瓣等。

（三）术后治疗

1. 防治感染

组织瓣移植手术时间较长，这就增加了感染机会，一旦感染，伤口延迟愈合，炎症刺激血管引起痉挛甚至闭塞。

2. 防治血管痉挛

血管痉挛是组织瓣移植中常见的血管危象。根据引起的原因，术后常规采用以下措施：酌情采用止痛剂或镇痛泵，经留置的硬膜外导管持续给药止痛 3 天；患肢制动，保持舒适体位；补充血容量，维持正常血压；局部和全身保湿，室温保持在 25℃左右；避免应用对血管刺激性强的药物，如红霉素等；常用解痉药物：罂粟碱 30～60mg 肌注，qid，妥拉唑啉 25～50mg 肌注，qid。小儿容易哭闹时，酌情应用冬眠药物。

3. 防治血栓

由于外科或手术等原因引起血管壁或组织损伤，凝血因子被激活，血液处于高凝状态，容易导致血栓形成。在血管内膜损伤严重时，血栓发生率高达 75%。在同等条件下采用抗凝治疗后，血栓发生率下降至 13.6%。因此，术后使用防治血栓形成药物可以获得理想的效果。临床上常用的防治血栓形成药物有：低分子葡萄糖酐 500ml 静滴，bid；阿司匹林 25mg 口服，bid 或 tid；双嘧达莫 25～50mg 口服，tid；复方丹参注射液 2～4ml 肌注，bid。肝素并发症较多，掌握不好弊多利少，临床上全身应用较少。

4. 术后护理

护理工作直接影响手术的成败。要求患者有专人观察病情，发现问题及时处理。

(1) 密切观察全身情况、血容量及水电解质变化。

(2) 保温：温度改变对血管影响较大，温度过低会引起血管痉挛，持续性血管收缩造成血管栓塞，因此要尽快复温。

(3) 室温应保持在 25℃左右。根据情况选用暖气、空调、煤炉、暖气机等设备。

(4) 局部保温，观察部位用 60W 烤灯距离 40cm 直接照射，既提高了温度，又可以观察局部颜色变化。但遇停电时，将观察部位用棉被盖上，其周围放置热水袋以保温。

(5) 全身保暖，患者回病房后躺在电热毯和盖上有电热毯的被窝内，使肢体处在一个温暖的环境中。

(6) 液体保温，在输液的管子周围用热水袋或热风机加温，使液体温度提高减轻对血管刺激。

(7) 必要的制动及抬高患部，促进静脉回流，一般肢体抬高 15～25℃（稍高于心脏位置）随时注意体位及固定情况，防止组织瓣受压。

(8) 组织瓣观察，为防止发生不可逆转的血循环障碍，导致移植组织失败，密切观察尤为重要。主要观察肤色、张力、毛细血管充盈速度、皮温、渗血情况。术后 3 天内应连续监测或每 1～2 小时观察记录 1 次，发现问题及时处理。

(9) 血管危象发生，经局部换药及解痉处理 1 小时无改善应及时手术探查。

(10) 创口内引流物根据情况，于手术后 24～72 小时拔除。

术后前 3 天要每日更换 1 次敷料，以了解伤口出血、血循环情况。3 天后隔日更换敷料。更换敷料时动作要轻，粘在伤口上的干痂敷料，先用 1：2000 氯已定液浸泡后，轻轻揭去，不可硬揭，粘于伤口上的凡士林油纱和油纱上层的干纱布要剪成 2～3cm 方块形状，不可用大块纱布紧贴伤口缠绕包扎，以避免换药时困难及影响患处血运。

(四) 肌皮瓣转移术的并发症及预防措施

1. 并发症

肌皮瓣的并发症主要是由于供血不足引起肌皮瓣部分或全部坏死。造成这种并发症的原因一般为：①局部解剖了解不清，误伤了主要营养血管；②设计方案不合理，切取皮瓣的范围超过主要营养血管的供血范围；③切取和转移技术上错误，造成血管蒂受压或扭曲，继发痉挛，或操作疏漏，损伤肌皮穿支；④因止血不彻底而形成血肿。

2. 预防措施

对转移后旋转角度大的肌皮瓣定时观察，如有水肿现象要抬高局部，并在肌皮瓣上轻轻反复按摩，促进回流，同时注意肌皮瓣下有无血肿，若表皮出现散在的紫斑及小水疱，表示有血运危象，及时应用低分子葡萄糖酐及血管扩张剂，如不缓解则应立即手术探查。对有感染的患者术后除全身应用抗生素外，在肌皮瓣下放置塑料管向其内滴注抗生素。

要确保肌皮瓣手术成功的最基本因素是，应具备丰富的解剖知识，肌皮瓣设计要合理，并注意手术操作要点。必须具备的解剖知识，了解肌肉起止点、肌纤维走向、肌腱长度、肌体部长宽厚度、毗邻。清楚肌肉主要营养血管蒂的类型、来源、走行、口径及长度、入肌点，血管在肌肉内走行的特点，所供养肌肉的长度及依靠主要营养血管蒂即可养活，并在支瓣周围能携带一块随意皮瓣，故皮瓣部分可超过肌肉边缘，皮瓣部分可比肌肉约大 50%。但并非都如此，有些肌肉主要营养血管蒂仅能供养其上皮瓣的大部分，另一小部分系由小血管蒂供血，如股薄肌，若将远端小血管蒂结扎，所携带皮瓣超过肌肉中 1/3 和下 1/3 交界处，皮瓣边缘难免发生坏死，神经蒂与血管的关系，长度及粗细，特别在重建功能或切取有感觉的肌皮瓣时，尤为重要。

在理解肌皮瓣的血液供养方面还应强调：筋膜是非常重要的。每个肌皮瓣切取时都应包括深筋膜。因为深筋膜有广泛的血管网，此部位组成皮肤血管丛，对皮瓣的成活有重要意义。这对阔筋膜张肌尤为重要，实际上其远端为一个肌筋膜瓣，筋膜上有供养皮肤的血管丛，如操作不当皮肤和筋膜分离，势必引起皮瓣的坏死。

对肌皮瓣的轴点及旋转弧须有明确的概念。

肌皮瓣的设计要合理，肌皮瓣设计是否合理，是手术成败的关键，应注意以下几点：

(1) 肌皮瓣要足够大：肌皮瓣完全切取游离后都要回缩，为使无任何张力覆盖缺损，不论在长度还是宽度都要略大于计划覆盖的缺损部，一般以大于 1/4 为宜。对于大的缺损不可勉强使用不理想的肌皮瓣覆盖，必要时重新设计，或几个肌皮瓣联合应用，避免转移后缝合有任何张力。

(2) 充分重视解剖变异：有时肌皮瓣的轴点有变异，可高可低，设计时要将旋转弧估计得小些，使有足够大的肌皮瓣和足够长的蒂，以便转移覆盖最远部的缺损。

(3) 力求避开血供有损害的肌肉：既往做过手术、受过外伤或进行过放疗的区域，血管都有不同程度的损害。如放射治疗后，虽主要营养血供仍能通畅，但小的肌皮穿支则可能大量闭塞，严重影响了肌皮瓣的血运，可靠性远较正常组织差。取此种肌皮瓣，要适当缩小皮瓣的大小，若按一般规律切取，则增加了皮瓣皮缘坏死的可能性。

手术操作要点：

(1) 对慢性感染创面要彻底清创：切除所有的病变组织，包括创面和周围的瘢痕，是手术成功的基础。褥疮基底多为骨松质，容易被炎症浸润，应将病骨一并切除。然后用 1‰ 苯扎溴铵溶液浸泡 5 分钟，再以生理盐水冲洗，更换辅料和器械，然后行肌皮瓣转移。

(2) 务必保护好肌皮动脉穿支：肌皮动脉穿支是皮肤部分血运的唯一来源，切取肌皮瓣时一定要避免肌肉、筋膜与皮肤之间的任何剪力，这种剪力多在皮下脂肪与筋膜之间发生，极易损伤肌皮穿支，引起皮瓣缺血。防止剪力的最可靠的方法是将皮肤、皮下组织及肌肉一并切取，并边切边用丝线将皮缘和肌缘暂时缝合固定，以免发生剪力错动损伤肌皮动脉穿支。各肌皮瓣对剪力的耐受性也有差别，例如股薄肌与其表层皮肤之间的结缔组织极为疏松，移动性大，术中要特别注意及时将皮缘和肌缘缝合固定；而背阔肌与其表面皮肤连接较密切，特别是位于中心部位的岛状肌皮瓣更不易受损。

肌皮瓣转移到受区，其神经血管蒂位置安放恰当后，应先将肌皮瓣的肌肉和筋膜与受区的相应软组织固定数针，以防肌皮瓣在受区突然滚动或滑动损伤血管蒂，或致使肌皮间发生错动，而影响皮瓣的血运。

(3) 保护好主要营养血管蒂：防止主要血管蒂受牵张、扭曲和受压的主要措施是显露血管蒂时操作轻柔。当肌皮瓣移位后，要注意观察血管蒂的走向，不得成锐角折弯。如过长可将其固定在周围的软组织上，使呈弧形走向，即使术中不显露血管蒂，由于牵拉和扭曲，仍可出现主要血管蒂痉挛。而血管痉挛一旦发生，常难以用药物缓解，终于导致肌皮瓣坏死，故肌皮瓣不可在张力下缝合。

岛状肌皮瓣旋转度数大，需广泛游离血管蒂，术中有可能伤及主要血管，以及切断浅静脉后有水肿的倾向等，较其他类型的肌皮瓣更容易发生血管痉挛，造成严重后果，故应用时更应加倍注意。

肌皮瓣转移的途径，尽量避免通过皮下隧道，防止血管蒂受压。必须通过时，皮下隧道一定要宽敞，足够容纳肌皮瓣蒂部，并留有余空，以备术后肿胀。为保护血管蒂，转移的肌皮瓣在皮下隧道内要携带一定量的肌肉蒂，使压力不直接作用在血管蒂上。对肌皮瓣要彻底止血，不得采用加压包扎止血。其下放引流管，引流管的方向最好平行于肌皮瓣的营养血管蒂走行。血管蒂的走向要避开骨突部位。这些都是保护血管通畅的重要措施。

(4) 肌皮瓣转移后，如用肌肉充填空腔或骨腔，肌缘要确实固定于骨壁上，防止肌肉回缩，影响皮肤血运。

(5) 彻底止血：切取肌皮瓣时，不论是否应用止血带，都应彻底止血，肌皮瓣下放引流，不宜采用加压包扎法止血，以免影响肌皮瓣血运。

（宋金纲　赵　军）

第 14 章 软组织肿瘤的化学治疗

第一节 化疗简史

化疗的概念：化学治疗是指对病原微生物、寄生虫、恶性肿瘤所致疾病的药物治疗（简称化疗）。它是利用化学药物杀死肿瘤细胞、抑制肿瘤细胞的生长繁殖和促进肿瘤细胞分化的一种治疗方式，是一种全身性治疗手段，对原发灶、转移灶和亚临床转移灶均有治疗作用。肿瘤的药物治疗从 19 世纪中叶开始，19 世纪末砷化合物用于治疗寄生虫获得高效而首先使用化疗一词，同时也激发人们将各种化合物用于肿瘤的动物实验与临床的热潮，成为上世纪初肿瘤治疗史上的重要进展。现代恶性肿瘤的化疗始于 20 世纪 40 年代。氮芥用于治疗恶性淋巴瘤获得疗效，激素治疗某些前列腺癌和乳腺癌有效，雌激素治疗转移性乳癌获得缓解。1948 年甲氨蝶呤用于白血病的治疗。后来又有许多细胞毒性药物合成，当时抗肿瘤疗效差，肿瘤患者存活率很低，但给肿瘤的治疗带来了希望。20 世纪 50 年代末临床普遍使用化疗缓解肿瘤症状。20 世纪 60 年代出现了对肿瘤细胞动力学和化疗药物的药代动力学的研究，为化疗方案的确立、化疗药物的应用确立了理论根据。多种化疗药物在不增加对正常组织毒性的情况下，对肿瘤细胞按其生长周期给药，实现联合化疗提高疗效。20 世纪 60 年代末，我们今天应用于临床的常见抗肿瘤药物已全部合成。

20 世纪 70 年代至今的 30 年中，有关肿瘤的根治和生存率的提高，局部复发与转移的下降，都取得空前进展。肿瘤诊断手段逐年丰富，诊断水平不断提高。特别是外科分期的发展，为认识肿瘤的生物学行为，选择恰当治疗方法提供了理论依据。使治疗逐渐向外科手术、辅助化、放疗和生物治疗的综合治疗发展。

骨与软组织恶性肿瘤的治疗与其他肿瘤一样，经历了坎坷发展的历程。化疗的应用，使骨与软组织肿瘤的疗效提高，为患者肢体功能的保留带来希望。20 世纪 70 年代以前肢体原发恶性肿瘤的治疗仍以截肢为主，保肢复发率高，5 年生存率低于 20%。骨肉瘤的化疗效果 20 世纪 70 年代发生重大转折。1972 年 Cortes 报告用阿霉素（ADR）治疗转移性骨肉瘤有效。同年 Jeffe 报告大剂量甲氨蝶呤甲酰四氢叶酸解救（HD－MTX－CF）治疗取得疗效。这些成绩促进了联合方案发展，使无瘤生存率有了令人鼓舞的提高。20 世纪 70 年代中期，为在术前消灭肿瘤的亚临床灶，缩小周围反应带，为保留肢体进行局部切除创造条件，出现了术前化疗。1973 年 Rosen 和 1975 年 Jeffe 在这方面都有探索并取得效果。

随着化疗药物更新、化疗方案的不断改善、影像诊断及外科技术的提高，1982 年 Rosen 提出了新辅助化疗的概念与目的，促进了外科的变革。经过多年的实践这一概念已被广为接受。另外术前化疗后的标本进行病理学坏死率的分析有估计预后的意义。根据坏死率评估术前化疗，效果差者更改术后化疗方案，使用毒性更强的药物。化疗的成就促进了保肢技术，使之在 20 世纪 80 年代有了大大发展。20 世纪 90 年代保肢手术已得到充分肯定。并在国际上出现了骨与软组织恶性肿瘤保肢学会，1981 年召开第一次会议，以后每隔两年召开一次，交流经验，统一手术切除标准和术后功能评定标准。

化疗在儿童及成人的高度恶性骨肿瘤（成骨肉瘤、Ewing 肉瘤、恶性纤维组织细胞瘤等）的治疗中占重要地位，同时也是儿童及青年人的高度恶性软组织肿瘤（横纹肌肉瘤、未分化肉瘤、骨外 Ewing 肉瘤等）治疗的重要组成部分。对于其他“成人型”软组织肿瘤，并没有足够的证据表明化疗能明显提高治愈率。

成骨肉瘤为证明化疗能明显提高治愈率提供了最佳的证据。绝大多数患者在诊断为肢体成骨肉瘤时，通过胸片、CT 及骨扫描等检查并未发现有原发灶外的播散。在化疗被作为常规治疗之前，截肢术一直是骨肉瘤治疗的唯一手段，通常是在明显超过原发病灶的解剖平面行截肢。截肢可以切除绝大多数患者的在肉眼下可见的肿瘤。不幸的是，大约 80%的肿瘤局限且完全切除的患者在术后 6～12 个月出现了肺转移。这一观察表明骨肉瘤在诊断时已大多出现了肺内微小转移。由于成骨肉瘤最主要的死因是肺转移，肿瘤医生开始在治疗中尝试辅助化疗技术（即在手术切除原发肿瘤后给予化疗）以期能够消灭肺内的微小转移。肿瘤患者的治疗主要包括手术、放疗及化疗。手术及放疗的目的都是为了局部控制肿瘤；而化疗的目的则更偏重于对那些在诊断时已出现微小转移肿瘤的全身治疗。

第二节　化疗药物简介

化疗药物的抗增殖作用导致普遍的细胞毒性。治疗剂量的化疗药物常会产生暂时的骨髓抑制，可能会在化疗后 1～2 周出现白细胞、血小板减少及贫血。血象常会在 21 天后恢复。粒细胞集落刺激因子可用来缩短低白细胞血症的时期。大多数化疗药物会影响毛囊，导致一定程度的可逆的脱发；化疗药物还会导致不同程度的恶心和呕吐，药物本身或其代谢产物会刺激第四脑室底部的化学感受器触发带引发呕吐；较新的止吐药如昂丹司琼或格雷司琼与地塞米松合用可显著降低恶心及呕吐的发生及程度。

烷化剂类药物：氧氮磷环类药物。烷化剂是一类化学性质很活泼的化合物，具有活泼的烷化基团，能与细胞中的大分子共价结合从而发挥细胞毒性作用。烷化剂主要破坏细胞的 DNA 复制模版从而导致 DNA 合成障碍。

环磷酰胺（CTX）/异环磷酰胺（IFO）：环磷酰胺及异环磷酰胺都是没有活性的药物前体，需要肝微粒体酶的活化，它们的四种代谢产物均具有细胞毒性。其代谢产物通过泌尿系统排出，在儿童体内的清除速率要高于成人，儿童体内药物血浆浓度的半衰期同样较成人短。CTX 的药代动力学在较大范围内（100～3000mg/m^2）不呈剂量依赖型，活性代谢产物的转化率是恒定的。然而 IFO 在剂量大于 2500mg/m^{2}时会出现尿中原形药物的增多及血浆半衰期的延长。

氧氮磷环类药物的毒性：骨髓抑制是 CTX 最主要的受剂量限制的毒性，在 800～2200mg/m^{2}的剂量范围内，用药间期可控制在 21 天。大剂量 CTX 治疗常需辅以干细胞移植救援。CTX 及 IFO 的代谢产物丙烯醛及去水乙缩氯醛会损伤膀胱上皮从而导致出血性膀胱炎。其发生率在 CTX 为 5%～10%，在 IFO 为 20%～40%。减少其发生率的方法包括积极水化，鼓励排尿及行膀胱冲洗，并使用美司钠（巯乙磺酸钠）。美司纳可在肾被还原为一种巯基化合物并与尿路毒性药物发生反应，发挥解毒作用。美司纳并不会减弱 IFO 或 CTX 的抗肿瘤作用。CTX 的肾毒性较小。而 IFO 会产生累积的剂量相关性，近曲小管损伤从而出现糖尿、氨基酸尿、磷酸盐尿甚至小儿佝偻病的 Fanconi's 综合征。大剂量应用 CTX（>

50mg/kg）或标准治疗量的 IFO 均可诱发抗利尿激素分泌异常综合征（SIADH），临床表现为尿少及低钠血症，可能有癫痫发作，治疗包括控制液体量及补充钠盐。20%接受 IFO 的患者会产生可逆的神经毒性反应，包括嗜睡、定向障碍以及昏睡。这种短期的神经毒性可能是由代谢产物水乙缩氯醛导致。大剂量 CTX（100～200mg/kg）的应用尤其是结合全身放疗或前胸放疗时可能会导致心律失常及充血性心力衰竭。CTX 及 IFO 还可导致剂量依赖的可逆或不可逆的无精症及卵巢衰竭。

第三节 肿瘤细胞的耐药性

肿瘤细胞的耐药性可能来源于突变，肿瘤细胞一种最常见的耐药性是多重耐药。其表型与一种位于细胞膜上的 P-糖蛋白的过度表达有关，P-糖蛋白可以将细胞内的抗肿瘤药物泵出，其表达受 MDR-1 基因的控制。P-糖蛋白的高表达导致了肿瘤细胞对一系列抗肿瘤药物的耐药，包括长春新碱类、蒽环类药物以及表鬼臼毒素等。很多药剂如环孢霉素 A 及钙通道阻断剂都可以扭转多重耐药的现象，这些药物可能会提高被 P-糖蛋白影响的化疗药物的细胞毒性。然而，为扭转多重耐药现象而造成的这些药剂大量浓集会带来明显的毒性，扭转多重耐药的药剂迄今为止在临床实验中并未展现出充分的应用前景。

肿瘤细胞的另一个耐药机制是拓扑异构酶Ⅱ的下调，这是一种与 DNA 复制相关的酶。成功下调拓扑异构酶Ⅱ的肿瘤细胞可以变得对如蒽环类及表鬼臼毒素等削弱拓扑异构酶Ⅱ作用的化疗药物耐药。

谷胱甘肽氧化还原系统作用的增强是另一个产生耐药的普遍机制。该系统的产物可以灭活反应性氧代谢产物。烷化剂、蒽环类及放射治疗均通过产生反应性氧代谢产物来杀灭肿瘤细胞。肿瘤细胞增强谷胱甘肽氧化还原系统作用的能力可使得其对这些药物相对耐药。

肿瘤细胞在构成上是很少同源同质的。肿瘤包含了多种亚克隆型，每一种都有其独特的表型。即使在细胞数目较少的肿瘤中，多重耐药的机制仍可能出现。为了对抗这种耐药性，通常联合应用化疗药物以治疗骨与软组织肉瘤。单一用药只会促进耐药细胞的生长。

第四节 化疗的剂量强度

"剂量强度"指的是疗程中对单位时间内所给药物的剂量，以 mg/(m^2·w) 来表示。"相对剂量强度"（relative dose intensity，RDI）则指实际给药剂量强度与人为的标准剂量强度之比。如为联合化疗，则可计算出几种药物的剂量强度及平均相对剂量强度。剂量强度是整个疗程中平均每周所接受的剂量，因此在临床化疗中，不论减低每次给药剂量，还是延长给药间隔时间，剂量强度均有所降低。化疗剂量强度与治疗效果关系密切。在临床治疗中，对有治愈可能的患者，应尽可能使用可耐受的最大剂量强度的化疗以保证疗效。近年来，在粒细胞集落刺激因子（G-CSF）、自身骨髓移植（ABMT）和（或）末梢血液造血干细胞移植（PBSCT）的支持下，使用高剂量强度化疗可以提高化疗疗效、增加治愈率。肿瘤的化疗剂量强度与治疗效果相关。这已经在急性白血病、卵巢癌、乳癌、大肠癌及淋巴瘤的治疗中得到证实，并得到肿瘤界学者的广泛认同。剂量强度是指不论给药途径与用药方案如何，疗程中单位时间内所给药物的剂量，通常以 mg/（m^2·d）来表示即每天每平方米体表面积的毫克数。相对剂量强度是指实际给药剂量强度与一个人为规定标准剂量强度之比。如系联合化疗，则可计算几种药物的剂量强度及平均相对剂量强度。由于剂量强度是整个疗程中平均每周所接受的剂量，故在临床化疗中，不论是减低每次给药剂量，还是延长间隔时间，剂量强度均属降低。

第五节　辅助化疗和新辅助化疗

辅助化疗是指对肿瘤原发灶进行完全性手术切除或根治性放疗后的化疗，也称术后或放疗后化疗。不少肿瘤患者会错误认为自己通过手术或放疗已经治好了肿瘤，无需再做化疗。局限性肿瘤用手术治疗只能治愈其中的一部分人，而多数情况下局限性肿瘤已经发生了微小转移，这是今后复发或转移的祸根。微小转移灶在原发灶切除或放疗后，增生可以变得活跃起来，加上此时全身肿瘤负荷处在很低的情况下，这都将有利于化疗发挥杀灭作用。消除了亚临床微小转移，有助于提高术后或放疗后患者的治愈率。因此，手术后或放疗后的患者绝不能高枕无忧，而应一鼓作气，继续化疗。术后辅助化疗能在一定程度上消灭肺癌术后残存的微转移灶，从而提高长期生存率，并且有些研究也显示它可使早期肺癌术后的 5 年生存率提高 5%左右。

Jaffe 等于 1977 年报道使用每周 1 次的 HDMTX 治疗 13 例骨肉瘤（ⅡB 期 4 例，Ⅲ期 9 例），其中 1 例肱骨上端骨肉瘤术前接受 4 周的 HDMTX 治疗之后，ADM 动脉内灌注持续 6 小时。并结合局部放疗，发现肿瘤明显缩小，血管造影见新生血管减少，瘤染消失。肿瘤切除后行人工关节移植，术后标本与化疗前活检标本对比肿瘤细胞坏死明显，瘤灶周围有纤维膜形成，重建的肩关节功能接近正常。Rosen 等利用骨肉瘤患者在等待制作特殊假体的间隙，将 T4 方案由单纯的术后化疗改为术前开始应用，取得了明显效果，使部分患者的肢体得以保留，逐渐形成了新辅助化疗概念。1982 年由 Rosen 首先提出新辅助化疗，是成骨肉瘤治疗史上的重要里程碑。

新辅助化疗是术前即开始应用化疗，并根据肿瘤原发灶对化疗药物反应程度指导术后化疗方案的修正，具体的理由和优点有：(1) 肿瘤的生物学研究表明，微小转移灶对化疗的敏感性比相对较大的转移灶为高，而术前化疗可使患者避免因手术输血等降低机体免疫力促进肿瘤快速生长及时间的耽搁，在第一时间内发挥对转移灶的杀灭作用；(2) 尽最大可能地杀灭肿瘤原发灶，使其缩小，有利于保肢手术的进行；(3) 根据化疗过程中原发灶的反应情况及时调整个体化疗方案；(4) 筛选出高危病例在肿瘤可能复发或转移前接受强化治疗；(5) 判断预后，术前化疗效果好，肿瘤细胞坏死率高者，术后继续接受化疗，无瘤生存的机会相对较高。新辅助化疗效果好者：临床上疼痛减轻或消失，肿物体积变小，关节活动度改善或恢复正常，升高的碱性磷酸酶下降或降至正常；影像学上，肿瘤体积变小，轮廓变清楚，病灶钙化与骨化，骨折可有愈合，肿瘤性新生血管减少或消失。术后标本进行病理组织学观察，以化疗后组织坏死程度分为四级：Ⅰ级，几乎没有肿瘤坏死；Ⅱ级，化疗轻度有效（肿瘤细胞数减少；坏死率>60%，尚存肿瘤活细胞）；Ⅲ级，化疗有效（尚有残存活的瘤细胞，坏死率>90%）；Ⅳ级，肿瘤全部坏死，未见活的肿瘤细胞。根据坏死率块定术后化疗，Ⅲ、Ⅳ级者沿用术前化疗，Ⅰ、Ⅱ级者要更改化疗方案，使用毒性更大、作用更强的药物。

第六节 成骨肉瘤的化疗

一、Rosen 的 T 方案

1970 年有人报告 BCD 比 ADR 和 CTX 的单药更有效；VCR 可以促进 MTX 进入肿瘤细胞，从而增加对细胞的毒性；Jeffe 报告 HD-MTX 每周给药疗效更好。因而形成 T7 方案(1976-1978)：

T7 方案

BLM（博来霉素）	12mg/m^2 iv.
CTX（环磷酰胺）	600mg/m^2 iv. 20 水化 2～3h
ACD（放线菌素 D）	450μg/m^2 iv. 第 1、2 日
HD-MTX（大剂量甲氨蝶呤）	8～12g/m^2（<12 岁 12g/m^2）iv. 4h
CF（亚叶酸钙）	5～15mg q6h. po×12
VCR（长春新碱）	1.5mg/m^2 iv.
ADR（阿霉素）	45mg/m^2×2d

按 T7 方案治疗 69 例，随访 9～38 个月，无瘤存活率达 88%。

1978 年，CDP 治疗转移性骨肉瘤有效；CDP 与 ADR 在治疗转移性骨肉瘤中有协同作用。结合以往的经验形成了 T10 方案（1978-1981）：

T10 方案

HDMTX（大剂量甲氨蝶呤）	8～12g/m^2 iv.（12～16 次后，停用）
CF（亚叶酸钙）	10～15mg&6h×10，po.（MTX 给药后 20 小时开始口服）
BCD：B（博来霉素）	-15mg/m^2/d
C（环磷酰胺）	-600mg/m^2/d ×2d
D（放线菌素 D）	-600μg/m^2/d
ADR（阿霉素）	30mg/m^2/d×3d
CDP（顺铂）	120mg/m^2或 3mg/kg
VCR（长春新碱）	1.5mg/m^2 iv.

经 3 年半至 6 年半的随访，87 例采用 T10 方案化疗的患者，其无瘤生存率为 81.6%。20 世纪 80 年代，Rosen 发现给予术前化疗后，肿瘤坏死率为 100%的患者几乎 100%存活，这意味着患者接受了有效的化疗同时也对全身微小转移灶进行了充分的治疗，因此设计了 T12 方案：

T12 方案

HDMTX（大剂量甲氨蝶呤）	(8～12g/m^2)
B（博来霉素）	20mg/m^2×2
C（环磷酰胺）	600mg/m^2×2
D（放线菌素 D）	0.6mg/m^2×2
ADR（阿霉素）	30mg/m^2×2
CDP（顺铂）	120mg/m^2
VCR（长春新碱）	1.5mg/m^2

T12 方案的术前化疗的设计应尽量提高肿瘤坏死率>90%的患者所占比例。与 T10 比

较，认为术前化疗BCD替代了ADR化疗，坏死率>90%患者所占比例两个方案无差异。二者的整体生存率均为84%，这说明无论何种方案，术前化疗完全有效非常重要。也就是说术前化疗可以早期识别疗效差的患者，给予相应的化疗。Rosen认为最大的威胁不是局部复发而是全身转移。

二、Jeffe的TIOS（treatment and investigation of osteosarcoma）化疗方案

20世纪80年代初Jeffe设计了TIOS－Ⅰ（1980－1985）和TIOS－Ⅲ（1985－1989）经动脉给药比较MTX和CDP术前化疗疗效的研究。经研究认为CDP经动脉给药的术前化疗，效果明显好于MTX；疗效与疗程数及CDP累积量相关；术后强化化疗可提高术前化疗反应差的病人的生存率；化疗疗效的提高可增加保肢率，未来化疗的发展是识别疗效差的患者，给予相应的剂量强度的化疗提高生存率。

三、Coss的研究

Coss（cooperative osteosarcoma stadies）是德国与奥地利合作进行骨肉瘤化疗研究。始于1977年有Coss－77、Coss－80、Coss－82、Coss－86和Coss－90其治疗结果如下表14－1：

表14－1　Coss系列研究的比较

	Coss－77	Coss－80	合计	ADR－DDP	BCD	Coss－86
病例	71	113	125	66	59	159
随诊范围	58－88	87－116	54－88	54－87	58－88	8－42
（日）平均	70	102	69	66	72	25
肿瘤坏死	/	33/65	50/116	35/59	15/57	83/112
>90%		51%	43%	59%	26%	74%
整体2年无转移生存率	62%	79%	64%	72%	56%	84%
整体6年无转移生存率	51%	66%	54%	65%	43%	/
截肢率	90%	48%	56%			34%
局部复发	1/71	7/113	5/152			1/159

四、Rizzoli研究所的化疗（Bacci）

意大利Rizzoli研究所是著名的骨肿瘤中心，自1972年开始对骨肉瘤的化疗进行研究，不断更新方案，主要探讨了辅助化疗的意义，保肢的安全性，MTX大剂量与中剂量的疗效对比和新辅助化疗双途径给药方案的疗效。目前该研究所采用双途径的新辅助化疗治疗骨肉瘤，随访1～3年的持续无瘤存活率高达87%，局部复发率仅为8%，保肢率为92%。

其历年治疗骨肉瘤的结果列表如下表14－2：

表 14-2 Rizzoli 研究所治疗骨肉瘤的结果

治疗	年限	病例数	持续无瘤生存率	截肢率	局部复发率	随诊时间(年)
单纯外科治疗	1959-1971	107	10%	96%	2.8%	>10
单纯外科治疗	1972-1982	58	11%	88%	1.7%	8~10
手术+辅助化疗	1972-1982	278	47%	82%	2.9%	8~10
新辅助化疗-Ⅰ	1983-1986	127	52%	28%	4.7%	4~7
新辅助化疗-Ⅱ	1986-1988	125	87%	8%	0.8%	1~3

经过多年的实践，目前骨肉瘤化疗形成了以大剂量甲氨蝶呤、顺铂、阿霉素、异环磷酰胺为一线化疗用药的方案。

第七节 尤文肉瘤的化疗

近二十年来，由于化疗的广泛应用，尤文肉瘤的预后有了明显改善。其长期无瘤生存率从 5%提高到 35%～75%。辅助化疗可以在局部病灶放疗或手术前后应用，也可以与放疗同时应用。这些治疗早已被证明可以提高对肿瘤局部复发率的控制。配合化疗与单纯放疗相比较，对肿瘤局部复发的控制，可以由 65%～75%提高到 90%～95%。辅助化疗配合手术前后应用，其主要目的是缩小原发病灶，消灭和控制微小转移灶，扩大手术范围。

化疗方案的选择，包括化疗药物、剂量和给药方法的选择。它与肿瘤所在部位、是否存在转移、肿瘤体积的大小和是否与放疗同时合用均有密切关系。

1975 年 Rosen 提出 T2 联合化疗方案。包括放线菌素 D、阿霉素、长春新碱、环磷酰胺的联合化疗，总疗程为 18 个月。常与放疗同时应用比单药取得更好的效果。彻底治疗局部病灶和杀灭微小转移灶，Rosen 又提出在局部病灶治疗之前实行诱导化疗的 T6 联合方案。主要分为三个步骤：第一步包括博来霉素、环磷酰胺、放线菌素 D，第二步有环磷酰胺、多柔比星及甲氨蝶呤，第三步有卡氮介和环磷酰胺。1978 年 Rosen 的 T9 方案适应于尤文肉瘤和其他小圆细胞肉瘤的化疗。化疗方案分为三个步骤进行，在整个疗程的前 5 周均给予一次长春新碱，共 5 个疗程。此方案与 T6 方案比较，能更有效地使肿瘤明显缩小。股骨与骨盆病变在局部治疗前可应用 3 个疗程。评估后进行放疗或手术。Bacci 在 1979 年以来也采用了非骨盆性与骨盆性病变的化疗方案，都使用了 VCR、ADR、CTX；而前者采用 DACT（放线菌素 D），后者采用 DTIC（氮烯咪胺）同时配合放疗和手术，取得满意结果。异环磷酰胺是尤文肉瘤的特效药物，可作为单药应用，也可同顺铂等其他药联用。大剂量的异环磷酰胺与阿霉素、放线菌素 D、长春新碱联合应用治疗躯干与肢体的肿瘤。

第八节 恶性纤维组织细胞瘤的化疗

恶性纤维组织细胞瘤按 Enneking 外科分期进行广泛的外科切除，术前术后辅以化疗可以提高生存率已经由多位学者所肯定。据 Capanna 总结 Rizzoli 研究所 90 例骨 MFH 的治疗，提出了化疗与外科治疗对患者预后的影响。认为单纯外科治疗不能控制病灶，5 年生存率仅 28%，而接受外科治疗与辅助化疗的患者 5 年生存率达 57%，所用的药物有 HD-

MTX－CF、ADR 和 VCR。Rosen18 曾用 T10 方案治疗骨的 MFH，Urben21 也用这种方法治疗 5 例 MFH 取得好的疗效。有肺转移者，局部与肺可行广泛切除与化疗，其预后不好。

第九节　横纹肌肉瘤的化疗

横纹肌肉瘤对化疗敏感，单药比联合化疗差。常用化疗药为 VCR、放线菌素 D 和 CTX 的联合应用，5 年生存率可达 50%，如果有彻底的外科切除，5 年生存率可达 72%。出现肺转移者预后很差。如果用药剂量更大和加用作用更强的新药，如 CDP、VP－16（鬼臼乙叉甙）、IFO、DTIC 和 C－PAM，疗效还可以提高。

第十节　肢体软组织肉瘤的化疗

化疗对软组织肉瘤有明显效果，ADR 为最有效的药物，可单独应用，也可与其他药物联合应用，IFO 是有效的新药，可单用和与其他药物合用都有效果。术前经动脉 ADR 化疗可提高保肢率和降低局部复发。常用方案为：ADR－DTIC，CTX－VCR－ADR－DTIC，ADR－IFO。人们认为 ADR－IFO－DTIC 在今后的治疗中会有更佳的作用。

（牛晓辉　刘巍峰）

第 15 章 软组织肉瘤放射治疗

软组织肉瘤（soft tissue sarcoma，STS）是一种较少见的肿瘤，过去认为其对放射治疗抵抗，治疗主要依靠手术切除。术后局部控制率与外科手术边界与原发肿瘤的距离及能否获得病理阴性手术边界密切相关，不完全切除者 90％会发生局部复发，边缘或广泛切除者局部复发率也达 70％和 40％。外科手术是否成功决定于能否获得根治性手术边界，因此需要将原发肿瘤及周围包括横向及纵向的未受累正常组织整体切除，在此前提下可将局部复发率降至 2％～18％。然而，获得根治性手术边界的代价是约一半的肢体 STS 患者需行截肢手术，部分未行截肢术者也会因为严重的功能和美观损失而影响生活质量。至 20 世纪 90 年代，人们对 STS 细胞放射敏感性的认识发生了改变，在一项实验室研究中发现，纤维肉瘤的放射敏感性与乳腺癌细胞相似。在随后的临床研究中也发现，肢体保全手术与放疗相结合获得了至少与截肢术相同的局部控制率，辅助放疗可明显提高保肢术后的局部控制。如 NCI 的一项随机临床实验显示，未行放疗的高度和低度恶性 STS 的保肢术后局部控制率分别为 78％和 70％，而对照组行辅助放疗后可提高到 100％和 95％。当前的 STS 治疗方案，已经由过去主要依靠截肢术转变为包括肢体保全手术、放疗、化疗等多种手段的综合治疗方法。在广泛切除肢体 STS 后，通过放疗来消灭局部亚临床残留病灶。虽然治疗方案的改进没有获得 STS 患者总体生存率的明显提高，但放疗的应用缩小了手术范围，在提高肢体保全率的同时仍保持了较高的局部控制率，因此，放疗在 STS 综合治疗中起到了非常重要的作用。

第一节 放疗在手术为主综合治疗 STS 中的应用

一、术后放疗

接受完全手术切除的高度恶性和部分体积较大的低度恶性 STS 患者，进行术后辅助放疗有助于提高局部控制率。手术切口病理阳性或者仅做边缘切除的低度恶性 STS 应给予术后放疗，但对于经充分切除且手术边界距肿瘤＞10mm 的体积较小的低度恶性 STS，可不放疗。Kaytan 等对 77 例可手术 STS 患者综合治疗的预后分析提示，辅助放疗与局部控制率有显著相关性，且对于直径＞10cm 或手术沿肿瘤边缘切除或位于肢体部位或高度恶性的肿瘤，放疗可显著提高治疗收益。但 Mollabas 回顾分析了 108 例低度恶性的 STS 病例，接受单纯手术与接受手术联合放疗的两组局部复发及生存率无差别，放疗组淋巴水肿发生率增加。因此，STS 术后放疗的取舍应综合肿瘤部位、手术范围、切缘状况、恶性程度等各方面的因素。

术后可能残存肿瘤细胞的组织均应行放射治疗，而理论上整个肌间室似乎都有这种可能性，但还没有临床证据显示照射整个肌间室效果优于照射肿瘤或瘤床外加周围一定范围的正常组织。Tepper 则强调应行放疗的危险组织的长度并不等同于根治性手术的切口长度。尽管 STS 术后放疗靶区范围选择仍然存在争议，但一般认为应包括瘤床及术区，手术瘢痕和积液引流区域也应当包括在内，而淋巴引流区一般不需要照射，因为 STS 发生淋巴转移的概率<5%。一般认为，纵向靶区边界应从瘤床边缘外扩 5cm 以上，当边界<5cm 时，局部复发率明显升高，低度恶性应外扩 5～8cm，中高度恶性则应外扩≥10cm。Mundt 比较了放疗靶区边界<5cm 和≥5cm 的两组病例，5 年局部控制率分别为 30.4%和 93.2%，但是与边界 5～9.9cm 比较，当边界>10 cm 时局部控制率并不增加。这种靶区边界的影响仅作用于中高度恶性者，低度恶性 STS 很少局部复发，除非手术边界阳性。在保证一定照射野长度的前提下，应尽量将重要的运动关节如臀或膝关节等置于照射野以外。尽管这种保护有时并非很有道理，如根据切口外扩放疗边界时可能会超出肌间室范围。应避免将肢体周圈皮肤全部包绕在照射区内，否则会影响淋巴回流，增加淋巴水肿发生率。从动物试验和人们的经验来看，周围淋巴组织可耐受常规照射 50 Gy 的剂量。目前还没有随机试验研究为预防淋巴水肿需保护多大范围的正常组织免受照射，在回顾性研究中，Rochester 大学研究人员发现，无论是受保护的肢体周圈皮肤百分比还是肢体容积都与淋巴水肿发生率没有显著联系，既使仅保护 1%的皮肤和 26cm^{3}的肢体容积，也没有发生严重的并发症。肌肉间神经血管结构应包括在照射野内，否则可能会造成局部复发，但是没有随机试验加以证实。照射野设计常采用缩野技术，先大野照射 50 Gy，包括亚临床病灶区域，再缩野到手术区域或手术区域外 2～3cm加量 15～18Gy。STS 术后放疗一般建议常规分割下 63Gy 以上较高的照射剂量。Fein 等报道，放射治疗剂量<62.5Gy 和>62.5Gy 时 STS 局部控制率有显著差别。还没有研究发现在加量照射时存在明确的剂量效应关系，因而一般在病理分级较差或存在肉眼或显微镜下残留病灶时给予加量照射，但很少会超过 75Gy。具体照射剂量可参考肿瘤病理分级、手术边界情况以及治疗机构可供患者选择的放疗技术，Suit 等建议对切缘阴性、显微镜下阳性和明显肿瘤残留者分别给予放疗 60Gy、66Gy 和 75Gy。放疗与手术间隔时间延长（>30天）并不显著影响 10 年局部控制率，不必因此增加放疗强度。

二、术前放疗

有报道认为，对于较大体积 STS，术前放疗较术后放疗有利于提高局部控制率，但还没有经随机分组研究证实。Mullen 等对体积较大的滑膜肉瘤给予 49.8Gy 的术前放疗，而体积较小者则给予 62Gy 的术后放疗，两组比较，治疗结果相似，作者建议对体积较大的肉瘤给予术前放疗。加拿大多伦多大学认为，下列情况下 STS 可以考虑选择术前放疗：(1) STS 在某些需要尽量限制放疗容积的解剖部位；(2) 在靶区内存在关键组织器官，需要尽量减少放疗剂量时；(3) 在不希望照射到新生成组织时。如新移植皮肤组织对放射线比较敏感，如果进行术后放疗则可能造成严重并发症。

STS 术前放疗可给予常规分割约 50Gy 的剂量，手术多在放疗结束 2～4 周后进行，而术后放疗加量则应在手术切口完全愈合后，大约为术后 3～6 周。术前放疗后的 STS 是否有必要进行术后放疗仍有争议，较肯定的是，对于切缘病理阳性的病例，术后可行近距离照射或外照射对瘤床加照 10～25 Gy，具体剂量应参考术前照射剂量及术后延迟时间。肢体 STS 放疗靶区边界距离肿瘤边缘纵向应>5cm、横向为 2～3cm。当肿瘤直径>10cm 时，纵向边界应在肿瘤边缘外 7～10cm。骨及骨间隔膜常被当作肿瘤发展的屏障，可以此指导确定放疗靶区边界。有些 STS 瘤体周围常伴有水肿区域，照射靶区是否应包括水肿区尚有争议。

三、术前放疗与术后放疗的比较

放疗与保守手术的结合有效地提高了 STS 的局部控制率和患者肢体的保全率，但二者的时间顺序问题一直存在争议，对于体积较大的 STS 术前放疗似乎更有优势。但就局部控制而言，两者无明显差别。Zagars 等回顾性比较了随访 6 年的 517 例无转移的 STS 病例，其中 246 例接受术后放疗，271 例接受术前放疗，总的 5 年和 10 年局部控制率分别为 81% 和 78%，术前放疗 10 年局部控制率略好于术后放疗，分别为 83%和 72%，但多变量分析无统计学意义。O'Sullivan 等将 190 例肢体 STS 患者（按体积分层后）分为术前放疗组和术后放疗组，分别给予常规分割照射 50Gy 和 66Gy，总生存率术前放疗组略好（$P=0.0481$）。与单纯手术或术后放疗相比较，术前放疗造成切口并发症发生率提高。O'Sullivan 等的随机研究结果显示，肢体 STS 术前放疗与术后放疗的切口并发症发生率分别为 35%和 17%（$P=0.01$）。肿瘤位置、照射体积、放疗与手术间隔时间以及患者年龄等被认为是与伤口并发症高度相关的因素。Wolfson 等报道对于接受常规术前放疗后行保肢手术的 STS 患者，其晚期放疗毒性反应发生率没有增加。Davis 等随机比较了肢体 STS 术前放疗 50Gy 与术后放疗 66Gy 的两组患者，2 年内发生纤维化、关节僵硬和水肿的比率术前放疗均低于术后放疗，但无统计学差异。照射靶区体积大小对术前放疗毒性反应的发生具有预测作用。Holt 等报道，术后放疗 60Gy 或 66Gy 与术前放疗 50Gy 比较，其骨折发生率明显增加。术前和术后放疗各有其优缺点，术前放疗的优点是：可以较快地控制亚临床病灶，并可能因肿瘤缩小而减小手术范围；需要较小的照射剂量，一般不超过 50Gy；因不必照射疤痕而照射野范围更小，约为术后放疗的 60%；可能会提高肿瘤切除率。其缺点为：放疗前病理诊断仅依靠活检，延迟了手术时机，手术中无法准确估计肿瘤的范围，手术后切口并发症发生率高。术后放疗的优点是：肿瘤病理诊断准确便于组织分型，准确估计手术范围有利于照射靶区的确定。其缺点为：放疗靶区范围较大，放疗晚期并发症增加，截肢术概率增加。

四、术中放疗

术中放疗（intraoperative radiotherapy，IORT）是在手术中应用中电压 X 线或者高能电子线直接照射暴露的瘤体或瘤床的方法，其优势在于可以在手术中照射感兴趣的解剖结构，而把对射线敏感的正常组织暂时置于射野外，困难是无法精确确定需要照射的范围。Oertel 等报道了可手术的 153 例肢体 STS 患者，术中放疗 15Gy 加术后放疗平均剂量 43Gy，5 年总生存率和局部控制率分别为 77%和 78%，而 2～4 级急性和晚期放疗并发症发生率分别为 23%和 17%。

五、放疗与化疗联合应用

尽管手术和放疗结合治疗 STS 得到了较理想的局部控制率，但是有报道称放疗和局部控制率的提高对改善生存率影响很小，多数肢体 STS 患者的死亡是由远处转移造成的，而辅助化疗对总生存率的影响还不确定。Coindre 等报道辅助化疗有利于延长病理分级为 3 级 STS 患者的总生存期和无转移生存期。目前多采用以阿霉素为主的化疗方案与放疗联合应用，可能存在协同效应。Lioyd 等对 75 名肢体或躯干 STS 患者进行新辅助化放疗，阿霉素 30mg/d×3d，随后放疗 300 cGy/d×10d，4～8 周后行广泛切除术。90%患者手术边界阴性，5 年局部控制率为 97%，5 年总生存率为 63%。Delaney 和 Kraybill 等分别对高病理分级、体积>8cm 的肢体肉瘤患者进行新辅助放化疗，5 年局部控制率、远处转移控制率、无瘤生存率及总生存率分别约为 92%、75%、70%和 87%，明显优于历史治疗效果。

第二节　几种特殊情况下的放疗

一、未手术STS的放疗

受肿瘤体积、位置及周围组织对放射剂量耐受程度有限等因素的影响，单纯放疗很少用于STS的治疗，但无手术适应证或拒绝手术的患者给予放疗可能会取得较好的姑息效果，并且可能为手术创造条件。Kepka等对112例接受单独放射治疗的STS患者进行预后分析，平均照射剂量为64Gy，结果提示放射剂量对生存期及局部控制率有重要影响。放疗剂量＜63Gy者局控率为22%，而≥63Gy者局控率为60%，放疗剂量低于63Gy常意味着较低的局部控制率，而超过68Gy时放疗并发症明显增加。另有报道，肿瘤直径＜5cm、5～10cm及＞10cm的患者单独放疗局部控制率分别为87%、53%及30%。

二、复发STS的放疗

肢体STS和腹膜后STS术后复发率约为20%和40%，而且复发多发生在术后2年内。以往手术结合放疗后复发的肢体STS患者多给予截肢术进行补救，现在则积极给予再次手术切除结合放疗、化疗等辅助治疗，同样取得了较高的局控率，但截肢术仍不能被完全取代。体积较小及分化较好的STS单独手术即可，否则需要再次手术及再次放疗，然而正常组织损伤相对较严重。Essner等对32例复发患者按照再次手术和放疗的时间顺序进行分组，结果显示，术前放疗组局部控制率为84%，而术后放疗组仅为57%，术前放疗优势较明显。尽管放疗累积剂量较大，但均未出现较严重以致需要截肢的放疗并发症。为保护关键组织器官，术中电子线照射似乎更值得推荐。

三、手术不充分STS的放疗

肉眼可见术后残留或镜下切缘阳性的患者，尽管给予65Gy以上的较高照射剂量，也仅有1/3可获得长期局部控制，少数研究显示重粒子照射效果似乎值得期待。Zagars等回顾了295例因为初次没有充分切除而接受再次手术的STS患者，术前放疗50Gy与术后放疗60Gy局部控制率及总治疗收益相似。术前放疗比术后放疗发生肿瘤残留的风险略低，分别为36%和54%（$P=0.024$）。对残留病灶及瘤床的再次手术有利于提高局部控制率和生存率，截肢术的价值值得肯定。

四、腹膜后STS的放疗

腹膜后STS发生率约占全部STS的15%，主要为脂肪肉瘤和平滑肌肉瘤。由于体积大、位置深、不易早期发现，以及常侵犯周围的血管、神经及内脏组织，导致手术完全切除率仅约为50%，而且在术中常需切除部分肠道、胰腺、脾或肾等。切除不充分、高病理分级、体积较大和复发肿瘤是腹膜后STS的重要预后因素。与肢体STS不同的是，腹膜后STS导致的死亡主要是由局部肿瘤进展造成的，因此获得长期无瘤生存的最关键因素是原发肿瘤的完全切除。辅助放疗有利于提高局部控制率，但对生存率的影响还无定论。近期学者们对腹膜后STS的多种放射治疗模式进行了比较研究。O'Sullivan等认为，放疗与化疗结合的方案有利于提高腹膜后STS的局部和系统治疗收益。Pawlik等报道了对中高病理分级腹膜后STS患者进行术前放疗的前瞻性研究结果，术前平均照射剂量为45 Gy，89%的患者获得了肿瘤完全切除，其 5 年局部控制率、无瘤生存率和总生存率分别为 60%、46%和 61%，好于单独手术治疗效果。Zlotecki 等报道了 40 例腹膜后 STS 患者分别接受术前和术后放疗的结果，认为术前放疗有利于提高肿瘤切除率和局部控制率，且发生放疗反应的危险更小。Jones 等报道了腹膜后 STS 患者接受术前放疗和术后近距离放疗的一组初步研究结果，2 年总生存率和无病生存率分别为 88%和 80%，术前放疗耐受较好，但上腹部近距离放疗伴随较重毒性反应，因而建议仅用于下腹部 STS 患者。

五、儿童 STS 放疗

由于儿童 STS 大多数病理类型发生远处转移时机较早，单纯手术仅可使其中 10%治愈。放疗和化疗在综合治疗中的地位较成人 STS 显得更加重要。横纹肌肉瘤作为儿童 STS 的常见类型，其照射剂量仍无统一意见，一般需行常规分割放疗 40～55Gy。有研究建议根据患儿年龄及肿瘤负荷确定照射剂量，＜6 岁且＜5cm 照射 40～45Gy，＞6 岁且＜5cm 或者＜6 岁且＞5cm 照射 45～50Gy，＞6 岁且＞5cm 照射 50～55Gy。其他研究则显示，在化疗和（或）手术后，常规放疗 40 Gy 照射剂量比较可靠。靶区边界较过去趋向于逐渐缩小，多数研究显示，外扩 3～4cm（头颈部 2cm）与过去外扩 5cm 结果相似。对于有利的病理类型（胚胎性或葡萄状）且完全切除者，不建议常规放疗，研究显示无论是否行辅助放疗，在 VAC 方案化疗后两组 5 年无瘤生存率均达 80%。对不利的病理类型（未分化或小泡状），放疗有助于提高生存率。存在显微镜下残留者建议常规放疗，也可获得 65%～75%的无瘤生存率和 70%～90%的生存率。存在肉眼残留者约占总体的 40%，其预后较差，局部控制率约为 39%～87%，建议初次治疗时给予早期放疗（0～6 周）并在 CT 引导下给予超分割照射。非横纹肌肉瘤其亚型种类繁多，治疗方案也不一样。根据对化疗的敏感性可大致分为三类，高、中度敏感者与横纹肌肉瘤治疗相似，可选择性行放射治疗，低度敏感者则以局部治疗为主。总体生存率和无瘤生存率与横纹肌肉瘤相似，高、中度敏感者及部分低度敏感者局部控制率可达 90%。

第三节　STS 放射治疗技术进展

一、适形调强放疗

部分 STS 由于周围毗邻危险器官，而使放疗难度增大，三维适形放疗（3 - dimensional conformal radiation therapy，3D - CRT）和调强适形放疗（intensity modulated radiation therapy，IMRT）可使肿瘤剂量分布得到优化的同时，减少危险器官受照射量，从而提高了肿瘤靶区治疗剂量和降低了正常组织放疗并发症。Robinson 等对 11 例下肢 STS 患者进行 3D - CRT，发现股骨、胫腓骨、髂骨受照射体积较常规放疗分别减少了 38%、18%和 14%。IMRT 对正常组织的保护更好，Hong 等对 10 例有骨折倾向的大腿 STS 患者分别进行 3D - CRT 和 IMRT，结果显示 IMRT 的治疗靶区适形度更好，尤其是对于外形变化较大的 STS；且股骨和肿瘤周围正常软组织受照射剂量和体积均小于 3D - CRT。Mary 等对分别接受 3D - CRT 和 IMRT 术前放疗的腹膜后 STS 患者进行比较，结果小肠平均受照射量由 3D - CRT 的 36Gy 减少到 IMRT 的 27Gy，大于 30Gy 的小肠受照射容积由 3D - CRT 的 63.5%减少到 IMRT 的 43.1%。随访 58 周，所有患者均无局部复发。由于缺少随机试验研究，对于适形调强放疗是否有助于提高 STS 的局部控制率和生存率还有待进一步探索。

二、组织间近距离放疗

最常用的STS组织间近距离放疗（brachytherapy，BRT）技术是当手术中瘤体被切除后，在瘤床中预留导管，待手术切口愈合后再将放射源如I-125或者Ir-192通过导管置于预定部位，直至照射达到处方剂量。需要强调的是，植入导管时需垂直于手术切口；植入粒子的容积应包括瘤床及周围部分正常组织，Schray等建议为2cm，皮肤剂量应<20Gy。与外照射比较，BRT有以下几个优点：总治疗时间缩短，紧随术后给予及时放射治疗降低了肿瘤增殖概率，受照射体积较小，瘤体周围正常组织得到有效保护，需要较低的治疗费用等。与IORT比较，BRT需要较少的设备和人员，避免了单次大剂量放疗对肿瘤周围正常组织造成的晚期不利影响，而且不会遗漏瘤床上方的皮肤组织。Pisters等随机将164例完整切除术后的STS患者分为BRT与无辅助治疗两组进行比较。BRT与对照组中，高度恶性STS的5年局部控制率分别为89%和66%（$P=0.003$）；低度恶性STS的7年局部控制率分别为59%和69%，没有显著差异。BRT与术后外照射相结合用于局部复发高危患者也取得了较好疗效。Andrews等回顾分析了保守手术接受外照射结合BRT及单独外照射的两组STS患者，结果两组局部控制率相似，分别为90%和83%。术中BRT明显增加了切口并发症发生率，有报道称其高达44%，而单纯手术仅为14%。如果手术5天后再植入放射源，可使切口并发症发生率显著降低，适当延迟放疗时间有利于切口愈合。

三、快中子放疗

中子放疗的优势在于可以杀伤处于乏氧状态、静止期或对放疗抵抗的肿瘤细胞，并且这种杀伤是不可修复的。有报道认为中子治疗适合不能手术、有手术残留或者术后复发的低、中度分化STS，中子射线可以较快地杀灭肿瘤细胞，但深度剂量分布不佳，正常组织放疗反应较重，与光子线混合照射可以弥补以上不足。中科院高能物理所对36例STS患者先用光子大野照射40～50Gy后，再用快中子照射瘤床6～14Gy，3、5年生存率分别为86.1%及69.6%；3、5年局部控制率分别为97.2%及95.6%，且未出现严重的并发症，因而认为快中子加光子治疗可降低放疗并发症发生率，并且有较高的局部控制率。

STS的治疗目标主要是延长生存期、控制局部肿瘤复发、获得理想的器官功能状态和较低的并发症发生率。放射治疗的应用和照射技术的提高缩小了手术范围，提高了局部控制率，但仍有很多患者因远处转移而治疗失败。因此未来的挑战是如何将放疗和系统治疗更好地整合在一起，循证地为患者制定个体化治疗方案；这就需要肿瘤外科、放疗科、化疗科、病理学及影像学学者的共同协作和努力。目前的研究显示，3D-CRT和IMRT在STS治疗中具备潜在的优势，但还有大量的工作要做。

（李建彬　张英杰）

参考文献

1. O' Sullivan B, Davis AM, Turcotte R, et al. Preoperative versus postoperative radiotherapy in soft-tissue sarcoma of the limbs: a randomized trial. Lancet, 2002, 359 (9325): 2235-2241.
2. Davis AM, O'Sullivan B, Turcotte R, et al. Late radiation morbidity following randomization to preoperative versus postoperative radiotherapy in extremity soft tissue sarcoma. Radiother Oncol, 2005, 75 (1): 48-53.
3. Oertel S, Treiber M, Zahlten-Hinguranage A, et al. Intraoperative electron boost radiation followed by

moderate doses of external beam radiotherapy in limb - sparing treatment of patients with extremity soft - tissue sarcoma. Int J Radiat Oncol Biol Phys，2006，65（3）：773 - 779.

4. Mack LA，Crowe PJ，Yang JL，et al. Preoperative Chemoradiotherapy（Modified Eilber Protocol）Provides Maximum Local Control and Minimal Morbidity in Patients With Soft Tissue Sarcoma. Ann Surg Oncol，2005，12（8）：646 - 653.
5. Hong L，Alektiar KM，Hunt M，et al. Intensity - modulated radiotherapy for soft tissue sarcoma of the thigh. Int J Radiat Oncol Biol Phys，2004，59（3）：752 - 759.
6. Mary K，Jerome C，Joshua D，et al. Intensity modulated radiation therapy for retroperitoneal sarcoma：a case for dose escalation and organ at risk toxicity reduction. Sarcoma，2003，7：137 - 148.
7. Kepka L，DeLaney TF，Suit HD，et al. Results of radiation therapy for unresected soft - tissue sarcomas. Int J Radiat Oncol Biol Phys，2005，63（3）：852 - 859.
8. O'Sullivan B，Ward I，Catton C. Recent advances in radiotherapy for soft tissue sarcoma. Curr Oncol Rep，2003，5（4）：274 - 281.
9. Pawlik TM，Pisters PW，Mikula L，et al. Long - term results of two prospective trials of preoperative external beam radiotherapy for localized intermediate - or high - grade retroperitoneal soft tissue sarcoma. Ann Surg Oncol，2006，13（4）：508 - 517.
10. Zlotecki RA，Katz TS，Morris CG，et al. Adjuvant radiation therapy for resectable retroperitoneal soft tissue sarcoma：the University of Florida experience. Am J Clin Oncol，2005，28（3）：310 - 316.
11. Jones JJ，Catton CN，O'Sullivan B，et al. Initial results of a trial of preoperative external - beam radiation therapy and postoperative brachytherapy for retroperitoneal sarcoma. Ann Surg Oncol，2002，9（4）：346 - 354.
12. Strander H，Turesson I，Cavallin E. A systematic overview of radiation therapy effects in soft tissue sarcomas. Acta oncol，2003，42（5 - 6）：516 - 531.
13. 冯林春，陈国雄，殷蔚伯，等. 快中子加光子术后放疗软组织肉瘤. 中国肿瘤临床，2001，28（4）：245 - 246.

第 16 章 癌症疼痛的综合治疗

第一节 癌痛的现状

一、疼痛的定义

疼痛是肿瘤患者最常见却又最难控制的症状之一。国际疼痛研究协会对疼痛下的定义为："疼痛是一种令人不快的感觉和情绪上的感受，伴随有现存的或潜在的组织损伤。疼痛经常是主观的，每个人在生命的早期就通过损伤的经历学会了表达疼痛的确切词汇，无疑这是身体局部或整体的感受，而且也总是令人不快的一种情绪上的感受"。

骨肉瘤最早期症状往往表现为疼痛，软组织以肿块及病理性骨折为首要症状，部分患者会伴有肢体功能障碍。疼痛的性质：关节周围疼痛，初为间歇性，后逐渐加重为持续性，夜间尤其明显，并且口服药物止痛无效。

骨转移瘤疼痛和幻肢痛也是常见疼痛综合征。

二、癌痛发病率

据世界卫生组织（WHO）统计：全世界每年有 1000 万新发癌症患者，600 万人死于癌症，其中约 50％的癌症患者有疼痛症状，70％的晚期癌症患者以疼痛为主要症状。在疼痛患者中 30％重度疼痛，30％中度疼痛，40％轻度疼痛。当前，中国现有癌症患者 260 万人，我国每年癌症发病人数约 180 万，每年死于癌症的人数 130 万。尽管发达国家重视癌痛治疗，仍有 50％～80％癌症患者未获完全缓解疼痛。

三、癌症疼痛在癌症治疗中的重要性

1. 在癌症疼痛是一个普遍的世界性问题

WHO 于 1982 年在意大利组织了专家会议，成立了世界卫生组织癌痛治疗专家委员会。强调以止痛治疗为主要内容的姑息治疗是世界卫生组织癌症总规划中四项重点之一（另外三个重点是早期预防、早期诊断和治愈性癌症的治疗）。在我国，1990 年 12 月在广州举办了首次全国性癌痛专题会议和学习班。卫生部于 1991 年 4 月（91）第 12 号文下达了关于我国开展"癌症患者三级止痛阶梯治疗"工作的通知。其目的是保证医疗上正当使用止痛剂，解除癌症病人的疼痛。

2. 疼痛给患者造成许多危害

首先，疼痛可造成患者的心理、精神状态障碍，使之产生忧郁、焦虑、烦躁及恐惧，增加了患者精神上的痛苦。这种痛苦反过来又可使疼痛加剧，形成疼痛恶性循环。另外，肉体上的疼痛必然影响到人体各个系统正常的生理机能。例如浅表疼痛可引起心动过速，急骤强

烈的疼痛可使心率减慢，甚至心脏骤停。疼痛使呼吸频率增快变浅。严重的疼痛可影响消化系统功能，产生恶心、呕吐及食欲减退。当自由神经紊乱时，还可出现大汗淋漓。疼痛还可以引起失眠、功能及活动障碍，加速患者衰竭。因疼痛而延误患者抗肿瘤治疗或因疼痛而使病人失去生活信心选择自杀或要求安乐死者屡见不鲜。

3. 止痛对于骨软组织肿瘤患者具有很重要的意义

（1）对于早中期可能治愈的癌症患者，确切有效的止痛可以明显改善患者的一般情况，使其顺利地完成临床放疗、化疗等抗肿瘤治疗计划，达到治愈的目的。

（2）对于晚期难以治愈的患者，有效的止痛可以使其获得较为舒适的带瘤生存，提高其生存质量，并可能延长其生存期。事实上，让癌症患者无痛或者使疼痛减轻到可以耐受的程度是完全能够做到的。根据 WHO 公布的资料，单纯使用止痛药物可使 90%的疼痛得到不同程度的缓解。

四、癌痛治疗存在障碍

1. 疼痛机制尚不完全清楚

研究证实，疼痛是由疼痛感受器、传导神经和疼痛中枢共同参与完成的一种生理防御机制。同时，由于疼痛是一种主观上的感觉，缺少客观体征，加上疼痛不仅是躯体对有害刺激因素的生理反应，且有精神和心理因素影响。因此疼痛程度的评估只能通过患者的主诉和医生的观察，而没有一个仪器设备对患者疼痛程度加以测定。

2. 与医务人员有关的障碍

医务人员的“恐瘾症”是最大障碍。缺乏癌痛教育，对癌痛治疗知识掌握其少；对癌痛可以完全控制缺乏认识；对癌痛评估不足；顾虑对控制药物的处方管理；担心药物的副作用，担心药物成瘾；担心患者对止痛药产生耐受性。

3. 与患者有关的障碍

不愿如实报告疼痛，担心分散医生治疗癌症的注意力；认为疼痛是不可避免的也不可能治好；害怕疼痛加重是病情恶化；害怕药物副作用及药物成瘾；担心对止痛药产生耐受性，使以后疼痛加重时而无效；因此有的患者宁愿自杀而不选用阿片类止痛药。

4. 卫生管理和医务部门有关的障碍

对癌痛治疗重视不够；不认真贯彻落实卫生部、药品监督管理局指示，对医用控制药品管理过严，怕麻醉药流向社会成为毒品而不保证临床需要。

5. 经费方面的原因

尽管目前药品种类繁多，疗效确切，但新上市药品价格昂贵，患者难以承受。

6. 止痛药物的副作用

据统计，阿片类药物引起呕吐发生率达 20%左右，便秘发生率 80%左右，因剧烈恶心呕吐、便秘及剧烈头晕等吗啡类药物副作用，拒绝用药而限制鸦片类药物使用。所以止痛效果确切、副作用少的止痛药物有待进一步开发。

7. 癌痛规范化治疗不能有效的推广

“WHO 癌痛三阶梯治疗方案”推广渠道不顺影响此项工作的开展。十余年来，尽管国家药政部门做了大量工作，在举办癌痛培训班的同时，从政策法规上允许临床满足癌痛患者使用麻醉药物，但由于我国医疗单位受卫生厅医政部门直接指导。2005 年改为卫生部推广“WHO 癌痛三阶梯治疗方案”，才使得此项工作得到普及推广。

8. 新闻媒体宣传不够，疼痛严重影响癌症患者的生存质量，但仍没引起社会各界及新闻媒体重视，宣传工作有待进一步加强。

总之，随着国家卫生行政部门及社会各界对癌痛工作越来越重视，随着社会文明的进步及广大患者对生存质量要求的逐渐提高，随着癌症止痛方法及治疗手段的增多，通过广大医务人员及社会各界的共同努力，只要方法得当，措施有力，“让癌症患者无痛，提高癌症病人生存质量”的目标一定能够达到。

第二节　癌痛的原因

肿瘤患者疼痛原因很多，包括身体和精神等各个方面，可以理解为总的疼痛、癌痛和癌症患者的疼痛。

一、肿瘤本身引起

1. 肿瘤浸润骨组织，可是原发，亦可是转移，均可因刺激骨膜等处神经末梢或增高骨髓腔内压，引起持续性剧痛，肢体活动受限。肿瘤浸润骨皮质可引起病理性骨折。

2. 脊椎肿瘤浸及脊神经可引起相应体表的剧痛，累及运动神经则可引起截瘫。

3. 肿瘤压迫或直接浸润邻近神经、血管，压迫、激惹神经纤维，促使机体释放致痛物质，或阻塞神经营养血管，导致神经缺血疼痛。

二、抗肿瘤治疗引起的疼痛

抗瘤治疗的副作用和并发症也可引起疼痛。包括手术后刀口疼痛、幻肢痛、放化疗后疼痛。

1. 手术后疼痛

手术患者术后 24～36 小时内出现的持续性疼痛为手术损伤所致。

2. 骨软组织肿瘤手术后常见有幻肢痛

(1) 定义：幻肢痛是主观感觉已被切除的肢体仍然存在并有不同程度、不同性质疼痛的幻觉现象。其发病机理目前不清楚，也无特别有效的治疗方法。

(2) 幻肢痛的发病情况：幻肢痛的发病率各家报道不一，最少 2%，最高可达 98%，多数报道在 60%～90%左右，5%～10%的患者出现严重的幻肢痛。

(3) 其疼痛特点：主要为跳痛、刺痛、钻孔样痛、挤压痛、灼痛、拧痛。有的伴随有头痛、背痛等其他部位的疼痛。疼痛多为发作性疼痛，阵发性加重。

(4) 幻肢痛的发病机制：目前尚无确切机制可以完全解释幻肢痛，可能与术前疼痛、术中损伤性刺激、术后疼痛及患者的心理状态有关；与感觉传入的各个环节发生变化有关，如外周感受器、感觉传入纤维、脊髓传导通路、丘脑，甚至皮质出现改变，如皮质功能重组。

3. 化疗药物渗漏出血管外引起的组织坏死，可出现持续性剧痛，并有穿刺部位组织肿胀、坏死及触痛，热敷后局部肿胀疼痛加重。化疗药物注射引起栓塞性静脉炎，长春新碱和奥利沙铂等化疗药物中毒性周围神经病变都可以引起疼痛。

4. 放射治疗疼痛

这种疼痛多为烧灼性疼痛，是由于放射线损伤神经及皮肤所致。在神经纤维出现炎症、水肿及坏死过程中，可出现疼痛。这种放射性反应，有时还会出现延迟效应。即在急性期局部出现炎症、水肿、血管周围渗出、出血，白质损伤夹杂灶性小区域坏死之后几周时，急性期的炎症、水肿、出血可逐渐消退，白质损伤可部分修复，但坏死仍残留，以至在 6～8 周后又可再次出现疼痛症状（有晚期放射性坏死之称）。当然，照射剂量越大，反应出现越快。

放射线还可以引起皮肤、骨及肌肉等其他组织的损伤。放射治疗引起的损伤，为急性放射损伤，分为四度：Ⅰ度为毛囊丘疹与脱毛反应，Ⅱ度为红斑反应，Ⅲ为水泡反应，Ⅳ度为坏死及溃疡反应。Ⅱ度类似热烧伤Ⅰ度。在受照射的皮肤上出现红斑、水肿及疼痛，这是辐射引起皮肤组织释放组胺的结果。

5. 带状疱疹

放疗、化疗引起的带状疱疹可引起剧烈疼痛。这主要是由放、化疗造成机体免疫力降低，神经遭受急性病毒感染，并累及脊髓后根神经节所致。

三、肿瘤相关的疼痛

晚期肿瘤患者呈恶病质状态，可引起褥疮而导致疼痛。当机体免疫力低下，细菌易于繁殖而引起的各种感染可致疼痛。晚期患者因出血、营养不良而引起贫血，当动脉功能低下时，可出现腹绞痛，也可诱发心绞痛。当肿瘤骨转移引起高血钙也可导致剧烈腹痛。

第三节　癌痛的程度分级及评价

一、疼痛程度评价标准

对疼痛程度及其治疗效果正确评价具有重要的意义。目前世界上尚无测定疼痛的客观指标和诊断仪器，通用的是主观评价方法。主要指标依据患者的主诉及其生活质量。当对疼痛予以镇痛治疗后，必须对疼痛缓解程度予以多次评价，以便调整治疗方案。镇痛效果评价也是根据患者主诉及临床观察结果进行的。现行评价方法有两种，其一为主诉法：

0 级：无疼痛。

Ⅰ级（轻度）：轻微可以忍受的疼痛，能正常生活，饮食、睡眠不受干扰。非鸦片类药物可以完全缓解疼痛。

Ⅱ级（中度）：疼痛明显，不可忍受，日常生活及饮食、睡眠受到一定干扰，弱鸦片类药物可以缓解疼痛。

Ⅲ级（重度）：疼痛剧烈不能忍受，不能正常生活，活动受到限制，睡眠、饮食受到严重干扰，需要强鸦片类药止痛。

其二为划线法：即将疼痛分为 0～10 度（不痛、轻微疼痛到极度疼痛），让患者在服药后自己划线以表示疼痛程度和变化。这种方法已在很多国家应用，不但可以明显表达患者疼痛的程度，而且可以反映给药后的动态变化。但这些方法在评价疗效时，只能反映疼痛缓解的程度，而无法反映另一很重要的疼痛缓解的时间问题。

二、疗效评价方法：

无效：与治疗前比较疼痛无变化。

一般缓解：疼痛较治疗前减轻，但仍感明显疼痛，仍需要镇痛药维持治疗。

明显缓解：疼痛较治疗前明显减轻，达到可以忍受的程度，能正常生活。

完全缓解：疼痛完全消失，由疼痛引起的机体功能障碍完全纠正。

第四节　癌痛的治疗原则

目前国内外对癌痛治疗方法很多，包括放疗、化疗等抗肿瘤治疗，WHO 三级阶梯止痛治疗，神经阻滞治疗，神经毁损疗法，中医中药治疗，内分泌治疗，抗感染治疗，音乐放松疗法及心理治疗等方法，各种方法都有其优点和适应证，但同时都有其局限性。

如抗肿瘤治疗对由于肿瘤引起的癌痛具有药到病除的效果，但只能局限于患者一般情况较好，能够承受放化疗的早、中、晚期患者，对抗肿瘤治疗失败的晚期病人及非肿瘤原因的疼痛病人则无效；WHO 推荐的三级阶梯止痛方法具有适合于各种疼痛的优点，但却有不能消除疼痛原因的缺点；神经阻滞对放化疗的副作用及并发症效果确切，但对肿瘤原因的局限性癌痛必须配合放化疗，否则，不仅止痛效果不明显，反而容易引起肿瘤的复发和发展；现实临床工作中，由于各专业的局限性、医院的诊疗条件限制、主治医师癌痛知识掌握程度、麻醉药品供应范围限制及患者等原因，患者误诊、误治现象时有发生。如肿瘤医生熟悉抗肿瘤及三阶梯止痛方法，不熟悉神经阻滞疗法；麻醉医师则反之。把肿瘤骨转移误诊为椎间盘突出症给予推拿、按摩，造成病理性骨折瘫痪者时有发生。因化疗药物渗漏引起的疼痛患者应禁忌热敷方法，否则造成局部组织坏死。这种误诊、误治不仅增加患者痛苦和经济负担，甚至延误患者治疗，加速患者死亡。因此，熟知癌痛治疗方法和适应证，了解癌痛治疗原则，不仅有利于减少患者痛苦、提高生存质量、延长患者寿命、减少患者经济负担、避免患者因病致贫和人财两空，而且有利于避免医疗事故和医疗纠纷。

1. 安全有效第一的原则

疼痛的治疗要医院的治疗水平、治疗手段、药品供应情况，尤其是医生对各种癌痛治疗方法掌握的熟练程度而采用不同的治疗方法，首先安全第一。治疗方法的选择从安全、有效、方便入手，从无创到有创，从低危险到高危险。依次为：口服、含化、皮肤外用、肛门给药、阴道给药、吸入给药、静脉给药、肌注给药、皮下给药、神经阻滞、外周神经热凝毁损、外周神经化学药物毁损，最后过渡到中枢神经破坏。

2. 病因治疗原则

要明确诊断，痛则给止痛药并非合理，最好的方法是对疼痛的原因加以处理。如骨转移肿瘤应先给予放疗、化疗等抗肿瘤治疗，便可达到长期缓解疼痛的目的。如果这种疼痛仅采用止痛药物也只能暂时止痛，而不能达到控制肿瘤，长期缓解疼痛的目的。癌症患者出现疼痛应该首先排除肿瘤原因。

3. 综合治疗原则

①如果疼痛是由肿瘤直接引起的，且患者一般情况尚可，则宜采用抗肿瘤治疗，配合止痛药物或配合神经阻滞（仅限于局部性疼痛）；如果患者属于终末期已失去抗肿瘤治疗的机会，则宜采用药物止痛配合姑息治疗。②如果疼痛是由抗肿瘤治疗的副作用或并发症引起的，如放射性皮肤损伤、神经损伤，化疗药物渗漏引起的组织坏死，放、化疗后引起的带状疱疹，手术后疼痛等，这些疼痛均为局限性疼痛，宜采用神经阻滞配合止痛药物止痛。③如果疼痛是由晚期肿瘤并发症引起，如感染、褥疮等，应给予抗生素及局部换药等配合止痛药物方法止痛。

山东省肿瘤医院宋广德总结出癌痛治疗 5 步序贯疗法，主要内容有：

第一步，抗肿瘤治疗（包括放疗、化疗、内分泌治疗等）止痛；

第二步，抗肿瘤治疗止痛配合三级阶梯止痛药物止痛；

第三步，对于晚期癌痛抗肿瘤治疗无效的晚期患者，采取对症支持治疗配合中药外敷止痛及三级阶梯止痛药物止痛；

第四步，对于临终患者采用对症支持治疗配合神经毁损止痛及三级阶梯止痛药物止痛；

第五步，在前四步治疗的同时，进行心理康复治疗止痛。

4. 痛则止痛原则

镇痛治疗的依据是疼痛的程度，而不是病情。因为并不是只有晚期癌肿才有疼痛，约50%的癌肿患者在就诊时就有与疼痛有关的问题，因此镇痛治疗并非仅限于晚期肿瘤患者，对于早、中期伴有疼痛的肿瘤患者，恰当的镇痛治疗可以改善其一般情况，创造抗肿瘤治疗的机会，以便达到治愈的目的。

5. 禁忌的止痛方法

推拿、按摩和理疗等适合于非肿瘤原因疼痛综合征，对癌性疼痛应禁用，尤其对于肿瘤原因引起的疼痛。因这些方法能促进肿瘤的转移和恶化。如骨转移引起的疼痛，如采用牵引、推拿或按摩，则有可能引起病理性骨折。另外，化疗药物渗漏引起的疼痛可采用冷敷和封闭的方法，而禁忌采用热敷方法，否则必定会出现局部肿胀、坏死，疼痛加剧。

第五节　癌痛的治疗

一、癌痛的治疗方法的选择及优缺点

癌痛的治疗方法很多，具体实施时应考虑其适应证、医生的技能、适当的支持系统及费用等。以下总结了癌痛各种止痛疗法的优点和缺点，供参考（表 16－1）。

表 16－1　各种止痛疗法的优点和缺点

治疗方法	优点	缺点
口服非阿片类药物	1. 广泛用于各种轻到中度疼痛 2. 尤其骨软骨肿瘤 3. 供应广泛 4. 与阿片类药物或其他疗法连用可增强镇痛效果 5. 可由患者和家人给药 6. 药物价格便宜	1. 有镇痛极限 2. 可有严重副作用 3. 尤其是胃炎和肾毒性 4. 严重血小板减少的患者有出血危险 5. 目前仅有一种胃肠外给药的非甾体类抗炎药（酮洛芬贴片）
口服阿片类药物	1. 对局部和全身疼痛都有效 2. 镇痛作用仅因副作用而有极限 3. 有多种药物可供选择 4. 其镇静和抗焦虑特点可用于急性期治疗 5. 可由患者或家人给药 6. 有长效、控释制剂	1. 镇痛作用受副作用限制 2. 这类药物处方受到管理 3. 使用这类药物会带来不好名声及恐惧心理

续表

治疗方法	优点	缺点
阿片类药物经皮贴剂（芬太尼）	1. 一次贴药持续作用较长（48～72 小时） 2. 使不能耐受吗啡或类似药物的患者能够在门诊使用强阿片类药物（芬太尼） 3. 很多患者发现使用贴剂很方便 4. 不需要注射针和输液泵就能持续给阿片类药物 5. 可由患者和家人给药	1. 副作用不像口服给药可很快被逆转 2. 难以快速调整剂量 3. 起效相对缓慢 4. 对爆发性疼痛需要增加短效药物 5. 价格较贵
阿片类药物的直肠、阴道给药	1. 在不能口服时这是一种比较容易使用的给药途径 2. 对不能耐受吗啡的患者可用其他阿片类栓剂 3. 可由患者或家人给药 4. 比皮下或静脉注射药物便宜	1. 没有被患者或其家庭广泛接受 2. 镇痛效果受副作用限制 3. 起效相对缓慢 4. 禁用于白细胞或血小板低的患者（有感染和出血的危险）
皮下注射	1. 在不用静脉注射的情况下可起到快速镇痛作用 2. 在家用药时该途径的优选药物为吗啡和氢吗啡酮 3. 患者自己控制药物时可快速调整单次剂量，并给患者自己控制治疗的感觉	1. 仅能给有限的注射药量（如 2～4ml/h） 2. 注射部位可出现硬化、刺激等并发症 3. 需要熟练的护理和配药技能 4. 输液泵常常较昂贵，许多材料为一次性，需反复付费
静脉注射	1. 可快速缓解疼痛 2. 几乎所有阿片类药物均可经该途径给药 3. 不受注射液体量的限制 4. 患者自己控制药物时可快速调整单次剂量，并给患者自己控制治疗的感觉	1. 可能出现静脉炎及药物渗出的并发症 2. 需要熟练的护理和配药技能 3. 输液泵常常较昂贵，许多材料为一次性，需反复付费
硬膜外、鞘内和脑室给药	1. 适用于相对无创性的疗法无法缓解疼痛时 2. 局麻药物可与椎管内阿片类药物合用，并可增强镇痛效果	1. 可能比口服或直肠给药更快产生耐药性 2. 置管部位感染可引起大脑炎和（或）硬膜外脓肿 3. 瘙痒和尿潴留比口服或胃肠外给药更常见 4. 禁用于急性脊髓压迫综合征 5. 需要专家指导 6. 需要严密监控，特别在开始治疗和增加剂量时 7. 需要昂贵的输液泵、治疗费用和反复为一次性用具付费

续表

治疗方法	优点	缺点
局部神经阻滞	1. 用于局限性疼痛可减少全身用药剂量和副作用 2. 可能适用于药物难以治疗的与活动有关的疼痛	1. 有体位性低血压、大小便失禁和肢体无力的危险 2. 术后状态无法复原 3. 需要专家指导 4. 特护及手术费昂贵
部分神经切除术	1. 可能适用于药物难以治疗的与活动有关的下半身疼痛 2. 能迅速达到疼痛缓解 3. 局麻下即可行经皮脊髓前侧柱切断术 4. 对局部疼痛可减少全身用药剂量和副作用	1. 脊髓前侧柱切断术后 6 个月内疼痛缓解仅 50% 2. 术后状态无法复原 3. 需要专家指导 4. 特护及手术费昂贵
皮质激素	1. 对伴有炎症的疼痛有效（如骨痛） 2. 对某些肿瘤可产生细胞毒性作用 3. 可口服或静脉给药 4. 可增加食欲 5. 某些患者可产生欣快感 6. 可减轻中枢神经系统和脊髓角肿瘤所伴有的疼痛	1. 长期使用出现肾上腺皮质抑制和水电解质失衡 2. 胃炎的危险性增高 3. 长期使用可降低细胞免疫并有增加感染的危险 4. 有些患者出现情绪波动或精神病反应 5. 可抑制（掩盖）感染引起的发热
抗惊厥药	1. 用于神经源性疼痛引起的末梢疼痛综合征，特别对撕裂性疼痛和枪击样疼痛有效	1. 可提高镇静程度 2. 为避免血药水平升高引起的特殊毒性，需要监测 3. 出现特殊反应或与剂量相关的骨髓抑制将限制其使用
抗抑郁药	1. 用于伴有神经源性疼痛或手术、化疗及神经侵犯引起的疼痛综合征 2. 睡前服用可促进睡眠	1. 可提高镇静程度 2. 很多抗抑郁药有抗胆碱能副作用，会使许多患者非常不舒服 3. 对中枢神经系统、心血管系统和肝的毒性可限制其使用
羟嗪	1. 有些抗组织胺药在大剂量给药（100mg）时可产生增强阿片类药物镇痛的作用 2. 可能对控制阿片类药物引起的恶心、呕吐有利	1. 大剂量用药可引起明显的呼吸抑制，而且可以增强阿片类药物的这种副作用，纳洛酮无法使之逆转 2. 可引起明显的镇静
放射治疗	1. 直接治疗肿瘤，特别用于骨转移。 2. 可快速缓解疼痛 3. 对有些患者单次治疗即有效 4. 为应用广泛的治疗方法 5. 放射性药物和某些形式的放疗可治疗很多部位的肿瘤	1. 多分割放疗可增加患者不方便和不适感 2. 可出现骨髓抑制，特别是经过化疗的患者用大面积远距离放疗或使用放射性药物时更为严重

续表

治疗方法	优点	缺点
放松、意想、生物反馈、分散注意力及调整心境	1. 可降低疼痛和焦虑，但没有与药物有关的副作用 2. 可作为大多数其他疗法的辅助治疗 3. 可提高患者的自我控制感觉 4. 多数花销不大，不需要特殊仪器，易于施行	1. 须鼓励患者使用这些自我调整的方法 2. 需要花时间教患者这些特殊疗法
患者教育	1. 有效地改进患者对医疗方案的理解，从而有效地减轻疼痛 2. 有多种教学手段 3. 使患者能自觉参与到治疗疼痛和副作用的处理中	1. 需要花时间专门教患者疼痛治疗方案
心理治疗、专业组织的支持及催眠术	1. 对难治疗性疼痛可能会减轻患者的疼痛和焦虑 2. 可增加患者的应对技巧	1. 需要熟练的专家指导
皮肤刺激（热敷、冷敷和按摩）	1. 可减轻疼痛、炎症和（或）肌肉痉挛 2. 可用作其他疗法的辅助治疗 3. 相对容易使用 4. 可由患者或家人来施行 5. 相对价廉	1. 急性损伤后，热敷可增加出血和水肿 2. 在局部组织缺血的表面禁用冷敷
经皮电神经刺激	1. 可使疼痛缓解而 2. 没有药物的副作用 3. 可用作大在多数其他疗法的辅助疗法 4. 给予患者自己能够控制疼痛的感觉	1. 开始治疗时需要熟练的专家指导 2. 可能有感染 3. 出血的危险 4. 禁止用于肿瘤部位
针刺疗法	1. 可缓解疼痛而没有副作用 2. 可用于大多数其他疗法的辅助疗法	1. 需要熟练的专家指导
病友支持组织	1. 可增加患者的应对技巧 2. 增强能控制疼痛的感觉 3. 为患者和家庭提供帮助	1. 无人验证
宗教人士的安慰	1. 可增加患者的应对技巧 2. 可提供精神的和情感的安慰	1. 无人验证

注：资料来源（略修改）：王瑛主译．癌症疼痛治疗（临床实践指南）．天津：天津科技翻译出版公司，1997，8：1－173.

二、癌症疼痛的药物治疗

WHO 所举荐的三阶梯镇痛方法所提倡的目标是：癌症疼痛应当受到重视，癌症疼痛是可以治疗的，通过比较简单的方法即三阶梯镇痛疗法可使 90％以上的癌痛患者得到满意缓解。

（一）WHO 三阶梯镇痛疗法

癌痛的药物治疗是最常用、最主要、最方便、最科学的方法。其中，WHO 三阶梯镇痛疗法作为其代表性治疗方法在全世界得到广泛地认可和应用。WHO 三阶梯镇痛疗法（three-step analgesic ladder）是指：根据疼痛的不同程度、性质及原因，单独和（或）联合应用以阿司匹林为代表的非甾体类抗炎药物（NSAIDs）、以可待因为代表的弱阿片类药物、以吗啡为代表的强阿片类药物，配合其他必要的辅助药，能使绝大多数癌痛患者（80%～90%）获得满意缓解。

根据作用机制及临床应用可分为：非麻醉性镇痛药（非阿片类药物）、麻醉性镇痛药（包括弱、强阿片类药物）及辅助性药物（表 16－2）。

表 16－2　WHO 缓解癌症疼痛基本药物

种类	基本药物	替代药物
非阿片类	乙酰水杨酸（阿司匹林） 扑热息痛（对乙酰氨基酚） 布洛芬 吲哚美辛（消炎痛）	芬必得 萘普生　双氯芬酸（diclofenac）
用于轻至中度疼痛的阿片类*	可待因	双氢可待因 右丙氧酚　曲马多
用于中至重度疼痛的阿片类*	吗啡	美施康定　多瑞吉 美沙酮（美散痛）　羟吗啡酮 羟考酮　左啡诺（羟甲左吗喃）
阿片拮抗剂	纳洛酮	丁丙诺啡（叔丁啡）
抗抑郁剂	阿咪替林	丙咪嗪（imipramine）
抗惊厥药	卡马西平（酰胺咪嗪）	丙戊酸（valproic acid）
皮质类固醇	泼尼松龙 地塞米松	泼尼松 倍他米松

*注：资料引自：董志伟，高翠巧主译．常见恶性肿瘤预防及控制手册．北京：中国协和医科大学联合出版社，1999，11：78－111.

（二）临床上在应用这些药物时应遵循的五个重要原则

1. 尽量采用口服（by mouth）等无创性和低危险性方法

最方便，免于注射之苦，家庭、医院均可应用，保持患者独立性；能应付各种多发性疼痛；效果满意；副作用小（避免医源性感染，将耐受性和依赖性减少到最低限度）。所以这是一种简单、经济、科学的给药方法。包括口服、皮肤外贴剂、直肠给药、阴道给药、舌下含服等给药途径。

微创给药包括：如静脉、肌内或皮下注射，对某些患者镇痛可能十分有效，但常常合并有明显的毒副反应，而且，注射本身可引起痛苦，也不方便实用，故不推荐作为常规用药途径。

2. 定时给药（by the clock）

能保持患者处于长期无痛状态。即下一次剂量应在前次剂量效果消失前给予，维持有效血药浓度，可减少患者不必要的痛苦及机体的耐受性。对于持续性或反复发作性疼痛的患者应“按钟点”给药。

目前常用的吗啡控释剂型一般在用药后3～5小时达到血浆峰值浓度，有效作用时间长达8～12小时。多瑞吉初次用药时，一般在6～12小时左右达到有效浓度，24小时达浓度高峰，作用持续72小时。这样就进一步减少了根据“按时给药”原则所带来的用药不方便性。

我们使用止痛药物最有效的“广德不饿无痛原理”：每餐必须吃饱，并且每日三餐，才能不饿；止痛药要有足够的剂量和合理的用药间隔时间。

3. 按阶梯给药（by the ladder）

如果以前未给予止痛治疗或未按WHO三阶梯镇痛方法（即按需给药），那么应开始第一阶梯治疗，只有当标准的第一阶梯治疗无效时才开始第二阶梯治疗，以此类推。

第一阶梯首先使用非甾体类抗炎药物治疗轻度疼痛。代表药物有芬必得、扑热息痛、阿司匹林、消炎痛等。如果疼痛持续或加剧，则应选用第二阶梯药物。

第二阶梯代表药物为：可待因。非甾体类抗炎药物联合弱鸦片药物可达到1+1≥2的作用，代表药物有氨芬待因、舒尔芬。

第三阶梯代表药物为：吗啡、美施康定、多瑞吉。

4. 个体化原则（by individual）

所谓合适剂量就是能满意止痛的剂量，标准的推荐剂量要根据疼痛程度、既往使用止痛药情况、药物药理学特点来确定及调整。应从小剂量开始，逐步增加剂量一直到获得满意的疼痛缓解。到目前为止，在癌痛处理中，文献中尚无吗啡极量的报道。如普通吗啡，其有效剂量范围从每4小时5mg一直到1000mg以上。

5. 注意细节及实际效果

对使用止痛药者，要注意监护其可能出现的副作用并给予积极的处理，目的是使患者出现最好的治疗利/弊比。

阿片类药物的临床应用—剂量滴定及调整：

根据所谓的TIME原则，阿片类药物剂量的滴定及调整是成功控制癌痛的关键，具体步骤如下：

普通吗啡（IRMS）具体用法是：每次5～10mg，每4小时1次，建议给药时间是6：00、10：00、14：00、18：00、22：00，为持续控制疼痛及避免夜间服药引起的不便，最后一次用药应增加50%或100%的剂量。

吗啡控释片（CRMS）一般每次10～30mg，每12小时1次。若既往口服普通吗啡片的患者改用吗啡控释片时，应在给予控释片初始剂量的同时给予最后一次剂量的吗啡普通片。少数情况下，若需肌注吗啡镇痛，则肌注/口服比例为1：3。若换用另一种阿片类药物，可根据等镇痛剂量表进行换算。

吗啡控释片（CRMS）具体增量情况可为：30mg/d—60mg/d—90mg/d—120mg/d—180mg/d—240mg/d—300mg/d—400mg/d—500mg/d。

若使用多瑞吉透皮贴剂，初次使用多瑞吉时，建议外贴多瑞吉25μg/h开始。

使用麻醉药品注意的几个概念：耐药性、身体依赖性、成瘾性（精神依赖性）。

耐药性：是人体长期服用麻醉药品产生的抗药性，只有增加药物剂量才能达到原来的止痛效果。是癌痛患者常见的正常的反应，患者可以增加麻醉药品用量。

身体依赖性：人体长期使用麻醉药品，机体产生依赖，如果突然停药，会产生机体功能紊乱的戒断症状。癌痛患者很少产生身体依赖，可以通过逐步减量预防。

成瘾性（精神依赖性）：是人体对麻醉药品产生精神效应，出现欣快感和强烈的用药欲望，为追求这种精神效应而引发的行为。癌痛患者很少产生成瘾性。

三、神经阻滞与神经毁损

（一）概念

神经阻滞是指在脑神经节及脑神经、脊神经节及脊神经周围注入药物，或用物理方法阻断神经对疼痛的传导功能，主要用于局限性疼痛。

（二）常用药物

1. 镇痛复合液

2%利多卡因 5ml、泼尼松 50mg、维生素 B_6 100mg、维生素 B_{12} 5mg 配置而成；可在镇痛复合液基础上加入 11.2%乳酸纳 3ml，它可使止痛时间延长到 36 小时以上；对于晚期癌痛患者，加入吗啡 2mg 或哌替啶（杜冷丁）100mg，可达到满意的镇痛和镇静效果。

适应证：放射性神经炎、放射性皮炎、带状疱疹及术后疼痛；也可配合化疗、放疗治疗由肿瘤引起的局限性疼痛及终末期顽固性疼痛。

2. 神经破坏药物：甘油、乙醇、苯酚、高渗盐水和亚甲蓝等。

神经破坏适用于晚期顽固性癌痛患者。应严格掌握适应证，只限于：晚期癌症生命已近终结，而重度癌痛应用麻醉性镇痛药无效者；患者或家属同意。

酚甘油、无水乙醇、高渗盐水、亚甲蓝等神经破坏类药物对晚期癌症患者局限性、顽固性疼痛有一定的作用，可期望达到 2 周～3 个月的止痛效果。

四、射频热凝毁损疗法

主要利用射频针对神经直接加温到 60～80℃，起到破坏痛觉等感觉神经的神经系统。射频热凝毁损疗法对治疗性癌痛逐步取代外科神经毁损治疗术。

五、细胞移植

APA－BCCs 镇痛微胶囊注射到蛛网膜下腔是新型长效止痛方法，通过活细胞分泌的止痛物质作用于患者，达到长效镇痛效果。

APA－BCCs 镇痛微胶囊（Alginate-Polylysine-Alginate Bovine Chromaffin Cells，简称 APA－BCCs）即微囊化牛肾上腺嗜铬细胞。为由海藻酸钙—聚赖氨酸—海藻酸钙（Alginate-Polylysine-Alginate，APA）构成的直径为 0.1～0.3mm 的圆球形微胶囊，内包裹以牛肾上腺嗜铬细胞（bovine chromaffin cells，BCCs）。在疼痛等相关刺激下，BCCs 可分泌镇痛相关物质，如内源性阿片肽类、单胺类物质（肾上腺素、去甲肾上腺素、多巴胺等），在脑脊液中作用于中枢神经，发挥中枢性长效镇痛作用。一期临床研究表明，APA－BCCs 镇痛微胶囊对肺癌、肝癌、胃癌、肠道癌、胰腺癌、乳腺癌及其多发性转移引起的疼痛具有明显的长效镇痛作用，大多数患者在胶囊植入的第二天疼痛缓解。在推荐剂量组，平均有效率为 90%，止痛持续时间可长达 120 天以上。

六、全身热疗

SRI 全身热疗系统由电磁加红外线的方法是加热到 39～41℃，通过抗肿瘤和配合放、化疗的增敏作用，起到抗癌并治疗癌痛效果。

七、氧化亚氮（笑气）等麻醉气体不仅用于手术麻醉，也可用于临床止痛。

八、中医药止痛

中药外用和内服对疼痛有效，止痛前景可观。

九、心理治疗和音乐、放松、催眠疗法

研究表明，癌症的发生、发展除与理化因素有关外，还与心理社会因素明显相关。负性情绪如忧郁、悲观、绝望、忍耐、克制、压抑等造成中枢神经过度紧张，削弱了人体免疫功能，增强了机体对致病因素的敏感性，成为癌症的活化剂。而情绪乐观、积极配合、善于表达、心身处于良性功能状态，会增强机体免疫功能，使疾病得以控制或向有利方向发展。社会心理因素不仅在癌症发病原因中起作用，在癌症的治疗及康复的不同阶段也极大地影响着治疗效果。患者得知患了癌症，往往和死亡联系在一起。治疗的副作用，造成机体免疫功能下降，形体改变，加重了患者恐惧、焦虑、抑郁、愤怒、罪责、绝望的情绪反应。这些负性情绪，在给予抗焦虑、抗抑郁药物治疗的同时，需要医护人员、家人、社会给予积极疏导，增强患者与癌症作斗争的信心，帮助患者取得最佳治疗效果。听喜欢的音乐、放松自己的精神和肌肉，通过意想、生物反馈、分散注意力及调整心境，给予催眠等方法都可以缓解患者的疼痛。

第六节　骨与软组织肿瘤常见疼痛综合征的综合治疗

一、骨转移肿瘤疼痛的治疗

抗肿瘤治疗：包括手术、放疗、化疗。

常见手术有：肿瘤刮除术、骨水泥填充或人工假体置换术、截肢术、自体或异体植骨术、脊椎转移瘤并发骨折的前路椎板切除减压术、后根固定术等。

放疗：骨转移体外照射三种常用剂量及分割方法：

— 300cGy/次，共 10 次；

— 400cGy/次，共 5 次；

— 800cGy/次，单次照射。

放射治疗缓解骨痛的总有效率 59%～88%。

放射性核素：对全身广泛性骨转移疼痛有效，但是骨髓抑制发生率较高，而且恢复较缓慢（约 12 周），主要有锶 89。

化疗：化疗方案要根据肿瘤部位和病理类型确定。

内分泌治疗：乳腺癌、前列腺癌。X 线刀、γ 刀及无水乙醇对垂体的破坏已用于前列腺等激素依赖性疼痛的治疗。绝经后复发转移乳腺癌一线内分泌治疗首选第三代芳香化酶抑制剂：速来、来曲唑、依西美坦。复发转移乳腺癌一线内分泌治疗明显优于三苯氧胺。绝经前首选化疗，适合或需要内分泌治疗时，可卵巢去势＋芳香化酶抑制剂。

双膦酸盐治疗：艾本（伊班膦酸钠）和唑来膦酸，即第三代双膦酸盐药物。具有高效、低毒和使用方便等优点。对于恶性肿瘤骨转移所引起的骨痛和高钙血症具有极其良好的治疗效果。艾本、唑来磷酸等对骨转移性疼痛的疗效均可达 60%～80%。

激素治疗：激素可以减轻疼痛，改善神经功能。常用地塞米松 10 mg，静脉注射，然后 4 mg，3 ～ 4 次/ d。放疗期间加用激素可以改善神经功能。对于化疗敏感肿瘤如小细胞肺癌，可加用化疗。

心理治疗：心理疏导、音乐、放松、意想、生物反馈、分散注意力及调整心境、专业组织的支持及催眠术。

二、幻肢痛（phantom limb pain）的综合治疗

（一）幻肢痛可以在外科手术前后预防

方法主要是手术前、术中、术后的无痛预处理和心理支持治疗。术前、中、后的持续硬膜外麻醉提供围手术期无痛可以减少术后幻肢痛的发生。

（二）治疗方法

幻肢痛的治疗应该采取药物治疗、外科治疗、心理治疗为主的综合治疗。

1. 药物治疗

可以在一定程度上缓解幻肢痛。常用的药物有抗抑郁药、抗痉挛药、麻醉药、镇痛药。吗啡、氯胺酮，能提高痛阈，减轻疼痛。

2. 外科及射频治疗

利用外科方法刺激、毁损痛觉传感传入的通道，甚至痛觉中枢，在一定程度上可以缓解疼痛。包括：周围神经刺激术、脊髓前侧切断术、脊神经根切断术、TENS 疗法等。

3. 神经阻滞疗法治疗幻肢痛有效

常用药物有利多卡因、地塞米松、维生素等。上肢痛采用臂丛神经阻滞，下肢痛采用坐骨神经加股神经阻滞。

4. 心理治疗

患者截肢后，从心理上难以接受既定事实，无法摆脱心理创伤，因此应给予患者术前教育，家庭关怀，心理安慰，结合其兴趣加以引导，使其振作精神，重新适应生活，融入社会。

（宋广德　邹淑娟）

参考文献

1. 孙燕，顾慰萍. 癌症三阶梯止痛指导原则. 第二版. 北京：北京医科大学出版社，2002，3：1-110.
2. 宋广德. 我国癌症疼痛治疗现状. 中国肿瘤，2001，7（7）：125-126.
3. 罗健，孙燕，吴冠青，等 . 789 例癌症患者疼痛及生活质量的研究 . 中国疼痛医学杂志，1996，2：152-157.
4. 宋广德. 癌症疼痛综合征的治疗. 中华癌症姑息医学杂志，2002，2：55.
5. 宋广德，等. 癌症患者姑息治疗学. 济南：山东省文化音像出版社，2000，4：424-457.
6. 王瑛，主译 . 癌症疼痛治疗（临床实践指南）. 天津：天津科技翻译出版公司，1997，8：1-173.
7. 罗健，袁凡，译 . 癌症疼痛缓解及姑息性治疗. //董志伟，高翠巧主译 . 常见恶性肿瘤预防及控制手册. 北京：中国协和医科大学联合出版社，1999，11：78-111.
8. 罗健 . 肿瘤患者疼痛的药物治疗 .//周际昌 . 实用肿瘤内科学. 北京：人民卫生出版社，2001，1：176-182.

骨肿瘤

各论

第 17 章 成软骨性肿瘤

第一节 骨软骨瘤

骨软骨瘤（osteochondroma）即外生性骨疣，发生在骨外表面的骨性突起，其特征是髓腔与基底部骨的髓腔相延续。可分为单发性和多发性，以单发多见。多发性（即骨软骨瘤病）与遗传有关，故也称遗传性多发性外生骨疣，为常染色体显性遗传性疾病，并伴骨发育不良及弯曲或短缩畸形。

骨软骨瘤一般发生于软骨化骨的部位，最常见的累及部位是股骨远端、肱骨近端、胫骨近端及腓骨近端的干骺部，下肢发病多于上肢，髂骨、肩胛骨及扁骨也可累及。

本瘤虽为良性肿瘤，但也可恶变为外围性软骨肉瘤，少数可恶变为纤维肉瘤或恶性纤维组织细胞瘤。

一、症状和体征

骨软骨瘤常见于儿童和青少年，20 岁以前占 70%～80%，男性多见。膝关节周围，肱骨上端为好发部位，主要表现为肿块，一般无疼痛，常因局部发现硬肿块而就诊。疼痛是由于肿瘤刺激或压迫周围的肌肉、肌腱或神经，也可因肿瘤恶变增大的刺激和压迫所致。肿块旁可因摩擦形成滑囊并发滑囊炎。在脊柱的骨软骨瘤可突入椎管压迫脊髓或神经根。肿块随生长发育而增大，当发育成熟，肿瘤的生长速度变缓慢，甚至停止增长。软骨帽生长活跃可转变为软骨肉瘤，孤立性骨软骨瘤恶变率<1%，多发性骨软骨瘤约为 1%～3%。有报道多发性骨软骨瘤恶变率更高，有些高达 20%。恶性变主要表现为肿块停止生长后又出现增大，或短期内增大明显、疼痛。

二、影像学表现

孤立性骨软骨瘤是有蒂的或广基的病变，特征性的改变是与基底骨相延续的骨皮质突出物。常可见到不规则的钙化，如软骨内见到过多的絮状钙化，要警惕恶变。CT 扫描或 MRI 影像在解剖较复杂部位，对明确病变与周围组织的关系、钙化情况以及软骨帽的厚度提供有益的帮助。

多发性骨软骨瘤的影像学改变与孤立性病变相似。但常伴骨重建的缺陷，其形状多为扁平状和菜花状。

三、病理学表现

病变分三层：软骨膜（perichondriura）、软骨和骨。最外层是纤维性的软骨膜，与基底骨的骨膜相延续。其下为软骨帽，厚度常<2cm（随年龄增加而变薄）。软骨帽内表浅的软骨细胞呈簇状分布，邻近骨移行区的软骨细胞排列成条索状，与骺板相似，并有软骨内骨化。软骨结构消失、纤维带增宽、黏液样变、软骨细胞密度增加、分裂活性增强、显著的软

骨细胞异型和坏死等特征均提示恶变可能。基层为肿瘤主体，外层为皮质骨，与正常骨相连，内部为松质骨，与病主骨髓腔相通。如发骨折，局部可显示纤维母细胞反应。

四、遗传学

关于骨软骨瘤是一种发育紊乱还是真性肿瘤争论已久，文献报道 30 例散发性骨软骨瘤中有 10 例，而 13 例遗传性骨软骨瘤中有 1 例发现有细胞遗传学异常，涉及染色体 8q22－24，1，这正是 EXT1 基因的位置。此外，软骨帽部分的 DNA 流式细胞仪分析证实：10 例骨软骨瘤中有 4 例是非整倍体（DNA 指数范围为 0.88～1.17）。用软骨帽分离所得的 DNA 进行微卫星分析，8 例散发性病例中有 3 例，6 例遗传性病例中有 2 例，所检测到的杂合性缺失（LOH）几乎无一例外都位于 EXTl 基因所在位置。原位杂交荧光显示，37 例骨软骨瘤中 27 例（79%）有 8q24.1 位点的缺失。这些发现均提示无论是散发性还是遗传性骨软骨瘤均为真性肿瘤。

与遗传性多发性骨软骨瘤（HMO）有关的 EXT 基因，被认为是一个肿瘤抑制基因。在 HMO 患者中大部分突变，推测是因产生了一个缺失的或无效的蛋白。胚系 EXT1 突变伴其野生型等位基因的丢失已经在 2 个 HMO 患者的 3 个骨软骨瘤中得到证实。有报道在 l 例散发性骨软骨瘤中含有一个 EXT1 基因的缺失并伴有另一个 EXT1 基因的失活性突变。尽管二次突变仅在少数病例中得到证实，但这些结果强烈提示骺板软骨细胞 EXT 基因的 2 个拷贝均失活对于遗传性或散发性骨软骨瘤的形成都是必要的。实际上 EXT1 和 EXT2 蛋白水平及其相应的下游效应子变异（IHh/PTHrP 和 PCF 信号途径，见第 2l 章），在散发性和遗传性骨软骨瘤中均已得到证实。此外，在骨软骨瘤的软骨细胞中，EXT 突变可以诱导细胞骨架异常（肌动蛋白分布改变）。

五、治疗与预后

无症状或发展缓慢者可以不手术，密切观察。肿瘤较大而影响外观，或影响关节活动，或压迫邻近骨骼、血管、神经出现症状，或位于中轴部位，如骨盆、肩胛骨、脊柱等，放射线检查疑有恶变，或发现突现迅速发展者，应进行手术治疗。

手术应进行整块切除，包括蒂或基底周围的部分正常骨组织及其整个滑囊。术后很少复发，如复发可能是未能完整切除软骨帽所致。骨软骨瘤如发生恶变，常恶病为软骨肉瘤。

（朱　夏）

第二节　软骨瘤

软骨瘤起源于软骨内骨化骨瘤。依肿瘤所在部位不同，有内生软骨瘤，肿瘤位于骨髓腔内，分为中心型和偏心型；有来自骨膜向外生长的骨膜软骨瘤，又根据病变分为单发性、多发性，多发性合并畸形者称为 Oilier 病，若合并皮肤血管瘤者称为 Maffucci 综合征。

一、内生软骨瘤（孤立性软骨瘤）

内生软骨瘤（enchondroma）为良性骨内肿瘤，由透明的软骨小叶组成，它可能是一种起始于软骨的错构瘤。

（一）症状与体征

内生软骨瘤大部分为孤立性，偶尔可以累及一个以上的骨或同一骨的多个部位。约半数位于指（趾）骨、掌（跖）骨，其次为长骨干骺端、骨干交界处，如肱骨、胫骨以及髂骨。发病率男性多于女性，临床上可见于任何年龄组，以 10～30 岁多见。可长期无症状，若有症状，主要是因为部位表浅，如手部的管状骨易因骨膨胀刺激引起局部肿痛，或因病理性骨折引起疼痛。在四肢长骨的内生软骨瘤，大部分无症状，常因其他疾病或病理性骨折在拍摄 X 线片时被发现。四肢长骨或躯干骨的内生软骨瘤，若出现疼痛而无病理性骨折，应高度怀疑恶变。

（二）影像学表现

X 线表现为干骺端呈中心性或偏心性溶骨性破坏，骨密度减低，病变中心多有散在的钙化点，与正常骨有硬化边缘，皮质膨胀变薄。但位于扁平骨的肿瘤无典型表现，单凭 X 线不易诊断。CT 扫描内生软骨瘤表现为烟圈样或爆米花样，比 X 线片更清楚显示钙化的情况。对发生在扁平骨的病变，因不具有典型 X 线征象，CT 检查更具诊断意义。骨扫描提示病变处浓聚，肿瘤生长活跃阶段，浓聚更明显。MRI 能显示髓腔内侵犯范围。位于手足骨内生软骨瘤的比在长骨的病变细胞成分多，细胞的不典型性较明显。如果没有适当的影像学相互对照，这种病会被误诊为低级别软骨肉瘤。

（三）病理学表现

1. 肉眼所见

一般为灰白色、半透明、沙砾样组织，或呈熟米样，也可呈分叶状软骨组织，可见钙化、骨化、囊性变及黏液变性，有硬化缘。

2. 镜下所见

可见软骨细胞及软骨基质。软骨细胞呈圆形或椭圆形，位于软骨基质内，胞浆丰富透明。核圆形或椭圆形，深染，位于细胞中央。软骨基质呈蓝灰色而均匀。肿瘤可呈分叶状，小叶间为纤维间隔，散在毛细血管或瘤巨细胞。肿瘤体积大者易见基质黏液变性、钙化或骨化。

（四）遗传学

典型的软骨瘤，DNA 流式细胞仪/细胞荧光分析和比较基因组杂交分析，呈现低增殖活性的二倍体模式，只有少数例外。普通的细胞遗传学分析显示二倍体或近二倍体成分主要涉及 6 号和 12 号染色体为主的简单的结构异常。

（五）治疗及预后

手部的内生软骨瘤无症状者可随访观察，也可手术刮除植骨。由于刮除时可能残留肿瘤组织，术中建议将硬化边缘一并去除，残腔用乙醇、苯酚等处理，以减少术后复发。极少数生长快，体积大怀疑恶变的内生软骨瘤，可先行穿刺活检，若确诊为恶性，宜行局部广泛切除，必要时截肢。

位于长骨、无症状又已钙化的内生软骨瘤无需治疗；对那些有症状呈溶骨性改变，则需外科处理，即使临床、X 线等检查无恶性征，术前仍需活检明确诊断，术后还需将整个标本送病理检查，并密切随访观察。

对于复发的病例，需行广泛的切除。

躯干骨的内生软骨瘤，往往生长比较活跃，术后容易复发，术前需要活检评估，以制订适当的外科治疗计划。

内生软骨瘤预后好，恶变为软骨肉瘤者约为 1%～2%。

二、骨膜软骨瘤

骨膜软骨瘤（periosteal chondroma）亦称骨皮质软骨瘤，1952 年由 Lichtenstein 和 Hall 首先报道，位于皮质骨上，是骨膜或骨膜下结缔组织的一种良性软骨瘤。

（一）症状与体征

骨膜软骨瘤好发于长管状骨干骺端，如肱骨近端，股骨近、远端，约占病例总数的70%，手、足部骨骼次之，常位于肌腱、韧带的附着点处。发病率男性多于女性，约为2∶1。多数发生在30岁以下的青年或成年人，但各年龄组均有报道。临床表现为较长时间的肢体局部肿胀，伴有轻度至中度的间歇性疼痛。体检可在肢体上发现不规则的肿块。

（二）影像学表现

X线检查靠近皮质表面有明显的软组织肿块阴影，界限较清楚，邻近的骨皮质可受压呈现一表浅缺损，骨表面粗糙不平，有骨膜反应，骨髓腔内有硬化现象，常可被误诊为恶性肿瘤，约50%的病例病变内可见钙化点，这是诊断的重要线索。CT和MRI能明确软组织肿块的范围及髓腔侵犯情况。

（三）病理学表现

1. 肉眼所见

典型的骨膜软骨瘤是位于骨皮质表面的一个圆形或卵圆形肿块，大小不一，大多数直径不超过4cm。表面有纤维组织包膜。切面可见肿瘤呈分叶状，为浅蓝色或灰白色透明软骨，可见钙化或骨化灶。肿瘤一般不侵犯软组织及髓腔。

2. 镜下所见

由软骨细胞及基质构成，呈分叶状，周边细胞呈多形性，可见双核细胞、多形核软骨细胞、钙化及骨化灶。肿瘤的边缘常有大量的薄壁血管和反应性新生骨的病灶。新生骨在肿瘤生长边缘可形成一薄壳。病变的基底部为与骨皮质相连的硬化性新生骨。

（四）遗传学

主要涉及两条12号染色体同一区带的结构改变。

（五）治疗及预后

骨膜软骨瘤应手术治疗，切除范围包括肿瘤、包膜、硬化的反应骨及邻近部分正常骨质。切除彻底，预后良好。囊内切除易复发。疑有恶变或难以与周边型软骨肉瘤相鉴别时，可行瘤段截除，以达到广泛切除的目的。

三、多发性内生软骨瘤

多发性内生软骨瘤（enchondromatosis），1899年由Ollier首先描述，故称为Ollier病。本病偶有遗传倾向，病变同单发内生软骨瘤类似，但呈多发性、不对称性分布，常发生于一侧肢体（上肢或下肢）。在双侧病变中，一侧较严重。

（一）症状与体征

多发性内生软骨瘤多发生于身体的半侧，有时仅局限在一个或几个手指，很少发生于足。发病率是单发性软骨瘤的1/10，男性多于女性，常见于10岁以内的儿童，30岁以下的病例约占90%，50岁以后少见。

临床症状出现较早。在手部，病变呈球形或结节样肿胀，病变严重时，手指短缩、偏离轴心。病变在肢体的干骺端仅轻微的膨胀，随着骨骼的发育，出现肢体短缩畸形，肢体短缩畸形好发于一个肢体或身体的半侧。在上肢，桡骨外侧皮质病变致前臂畸形，手尺偏。在下肢，可出现严重的膝外翻畸形，肢体短缩甚至在婴儿期即较明显，下肢不等长可继发脊柱侧弯、骨盆倾斜等。

（二）影像学表现

X线检查长骨的干骺部增粗、膨大，可见溶骨性破坏，呈偏心性，像一大的垂直的水滴状，自骨骺向骨干发展是典型征象。溶骨性破坏的边界清晰，可见一硬化缘。位于手足掌趾的病变与单发的内生软骨瘤相似。多发性内生软骨瘤病常致患侧肢体短缩和弯曲畸形，影像学亦可见到相应的征象。

（三）病理学表现

1. 肉眼所见

肿瘤呈大小不等的圆形、卵圆形，灰白团块，质脆。肿块之间有骨性间隔，可见骨化或钙化区，骨皮质变薄。

2. 镜下所见

多发性内生软骨瘤与单发软骨瘤不同，肿瘤组织中细胞多而致密，核大，不均一，常见双核与巨核细胞。可见黏液样结构，在较多的液体背景物质中有淡染的星状细胞。

（四）治疗及预后

有明显症状的多发性内生软骨瘤需外科治疗，肢体畸形可通过截骨矫正。有骨折倾向的，可行病灶刮除，相应内固定。疑有恶变的病例，可行广泛切除。

多发性内生软骨瘤随着发育停止肿瘤可不再生长，但易发生恶变，发生率为 30%～50%。通常恶变为软骨肉瘤，也有纤维肉瘤、恶性纤维组织细胞瘤、骨肉瘤，但恶变总是在成年期出现。如发生恶变，其治疗与预后随恶变后肿瘤的性质不同而不同。

（朱　夏）

第三节　软骨母细胞瘤

软骨母细胞瘤（成软骨细胞瘤）（chondroblastoma）是一种由软骨母细胞样细胞，少量软骨样基质及散在多核巨细胞共同组成的良性肿瘤，过去曾有钙化巨细胞瘤、骨骺软骨瘤性巨细胞瘤之称。

一、临床表现

软骨母细胞瘤一般发生在长管状骨的骨骺或骨骺突起部位。原发在干骺端或骨干部位少。股骨两端、肱骨和胫骨近侧端是最好发部位，下肢较上肢多见。其他长管状骨发病较少。软骨母细胞瘤在手、足骨上发病者约占 10%，其中常见于距骨及跟骨。骨骼其余部位少见。软骨母细胞瘤多发生在青少年，10～25 岁之间发病者占 90%，男女发病率各方报告不一。一般表现为间歇性疼痛，邻近关节肿胀、积液，关节活动受限。出现关节积液的约占 30%左右，症状可持续几个月至数年。

二、影像学表现

长骨的骺端或骨突附近有一中心或轻度偏心的溶骨性病变，不规则，大小通常在 2～4cm，病变周围有界限较明显的硬化边缘，骨皮质膨胀变薄。晚期肿瘤骨破坏明显更具侵袭性，可穿透骨骺板侵入软组织。邻近的软骨可以变薄或受到侵蚀。肿瘤可扩展至软骨下骨，但很少进入关节间隙。约有 30%～50%的病例在病变中可见到钙化灶。大约 10%～30%的病例在邻近的骨干或干骺端出现骨膜反应。软组织出现包块和并发病理性骨折者少见。CT 和 MRI 检查有助了解肿瘤内钙化情况、肿瘤向干骺端及关节内侵袭的范围。

三、病理学表现

1. 肉眼所见

肿瘤与周围松质骨分界清楚，病灶呈蓝灰色到灰白色，质脆，有沙砾状钙化灶及坏死区。病变中可有囊性变区和出血性改变。肿瘤可直接或间接侵犯关节。

2. 镜下所见

肿瘤细胞体积大，呈圆形、卵圆形或多边形，胞浆透亮。细胞核是圆形、卵圆形、肾形，核深染，但无明显核异形性或病理核分裂。部分肿瘤细胞的细胞膜钙化，甚至与骨基质钙化，核消失，形成特殊“格子样”钙化是诊断要点。在一些病例中，软骨母细胞和多核巨细胞可衬在出血病灶和囊性出血间隙中，类似于动脉瘤样骨囊肿中的镜下所见。

3. 免疫表型

软骨母细胞一般表达 S-100 蛋白和 vimentin。其他抗原的表达亦有报道. 以细胞角蛋白最为常见。

4. 遗传学

流式细胞仪研究显示，大部分软骨母细胞瘤为低增殖活性的二倍体肿瘤，但在一些亚类中亦可检测到近二倍体的异倍体细胞群。在 6 例良性和 1 例恶性软骨母细胞瘤中检测到克隆性异常，结果提示 5 号和 8 号染色体的结构异常在染色体的结构变异中更多见一些。染色体 8q21 的重排主要出现在侵袭性软骨母细胞瘤中。在恶性软骨母细胞瘤中可测到多倍体瘤细胞、TP53 突变。

四、治疗及预后

软骨母细胞瘤为良性肿瘤，手术彻底刮除病灶、灭活后植骨多可治愈。但病变位于软骨下或邻近关节，手术应注意勿损伤骺板和进入关节腔。为了减少术后复发，彻底清除病灶后，残腔应进行灭活处理。软骨母细胞瘤侵入关节腔和周围软组织者，应考虑恶性变的可能，宜行广泛的截除重建。位于骨盆等中轴骨骼的软骨母细胞瘤应行更加广泛的切除。对于肿瘤刮除后复发者，有学者主张行放射治疗，但疗效不肯定。个别复发的病例经放疗后有恶变为软骨肉瘤的可能。本病预后较好，出现肺部转移者应积极切除肺部病变，患者仍可长期存活。恶性软骨母细胞瘤又称侵袭性软骨母细胞瘤，具有侵袭性，局部易复发；可出现肺部转移，易侵犯关节腔和邻近骨与软组织，外科处理应更广泛。

（朱　夏）

第四节　软骨黏液样纤维瘤

软骨黏液样纤维瘤（chondromyxoid fibroma），1948 年 Jaffe 和 Lichtenstein 首次将其与其他肿瘤区别，成为一独立的肿瘤。是一种较少见的良性软骨肿瘤，发病率低，约占原发性骨肿瘤的 1.06%。

一、临床表现

软骨黏液样纤维瘤多发生于长管状骨的干骺端和跗骨，长骨中以下肢更多见，约占总病例数的 75%，其中胫骨近端最常见，其他骨骼发病和出现多发病灶者罕见。文献报道本病发病年龄差别较大，一般好发于 10～30 岁，男性发病多于女性，约为 2∶1。疼痛、骨性肿块、关节活动障碍为主要临床症状，病变发展缓慢，常为数月至数年。检查局部可有压痛、肿胀、肢体活动受限等。自发性骨折罕见。

二、影像学表现

肿瘤位于长骨干骺端时，局限性溶骨性破坏，边界清，有硬化缘及骨嵴，可见分房状改变，骨皮质膨胀变薄，一般没有骨膜反应及病理性骨折，病变区内罕见钙化。较大的病变可使整个骨皮质穿透，造成半球状，有时为蛋杯状的骨质缺损。

扁平骨、不规则骨和手足的小骨中的软骨黏液样纤维瘤，X 线片可表现为骨溶解、“扇贝”状的骨侵蚀、骨膨胀和骨小梁纹理粗乱等多种改变。

三、病理学表现

1. 肉眼所见

软骨黏液样纤维瘤多在 5 cm 以内，肿瘤与宿主骨之间常有明显的分界，髓腔侧有硬化边缘。肿瘤的内容物可以是实性的、软的或橡皮样的。肉眼见表面呈蓝灰色至蓝白色，断面可见多个的小囊腔或黏液区。

2. 镜下所见

由致密与稀疏的组织构成假分叶结构。细胞致密区血管增多，可见纤维母细胞与多核巨细胞等。细胞稀疏区为大量黏液样或软骨样基质，其间散布着梭形或星形细胞，在黏液区，瘤细胞多密集在小叶周边部，PAS 染色阳性，可见异形核、双核，偶见软骨。

3. 免疫表型

据报道 S-100 蛋白在软骨黏液样纤维瘤中有表达。SMA、肌动蛋白和 CD34 表达见于小叶周边区域，并非在肿瘤的各处。

4. 超微结构

超微结构显示肿瘤细胞有不规则突起，细胞膜呈扇贝样，细胞质有微丝和糖原，这些是软骨母细胞和纤维母细胞分化的特征。软骨黏液样纤维瘤有的细胞显示典型的软骨细胞特点，有些有肌纤维母细胞特点，还有介于两者之间的细胞。

5. 遗传学

细胞遗传学的研究结果有局限性，但 6 号染色体的克隆性异常看来是非随机性的。特别是 6 号染色体长臂 q13 和 q25 所发生的重排经常发生。基质成分的表达分析，特别是胶原的表达分析在间叶性肿瘤中可作为细胞分化方式的鉴别标志。在软骨黏液样纤维瘤中基质成分和基因表达方式的检测显示含水解蛋白多糖（黏液样基质的主要成分）的表达十分显著，同时可检测到局灶性表达的Ⅱ型胶原（软骨细胞分化的标志）以及Ⅰ、Ⅲ、Ⅳ型胶原。重要的是，软骨黏液样纤维瘤中这种特有的生化成分和基因表达方式在其他包括软骨母细胞瘤、骨软骨瘤、内生软骨瘤和软骨肉瘤等间叶性肿瘤中并未见到。

四、治疗及预后

软骨黏液纤维瘤具有局部侵袭性，囊内切除容易复发，广泛切除复发率低，因此软骨黏液样纤维瘤诊断一旦明确，应行肿瘤切除术。切除范围包括肿瘤及其周围正常的骨组织。切除后所造成的骨缺损，依据情况选用适当方法修复。对于复发的肿瘤应进行大块广泛切除，相应重建功能。本病对放、化疗不敏感。发生恶性变者罕见，个别报道有肺转移，应积极外科切除，预后较好。

（朱　夏）

第五节　软骨肉瘤

软骨肉瘤（chondrosarcoma）是一种以肿瘤细胞形成软骨为特征的恶性肿瘤，临床上较常见，约占全部原发恶性骨肿瘤的16.1%。

软骨肉瘤按发生可分为原发性软骨肉瘤和继发性软骨肉瘤；按部位可分为：中心型（发生于骨内）、周围型（发生于骨外已存在的骨疣）及骨膜型（或骨旁）；按细胞组织学特点可分为普通型、间叶型、去分化型、透明细胞型及黏液型软骨肉瘤。软骨肉瘤的分类见表-1。

表17-1　软骨肉瘤的分类

原发性	继发性
骨髓内	骨髓内
普通型	内生性软骨瘤
间叶型	软骨瘤病（Ollier病，Maffucci综合征）
去分化型	纤维异样增殖症（纤维结构不良）
透明细胞型	骨Peget病
黏液型（少数在骨内，多数在软组织）	
骨表面	骨表面
骨膜型（近骨皮质）	孤立性骨软骨瘤或多发性软骨瘤病

软骨肉瘤的诊断强调临床、影像学、病理表现的结合。软骨肉瘤对放疗和化疗均不敏感，故外科处理成为唯一手段，但临床结果往往不尽人意。影响手术的因素有：①多发生于躯干骨、肢体近心端，不适于根治术；②被误为良性软骨来源的肿瘤而采取不彻底手术；③生长较慢而症状轻，延误诊断。软骨肉瘤的预后主要取决于两个方面：是否能广泛切除及组织学分级。周围型及骨膜型软骨肉瘤的组织学恶性度分级低于中心型软骨肉瘤，因此预后也明显好于中心型软骨肉瘤。

一、中心型软骨肉瘤

中心型软骨肉瘤（central chondrosarcoma）指起源于骨内的软骨肉瘤，包括由内生软骨瘤恶变的继发性软骨肉瘤。

（一）临床表现

中心型软骨肉瘤有明显的好发部位，依次为股骨（尤其是近端）、骨盆、肱骨近端、肩胛骨、胫骨近端，其他的骨骼也可发生。在长骨，中心型软骨肉瘤多侵犯骨干一端或干骺端，有时侵及关节，很少发生于骨干中部。男性好发，男女之比约为1.5～2∶1。好发年龄30～70岁，平均年龄40～50岁，是一种典型的成人肿瘤。20岁以前少见，青春期前罕见。

中心型软骨肉瘤的临床特点为症状轻、发展缓慢，主要症状是间歇性疼痛、肿胀。因病变深在，临床常不能触及肿块。晚期可形成大的、能触及的软组织肿块。

发生于脊柱、骶骨、肋骨或骨盆的病例可引起严重疼痛，肿瘤压迫神经可引起放射性疼痛。偶尔肿瘤经骺端侵入关节引起关节症状，病理骨折少见。

（二）影像学表现

X线表现长骨干骺偏干溶骨性破坏，边界不清，病变区可见不规则散布的颗粒样或斑点状钙化灶。恶性程度较高的软骨肉瘤，可早期引起骨皮质破坏和断裂，伴骨膜反应和软组织肿块，但钙化灶少见。

CT 及 MRI 可以进一步了解肿瘤在骨及软组织中的范围，是早期明确中心型软骨肉瘤的主要检查手段之一。中央型软骨肉瘤放射性同位素扫描病变部位表现为浓聚现象，且同位素浓聚的范围大于 X 线所示的病变区。

（三）病理学表现

1. 肉眼所见

肿瘤被纤维组织分割成许多小叶，呈灰蓝或灰白色，常有黄色钙化灶，也可伴黏液样变、坏死和囊性变。非钙化区质地硬韧。

2. 镜下所见

由肿瘤性软骨细胞和软骨基质组成。细胞与基质比率随分级不同而异，细胞核肥大，可见双核细胞。根据瘤细胞分化程度分为三级。

中心型软骨肉瘤分级标准见表- 2

表 17 - 2　普通型软骨肉瘤组织病理学分级

形态特点	低度恶性（Ⅰ级）	中度恶性（Ⅱ级）	高度恶性（Ⅲ级）
核异型	轻微	较明显	显著
无核分裂象	无或偶见	少见	常见

（四）诊断与鉴别诊断

中心型软骨肉瘤常生长缓慢，症状多不严重，且它常发生于松质骨，早期放射学上难以发现，诊断较因难，并常被误诊为肩周炎、椎间盘突出症、骨性关节病等。

中心型软骨肉瘤需与以下疾病相鉴别：

软骨瘤。软骨瘤好发于儿童，在成人病变静止。除非有病理骨折，软骨瘤一般无痛，通常为中等大小，可引起骨皮质内侧面的贝壳样改变，不破坏骨皮质，不引起软组织肿胀。位于手的软骨性肿瘤几乎是良性，只有在临床、影像及组织学特征均为恶性改变时方可诊断为中心型软骨肉瘤。

软骨瘤病。在软骨瘤病，肿瘤可长到很大体积，并持续生长到成年。组织学表现增生活跃为特点，常恶变为中心型软骨肉瘤。当成年病人症状明显并有新的影像学改变时应高度怀疑为恶变。

关节滑膜软骨瘤病。有时关节滑膜软骨瘤病软骨性组织形成大的分叶状团块充满关节，广泛破坏骨的关节端，侵犯关节囊及软组织，围绕干骺端生长。从大体及组织学表现几乎与中心型软骨肉瘤相同，区别在于滑膜软骨瘤位于关节内（或腱旁）呈束状排列的软骨细胞，而中心型软骨肉瘤很少侵入关节。

软骨母细胞型骨肉瘤。骨肉瘤发病年龄较小，而中心型软骨肉瘤几乎不发生于青春期前，影像学及大体表现也不同，组织学检查骨肉瘤即使它主要为软骨母细胞，但一定可见到成骨细胞分化及肿瘤细胞产生类骨质的表现。

软骨黏液样纤维瘤。大体表现可与中心型软骨肉瘤相同，但发病年龄较轻，病变范围小，放射学表现及典型的组织学结构不难鉴别。

（五）治疗及预后

中心型软骨肉瘤以外科手术为主。手术的设计及切除范围应取决于肿瘤的组织学分级，以及通过影像学检查（骨扫描、CT、MRI）提示肿瘤所侵及的确切范围。

位于骨干内的Ⅰ级中心型软骨肉瘤行广泛的病灶内切除，残腔以石炭酸、乙醇、液氮等化学药物处理，但仍有局部复发的危险。最适合的治疗方法是广泛或根治性切除肿瘤后，根据骨缺损的部位，采取不同的方法进行重建。

对于Ⅱ级中心型软骨肉瘤应采取根治性切除。Ⅲ级中心型软骨肉瘤软组织侵犯明显，常需要截肢处理。

中心型软骨肉瘤对放射治疗不敏感，仅用于那些无法通过外科治疗达到广泛或根治性切除的病例，为缓解疼痛可以配合放疗。化疗效果不肯定。

中心型软骨肉瘤肺转移灶边界清楚者，可行转移灶切除。

中心型软骨肉瘤预后主要取决于两个因素：组织学分级和手术边界是否充分。Ⅰ级中心型软骨肉瘤常不转移，但切除不充分可出现局部复发；Ⅱ级中心型软骨肉瘤生长慢，组织学可无高恶性特征，但可早期转移和局部复发。如果手术及时、方法恰当，治愈率可达60%；Ⅲ级中心型软骨肉瘤预后最差，治愈率不到40%。

二、周围型软骨肉瘤

周围型软骨肉瘤（peripheral chondrosarcoma）是一种发生于骨外的软骨肉瘤，常继发于骨软骨瘤，特别是多发性的骨软骨瘤。

（一）临床表现

周围型软骨肉瘤好发于骨盆，依次为股骨近端、脊柱及骶骨、肱骨近端、肋骨、肩胛骨、股骨远端、胫骨近端。同中心型软骨肉瘤相比，周围型软骨肉瘤更好发于骨盆和脊柱，而膝、肘关节远端的骨骼罕见。周围型软骨肉瘤的发生率低于中心型软骨肉瘤。男性多于女性，男女之比约为2∶1，多发生于成年人，青春期前少见。周围型软骨肉瘤生长缓慢，临床症状轻微，病变早期不易发现，明确诊断时肿瘤往往已经长得较大。近一半的患者出现局部的疼痛，常为轻痛或继发于肿胀。位于骨盆的肿瘤可压迫腰骶丛及其分支或压迫盆腔脏器而产生相应的症状。位于脊柱的肿瘤可压迫神经根，也可突入椎管压迫脊髓引起截瘫。周围型软骨肉瘤主要体征为包块。包块位于软组织中，表面凹凸不平，质地硬，与软组织不粘连。有些复发的周围型软骨肉瘤可在软组织中出现单个或多个肿块，并完全与骨分离。

（二）影像学表现

放射学检查对明确周围型软骨肉瘤非常有价值，表现为明显不透光的骨外团块，边界不清，凹凸不平的菜花样外观，有些可形成明确的高密度的外缘，有些表现为云雾状，边界不清楚。病灶内可显示结节祥、点状、环状或不规则钙化灶。

（三）病理学表现

1. 肉眼所见

瘤体较大，突出于骨外，表面凹凸不平，呈菜花样，周围有层纤维性的假包膜。

2. 镜下所见

周围型软骨肉瘤由分化良好的软骨组成，可有粘液区，软骨增生活跃，基质丰富致密伴很多细胞，在肿瘤生长活跃的区域常有细胞坏死。周围型软骨肉瘤根据不同的恶性度分为三级。

组织学Ⅰ级很常见，约占所有病例的2/3。大多数病例肿瘤体积较大，原发的骨软骨瘤已不复存在，肿瘤发生广泛而致密的钙化一骨化，软骨细胞稀少。在软骨帽内有大量细胞，这些细胞中等异形性，常为双核特征。

组织学Ⅱ级约占所有病例的1/3，钙化一骨化密度小于前者，肿瘤细胞有明显的大核，深染，多形性常为双核。

组织学Ⅲ级是一种少见类型，肿瘤仍有分化良好软骨所组成，钙化少，核呈明显的多形性深染，有时巨大或奇异，常为三核或多核。

（四）诊断与鉴别诊断

从放射学影像容易对周围型软骨肉瘤做出诊断，但需注意与以下疾病相鉴别：

骨软骨瘤。二者可通过钙化的情况加以区分。骨软骨瘤不透光，尽管致密且不规则，但总与软组织有完整清楚的界限；周围型软骨肉瘤则相反，不透光区在某些区域向软组织过度变得模糊。CT 及 MRI 可确定软骨帽的厚度及特性，软骨帽在成年人厚度＞1cm、儿童＞3cm，软骨帽出现散在不规则的钙化灶或出现软组织包块，即可认为发生恶性变。

骨膜软骨瘤。骨膜软骨瘤的影像学界限更清楚，髓腔侧有明显硬化，进一步明确，需要结合临床、影像学及病理学检查方能最后确诊。

骨旁骨肉瘤。骨旁骨肉瘤好发于股骨下端后方，呈致密的骨性不透光区，典型的组织学表现可以区分。

滑膜软骨瘤病。组织学上与Ⅰ级甚至Ⅱ级的周围型软骨肉瘤很相似，但它来源于关节腔或某一腱鞘，临床、影像学等表现可加以鉴别。

（五）治疗及预后

治疗：广泛的手术切除，如果病变较大或侵及周围骨质，则需广泛截除，包括整个骨段，人工假体或异体骨重建。周围型软骨肉瘤复发后仍可保持局部恶性并形成界限清楚的结节，因此复发还可通过手术切除治愈。

放疗和化疗对本病无效。

预后取决于肿瘤能否彻底切除及组织学分级。Ⅰ级的周围型软骨肉瘤，几乎不转移；Ⅱ级可出现转移，但多发生在症状出现的 5 年后；Ⅲ级的有更多的转移倾向，但同样很少有早期的转移。

三、骨膜软骨肉瘤

骨膜软骨肉瘤（periosteal chondrosarcoma）即骨旁或皮质旁软骨肉瘤，指位于骨表面并破坏外层骨皮质，由软骨组织发生的恶性肿瘤，临床上极少见。发病年龄 20－50 岁，男女发病率大抵相同。多位于股骨、胫骨或肱骨等长骨的干骺端与骨干表面，生长缓慢，多在无意中发现无痛或轻微疼痛肿块。X 线片长骨干骺端表面软组织密度影，肿瘤与相邻骨之间无透亮间隙，早期肿瘤无钙化，常无骨膜反应，晚期皮质发生破坏。肉眼见肿物呈分叶状，兰灰色，位于骨表面，向软组织生长，质地、外观类似成熟骨。镜检肿瘤呈分叶状，肿瘤分化好，相当于Ⅰ或Ⅱ级软骨肉瘤。应与骨膜软骨瘤、骨膜骨肉瘤等鉴别。肿瘤低度恶性，生长缓慢，广泛切除即可获得安全的外科边界，发生转移晚。

四、透明细胞软骨肉瘤

透明细胞软骨肉瘤（clear-cell chondrosarcoma）是一种生长缓慢，由不成熟软骨组织发生，组织病理学存在透明细胞的低度恶性软骨肉瘤。1976 年首次报道这种肿瘤，约占所有软骨肉瘤的 4%。其恶性程度居Ⅰ级和Ⅱ级中心型软骨肉瘤之间。（肿瘤好发于长骨骨端特别是股骨近端及肱骨上端，也见骨盆、肩胛骨等处。肿瘤好发年龄 15～75 岁，发病率男稍多女。）临床病变生长缓慢，疼痛轻微，很少能触及肿块。X 线表现骨骺区膨胀性溶骨性破坏，偶见钙状，骨皮质变薄，一般无骨质穿破或骨膜反应。

肉眼见肿瘤呈浅灰色，质软，位于骨髓内，大小不一，边界清楚，常有许多小灶性囊性变。镜检肿瘤呈分叶状，病变细胞淡染，细胞大，胞浆丰富并含空泡，核位于中央，具多形性，核分裂象罕见。瘤细胞 PAS 反应阳性，不耐淀粉酶消化；S－100 蛋白免疫组织化学染色瘤细胞胞浆强阳性。

肿瘤因好发于骨骺部位，需与软骨母细胞瘤相鉴别。组织学上软骨母细胞瘤的瘤细胞嗜伊红，很少透明，S－100 蛋白胞浆反应很弱，且肿瘤内无典型的透明软骨区域可资区别。透明细胞软骨肉瘤属低度恶性，治疗以广泛切除为主，通常很少有转移，囊内切除复发率高，边缘切除也易复发。

五、间叶型软骨肉瘤

间叶性软骨肉瘤（interstitial chondrosarcoma）是一种含有软骨和富于血管的梭形细胞或园形细胞的间充质成份的原发恶性肿瘤。好发年龄 10～40 岁，男性稍多。肿瘤常位于扁骨（肋骨、盆骨和颅面骨）和椎骨，约 1/3 发生在驱干软组织，肢体骨罕见发病。临床表现疼痛和或肿胀，可产生相应压迫症状。X 线表现为境界不清，伴不规则钙化的溶骨性病变，骨皮质常穿破，可有骨膜反应和软组织肿块影。骨外病变则境界不清，絮状或点状钙化的软组织肿块影。

肉眼所见：肿瘤大小不一，直径可达 14cm 或更大，外表呈结节状或分叶状。切面灰白色或灰红色，质软，内见散在小灶性软骨成分，可有出血和坏死，有时肿瘤坚实或硬，有明显钙化和骨化。

镜下所见：透明软骨小岛分化较好，相当于低度恶性软骨肉瘤的改变；小细胞区为未分化的圆形或梭形细胞，呈人字形或腺泡状排列，均匀散在的血管，似血管外皮瘤样结构。银染可见细胞内或群集细胞间网状纤维。胞浆中含丰富糖原。

治疗应施行广泛或外科根治性切除，放疗对局部有暂时控制作用，化疗的效果报告不一。肿瘤生长缓慢，多在 5 年内转移到其他骨骼或肺，预后差，。

六、去分化软骨肉瘤

去分化软骨肉瘤（undifferentiated chondrosarcoma）是指同时具有软骨和纤维成份的原发恶性肿瘤。约占软骨肉瘤的 10％。肿瘤好发于 45～70 岁男性，病变多位于盆骨、肩胛带和肋骨。典型表现为在原有肿瘤的基础上，患者局部疼痛突然加剧，肿块迅速增大并伴压痛。X 线显示具有生长缓慢的软骨肉瘤的特点和迅速发展广泛溶骨样破坏改变。镜检能清楚分开病变中央为低度恶性软骨肉瘤区和病变外周为高度间变去分化肉瘤区，去分化成分为纤维肉瘤、骨肉瘤、恶性纤维组织细胞瘤或未分化内瘤。

去分化软骨肉瘤与高度恶性软骨肉瘤区别，在于后者一开始就是高度恶性肿瘤，镜检软骨和梭形细胞均有明显异形，混杂在一起，且无骨肉瘤成分。去分化软骨肉瘤为高度恶性，应行根治性手术，广泛或边缘切除，局部复发率高。放疗可获得短暂缓解，化疗无效。可早期出现肺转移，生存率低。

七、黏液样软骨肉瘤

黏液样软骨肉瘤（myxoid chondrosarcoma）是指软骨肉瘤的间质可呈黏液样，尤其多发性软骨瘤病恶变时，其间质明显黏液样。肿瘤好发于中年男性，多数位于骨外深部软组织，下肢多见，少数可位于骨内。大体肿瘤呈黏液性胶样。镜检肿瘤组织呈分叶状，中央为细胞稀少的黏液样区，周边细胞丰富，圆形、卵圆形，胞浆丰富，细胞核小而深染核分裂象罕见，排列呈条索状或假腺腔样，有些细胞内含较多空泡，似脊索瘤的大空泡细胞，故曾命名为脊索样肉瘤（chordoid sarcoma）。部分区域瘤细胞呈梭形，可见灶性软骨形成。瘤细胞PAS反应阳性，黏液性基质奥新蓝染色（pH=0.5～1.0）阳性，用S-100蛋白免疫组织化学标记，瘤细胞胞质为阳性。

八、继发性软骨肉瘤

继发性软骨肉瘤（subsequent chondrosarcoma）主要继发于内生性软骨瘤和骨软骨瘤，多发性软骨瘤病恶变为软骨肉瘤的发生率高。治疗应行广泛性手术切除，边缘切除复发率非常高。化疗无效，放疗可获得暂时缓解。

内生性软骨瘤恶变依据是：(1) 40 岁以上，肿瘤直径大于 5 cm（肋骨为 4 cm）；(2) 疼痛而不伴有骨折；(3) 骨内膜扇形侵蚀；(4) 出现骨膜反应和软组织肿块；(5) 细胞丰富，多形性，出现双核大细胞和核分裂象。

骨软骨瘤恶变依据是：(1) 骨骺发育成熟后而肿瘤继续生长；(2) 软骨帽厚度超过 1cm 者应怀疑为恶性，超过 3cm 肯定为恶性；(3) 病变表面出现不规则钙化；(4) 骨 ECT 扫描阳性。

（林建华）

第 18 章 成骨性肿瘤

第一节 骨样骨瘤

一、定义

骨样骨瘤（osteoid osteoma）是一种骨组织来源的良性肿瘤。其特征性表现为圆形巢状肿瘤组织，直径一般不超过 2cm，以小于 1cm 者居多。瘤巢是由含有类骨组织的、富于血管和细胞的组织所组成；类骨组织可以是完全透明的，或有一个硬化的中心。许多病例其瘤巢被反应性骨所形成的硬化带所包绕。

二、流行病学

骨样骨瘤发病率不高，约占良性骨肿瘤的 10％左右，占所有原发骨肿瘤的 2％ ～3％。大多数骨样骨瘤发生于 10～35 岁，平均在 19 岁。男性发病率明显高于女性，男∶女为 2∶1～4∶1。

发病部位主要在长管状骨的皮质内（约 70％～80％的病变发生于长骨），特别好发于股骨和胫骨，病变可位于骨干或靠近骨端。少见部位是手足骨、脊柱和肱骨。

根据病变在骨骼上的位置，可被分为皮质型、髓质型（松质骨型）或骨膜下型。松质骨型相对少见，且松质骨内的瘤巢周围反应骨较少，诊断比较困难。骨样骨瘤亦可进一步分为关节囊外型或关节囊内型（关节内型）。骨样骨瘤发生在近关节表面，当出现在滑膜反折处时，称关节内骨样骨瘤，髋部股骨颈和粗隆间最常见。

青少年的骨样骨瘤相对活跃，应属 2 期病变。此病虽经数年后有可能骨化自愈，但因其症状明显，故而一般发现后均行手术治疗。

三、临床表现

持续的局限性疼痛是本病的最主要症状，较浅的部位可触及反应骨造成的局部隆起。疼痛于夜间明显，口服水杨酸制剂，如阿司匹林有效。

四、影像学表现

瘤巢是诊断本病的主要征象。瘤巢多为单发的圆形、椭圆形透亮区，少数病例有 2～3 个瘤巢。瘤巢边缘清晰，直径一般在 0.5～2cm，亦可有很大者。发生于皮质骨内的小瘤巢，可被明显增生的骨硬化所遮盖。透亮区常为偏心性，有时需以不同角度摄片。

瘤巢周围骨质增生硬化是本病的另一重要表现。

为了明确骨样骨瘤的诊断，应首选 CT 扫描，它不仅能确认病灶的存在，而且也能精确地确定病灶的范围、大小和瘤巢的部位。

在 MRI 上，低信号的瘤巢很容易与高信号的松质骨和骨髓区别，所以在松质骨型骨样骨瘤，MRI 要比 CT 优越。

五、病理学表现

肉眼所见：瘤巢为圆形或卵圆形淡红色小球，比反应骨稍质软，比较容易从反应骨中拔出。瘤巢中央可见钙化点。

镜下所见：骨样骨瘤的成分是类骨组织和钙化的未成熟编织骨。

六、治疗及预后

骨样骨瘤为可自愈性疾病，少部分症状轻微者，可行对症保守治疗等待其愈合。但绝大多数因其症状较明显，持续时间较长，所以应行手术治疗。预后良好，未见恶变报道。

手术治疗的关键为瘤巢的去除，而术后复发率的高低实际上就是瘤巢去除彻底程度的体现。瘤巢明确，去除较肯定的病例，复发的概率应在 5%以下；而影像上瘤巢不明确，术中瘤巢去除不肯定或不完全，则复发率就要高得多。

参考文献

1. Lee EH，Shafi M，Hui JH. Osteoid osteoma：a current review. J Pediatr Orthop，2006，26（5）：695-700.
2. Ozaki T，Liljenqvist U，Hillmann A，et al. Osteoid osteoma and osteoblastoma of the spine：experiences with 22 patients. Clin Orthop Relat Res，2002，(397)：394-402.
3. Ferrari D，Tigani D，Busacca M，et al. Osteoid osteoma：diagnostic problems in joint and periarticular localizations. Chir Organi Mov，1999，；84（2）：171-177.

第二节　骨母细胞瘤

一、定义

骨母细胞瘤（osteoblastoma）是一种良性成骨性肿瘤，其特点为产生大量的矿化不良的肿瘤性骨样基质。这是一种活跃程度差别很大的肿瘤，可以相对静止，也可呈很强的侵袭性，跨越了 Enneking 骨肿瘤分期的 2 期到 3 期。

二、流行病学

本病相对少见，约占全部骨肿瘤的 0.5%～1%，是骨样骨瘤发病数的 1/4。男性明显多于女性，男女比例为 2∶1 左右，青少年发病较多，高峰年龄在 15～30 岁，30 岁以下发病占总数的 70%～90%。发病最多见的部位是脊柱的附件，约占总数的 10%～30%，胫骨干次之，约为 20%，其次是股骨、颌骨，手足骨也可见到。

三、临床表现

骨母细胞瘤除疼痛外无特异性的临床表现。

四、影像学表现

骨母细胞瘤生长于长骨时一般位于骨干或干骺端，极少见于骨（骺）端。脊柱病变绝大部分位于椎弓、椎板和棘突，椎体受累极少见。肿物直径一般在 2～10cm，X 线为类圆形低密度区，膨胀性，边缘有薄的硬化壳。破坏区内有片状钙化或骨化影。周围的反应骨较骨样骨瘤要少得多。病变成熟后，矿化增多，经常形成致密的松质骨样结构。当病变透亮区增加，边缘不清，薄壳有气泡样改变，甚至出现软组织肿块，预示着肿瘤的侵袭性增强，应为 3 期以上或恶性。

CT 表现为骨局限性膨胀性低密度区，骨皮质变薄甚至断裂，病灶周围出现清楚的薄壳状矿化为本瘤的特征，肿瘤内斑点状或大片状矿化对诊断帮助较大。

MRI 同样可清楚显示肿瘤的位置，为中等强度信号，呈灰色。表现为不均匀性长 T_1、T_2 信号，大部病灶可见单发或多发囊状骨质破坏，周边骨皮质变薄，病灶边缘骨质轻度硬化，有时可形成较厚的硬化缘，甚至呈结节状。周围软组织可轻度肿胀，而软组织肿块大多不明显。病灶强化多较明显，其产生的病理基础是骨母细胞瘤的间质含有丰富的血管，但其强化程度一般低于血管瘤。多发囊壁可见明显强化，部分囊内可见分层，出现液平。偶尔可见部分病灶内散在长 T_1、短 T_2 小点片状、斑点状信号。

五、分期

骨母细胞瘤分期为 Enneking 骨肿瘤分期的 2 期或者 3 期。

六、病理学表现

肉眼所见：肿瘤的体积一般是 2～10cm 之间，肉眼所见为红色或灰色的有砂砾样物质的富含血管的肿瘤，肿瘤外围为反应性皮质骨形成的薄壳，肿瘤为紫红色肉样组织，紧附着于骨壳壁，不易刮掉，与松质骨间的边界清楚，少数病例合并动脉瘤样骨囊肿而呈蜂窝状含血腔窦的结构。

镜下所见：其组织学表现有三大特征：（1）丰富的骨母细胞；（2）间质有丰富的血管；（3）丰富的骨样组织互相连接成条索状，其中有不同程度的钙盐沉积形成骨小梁。

骨母细胞瘤与骨样骨瘤在组织学上极为相似，需要结合临床表现来鉴别。一般以 2cm 为界定的标准。典型的骨样骨瘤瘤体直径 1cm 以内，伴明显疼痛，夜间更甚，服用水杨酸类药物有效。而当肿瘤直径大于 2cm，疼痛较轻微者为骨母细胞瘤。当瘤体直径在 1～2cm 时如果位于髓腔认为是骨母细胞瘤，位于骨皮质的为骨样骨瘤。组织学上，骨母细胞瘤的骨小梁更为不规则，骨小梁间血管更为丰富，骨母细胞成分更多，更为活跃，常伴较多的破骨细胞样多核巨细胞，而周边缺乏明显的反应性硬化骨。

七、治疗及预后

骨母细胞瘤的治疗多为病灶刮除术。3 期病灶如条件允许，尽可能行大块切除，以降低复发率。

多数骨母细胞瘤行病灶刮除或者切除后预后良好。部分病例术后复发，其预后与其组织学特点紧密相关，2 期和 3 期病变行刮除术后其复发率明显不同，2 期复发率在 10%～20%，3 期则在 30%～50%。远处转移较少见，偶有报道骨母细胞瘤恶变为骨肉瘤。

参考文献

1. Frassica FJ, Waltrip RL, Sponseller PD, et al. Clinicopathologic features and treatment of osteoid osteoma and osteoblastoma in children and adolescents. Orthop Clin North Am, 1996, 27 (3): 559-574.
2. Greenspan A. Benign bone - forming lesions: osteoma, osteoid osteoma, and osteoblastoma. Clinical, imaging, pathologic, and differential considerations. Skeletal Radiol, 1993, 22 (7): 485-500.
3. Raskas DS, Graziano GP, Herzenberg JE, et al. Osteoid osteoma and osteoblastoma of the spine. J Spinal Disord, 1992, 5 (2): 204-211.

第三节 骨肉瘤

一、普通型

（一）定义

骨肉瘤指的是原发于骨内的高恶性肿瘤，其特征为增殖的肿瘤细胞直接形成骨或骨样组织，故又称为成骨肉瘤。普通型骨肉瘤（conventional osteosarcoma）是最常发生在骨的原发性恶性肿瘤，常起源于骨内，由产生骨样基质的间质细胞生成。

（二）流行病学

发病率：骨肉瘤是最常见骨的原发恶性肿瘤，然而，就肿瘤的整体而言，骨肉瘤仍是不太常见的肿瘤。在人类的恶性肿瘤中，其发生率仅略高于 0.2%，每年 100 万人中大约 2～3 例。

性别：普通型骨肉瘤好发于男性，男女比例约为 1.5∶1～2∶1。

年龄：75%病例在 10～30 岁发病。

部位：其好发部位是长骨干骺端，依次为：股骨远端、胫骨近端、肱骨近端。

（三）临床表现

在起病初期无典型症状。在数周内，疼痛可渐加剧，并持续发作。局部可在早期出现肿胀。肿胀常可迅速地，也可相对缓慢地加重。由于肿瘤本身血供丰富，致局部皮温增高。局部触痛明显。在病变进展更快时，肿瘤附近的关节功能障碍，并呈现软组织浸润发红、水肿及明显的浅表静脉网状怒张现象。少数病例在其疼痛部位出现骨质溶解，当其进展迅猛时，可并发病理性骨折。

（四）影像学表现

X 线表现为侵袭性、破坏性和渗透性病变，能产生骨或骨样基质。侵袭和破坏区的特征为 X 线透亮，分界不清楚，很快会破坏皮质骨，进入软组织，但较少会跨越骨骺板和骨骺，进入关节腔。可见 Codman 三角。

若 X 线的主要表现为不透过放射线的影像，这种病变称为成骨性；若以 X 线透亮为主，则称为溶骨性；若这两种 X 线现象均存在，则可称为混合性。其临床进程或预后，三者无差异。

CT 扫描用于明确髓内和软组织肿块范围，在髓腔内 CT 值的增高一般提示已有肿瘤的浸润，并能及早发现髓腔内跳跃灶。CT 对骨肉瘤的瘤骨显示优于 X 线和 MRI。胸部 CT 是确认有无肺转移灶的最好方法。

MRI 检查能够很好地显示肿瘤的髓内范围、跳跃灶、软组织肿块范围及是否侵及骨骺或关节，在 T_1 加权像为低信号，在 T_2 加权像的信号较 T_1 时强，但比脂肪、液体信号弱。

血管造影能描绘出病变软组织部分边缘的反应性新生血管区，反应区可显示早期动脉扩张。血管造影虽不能显示其特异性组织发生，但可以表明其高血运状态。

骨扫描：通过骨扫描，可以明确骨肉瘤侵犯的范围，某些病例可以发现转移至其他部位的肿瘤和跳跃灶。

（五）病理学表现

肉眼所见：肿瘤的外观表现不一，取决于肿瘤发生的部位，肿瘤骨质及反应骨质形成的多少，原有骨质破坏以及出血、坏死灶的范围等。一些肿瘤还可见较多软骨形成区。切面上瘤组织底色为灰红色。黄白色明显处提示为肿瘤骨质形成的部位，半透明区为形成软骨的部位，灰黄色为坏死灶，暗红色为出血区。同一瘤体内这几种不同颜色混合，构成肉眼上多彩状特点，往往某一成分为主时则以某一种颜色为主要表现。

镜下所见：骨肉瘤由明显间变的瘤细胞组成，能直接产生肿瘤性骨样组织及骨组织。瘤细胞的间变表现为大小不一，染色质丰富，呈粗颗粒或凝块状，核仁明显及增大，易见病理性分裂象。在肿瘤性骨质稀少区，瘤细胞异型性较显著，说明这部分瘤组织分化差。在肿瘤骨形成量较多处，瘤细胞异型性相对较轻。肿瘤性骨质多为骨样组织或网织骨质，不形成板层骨。

（六）治疗

目前骨肉瘤采用以手术和化疗为主的综合治疗。在20世纪70年代前，主要采用以截肢为主的单纯手术治疗，患者5年生存率为10%～20%。后渐引入手术后辅助化疗，并发展为后期的新辅助化疗，即术前化疗-手术-术后化疗。

手术治疗包括截肢和保肢。

保肢术的适应证：（1）Enneking 分期ⅡA 期，对化疗反应好的ⅡB 期普通骨肉瘤，主要神经、血管未受累；（2）全身情况及局部软组织条件允许，可以达到广泛性切除；（3）无转移病灶或转移病灶可以治愈；（4）患者有强烈的保肢愿望；（5）经济上能承受高强度的化疗。总之是施行截肢还是保肢手术，主要看肿瘤的分期与肿瘤对化疗的反应，尤其是后者更为重要。新辅助化疗的有效实施是保肢术的关键环节。

保肢术的手术方式：关节融合、异体骨移植、灭活再植、人工假体置换等。

保肢术的手术并发症：主要并发症是局部复发。为了减少局部复发，必须严格按照MRI显示的边界切除肿瘤。此外还有血肿、关节不稳、移植骨与宿主骨不愈合、皮肤坏死、感染、血管肿瘤栓子脱瘤、神经血管损伤、栓塞、泌尿系统感染等，假体置换的术后并发症有感染、假体松动下沉及折断、关节松弛脱位、关节活动受限、假体磨破包被组织外露、术中主要血管损伤、安装假体时造成骨劈裂等，通过适当的措施这些并发症是可以减少的。

化疗：多柔比星（doxorubicin，DOX）、顺铂（cisplatin，CDP）、甲氨蝶呤（methotrexate，MTX）、异环磷酰胺（IFO）是最有效的化疗药物。

（七）预后

目前，经过正规的化疗-手术-化疗，患者5年生存率可达到60%～80%。

参考文献

1. 牛晓辉，蔡槱伯，张清，等．ⅡB期肢体骨肉瘤189例综合治疗临床分析．中华外科杂志，2005，24：1576-1579.

2. Damron TA, Ward WG, Stewart A. Osteosarcoma, chondrosarcoma, and Ewing's sarcoma: national cancer data base report. Clin Orthop Relat Res, 2007, 22.
3. radbury J. Related articles, dose-intense chemotherapy in osteosarcoma. Lancet Oncol, 2007, 8 (3): 194.
4. Hansen MF, Seton M, Merchant A. Osteosarcoma in Paget's disease of bone. J Bone Miner Res, 2006, 21: 58-63.
5. Bressoud A, Real Del Sarte O, Stiefel S, et al. Impact of family structure on long-term survivors of osteosarcoma. Support Care Cancer, 2007, 15 (5): 525-531.
6. Park HR, Jung WW, Bacchini P, et al. Related articles, ezrin in osteosarcoma: comparison between conventional high-grade and central low-grade osteosarcoma. Pathol Res Pract, 2006, 202 (7): 509-515.
7. Shibamoto Y, Horii N, Takahashi M. Long-term control of multiple lung metastases from osteosarcoma obtained by conventional radiotherapy: a case report. Oncol Rep, 1999, 6 (5): 1085-1087.
8. Lopez-Barea F, Contreras F, Sanchez-Herrera S. Case report 540. Grade III conventional sclerosing osteosarcoma of the calcaneus. Skeletal Radiol, 1989, 18 (3): 237-240.
9. Donati D, Giacomini S, Gozzi E, et al. Osteosarcoma of the pelvis. Eur J Surg Oncol, 2004, 30 (3): 332-340.
10. Bacci G, Lari S. Related articles, adjuvant and neoadjuvant chemotherapy in osteosarcoma. Chir Organi Mov, 2001, 86 (4): 253-268.
11. Ishida T, Takami M. Related articles, evaluation of chemotherapy before limb-sparing surgery for osteosarcoma. Int Orthop, 1992, 16 (1): 59-61.

二、毛细血管扩张型

（一）定义

1854 年 Paget 首先描述了毛细血管扩张型骨肉瘤（telangiectatic osteosarcoma）的临床表现和病理改变。1903 年 Gaylord 最先称此型骨肉瘤为“恶性骨动脉瘤”。意为这是一种膨胀、出血和骨化不良的骨肉瘤。1939 年，James Ewing 最早提出这种肿瘤是普通型骨肉瘤的一种变异。从此，人们认为这是一种罕见而不寻常的骨肉瘤。

（二）流行病学

该肿瘤占全部骨肉瘤的 3.46％～11％ 。

（三）临床表现

毛细血管扩张型骨肉瘤男性明显多于女性，约为 2∶1. 发病年龄以 20 岁左右为多见。主要症状为疼痛和肿胀。病变常发生在长管状骨干骺端和骨干，以股骨远端、肱骨近端、胫骨近端最多见。

（四）影像学表现

X 线表现：毛细血管扩张型骨肉瘤具有特征性影像表现：骨质破坏分为溶骨性破坏和膨胀性破坏，溶骨性破坏的肿瘤破坏明显伴有轻度膨胀；膨胀性破坏的肿瘤膨胀明显，有的呈气球样变。当毛细血管扩张型骨肉瘤表现为溶骨性破坏时，无明显硬化现象，破坏区多数界限不清. 骨皮质和骨髓均有广泛破坏，病变多呈中心性生长，少数为偏心性。大部分病例出现软组织肿块。骨膜反应亦较常见，为层状、垂直状或不均匀状，有时可见 Codman 三角。本病常发生病理性骨折。

CT 表现特点：有不同程度的骨皮质膨胀，其中破坏区可表现骨皮质变薄，骨髓腔扩张、增粗，骨端气球样膨胀，骨皮质筛孔样破坏，骨皮质周围短的放射样骨针，软组织肿块，骨质破坏区及肿块内多发囊变及液-液平面，溶骨性骨破坏软组织肿块较膨胀性骨破坏的大而明显，溶骨性破坏者多见骨膜反应、放射样骨针和软组织肿块，膨胀性囊状破坏者少见骨膜反应和肿块。

MRI 表现特点：患者行 MR 扫描，可见骨质破坏区及软组织肿块内多发小囊变。肿瘤多发 T_1WI 中等或低信号，T_2WI 示肿瘤区混杂信号，内有更高信号，有的呈蜂窝样改变。脂肪抑制序列囊变显示更明显。增强后肿瘤组织明显强化，囊变区不强化。

（五）病理学表现

大体表现为充血的囊腔，仅含少量的固体成分。

低倍显微镜下观察非常像动脉瘤样骨囊肿，肿瘤内充满血液，由很薄的间隔分隔。高倍镜下观察间隔内的细胞呈恶性。

（六）误诊

误诊可能与下列原因有关：（1）肿瘤早期破坏不明显，X 线观察不仔细造成漏诊；（2）肿瘤膨胀性骨破坏，与动脉瘤样骨囊肿、骨巨细胞瘤表现类似而造成误诊；（3）对毛细血管扩张型骨肉瘤临床、病理及影像表现特征认识不清，思路较狭窄；（4）穿刺病检成功率低导致漏诊或误诊。对于术后诊断为动脉瘤样骨囊肿的患者，应严密观察其术后情况，警惕本病存在的可能性。

（七）治疗

治疗原则同典型骨肉瘤，采用手术和化疗为主的综合治疗。

（八）预后

关于该肿瘤的预后是否较普通型骨肉瘤差存有争议。

参考文献

1. Weiss A，Khoury JD，Hoffer FA，et al. Telangiectatic osteosarcoma：The St. Jude Children's Research Hospital's experience. Cancer，2007，109（8）：1627-1637.
2. Murphey MD，wan Jaovisidha S，Temple HT，et al. Telangiectatic osteosarcoma：radiologic－pathologic comparison. Radiology，2003，229（2）：545-53.
3. Bacci G，Ferrari S，Ruggieri P，et al. Telangiectatic osteosarcoma of the extremity：neoadjuvant chemotherapy in 24 cases. Acta Orthop Scand，2001，72（2）：167-172.
4. Radhi JM，Loewy J. Related articles，dedifferentiated chondrosarcoma with features of telangiectatic osteosarcoma. Pathology，1999，31（4）：428-430.
5. 张清，蔡槱伯，牛晓辉，等．血管扩张性骨肉瘤的诊治．中华外科杂志，2000，12：903-905

三、小细胞型骨肉瘤

（一）定义

小细胞型骨肉瘤（small cell osteosarcoma，SCO）为骨肉瘤亚型之一，其在组织学上兼有骨肉瘤与尤文肉瘤的特点，为一恶性程度高于普通骨肉瘤的特殊类型骨肉瘤。小细胞型骨肉瘤也称圆细胞型骨肉瘤，仅占骨肉瘤的 1.3%。

（二）临床表现

过半数发生于 30 岁以上，发病年龄较骨肉瘤为高。患者通常主诉疼痛和出现肿块。所有骨骼均可发病，但病变好发于长骨和盆骨，如股骨远端、胫骨近端、肱骨近端，往往累计干骺端。如果病变发生在脊柱，还可能会突然出现截瘫。病人也可能会因为病理性骨折而在就诊时发现。晚期病人会出现消瘦、发热、食欲低下等症状，如果出现咳嗽、咯血、胸部疼痛等症状应考虑肺转移。

（三）影像学表现

X线表现与典型骨肉瘤类似，主要为溶骨性破坏，即原来的皮质骨和髓腔的破坏。可有密度增高的钙化和骨化区，皮质穿破，伴骨膜反应和软组织块影。常有骨膜反应，即新骨形成，如Codman三角和日光放射状骨膜反应。

（四）病理学表现

既有尤文肉瘤样又有骨肉瘤的组织学特点是小细胞型骨肉瘤的病理学特征。

（五）治疗

小细胞型骨肉瘤是高度恶性的肿瘤，治疗原则同普通骨肉瘤，采用手术和化疗为主的综合治疗。

（六）预后

小细胞型骨肉瘤的恶性度较典型骨肉瘤高，预后比较差，但对化疗的反应较其他的敏感，所以早期诊断显得相当重要。

参考文献

1. McPherson F，Chamyan G，Gilbert-Barness E. Pathology quiz：small cell osteosarcoma. Pediatr Pathol Mol Med，2001，20（4）：345-348.
2. Boldrini R，Devito R，Bosman C. Small-cell osteosarcoma. Pathologica，2000，92（2）：133-134.
3. Nakajima H，Sim FH，Bond JR，et al. Small cell osteosarcoma of bone：review of 72 cases. Cancer，1997，79（11）：2095-2106.
4. Ayala AG，Ro JY，Raymond AK，et al. Small cell osteosarcoma：a clinicopathologic study of 27 cases. Cancer，1989，64（10）：2162-2173.

四、低度恶性中央型骨肉瘤

（一）定义

低度恶性中央型骨肉瘤（low grade central osteosarcoma）是普通骨肉瘤的亚型，很少见（少于1%），病灶位于骨内，组织学特点为分化好的低度恶性（G_1）肿瘤。

（二）流行病学

年龄：10～30岁。

性别：男＞女。

部位：长骨的干骺端（股骨、胫骨、肱骨及桡骨远端）。

（三）临床表现

无痛性、质硬、生长缓慢的肿块，无侵袭性过程。有时无意间发现。

此型肿瘤一般表现为缓慢生长的ⅠA期临床过程。常历经数年而仍在骨内生长。有时虽已在X线上看到破坏，但常被认为是良性肿瘤，以致在相当长的时间内未予及时治疗。在未得到正确诊断之前，由于进行了囊内或边缘性切除等不充分的外科治疗，因此局部复发很常见。有时肿瘤可以去分化而成侵袭性高度恶性的ⅡB期肿瘤。只有经过很长一段时期且反复复发后，此低度恶性肿瘤才发生转移。而该肿瘤去分化后的生物学特性与高度恶性的典型骨肉瘤相似。

（四）影像学表现

常见的X线表现为高密度的、质地均匀的病灶，起自内骨膜，充满髓腔或干骺端。透亮区与质密区混合的病灶很少见。极少或没有骨膜反应，也无清晰的边界。在很多方面，此肿瘤就像发生在骨内的骨旁骨肉瘤。

同位素骨扫描显示病灶处核素高度浓聚。

CT 可以显示病灶的密度及其与周围皮质间的关系。在去分化的情况下，CT 能显示 X 线上不易看到的软组织肿块，或病灶内侵袭性强的低密度区。

MRI 反映病灶矿化的程度，当病灶的 X 线表现类似纤维异样增殖症/骨母细胞瘤时，MRI 的信号从很低的信号（类皮质骨信号）到中等强度信号均可出现。

（五）病理学表现

肉眼所见：其剖面类似粗大的小梁骨或皮质骨。有时可见到出血或囊性退变区。

镜下所见：此型肿瘤的显微特点几乎与骨旁骨肉瘤相同。成熟的间叶细胞基质伴很少的或没有细胞异型性，即很少见到有丝分裂象。在这当中有未按应力方向排列的、矿化良好的骨小梁。

（六）治疗

应行广泛性切除以降低局部复发率。

对于初诊的ⅠA 期肿瘤，不适于行化疗或放疗。去分化型的肿瘤，应行术前化疗然后进行评估。化疗效果满意时，可行广泛切除保肢手术治疗。化疗效果不满意时，应行截肢以达到根治性边界，从而使肿瘤得到局部控制。

参考文献

1. Park HR, Jung WW, Bertoni F, et al. Molecular analysis of p53, MDM2 and H- ras genes in low- grade central osteosarcoma. Pathol Res Pract, 2004, 200 (6): 439- 445.
2. Schmitt H, Werner M, Sabo D, et al. Low- grade central osteosarcoma: 3 case reports. Orthop, 2002, 31 (2): 208-212.
3. Kurt AM, Unni KK, mc Leod RA, et al. Low-grade intraosseous osteosarcoma. Cancer, 1990, 65: 2539-2553.
4. Yamaguchi T, Shimizu K, Koguchi Y, et al. Low- grade central osteosarcoma of the rib. Skeletal Radiol, 2005, 34 (8): 490-493.

五、继发性骨肉瘤

继发性骨肉瘤这一名称是指发生于早已存在的骨病变基础上的骨肉瘤。早已存在的病变可以是肿瘤或非肿瘤病变，因此与原发性骨肉瘤相比，继发性骨肉瘤主要发生在年龄大的人群中。

【Paget 肉瘤】

（一）定义

在 Paget 病的病变区中发生的骨肉瘤称作 Paget 肉瘤。

（二）临床表现

好发部位：能发生在受 Paget 病侵犯的任何骨的任何部位。

症状和体征：常表现为在无症状的 Paget 病变部位出现突然增大的包块和（或）突然发作的剧烈疼痛。通常会有病理性骨折，最可靠的 Paget 病恶变的指标就是疼痛。

（三）影像学表现

X 线检查：明确的 Paget 病区域内出现透亮的破坏区。早期可与 Paget 病引起的破坏相混淆。只有透亮区有明确的破坏和侵袭性表现时才能支持恶变。Paget 病恶变的典型 X 线改变包括：受累骨的破坏，病变处有瘤骨，病理性骨折和软组织肿块。骨膜反应少见。

（四）病理学表现

肉眼所见：大体标本可见 Paget 病区域内质软的鱼肉样区，侵及周围的软组织，伴有多处出血和囊样变。有时，组织中含有未成熟的成骨所致的颗粒，很少有硬固的或象牙样的骨区。

镜下所见：在同一病灶内其显微特点的变化也非常大。通常可见高度恶性典型骨肉瘤改变，但常被未分化梭形细胞、纤维肉瘤、恶性纤维组织细胞瘤、软骨肉瘤，甚至于骨巨细胞瘤成分掩盖。病变细胞浸润相邻的 Paget 病区域，且常可见 Paget 病特有的血管腔内见到瘤栓。

（五）治疗

应行根治性切除，通常为截肢，以达到局部控制的目的。即使得到了局部控制，预后也很差。大剂量放疗可得到短期缓解。与典型骨肉瘤相比，继发于 Paget 病的骨肉瘤的化疗效果很差。

（六）预后

本病预后很差，5 年以上存活率低，患者常在 2～3 年内死亡。

【放射诱导性骨肉瘤】

（一）定义

放射诱导性骨肉瘤（radiation induced osteosarcoma）是对无关的既往病变放射治疗引起的继发性骨肉瘤。

（二）临床表现

总的临床表现是癌症接受放射治疗至少在 5 年前，甚至在 10 年前，出现疼痛或病理性骨折。

（三）影像学表现

X 线检查：边界不清的溶骨性破坏。

（四）诊断

诊断放射性诱导性骨肉瘤须包括如下几点：(1) 初始的疾病与放射线辐射后出现的肉瘤必须是不同的组织类型；(2) 新的肿瘤部位必须在放射野之内；(3) 从最初的放射治疗到发病至少要有 3 年间隔。

（五）病理学表现

肉眼所见：放射性诱导性肉瘤与自发性肉瘤相对部分无不同形态。

镜下所见：放射性诱导性肉瘤与自发肉瘤没有什么差别，即没有明证说明肉瘤是由放射所引起。有些病损显示大块未分化梭形肉瘤。

（六）治疗

应行广泛或根治性切除。化疗结果不能肯定。

（七）预后

该类肉瘤恶性度高，且病程进展迅速，在经广泛切除或根治术后，其 10 年生存率低于 20%。

参考文献

1. Torres FX, Kyriakos M. Bone infact-associated osteosarcoma. Cancer, 1992, 70: 2418-2430.

六、骨旁骨肉瘤

（一）定义

骨旁骨肉瘤（parosteal osteosarcoma）是发生于骨的外面的低度恶性骨肉瘤，不刺激产生骨膜反应。组织学上，由纤维基质组成的肿瘤的增殖部分，考虑是来自骨膜外层纤维。

（二）流行病学

发病率：骨旁骨肉瘤较为少见。据 WHO 统计占原发性骨肿瘤的 1.19%，占原发性恶性骨肿瘤的 2.18%。

性别：女性略多于男性。

年龄：15～40 岁好发。

（三）临床表现

病程缓慢，一般病程为 1～2 年，有些病例，肿瘤缓慢生长可达 5～10 年。

好发部位：肿瘤好发于长骨端，以股骨远端后侧最为常见，胫骨上段及肱骨上端次之。

症状和体征：临床特点为病程较长，发展缓慢，疼痛出现较晚，且不甚剧烈，呈中等程度。多数患者首发症状可能是肿块而且可能不伴发疼痛，肿块呈骨样硬度，基底固定，体积大的肿瘤其表面常凹凸不平，肿瘤虽可将其邻近的神经血管包裹在内，但一般较少引起传导障碍和压迫症状。

（四）影像学表现

X 线检查：骨旁骨肉瘤多见于股骨下端后侧。由于肿瘤所含瘤骨、瘤软骨及纤维成分不等，分布不均，与骨干皮质间常可见狭窄透明间隙，肿瘤也可向骨内生长，骨皮质则被肿瘤所侵蚀，不见有间隙。瘤体有的密度极高呈象牙样，有的密度不太均匀，有的呈放射状骨针样生长。肿瘤大小不一，边界一般较整齐清楚。肿瘤内可有不同形状的钙化。少见骨膜反应。

CT：可更好地确定肿瘤的大小、范围、髓腔侵犯及其周围正常结构的关系。肿瘤以窄蒂或广基与皮质相连，密度多不均匀，基底部多高于边缘部。早期以软组织密度为主，晚期可出现明显骨质样高密度，相邻骨皮质不规则侵蚀或增厚，肿瘤穿破骨皮质后侵入髓腔。

MRI：肿瘤位于皮质外并以窄蒂与皮质相连，边界清楚，当肿瘤较大时与骨皮质融为一体，T_1WI、T_2WI、STIR 均呈低信号块影，外缘呈结节状。在判断肿瘤侵入髓腔方面 MRI 最为敏感，肿瘤侵蚀骨皮质侵入髓腔后则出现异常信号。

（五）病理学表现

肉眼所见：肿瘤呈球形或圆顶状，表面被假囊层包绕。一般肿瘤的结构相当坚硬，切面呈黄白或灰白色，坚如象牙，其中有散在条索状或漩涡状排列紊乱的纤维组织，非骨化区域为白色薄冻状的纤维或软骨。

肿瘤与其起源处皮质相连，界线不清，有的部位可见有清晰的骨皮质包埋于肿瘤骨之间。肿瘤向内生长时，则与骨皮质无明显界限。

镜下所见：主要为成纤维细胞形态的改变，可见体积较大的细胞，形态极不规则，胞核显著增大，染色深，除卵圆形和梭形外，可见不规则形状的细胞核，常见核分裂，细胞排列紊乱，有纤维肉瘤样结构。同时成骨细胞产生大量骨样组织，多无钙化。肿瘤表面纤维组织与相邻周围正常组织无明显界限。

（六）治疗

骨旁骨肉瘤的治疗方法主要是手术。应行广泛切除。

放化疗不敏感。

（七）预后

80%以上的病例可以治愈。

参考文献

1. 丁易，蔡槱伯，张清．骨旁骨肉瘤的治疗．中华外科杂志，2003；41（11）：832-836.
2. Kenan S，Abdelwahab IF. Lesions of juxtacortical origin（surface lesions of bone）. Skeletal Radio，1993，22：337-357.
3. Martinez-Tello FJ，Navas-Palacios JJ. The ultrastructure of conventional，parosteal，and periosteal osteosarcoma. Cancer，1982，50：949-961.
4. Enneking WF，Springfield D，Gross M. The surgical treatment of parosteal osteosarcoma in long bones. J Bone Joint Surg Am，1985，67：125-135.
5. Johnson K，Davies AM，Evans N，et al. Imaging recurrent parosteal osteosarcoma. Eur Radiol，2001，11：460-466.

七、骨膜骨肉瘤

（一）定义

骨膜骨肉瘤（periosteal osteosarcoma）是发生于骨皮质表面的原发骨肉瘤，起源于骨膜组织，是表面骨肉瘤中的一种，系由皮质旁骨肉瘤中独立出来的亚型，属于中度恶性的骨肉瘤。

（二）流行病学

多发生于10～30岁，男性多于女性，好发于长管状骨骨干，最常见于胫骨骨干，其次为股骨，但极少发生于股骨后方的皮质。

（三）临床表现

肿块缓慢生长，表现为低度至中度恶性肿瘤的生长过程。

（四）影像学表现

X线示起自外层皮质中龛影的低密度灶侵入周围软组织，其特点为可见肿瘤边缘处Codman三角。在病灶内可见“日光放射”样骨化。典型病变多发生在四肢骨干或干骺端内侧或外侧的骨膜表面；向软组织扩展形成包块，边缘不规则，其密度较周围软组织略高；其内有由相当数量的矿物质基质产生的散在不规则的钙化和骨化。

同位素骨扫描显示均匀的核素高度浓集。

血管造影示肿瘤血运不丰富。

CT下可见病灶内垂直的骨小梁向外放射排列。病灶内透亮区的密度较软组织的高，可被造影剂轻度加强。

MRI显示软组织包块呈低信号，边界清楚。CT和MRI检查可帮助识别病变的软组织侵犯和骨髓腔受侵犯情况。

（五）病理学表现

肉眼所见：骨膜骨肉瘤多为 2.5～3.5cm 大小的软骨样新生物，质软，内含明显的软骨成分，肿块边界清晰，呈蓝灰色、鱼肉样，通常鱼肉样部分内有砂砾感。

镜下所见：骨膜骨肉瘤常表现为成软骨性骨肉瘤，软骨基质伴骨化，软骨周边见致密间变的梭形细胞，其间有肿瘤性成骨。

（六）治疗

行广泛切除术，以期达到良好的局部控制。

一般无需术前或预防性化疗，但在有肺转移并且手术能切除肺转移灶的情况或者病变侵犯骨髓腔时，可辅以化疗。

（七）预后

其恶性程度介于骨旁骨肉瘤与高度恶性表面骨肉瘤之间，其预后优于典型中心型骨肉瘤，但较骨旁骨肉瘤差，它仍是带有复发和转移倾向的恶性肿瘤。

参考文献

1. 张清，牛晓辉，徐万鹏．骨膜骨肉瘤六例报告．中华肿瘤杂志，1999，04：316.
2. Rose PS，Dickey ID，Wenger De et al. Periosteal osteosarcoma：long-term outcome and risk of late recurrence. Clin Orthop Relat Res，2006，453：314-317.
3. Grimer RJ，Bielack S，Flege S，et al. Periosteal osteosarcoma-a European review of outcome. Eur J Cancer，2005，41（18）：2806-2811.
4. Kaste SC，Fuller CE，Saharia A，et al. Pediatric surface osteosarcoma：clinical，pathologic，and radiologic features. Pediatr Blood Cancer，2006，47（2）：152-162.
5. Murphey MD，Jelinek JS，Temple HT，et al. Imaging of periosteal osteosarcoma：radiologic-pathologic comparison. Radiology，2004，233（1）：129-138.

八、表面高度恶性骨肉瘤

（一）定义

表面高度恶性骨肉瘤（high-grade surface osteosarcoma）是表面骨肉瘤中最少见的亚型，仅占表面骨肉瘤的 8.9%。是一种位于骨表面的高度恶性骨肉瘤，人们对其认识较晚。

（二）流行病学

罕见，其发病年龄常见为 12～30 岁，男性明显高于女性，为 1∶1～4∶1。部位多见于长骨骨干，股骨是最常见的部位。该肿瘤一开始即为恶性且恶性程度很高，发展迅速，短期内患者即可死于广泛的全身转移。

（三）临床表现

其临床表现与普通骨肉瘤相似。

（四）影像学表现

X 线见肿瘤位于骨表面，密度不均，可见骨皮质破坏及髓腔渗透，有的病变一端或两端出现 Codman 三角，还有的表现出垂直于骨皮质的针状的骨膜反应。肿瘤以广泛基底附于患骨，瘤体较大，骨皮质受压变形，可见骨化。肿瘤中缺少分化良好的区域是有别于骨旁骨肉瘤的重要特征；无分叶状软骨岛是有别于骨膜骨肉瘤的主要特征；一般不累及髓内为有别于典型骨肉瘤的主要特征。

CT 可见肿瘤位于骨表面，有的可以见到明显的放射状骨膜反应。

MRI 也能清晰地反映出其恶性肿瘤特征，可以发现肿瘤对周围软组织的侵犯。

血管造影能看到肿瘤血管极其丰富，肿瘤在短期内迅速增大可能就是因为肿瘤血管破裂出血所致。

（五）病理学表现

肉眼所见：呈黏液样或坚硬的肉样病灶伴不同程度病灶内成骨。

镜下所见：其组织学上的特点是单一的高度恶性的肉瘤细胞，通常为各种高度恶性成纤维骨肉瘤细胞或成骨骨肉瘤细胞，伴不同程度骨样组织形成，恶性程度极高，Broders 分级为 3～4 级，组织分化差，异型性明显，可见小花边状类骨质，高度间变的瘤细胞间有纤细的肿瘤类软骨。

（六）治疗

同普通骨肉瘤。

（七）预后

此类骨肉瘤预后差，与髓内骨肉瘤相似。

（张　清　赵海涛）

参考文献

1. Raymond AK. Surface osteosarcoma. Clin Orthop Relat Res，1991，270：140-148.
2. Vanel D，Picci P，De Paolis M，et al. Radiological study of 12 high-grade surface osteosarcomas. Skeletal Radiol，2001，30（12）：667-671.
3. Okada K，Unni KK，Swee RG，et al. High grade surface osteosarcoma：a clinicopathologic study of 46 cases. Cancer，1999，85（5）：1044-1054.

第 19 章　纤维源性肿瘤

第一节　骨成纤维性纤维瘤

一、定义

骨成纤维性纤维瘤（desmoplastic fibroma of bone）是一种少见的良性骨肿瘤，由少量具有非典型性的梭形细胞和丰富的胶原纤维组成。由于其质地较硬，故又称为硬纤维瘤或韧带状纤维瘤（desmoid tumor）。由于其呈侵袭性生长，手术彻底切除困难，故又称为侵袭性纤维瘤病（aggressive fibromatosis）。

二、临床表现

骨成纤维性纤维瘤发病率低，占原发骨肿瘤的 0.1%。可发生于任何年龄，最好发于青少年，无性别差异。可发生于任何骨，下颌骨常见，长骨多位于干骺端。

病变发展缓慢，临床表现多样，可以有疼痛，或畸形，或活动受限。

三、影像学表现

发生于长骨者，肿瘤多位于干骺端，有时也可累及骨骺。典型 X 线表现为边界清楚的溶骨性破坏，有膨胀，病灶内残存骨形成骨脊，使病灶呈多房样。肿瘤破坏骨皮质形成软组织包块。骨成纤维性纤维瘤 MRI 的特点为 T_1 和 T_2 加权像均为低信号，增强 CT 和 MRI 能清楚显示肿瘤侵犯周围组织的情况。

四、病理学表现

肉眼所见：肿瘤位于骨髓腔内，因含有大量胶原纤维，故质地韧、富于弹性，切面灰白色。胶原纤维组织可呈编织状或漩涡状排列。肿瘤不发生钙化及骨化，故无沙砾感。偶可引起局灶性软化。

镜下所见：肿瘤主要由稀疏的纤维母细胞及介于其间的大量胶原纤维所构成，但在不同病例，细胞与胶原的含量、比例也可有所不同。纤维母细胞的体积较小，呈纤细的短梭形，胞核亦小，卵圆形，无核分裂象，通常不见核浓染。有时可见少量散在的淋巴细胞和单核细胞。

五、治疗及预后

骨成纤维性纤维瘤为良性侵袭性肿瘤，Enneking 分期为 3 期。囊内切除复发率为 72%，边缘切除复发率为 17%。

临床治疗的问题主要是复发，罕有恶变和转移的报道。

第二节 骨纤维肉瘤

一、定义

骨纤维肉瘤（fibrosarcoma of bone）是由纤维组织构成的原发恶性骨肿瘤，细胞单一，不含骨样组织、软骨或骨小梁。此瘤可原发于骨内（中央型）或骨膜（骨膜型），以前者多见，后者生长较中央型为缓慢，瘤细胞分化也较好，但晚期亦可侵及骨内。

大部分纤维肉瘤病因不清，但有一部分纤维肉瘤是继发于以下疾病：Paget 病、放疗、骨巨细胞瘤、骨梗死、慢性骨髓炎、骨纤维结构不良等。

二、临床表现

骨纤维肉瘤发病率较骨肉瘤和软骨肉瘤低，占原发恶性骨肿瘤的 5%。发病年龄分布广泛，一般于 10～70 岁，也有婴儿发病的报道。无性别差异。可发生于任何骨，长骨干骺端最好发，最常见于股骨下端，其次为胫骨近端、股骨近端、肱骨远端，其他部位有颌骨、骨盆等。

疼痛和肿胀是其最常见的症状，有 1/3 的病例常合并病理性骨折。

三、影像学表现

发生于长骨者，肿瘤多位于干骺端，有时偏骨干。典型 X 线表现为边界不清楚的溶骨性破坏，没有成骨和钙化，有骨膜反应和软组织包块。生长缓慢者可有膨胀，但同时存在骨皮质的破坏等恶性征象，部分病例合并病理性骨折。

强化 CT 显示肿瘤血运丰富。

MRI 的特点为 T_1 低信号，T_2 加权像为高信号，MRI 能更清楚显示肿瘤范围。

四、病理学表现

肉眼所见：骨纤维肉瘤大多数为中央型。骨膜型少见。中央型所形成的瘤组织大多为于骨髓腔内，其大小和形状不一，因其沿骨髓腔内生长，多呈卵圆形，其长轴与长骨纵轴平行。随后，常可侵蚀、破坏骨皮质，进而侵及邻近软组织，形成软组织包块。骨膜型纤维肉瘤肿瘤主要位于骨外，虽然也侵犯骨内，但体积较小。骨纤维肉瘤的切面其质地和颜色与肿瘤的分化程度有关：分化好的呈灰白色，质地韧，因富含胶原，故略带弹性，并可见编织状排列的纤维束；分化差的质较软，呈鱼肉状，灰红色。在瘤体中常可见出血坏死和囊性变，有时还可见黏液样变性。但不见骨小梁或软骨。

镜下所见：骨纤维肉瘤由纤维母细胞及其所产生的胶原纤维所构成。根据其分化程度分为三级，即Ⅰ级（分化好的）、Ⅱ级（分化中等）、Ⅲ级（分化差的）。

Ⅰ级（分化好的）：瘤细胞主要为长梭形的纤维母细胞，数量较少。瘤细胞界限不清，胞浆红染。核深染，但异型性不明显。核分裂象少见。间质有较多的胶原纤维，胶原纤维排列成束，纵横交错，呈编织状。

Ⅱ级（分化中等）：瘤细胞分化中等，具有一定的异型性，介于Ⅰ、Ⅲ级之间。胶原纤维含量中等。

Ⅲ级（分化差的）：瘤细胞丰富稠密，具有明显的异型性，大小及形态不一，核大肥硕，呈卵圆形或梭形，染色质丰富，呈颗粒状，深染，核分裂象甚多，可见病理核分裂。间质中胶原及网状纤维均较少。灶性坏死多见。

五、鉴别诊断

骨成纤维性纤维瘤：分化好的纤维肉瘤与成纤维性纤维瘤的有相似的临床和影像学表现，主要靠组织学鉴别。分化好的纤维肉瘤瘤细胞排列密集，有一定的异型性，包括核大而肥硕，深染，并可见核分裂象。而成纤维性纤维瘤则富含胶原纤维，纤维母细胞较为稀疏、纤细，无异型性，亦无核分裂象。

骨的恶性纤维组织细胞瘤：分化差的纤维肉瘤瘤细胞成分单一，呈编织状或铺席状排列，瘤细胞异型性一般不甚明显，多核瘤巨细胞也较少，且无组织细胞。而骨恶性纤维组织细胞瘤的瘤细胞则为多样化，除了呈车辐状排列的纤维母细胞之外，必含有组织细胞及炎细胞，瘤细胞异型性明显，且含有较多的多核巨细胞。

六、治疗及预后

骨纤维肉瘤为恶性骨肿瘤，Enneking 分期为Ⅰ或Ⅱ期。手术应行广泛切除。

骨纤维肉瘤主要通过血行转移，以肺转移最多见，其次为骨骼。

预后的主要影响因素是其组织学分级，Ⅰ级骨纤维肉瘤的 10 年存活率为 83%，Ⅲ级为 34%。

（鱼　锋）

第 20 章 纤维组织细胞性肿瘤

第一节 良性纤维组织细胞瘤

一、定义

良性纤维组织细胞瘤（benign fibrous histiocytoma of bone）是一种非常罕见的良性纤维性肿瘤，因为其组织学结构同非骨化性纤维瘤极其相似，所以至今仍有学者认为这只是同一种疾病的不同表现或不同时期。但在发病和临床表现上，二者还有着比较明显的不同。

二、流行病学

与非骨化性纤维瘤不同，本病偶见，且主要发生于成人，骨骺闭合前的患者相对较少。全身骨骼均可发病，主要集中在长骨的骨干或骺端（骨端），骨盆、肱骨、脊柱均可发病。

三、临床表现

疼痛是其主要表现，无论其有否病理性骨折。疼痛发生较非骨化性纤维瘤要明显许多。表浅部位可有局部肿胀，病理性骨折较少见。

四、影像学表现

长骨骨干或骺端（骨端）的溶骨性病变，可呈偏心性，膨胀，边缘不规则硬化。发生于骨端者，常与骨巨细胞瘤相混淆。

五、病理学表现

肉眼所见：术中骨内为黄白色肿瘤组织，可有出血、坏死及囊性变。

镜下所见：与非骨化性纤维瘤基本相同，即分化良好的纤维母细胞和胶原纤维呈轮辐状排列，周围聚集泡沫细胞和多核巨细胞，有含铁血黄素的沉着。

六、治疗及预后

虽组织学结构同非骨化性纤维瘤相似，但要比后者活跃一些。大部分可列入 Enneking 的 2 期病变。因此术中除刮净肿瘤组织外，还需对骨壳内壁进行物理和化学处理，以扩大刮除边界。但仍有复发可能。

放化疗不敏感。

第二节　恶性纤维组织细胞瘤

一、定义

恶性纤维组织细胞瘤（MFH，malignant fibrous histiocytoma）是骨和软组织的原发恶性肿瘤，含有纤维和组织细胞成分。

大多数 MFH 的病因不明，但 MFH 是一类最常见的放射诱导产生的肉瘤。大约半数的骨内 MFH 与其他病变的发生有关系：如骨梗死、Paget 病、纤维异样增殖症。

MFH 有数种组织亚型：炎症型、黏液型、巨细胞型。这些亚型是根据特殊的组织特征来划分的，而这些特征是典型的 MFH 所不具备的。上述亚型的临床特点和自然病程与典型的 MFH 没有差别。

二、流行病学

发病年龄多见于 40～70 岁，男女比率约 1.9∶1。

软组织恶性纤维组织细胞瘤最常见发生于下肢（大腿多于小腿），其次为上肢（上臂多于前臂）和后腹膜，大多数（85%）起源于深筋膜深层。

起源于骨骼的恶性纤维组织细胞瘤倾向于发生在主要长骨的干骺端（依次为股骨、胫骨、肱骨）。

三、临床表现

软组织的 MFH 表现为侵袭性增大、位置深在但症状非常轻微的软组织肿块。

骨的 MFH 多发生于主要长骨且呈侵袭性生长，因而经常出现病理性骨折。

四、X 线表现

软组织 MFH 没有独特的 X 线征象借以与其他软组织肉瘤相鉴别。病变内鲜有钙化或（和）骨化区，也没有 X 线密度增高或减低区，因此无法提示病变的组织发生。

骨内 MFH 呈穿透样密度减低区，边缘不清，皮质破坏并伴有软组织肿块。病变的这些特征并不能提示其组织发生，但有很多骨内 MFH 与业已存在的病变伴发，如陈旧性骨梗死、纤维异样增殖症或 Paget 病，因此当在这些已存在的病变的临近部位出现穿透样侵袭性病变时，则应高度怀疑 MFH。病理性骨折常见。

五、病理学表现

肉眼所见：软组织 MFH 的大体特征同软组织肉瘤的一般特征，无独特之处。骨内 MFH 与软组织 MFH 外观相同。若大体表本上同时可见梗死骨，则对诊断具有提示意义。

镜下所见：MFH 的典型特征是：①恶性梭形细胞（即纤维细胞）呈“轮辐状”排列，构成肿瘤的基质；②有的区域内含有体积巨大形态奇特的组织细胞，细胞内含有大量颇具特征的嗜酸性胞浆；③大量的有丝分裂象；④散在的慢性炎症细胞。上述特点出现的多少可因病变而异，但常见的主要特征是纤维成分以及形态奇特的恶性组织细胞。

“轮辐状”指的是由纤维母细胞产生的胶原排列成短束，形成回旋状或车轮状，这种排列形式在低倍镜下看得更明显。

恶性组织细胞是体积巨大形态奇特的细胞，具有各种各样的形状。在某些视野中，组织细胞与纤维成分混合在一起，而在另外一些视野中，它们可能聚集成簇。恶性组织细胞含有大量的嗜酸性胞浆，使之与横纹肌母细胞非常相似，但胞浆不含条纹状的肌原纤维。

经常可在体积巨大的恶性组织细胞中见到异常的有丝分裂象，形态奇特。

中等量的慢性炎症细胞散布于病变之中。与由纤维成分构成的区域相比，在由组织细胞构成的区域中这类炎症细胞比较明显。

当骨内 MFH 与骨梗死并存时，肿瘤细胞经常与坏死骨小梁紧密相邻或侵入其中。

六、治疗及预后

手术治疗为主，Ⅰ期的 MFH 在不进行术前辅助治疗时应行广泛性切除。Ⅱ期 MFH，对术前辅助治疗反应满意者可行广泛切除；对术前辅助治疗反应不满意者行根治性切除。

术前放疗是一种非常有用的辅助疗法，放疗可使病变内产生大量坏死，并且在大多数病例中可刺激产生一层致密的纤维包壳，从而使保留肢体的广泛或者边缘性切除成为比较安全的手术。

对于骨内 MFH，术前放疗作用有限。

对于骨内 MFH，术前化疗的经验尚处于临床研究阶段，初步结果显示，MFH 对化疗的反应比不上骨肉瘤或淋巴瘤。

典型的 MFH 表现为高度恶性的ⅡB 期病变，不足 10%的病变在初诊时仍局限于间室内。MFH 的病程呈快速侵袭性，主要转移到肺（90%），偶尔转移到局部淋巴结（10%～15%）。影响预后的因素为：深度（位置表浅者优于深在者）、大小（体积小者优于体积大者）以及肿瘤的分级/分期。经最佳治疗后，整体存活率约为 50%。

（张 清 鱼 锋）

参考文献

1. Howard D，Dorfman，Bogdan Czerniak. Bone Tumors. New York，1998，Mosby.
2. Campanacci M. Bone and soft tissue tumors. Vienna，1990，Springer.
3. Smith SE，Kransdorf MJ. Primary musculoskeletal tumors of fibrous origin. Semin Musculoskelet Radiol，2000，4（1）73-88.
4. Bacci G，Avella M，Picci P，Dallari D，Malaguti C，Biagini R，Ruggieri P，Balladelli A，Ferrari S，Caldora P. Primary chemotherapy and delayed surgery for malignant fibrous histiocytoma of bone in the extremity. Tumori，1990，76（6）：537-542.
5. Kumar RV，Mukherjee G，Bhargava MK. Malignant fibrous histiocytoma of bone. J Surg Oncol，1990，44（3）：166-170.
6. Peiper M，Zurakowski D，Knoefel WT，Izbicki JR. Malignant fibrous histiocytoma of the extremities and trunk：an institutional review. Surgery，2004，135（1）：59-66.

第 21 章　尤文肉瘤/原始神经外胚瘤

第一节　尤文肉瘤

一、定义

尤文肉瘤（Ewing 肉瘤）是一种高度恶性“圆细胞”肿瘤，来源于骨，少数发生在软组织中。组织学来源尚不完全清楚。

虽然之前已有一些学者探讨过此疾病，但 1921 年 James Ewing 首次详细将其描述并称之为骨的弥散性内皮瘤（diffuse endothelima of bone），后又改称为内皮性骨髓瘤（endothelial myeloma of bone），Ewing 将其描述为一种独立的、原发的、骨发生的非成骨性恶性肿瘤。为将此种肿瘤同骨肉瘤相鉴别，Ewing 特别强调这种组织学上为小圆细胞构成的肿瘤没有骨样基质的产生，常发生在扁平骨和长管状骨的骨干。青少年为发病高峰，放射治疗敏感。这些最初的描述一直沿用至今。近来，随着超微结构和免疫组化技术对神经特性的识别，证明 Ewing 肉瘤是神经外胚层来源肿瘤家族中的一员。这类肿瘤中，分化较好的是外周神经上皮瘤，Ewing 肉瘤属于分化差的一类。另外，尽管 Ewing 肉瘤中未发现神经肿瘤基因 N-myc，但是它存在特殊的染色体异常（染色体 11 与 12 间易位）。

二、流行病学

虽然 Ewing 肉瘤发病较少，但它仍是青少年的第二好发的骨原发恶性肿瘤，仅次于骨肉瘤，并且是在第一个 10 年组最常见的骨原发恶性肿瘤。在所有人群的骨原发恶性肿瘤中，排在多发性骨髓瘤、骨肉瘤、软骨肉瘤和骨的淋巴瘤之后。几个大的流行病学调查表明，Ewing 肉瘤发病率占骨原发恶性肿瘤的 10%（5%～15%）。每年每百万发病人数为 1 或更少（英国 0.6，瑞典 0.8）。在美国，15 岁以下白人儿童每百万发病人数为 1.7。

这种肿瘤人种分布差异较明显，美国黑人和非洲人很少患 Ewing 肉瘤，亚洲人（中国和日本）更少。

Ewing 肉瘤通常为ⅡB 期肿瘤，区域淋巴结转移很少见，但可侵及骨骼的其他部位。如果不治疗，90%患者在一年内出现致命的肺转移而死亡。

三、年龄和性别

Ewing 肉瘤最常发生于前三个 10 年组。约 75%～80%的病例发生在 5～25 岁。发生在 5 岁以下和 30 岁以上的病例很少见（各少于 10%）。个别病例报道有发生在几个月的婴儿和超过 80 岁的老人。

此病男女发病率差异较明显，男比女约为 1.3～1.5∶1。

四、发病部位

Ewing 肉瘤可发生在所有骨骼，最常见是长管状骨（50%～55%），股骨最多（25%），其次是胫骨和腓骨（15%）。扁平骨为另一个高发区域，骨盆（25%）、肋骨（10%）、肩胛骨（5%～10%），手足骨和颅面骨很少累及。传统的说法，肉瘤一般发生在长管状骨的骨干，但实际统计学的结果表明，干骺端偏干和干骺端发病同样常见（干骺端偏干 44%，骨干 33%，干骺端 15%）。病变可扩张到全部骨干，但骺端受侵很少。

五、临床症状和体征

同其他骨的恶性肿瘤一样，患部的疼痛和肿胀是绝大多数患者最初的表现。这些症状呈间歇性或持续性且强度不等，但大部随时间的推移而加重。这些逐渐发展的无特殊性的症状使 Ewing 肉瘤的早期诊断相对困难。

相当一部分 Ewing 肉瘤患者可表现出全身症状：间断的低热，白细胞升高，核左移，血沉增快，贫血。再加上局部皮肤发红，皮温升高，张力增大，静脉由张，可触及的肿块，这些表现极易同骨髓炎相混淆。这些相似的结果来源于 Ewing 肉瘤对组织出血坏死的反应，有人认为这些表现是预后不良的征兆。有 20%～30%的 Ewing 肉瘤患者就诊时即为多发或已有转移，可无症状或仅表现为发热、疲劳、厌食、体重下降。他们的预后比单发患者要差得多。

Ewing 肉瘤还有一些相对少见的情况，包括长管状骨进行性破坏造成的病理性骨折（2%～10%），神经症状（下颌骨肿瘤造成的面神经感觉异常，骨盆和骶骨肿瘤造成肠道和膀胱功能异常，椎体肿瘤造成神经根和脊髓压迫症状）。中枢神经系统受侵较少见，一般只见于晚期明显血行播散和邻近肿瘤的直接侵犯。

六、影像学表现

X 线

Ewing 肉瘤最常见的 X 线表现是长管状骨的骨干或干骺端区域进行性的骨破坏，可发生在髓腔中心，也可发生在皮质骨、松质骨或骨膜下。肿瘤可向各方向生长，但主要沿骨的长轴。骨干中心病变扩展，造成松质骨破坏，并可蔓延到皮质，使哈弗管增宽。肿瘤穿出皮质刺激骨膜，使沿骨膜长轴有骨膜性新生骨沉着，骨皮质即被分为数层。皮质的向外溶骨加上外层的骨膜新生骨，造成骨干梭形膨胀，即为“葱皮样”骨膜反应或骨膜新生骨。肿瘤造成的骨破坏呈穿透样改变，边界不清。但这些表现有时同其他骨原发恶性肿瘤区分起来比较困难。

在 Ewing 肉瘤，溶骨性破坏可造成内骨膜侧的皮质部分或全部侵蚀。然而，一小部分侵蚀较慢的病灶造成的反应性内骨膜侧皮质增厚看起来很像骨髓炎的反应骨。另外一些情况下，Ewing 肉瘤引起的骨膜下的皮质侵蚀造成皮质表面的凹陷，称为“蝶形凹陷”。这是由于髓内的肿瘤穿过哈弗系统扩张之骨膜下形成肿块，造成皮质外表面的侵蚀。

肿瘤及其软组织肿块可以长得很大，其大小和肿瘤生长速度及症状出现早晚有关。肿瘤所在部位也是决定其症状出现早晚的重要因素。一些深在的部位，比如大腿、髋臼周围、骨盆、肩胛带，这些区域的肿瘤可以长得比在更外周的部位大得多，而症状出现较晚。

偶尔，对于某些发展相对较慢的病灶，骨膜反应性成骨的速度能赶上肿瘤生长速度，就可在溶骨性破坏区外形成完整的、薄的皮质骨，成多层性，使骨干轻度增粗，这种病灶通常无常见的软组织肿块。

大约5%的 Ewing 肉瘤患者发生病理性骨折。骨内的跳跃病灶极为罕见。

CT 和 MRI

虽然传统的X线给我们提供了许多有用的诊断信息，包括部位、特征性表现、病理性骨折等，但它终不是测量髓内病变和软组织肿块及其范围的可靠方法。肿瘤细胞在髓内和松质骨间迅速蔓延，通过哈弗系统快速穿破皮质进入软组织中。这些范围的精确测量非常重要，只能借助于CT和MRI。

CT和MRI更重要的用途是在肉瘤对新辅助化疗效果的评估上。X线、同位素骨扫描、CT和MRI综合评价，再结合临床，才能对化疗疗效有一个全面地了解。

MRI：T_1 呈轻度增强，T_2 呈中度高信号。MRI的信号随肿瘤坏死的增加而变化（骨内肿瘤 T_2 信号的增高）。这可用于 Ewing 肉瘤对于化疗敏感程度的评价。MRI更为有价值的是显示化疗后骨及软组织肿块的缩小或消失。

虽然大部分患者化疗早期的影像表现都很乐观，但也有相当一部分患者随着时间的推移肿瘤还会继续发展而无法控制。所以很难完全用这些化疗后的影像学表现去评价患者的预后和生存率，或去最终评价早期化疗的效果。

过去，Ewing 肉瘤组织学分级（TNM分级系统中的T）并不能提供对评价患者预后特别有用的帮助。而肿瘤的大小就成为推测预后的一个重要因素。一些研究表明，小于5～10cm的肿瘤的预后相对较好。一个大宗患者的影像分析表明，肿瘤的部位和大小与肿瘤的预后有明显的相关性。肿瘤小于5cm、5～15cm、大于15cm三组的生存率分别为65%、50%、35%。虽然肿瘤的部位也是影响预后的一个重要因素，但部位和大小有时直接相关，骨盆、骶骨、髋臼周围、肩胛带的肿瘤因部位深在，发现时往往已较大。而像肢体远端和面部的肿瘤就诊时往往较小。所以单纯部位的相关性就显得不是很重要了。

Ewing 肉瘤主要以血行转移为主，肺是最常见的转移部位。可以在胸膜也可以在肺内。其他骨骼的转移率仅次于肺，且其他骨转移时不一定伴有肺转移。所以 Ewing 肉瘤患者的全面检查总是应该包括胸部X线、肺CT、全身骨扫描和骨髓象的检查。

七、病理学表现

1. 肉眼所见：软组织肿块突出于骨外，其表面无包膜或仅有假包膜。肿瘤组织柔软，呈灰白色，松脆易变形。肿瘤血运丰富，易出血。大面积坏死区很常见。液化坏死明显时，易被误认为是骨髓炎的脓包。在活检时，应作冰冻切片已证明有活的足够的肿瘤组织，这很重要，这些活的、新鲜的组织可供电镜、免疫组化染色及常规组织学检查。

2. 如果没有软组织肿块，应将层状反应骨从软的、多孔的骨皮质上剥除。通常，层状反应骨之间或多孔的反应骨区，很难得到足够的组织以供诊断。需挖取髓腔组织，做冰冻切片以证实含足够的肿瘤细胞。在病变骨开窗取活检后，骨髓腔应填充骨水泥，既能减少病理性骨折的危险又能预防对周围组织的污染。

镜下所见：可见细胞丰富的组织，在某些区域，大量成片的细胞，其间无骨小梁。另外区域，肿瘤细胞充满髓腔，但不破坏骨小梁，并且在某些区域，细胞形成结节，周围由非肿瘤性纤维组织包绕，大片的出血坏死区很常见。条索状的肿瘤细胞充满于扩大的哈弗管内并延伸到软组织肿块中。在肿块的边缘可见肿瘤细胞穿透纤维组织包膜进入邻近的肌肉或反应区组织内。

认真研究含 Ewing 肉瘤的整个骨切片，常能看到远隔显微肿瘤结节，遍布整块骨。这些现象用先进的影像检查方法常常见不到。这种现象是“跳跃病灶”还是多中心病灶值得研究。但这无疑解释了化疗出现以前，通过局部切除或局部放疗后，仍出现局部复发的原因。

在高倍镜下，可以看到单个细胞的详细情况。这些细胞形态大小一致，胞浆少且细胞边界模糊。胞核充满嗜碱性染色质并呈泡状，核分裂象很少见。细胞排列紧密，其间无间质。可见许多单细胞壁的毛细血管，肿瘤细胞排列在周围。可见到散在于肿瘤细胞间，有时占明显多数的形态相似的细胞（大约是肿瘤细胞的一半大小），正在发生坏死。这些细胞有致密深染的核，类似于淋巴细胞或淋巴母细胞。在坏死区域，可见到更小的炎症细胞渗入。

一种特殊的有助于诊断的现象——“假玫瑰花结”可以在一些病灶中出现。它是有 6～8 个细胞围绕而成，中心为不着色的或轻度嗜酸的透明区域。

另一个特点是大多数肿瘤细胞内有糖原颗粒。只有通过特殊染色（PAS），使其呈亮粉红色，才能在普通光镜下观察到，或直接在电镜下观察到。这些检查技术需要活的肿瘤细胞及对组织进行特殊处理，也就是做 PAS 染色时用乙醇而不是甲醛溶液做固定剂，做电镜检查是应用相应的固定剂。大约 80％的 Ewing 肉瘤呈 PAS 阳性，因此，缺乏糖原并不能除外这种诊断。

八、预后

Ewing 肉瘤的预后分析依然是要依据临床、影像和病理相结合的原则，但不是所有的因素都起着同等重要的作用。另外，许多分析报道得出的不同结论还与病例选择不同和采取治疗不同有关。

首先转移是针对预后最不利的因素，大量报道已有转移的 Ewing 肉瘤患者长期随访生存率不足 10％。

对于局部单发的患者，肿瘤的大小是影响预后的重要因素。肿瘤的所在部位也同样重要。躯干和骨盆的肿瘤较肢体的预后要差。这不仅因为前者部位解剖结构复杂，切除时外科边界受限，而且在这些部位肿瘤容易生长较大，发现较晚。

年龄和性别也是预后的相关因素。低龄患儿相对有较好的预后。一些统计表明女性患者的预后比男性要好。有报道白细胞升高和血沉增快是病情进展的表现，这样的病例预后较差。LDH 升高被认为有提示复发和转移的意义且影响预后。

肿瘤对于化疗的敏感性是影响预后的一个重要因素。化疗反应的好坏可通过临床、影像学或术后病理综合分析得出。

单发的 Ewing 肉瘤患者影响预后的最重要因素是外科手术切除，但具体报道差异比较大。有报道外科手术的介入可比非手术治疗组的 5 年生存率提高 30 个百分点。但近期发现，外科手术肯定能减少局部复发，但复发率的降低不一定直接导致 5 年生存率的升高，相当一部分报道外科手术并没有明显提高患者的 5 年生存率。

九、外科治疗

现代化疗应用于之前，Ewing 肉瘤患者的转移出现很快，使得局部治疗其实等同于一种姑息治疗。大部分的病人不久后死于播散性转移。在这种情况下，放疗作为局部治疗起到了保留肢体，从躯体上和精神上减轻患者痛苦的作用。然而，在系统化疗广泛采用之后，患者的生存率显著提高。这种情况下放疗所造成的复发、继发恶变、肢体功能损害等多种问题就变得突出起来。所以从 20 世纪 70 年代末 80 年代初，国际上许多医疗机构开始致力于通过外科手术切除原发肿瘤来提高 Ewing 肉瘤的 5 年生存率。另外，肿瘤特制人工关节的使用和影像技术的发展，又进一步推动了保肢技术的发展，使得 Ewing 肉瘤外科治疗普遍开展起来。

Ewing 肉瘤的局部外科治疗既要有效地控制局部的复发率，又要减少保肢术后的并发症。虽然有许多研究表明外科保肢手术的复发率要低于肿瘤局部放疗，但统计结果表明单纯外科手术在提高患者生存率上并无明显帮助。而且在一些解剖结构复杂的部位和肿瘤体较大的情况下，外科手术后的局部放疗更是一种必要的补充。

保肢手术避免了局部放疗带来的并发症，但其自身所带来的并发症也并不少见。包括较严重的伤口感染、伤口皮瓣坏死、人工假体的松动和断裂、病理性骨折、应用异体骨后的不愈合、神经麻痹等等。其发生率在 11%～25%。

关于 Ewing 肉瘤的放疗和外科治疗的选择曾一直无法有一个公认的定论。大剂量的放疗后能有约 10%～20%的复发率，通过局部病灶的周密计划，CT 和 MRI 确定照射野，现代先进的放疗设备的应用，有效地降低了放疗的并发症。另一方面，随着保肢技术经验的增加，影像技术和假体技术的成熟，保肢的并发症也在减少。总体而言，在外科边界有保证的情况下，外科治疗应是首选方法。这一点已基本得到公认。

经过有效的化疗，需行广泛手术切除的适应证是：(1) 位于那些切除后不影响功能的骨骼上的单发病灶；(2) 重要的骨骼上的病灶经广泛切除加重建后，造成的功能障碍明显小于放疗所造成的功能障碍；(3) 放疗后出现孤立的局部复发；(4) 骨质大部或全部破坏，骨折不可避免，较大的病灶。

截肢在 Ewing 肉瘤并不是一个常用方法，特别是青少年和成年人，大部分情况通过手术保肢和放疗可以解决。但当如下情况时，要考虑截肢：(1) 骨外软组织肿块很大且化疗不敏感；(2) 保肢后将来会造成不可接受的严重肢体不等长（股骨下段或胫骨上段，小于 8 岁）；(3) 本身已有的或放疗后产生的主要负重骨的病理性骨折；(4) 肿瘤所在位置切除后无法有效重建，造成严重功能障碍的（比如大范围破坏的腕骨或跗骨）；(5) 术后复发的肿瘤。

当肿瘤的大小和部位不允许行较广泛的切除时，或必须对年龄过小患者使用髋、肩、膝关节的复杂重建时，外科治疗同放疗相比的优越性就值得商榷了。

理论上讲外科治疗再结合放疗应该对于降低复发率更为有效，但实际统计上并不尽然。当然这可能与病例选择有关。必要时外科治疗后结合放疗应该提倡，但不能有了放疗作补充而放松手术时外科边界的掌握。

目前放疗的适应证是：(1) 手术无法彻底切除的部位；(2) 放疗较手术切除显著保留功能的部位；(3) 预后差，Ⅲ期的多骨病变，远隔部位有转移或化疗效果差。

对于一般的病灶，放疗剂量应该是 50～60cGy。Ⅲ期患者可考虑行全身照射后性骨髓移植。对于活检后产生的骨缺损应填充骨水泥并行预防性内固定，以减少放疗后病理性骨折的可能。放疗能降低骨骼生理强度的 50%，小的应力集中的病变区域，在正常骨骼上可以不予处理，但在放疗后则可产生骨折。

尽管采用了各种预防措施，放疗后的病理性骨折仍经常发生。大约 50%的这种骨折可以缓慢愈合，不需要手术治疗。余下的需行内固定和骨移植，常常采用带血管蒂的骨移植来促进愈合。

十、化疗

全身化疗的使用对局部、多发、转移等多种形式的病灶均有效。不但提高了保肢率，降低了复发率，而且最终提高了生存率。多药联合化疗早已被证实是提高患者生存率，消灭早期亚临床转移灶的最有效方法。Ewing 肉瘤患者最初生存率小于 10%，现在经过术前新辅助化疗，有效的局部肿瘤切除或控制，术后多周期的辅助化疗，5 年生存以提高到 50%～55%。大量报道中，经过系统治疗的，最初无转移的 Ewing 肉瘤长期随访 5 年生存率为 36%～65%。

第二节　骨原始神经外胚瘤

近年，一种少见的小圆细胞恶性肿瘤逐渐被认识，这就是骨原始神经外胚瘤（primitive neural tumor of bone，PNET）。这种在光镜下与 Ewing 肉瘤无法区分的肿瘤，只有在电镜下及通过免疫组化技术，才能将其区分出来。

这种肿瘤的报道最早见于 20 世纪 80 年代，研究者通过免疫组织化学的方法发现在被认为是 Ewing 肉瘤的众多病例中，有一小部分对神经元的烯醇化酶（NSE）及 Leu7 的 PAP 法呈阳性反应，肿瘤组织内可见到明显的菊花团结构，说明这些病例实际上是原发于骨的恶性神经外胚叶肿瘤。

PNET 电镜下表现为神经突起，可见到神经分泌颗粒，可见到糖原沉积。同 Ewing 肉瘤一样，PNET 存在（11；22）染色体的交换易位，尿中排出的儿茶酚按水平正常。这些表明有介于 Ewing 肉瘤和神经母细胞瘤之间的特性。

另有一种见于青少年胸壁的少见小圆细胞肉瘤（Askin 肿瘤），也是一种神经外胚叶肿瘤，光镜下也无法与 Ewing 肉瘤相区分，也应归纳于 PNET 之内。

一些学者认为，Ewing 肉瘤被认为是这一组小圆细胞恶性肿瘤中的典型肿瘤，PNET 被认为是除有明确的神经分化来源肿瘤以外的这一组中的其他相关肿瘤的总称。Askin 肿瘤包括了发生在胸部区域的经典 Ewing 肉瘤和 PNET，（11；22）（q24；q12）染色体交换易位也被发现在间叶性软骨肉瘤和小细胞骨肉瘤中，但他们是否与 Ewing 肉瘤及 PNET 有相关性现在还不得而知。另有人则直接认为 Ewing 肉瘤应包含在 PNET 之中。

关于 PNET 的特殊的有效治疗方法现在尚未发现，其治疗原则现等同于 Ewing 肉瘤。而它也的确同 Ewing 肉瘤一样对放化疗有良好的反应。

（郝　林）

第 22 章 造血系统肿瘤

第一节 多发性骨髓瘤

一、定义

多发性骨髓瘤（multiple myeloma）是浆细胞异常增生的恶性肿瘤。骨髓内有大量异常浆细胞（骨髓瘤细胞）增生，引起骨骼疼痛和破坏，血清及尿中出现异常的单克隆免疫球蛋白，伴有贫血、高钙血症和肾功能损害。

与多发性骨髓瘤相对应的是只有单发病灶出现的病变。但单发病灶病变是否可以就此命名为单发性骨髓瘤，尚有争论。一般认为单发性可能是多发性的前奏，真正的单发极为少见。也有人如 Willis（1941）认为单发性是以独立类型存在，与多发性骨髓瘤没有关系，称之为孤立性浆细胞瘤。认为这种类型极少发生播散，靠局部外科治疗和放疗即可有治愈的可能。

多发性骨髓瘤虽然多发，但肿瘤破坏一般均局限在病灶内，病灶以外的骨髓是正常的。而当全身骨髓内都出现了骨髓瘤细胞的浸润时，过去被称之为骨髓瘤病，而现在认为实际上它是多发性骨髓瘤病情发展的一个必然过程。多发性骨髓瘤最初可发生于骨髓，还可发生于髓外组织。如上呼吸道、淋巴结等其他部位。这种情况大部分人认为应将其列入浆细胞性白血病。

二、临床表现

多发性骨髓瘤的发病年龄范围虽然较宽，从十几岁到八十几岁都有报导，但大部分集中在 50～70 岁。此年龄段发病人数能占到总发病率的 70%～75%。刘子君的统计认为国人高峰发病年龄较欧美国家早大约一个十年段。多发性骨髓瘤男性患者多于女性，男女之比约为 2∶1。

疼痛无疑是此疾病最主要的症状。初期为间歇性疼痛，以后逐渐加重为难以忍受的持续性疼痛。依发病部位的多少疼痛主要集中于脊柱、骨盆、胸部。疼痛可因卧床休息而相对减轻，活动和负重后明显加重。因脊柱尤其是腰椎和下胸椎为最常见发病部位，所以他们引起的疼痛在早期常被误诊为椎间盘突出等常见腰腿痛疾病。肋骨是除脊柱以外的第二好发部位，且易为多发。多发肋骨病变引起胸廓疼痛常使患者描述不清疼痛的部位。病理性骨折虽很少作为首发症状出现，但其发生率并不低。在老年性脊柱压缩骨折的患者中，需要除外病理性骨折的疾病第一位是转移瘤，第二位就是骨髓瘤。在老年患者肢体的病理性骨折中，需要与转移瘤相鉴别的几乎只有一个疾病就是骨髓瘤。

多发性骨髓瘤的病情发展相对较快，从初始症状期一般半年左右即可发展为全身的多系统的病变及消耗。随疼痛而来的是多部位的肿块、畸形、神经压迫症状甚至于病理性骨折。全身的骨质疏松、贫血、高钙血症、低蛋白血症和肾功能损害相继出现，甚至出现晚期肿瘤患者的恶病质样改变。

多发性骨髓瘤患者的血浆蛋白异常还可引起以下的问题：体液免疫缺陷、低γ球蛋白血症、中型粒细胞减少致使易发生感染，如细菌性肺炎、尿路感染和带状疱疹。血清中 M 蛋白增高或 IgG 及 IgA 聚合成高聚合物时，可使血液黏滞度过高，血流缓慢，引起眩晕、耳鸣、突发意识障碍和冠状动脉供血不全。M 蛋白与凝血因子和纤维蛋白原相互作用，导致凝血功能障碍，引起出血倾向。游离轻链沉淀在肾小管上皮内引起细胞变性、肾功能受损、蛋白尿乃至肾衰竭，是本病重要的并发症。

三、实验室检查

同其他骨的恶性肿瘤相比，实验室检查在多发性骨髓瘤诊断中具有极其重要的意义。

中老年骨痛及骨破坏早期患者不明原因的血沉增快或 C 反应蛋白增高常需引起注意。因为该病的主要鉴别者转移瘤甚至其他骨的原发恶性肿瘤均不会或很少出现这种情况。发现这种情况后须进一步检查的应该是血清蛋白的情况和尿蛋白的情况。血清球白比例的失衡，球蛋白（尤其是单项球蛋白）的升高均是诊断有力的支持。尿中 Bence－Jones 蛋白的出现当然有重要的诊断意义，但实际工作中其检出率并不像书本上描述的那样高，早期单发病灶患者更是如此。下面要做的当然是免疫化学方法测定血清和尿中的巨大免疫球蛋白（M 蛋白），及骨穿骨髓象的检查。这些是诊断的最常用检查，其他的检查如贫血、高钙血症、肾功能不正常等可作为辅助诊断和鉴别之用。碱性磷酸酶正常，发生病理性骨折时可升高。

骨髓穿刺活检对本病具有特异诊断的意义。骨髓显示有核细胞多呈增生活跃或明显活跃。当浆细胞在 10%以上，伴有形态异常，应考虑本病的可能。骨髓瘤细胞大小形态不一，核染色质较疏松细致，核周淡染环多消失。胞浆嗜碱，深蓝、不透明泡沫状，有的瘤细胞胞浆内有 Russell 小体。有的其胞浆内充满大而浅蓝色空泡并具立体感，谓之葡萄状细胞（grape cell）。并可见双核、三核及少数多核的瘤细胞。骨髓瘤细胞分为 4 级：Ⅰ级，成熟（小）浆细胞型；Ⅱ级，幼浆细胞型；Ⅲ级，原浆细胞型；Ⅳ级，网状细胞型。怀疑本病但穿刺阴性应注意：①骨髓组织黏滞度大，且其中夹杂有瘤细胞极度增生及造血细胞贫乏的区域，如穿刺部位恰在增生不良的区域则不易取得骨髓组织；②本病初期，骨髓病变呈局灶性；③结节性分布，应做多部位、定期穿刺。由于胸骨易受累，必要时胸骨穿刺应是重要诊断步骤。

更可直接作出诊断的另一个方法是骨破坏区的直接肿瘤组织穿刺活检病理检查。尤其对于需要迅速作出诊断的患者来说不失为一个好的方法，检出率很高。

四、影像学表现

按多发性骨髓瘤最常累及的部位，应如下排列：脊柱、肋骨、骨盆、颅骨、股骨等。虽然全身各骨均可受累，但最常侵犯的是中轴骨和肢体近端。手足及肢体远端相对少见。颌骨也是一个相对多发部位。

同淋巴瘤、转移瘤等血液系统或血行播散性肿瘤一样，多发性骨髓瘤发生于髓内部位，肿瘤细胞生长浸润对邻近骨小梁形成侵蚀破坏，病灶由髓内侵蚀皮质的内面，可以穿透皮质和骨膜形成软组织肿块。部分破坏较慢的患骨可出现皮质膨胀的倾向。此病首诊时可表现为单发或多发。

骨破坏一般表现为单纯的溶骨性破坏，破坏区呈圆形或椭圆形并可连成片状。典型的穿凿样破坏多发生在颅骨、骨盆等扁平骨。骨破坏区的边缘虽模糊，但隐约可见，边缘的硬化极为罕见。皮质内面被破坏可呈浅碟状缺损。

CT 的典型表现是边缘清楚但无硬化缘的一个或多个溶骨性破坏区。相互可孤立存在也可连成片。应用造影剂后增强明显。脊柱 CT 常可见椎体及相连椎弓根区域的溶骨性破坏，松质骨破坏完全而仅剩一周已不完全连续的皮质骨，间或有几处残存的骨脊。病理性骨折并不少见。

MRI 的表现同其他恶性肿瘤基本相似，较严重者可见整个脊柱，大片的扁平骨或长骨近端广泛的混杂的异常信号。

多发性骨髓瘤的同位素骨扫描绝大部分表现为放射性缺失（冷结节），其边缘可由环状放射性浓集。既可用于辅助诊断，也可用于发现多发病灶。

因为播散机制相似，所以多发性骨髓瘤同转移瘤的骨破坏影像学表现基本相同。如果非要找出不同之处的话，可以从以下几个方面加以注意：(1) 同转移瘤相比，多发性骨髓瘤患者在骨破坏的同时，广泛的骨质疏松较为明显。皮质变薄，小梁纤细，间隙增大，密度减低，这是骨髓瘤细胞在骨髓内弥散浸润的结果。(2) 扁平骨特别是颅骨的穿凿样改变特征性较明显，与转移瘤有所不同。(3) 脊柱的多发性骨髓瘤主要发生在椎体，而转移瘤虽也主要发生在椎体，但发生在附件的概率较前者相对要高一些。(4) 部分多发性骨髓瘤的破坏区外皮质可形成膨胀变薄的包壳，这种情况在转移瘤极少见。(5) 有报道认为多发性骨髓瘤在椎旁形成软组织肿块的机会较转移瘤要高。

此外，还有少数多发性骨髓瘤病例表现为硬化型病灶。可呈周缘的硬化环，弥散性骨硬化或放射状针状骨增生。

五、病理学表现

局灶性骨髓瘤的病灶位于骨髓腔内，向周围破坏可侵及或穿透骨皮质，进而破坏掉皮质并形成软组织肿块。这些质地松脆的肿瘤组织可呈棕红色或灰白色，含水量高。

在主要病灶的周围，或较多发的病变骨内，可见到大量多个灰红色小结节，直径约 1～3cm 大小。这些结节分布在正常骨髓之间，也可融合成片。在较晚期的患者，全身骨髓都被肿瘤组织所占据，已无法区分出结节，骨质强度受到严重破坏。骨质强度的破坏直接引起疼痛，肢体骨的病理性骨折和脊柱骨的压缩骨折。

镜下病灶内可见到的是大量肿瘤性浆细胞构成的结节。结节之间可有正常的骨髓组织或脂肪组织，互相分隔而又互相渗透，其间穿插着少量薄壁的肿瘤血管。同转移瘤一样，骨髓瘤细胞分泌的“破骨细胞活化因子”（OAF）进一步帮助肿瘤破坏骨质。

分化较好的肿瘤细胞与成熟浆细胞很相似，呈圆形，胞浆丰富，核偏心。但也有很多不同之处：大部分肿瘤细胞体积较大，核大深染，染色质丰富，不呈车轮状排列。可见核分裂，胞浆丰富嗜碱性。即使是分化较差的病灶，其内仍含有足够的浆细胞以明确诊断。

偶尔，某些具有多发性骨髓瘤全身表现的患者，其病理显示肿瘤细胞分化极差，细胞核凸凹不平呈分叶状。细胞小且大小一致，胞浆少，核深染，表现为核周亮区的高尔基体不易看到，这样的肿瘤细胞看起来更像淋巴细胞。在这种情况下，作出诊断是应以临床及实验室检查为主，病理为辅。

Reed 将骨髓瘤分为 5 型：主体型、IgA 型、核分叶型、淋巴样细胞型和多样细胞型。这实际上是一种以细胞形态为特点的分型。而更实用一些的分型是：(1) 高分化型：肿瘤细胞大多分化较好，与反应性浆细胞相似。核可见轻度异形性，偶见多核巨细胞。(2) 低分化型：瘤细胞大多如淋巴细胞样，核仁多形性明显，也可见少量分化较成熟的瘤细胞。(3) 中分化型：瘤细胞形态介于上述两者之间。

浆细胞的功能为产生免疫球蛋白，因为肿瘤性浆细胞来自于一个克隆，所以它产生的一种免疫球蛋白较其他高出许多倍。在这几个免疫球蛋白类型中，IgG 最多占一半以上。其次是 IgA 和 IgD，最少是 IgE 和 IgM。也有一些病例中免疫球蛋白并不升高，称为不分泌型骨髓瘤，这种类型肿瘤的免疫球蛋白大多在细胞内。

六、临床分型

一般分型：孤立型、多发型、弥漫型、髓外型、白血病型等 5 型，各型间可互相转化。

根据免疫球蛋白分型：IgG 型、IgA 型、IgD 型、轻链型、IgM 型、IgE 型、不分泌型等。

按 Duriie 分期标准如下：

Ⅰ期：血红蛋白＞100g/L（10g/dl）血钙正常，骨骼 X 线正常或呈孤立型溶骨病变，M 球蛋白 IgG＜50g/L（5g/dl）、IgA＜30g/L（3g/dl），尿轻链＜4g/d，骨髓瘤细胞总数＜$0.6 \times 10^{12}/m^2$。

Ⅲ期：须符合下列一项或多项，血红蛋白＜85g/L（8.5g/dl），血钙＞0.26mmol/L（1.3mg/dl），明显多发性溶骨损害；M 球蛋白明显增多 IgG＞70g/L（7g/dl），IgA＞50g/L（5g/dl），尿轻链＞12g/d，骨髓瘤细胞＞$1 \sim 2 \times 10^{12}/m^2$。

Ⅱ期：处于Ⅰ、Ⅲ期之间。

绝大多数早期被认为是单发孤立型骨髓瘤的患者最终都要转变为多发性骨髓瘤。只有那些病理诊断为骨髓瘤，影像学为单发，骨髓象正常，血液中没有球蛋白增高，尿中无本周蛋白的病例，且这些条件持续三年以上方可诊断为单发骨髓瘤。正常骨髓中含有大约 3%的浆细胞，如果骨髓涂片中分化的或未分化的浆细胞比例明显增高，则病情可能已开始有隐性播散。

七、治疗

无全身症状且影像检查未见其他病灶的单发骨髓瘤患者应以局部外科治疗为主。同其他原发恶性肿瘤一样，手术应尽可能做到广泛切除或更大范围。且如果外科边界够的话，不需要放化疗的配合。这样的患者理论上讲应能达到长期存活甚至终生存活。但因单发骨髓瘤的诊断在实际工作中的不确知性，所以具体生存率的数字就显得不很有意义了。

毫无疑问，多发骨髓瘤患者的主要治疗方法是全身的化疗，因此患者的预后及生存情况直接与其对化疗的敏感性有关，而这种相关性造成的生存率差异相当大。50%的患者将于两年内死亡，死亡原因一般为肾衰竭、严重贫血、合并感染或全身消耗。另有少部分化疗效果良好的患者可长期带瘤存活，化疗将其肿瘤性浆细胞控制在一定范围内。

常用于治疗多发性骨髓瘤的化疗药物有：(1) 苯丙氨酸氮芥（美法仑，PAM）：治疗本病有良好效果，若与泼尼松合用可提高疗效 30%。此药明显的副作用是骨髓抑制。(2) 环磷酰胺（CTX）：效果同苯丙氨酸氮芥近似，长期使用比较安全。主要副作用是出血性膀胱炎和脱发。此外长春新碱（VCR）、卡莫司汀（BCNU）、多柔比星（ADR）和肾上腺皮质激素、雄激素等均是治疗多发性骨髓瘤的有效药物。近年来干扰素的应用也已被肯定在治疗多发性骨髓瘤中存在一定效果。

多发性骨髓瘤（MM）的化疗始于20世纪60年代，应用了近30年的美法仑联合泼尼松M2方案现仍是治疗多发性骨髓瘤的首选方案，有效率达90%以上，应用此方案后的中位生存时间报道为36～48个月不等。直到1996年，才有研究证实，大剂量化疗加干细胞移植（SCT）确实可为患者带来益处。

双膦酸类药物，如帕米膦酸二钠（pamidronate）、唑来膦酸（zolendronic acid）的使用有助于控制持续性加重的骨破坏，减轻疼痛，控制高钙血症，起到防止或减少骨折的作用。

局部的放疗在多发性骨髓瘤的患者主要作用为减轻局部的疼痛，减少肿瘤的载荷，控制局部病灶的发展，间接减轻脊髓压迫的作用。外科治疗后结合局部的放疗对局部肿瘤的控制有更加明显的效果。

化疗的效果无疑决定着多发性骨髓瘤患者的全身疾病控制程度和生存情况，但有时外科治疗在其中又是非常重要的。这包括大块实体肿瘤的切除以明显减少全身肿瘤的负荷；病理性骨折的复位固定，恢复骨的连续性和强度；即将发生骨折患者的预防性内固定；脊髓压迫的解除和脊柱稳定性的加强。这些治疗不但减少了人的痛苦，而且为漫长的化疗过程和其他辅助治疗提供了一个良好的身体保证和功能保证。

第二节　骨恶性淋巴瘤

一、定义

骨恶性淋巴瘤（malignent lymphoma of bone）作为淋巴瘤大家族中的一员，应首先明确其所处的位置。淋巴瘤是一组起源于淋巴结或其他淋巴组织的恶性肿瘤，分为霍奇金病（HD）和非霍奇金淋巴瘤（NHL）两大部分。其原发部位可在淋巴结，也可在结外的淋巴组织，如扁桃体、鼻咽部、胃肠道、脾、骨骼和皮肤等。原发于结外淋巴组织的多为非霍奇金淋巴瘤。非霍奇金淋巴瘤根据他们是否起源于骨髓成淋巴组织或胸腺的成淋巴组织分为B细胞淋巴瘤或T细胞淋巴瘤。另外1/3为组织细胞淋巴瘤，起源于组织细胞。

我们所见的骨的恶性淋巴瘤一种可以是全身多发淋巴瘤的一部分，或者认为是淋巴瘤的骨转移。而另一种则是原发于骨的恶性淋巴瘤，是结外型恶性淋巴瘤的一种。绝大部分是非霍奇金淋巴瘤，它既可以从原发部位向邻近淋巴结依次播散，也可以发生远处转移。

二、自然病程

骨原发性淋巴瘤起病缓慢，常累及单一骨骼，如果在出现全身症状前得以及时治疗，则预后较好，常可治愈。所以除放化疗外，外科手术也常单独应用在此病的治疗中。发病后数年，可出现骨外淋巴结转移，并最终累及内脏器官，肺转移很少见。出现全身转移时，预后很差。原发淋巴瘤发生于软组织而非骨骼很少见。

继发淋巴瘤通过淋巴结侵犯骨骼，并且常常伴有其他器官受累，它发展很快，预后比原发淋巴瘤要差得多。

淋巴瘤与免疫失调有关，特别与器官移植及AIDS所造成的慢性免疫抑制有关。

三、临床表现

骨恶性淋巴瘤占骨原发恶性肿瘤的3%～5%。男性较女性发病率高，为2∶1～3∶1。同Ewing肉瘤不同，此病好发于中老年，30～50岁之间最为多见。病程相对较缓慢，有时可延续数年。好发于长管状骨、扁平骨和脊柱。长管状骨中以股骨、胫骨、肱骨多见。扁平骨中骨盆和肩胛骨好发。同其他骨原发恶性肿瘤相比，脊柱的发病并不少见，但位于脊柱的病变是否为骨原发不易识别。下颌骨也是一个常见部位。霍奇金淋巴瘤好发于腰椎。

局部的疼痛、肿胀以及随之而来的关节活动受限是患者的基本表现。早期为间歇性类风湿样疼痛。局部可触及软组织肿块。病变临近关节时，可以引起滑膜炎症和关节积液。同转移瘤、骨髓瘤等相似的严重侵髓性骨破坏疾病相比，骨恶性淋巴瘤病理性骨折的发生率要低得多。

霍奇金淋巴瘤常表现为发热、体重减轻、背部疼痛。颈部或腹股沟区出现固定、肿大的淋巴结也很常见。

淋巴瘤在实验室检查方面无明显特异性。

四、影像学表现

约 3/4 患者发病于长骨，最常累及干骺端，也可在骨端或骨干。手足骨少见。

X 线可见肿瘤病灶大多位于髓腔或松质骨内，早期表现为斑点状或斑片状破坏，逐渐发展为大片的虫蚀样改变，使皮质骨受侵，边缘模糊。其间常残存有未完全破坏的骨结构，即所谓的“融冰样”表现。病变易于髓腔内发展，长轴破坏大于横径。不待皮质完全破坏即可穿破皮质形成软组织肿块。无新骨形成，极少产生骨膜反应，可有病理性骨折。因发病及骨破坏机制类似，所以骨恶性淋巴瘤的这些破坏表现同转移瘤、骨髓瘤很难区分。因为骨恶性淋巴瘤的 X 线特点的特征性不强，所以在诊断中，同许多以溶骨性破坏为主的恶性骨肿瘤如骨肉瘤、Ewing 肉瘤、骨纤维肉瘤均要注意区分。甚至与骨髓炎相鉴别。

同其他骨的恶性肿瘤一样，CT 和 MRI 的意义并不侧重在诊断上，而是在于进一步从质地、范围、边界、与周围解剖结构的关系及周围软组织的反应等诸方面更加全面、多层次地了解病变情况，以利于治疗。尤其是 MRI 在了解脊柱病变及神经压迫情况时更加得天独厚。而 ECT 的主要意义在于认定此患者的骨病变是单发或多发，是一个可靠的筛选骨播散病灶的方法。

五、诊断

单从临床表现和影响特点上诊断原发恶性骨淋巴瘤是相当困难的。同位素骨扫描虽对发现是否多发病灶有很大帮助，但在对于疾病病种的诊断上并无特异性。实验室方面，外周血的检查只有助于同白血病的鉴别，骨髓象的意义也不大。最根本的诊断方法还是依赖活检，包括淋巴结的活检或结外病变组织的活检。它不但可以明确诊断，还可以明确病理分类，以利于进一步的治疗。

六、病理学表现

肉眼所见：切除的大体肿瘤组织成灰红色或灰白色鱼肉状，质地松脆，血运丰富。可见出血和坏死。与骨髓瘤、转移瘤等高度恶性肿瘤很难区分。受侵骨髓内界限不清，皮质侵蚀变薄，虫蚀样或穿透样破坏直至皮质缺损，肿瘤在软组织内广泛浸润形成包块。

镜下所见：与其他骨髓肿瘤相似，呈嗜碱性染色的细胞丰富的组织，缺乏基质。组织全景显示：相似的细胞丰富的组织视野，在溶骨性破坏区的中央可见到被吞噬细胞破坏的骨小梁。在斑点状破坏区的移行区，可见肿瘤细胞充满骨小梁之间。

分化好的淋巴瘤，其肿瘤细胞很像正常成熟的淋巴细胞，具有小而致密深染的核。胞浆适量，边界清晰，核分裂象正常。这些特点在电镜下也能看到。

随着免疫学的发展，将非霍奇金淋巴瘤分为T、B两大类。而骨的非霍奇金淋巴瘤的T细胞型和B细胞型在组织学上无法区分。需要对新鲜标本进行免疫组织化学分析来鉴别。骨的非霍奇金淋巴瘤都属于弥漫浸润型，未见滤泡结节型，T细胞和组织细胞型较多见。

组织细胞淋巴瘤几十年来被认为是内皮细胞肉瘤，尽管从临床、影像方面与其他淋巴瘤相同，但他有两个独特的组织学特点：核呈多形性，产生网蛋白。组织细胞淋巴瘤的多形性程度远较其他淋巴瘤显著，表现为巨大的恶性组织细胞占多数。另外，核有凹陷或裂隙呈肾形。这种裂隙表示细胞核将分裂为两个，这种特点在电镜下可清晰看到。

霍奇金淋巴瘤在骨内发生很少，其镜下特点是：有明确的、较大的、规则的细胞及含致密的嗜碱性染色质的多叶状核，称为Reed－Stemberg细胞（R－S细胞）。它的胞浆呈轻度嗜伊红样。另一特点是：大量嗜酸性细胞分布于组织间，某些病例有明显的纤维化区域，在其他淋巴瘤中见不到这种现象。在低倍镜下这种情况不易看到，但在高背景下霍奇金淋巴瘤与其他类型淋巴瘤之间的这些差异很明显。

2001年WHO推荐使用的淋巴瘤病理分类，正在被国内越来越多病理科医生和临床化疗医生所接受，对于规范淋巴瘤的化疗，起到了重要作用。

七、治疗

原发骨恶性淋巴瘤的治疗不是单一的，普遍认为放疗是控制其发展的较好方法。对于早期的单发病灶，行类似于处理其他骨恶性肿瘤的外科手术是必要的。甚至于包括截肢手术，但这种情况很少。对于多发或全身受累的患者，选择已经或将要发生病理性骨折，已经或将要发生脊髓压迫截瘫或脊柱不稳定，或其他依靠放化疗不能或来不及解决问题的病变部位情况进行外科手术，进行病灶清除、骨折复位固定、脊髓减压和椎体固定。既改善了患者的生活质量，又为后续的放化疗提供方便。对于放疗造成的局部坏死或骨质的强度下降，有时也需要外科手术进行清除和修复固定。也有人认为局部治疗一开始就应以外科治疗为主，放疗可作为保肢治疗的一个前提或主要应用在外科手术无法进行或患者无法经受手术治疗时。

除极少数人为还是单发病灶以外，化疗应用在无论客观发现还是主观认为已经发生肿瘤播散的情况下。放化疗的结合使用更是治疗晚期淋巴瘤患者的主要方法。

侵袭性非霍奇金淋巴瘤是一种全身性的疾病，化疗在综合治疗中占有重要的位置，而放射治疗则可有效地控制局部病变，二者的有机结合，使Ⅰ、Ⅱ期患者的疗效优于任何单一治疗。尽管如此，对Ⅰ、Ⅱ期侵袭性非霍奇金淋巴瘤最佳的治疗方案仍然存在争议，比较趋于一致的观点是，如果患者的受侵部位少于三处或无巨大肿块，可以仅接受短疗程的CHOP方案化疗，再辅以受侵部位的放疗；如果肿块直径大于10cm或伴有其他的不良预后因素，则应按照Ⅲ、Ⅳ期患者对待。

Ⅲ、Ⅳ期侵袭性非霍奇金淋巴瘤以化疗为主，诱导化疗后辅以局部放疗。目前认为CHOP方案仍然是侵袭性非霍奇金淋巴瘤首选的方案。应该指出的是，CHOP方案是否适用于所有病理类型的侵袭性非霍奇金淋巴瘤尚有待于更多的研究，进展迅速的侵袭性非霍奇金淋巴瘤CHOP方案的治疗效果并不理想，可能需要更强或作用时间更长的化疗药物组成新的方案。对于具有明显不良预后因素的初治患者，诱导化疗达到完全缓解后实施自体造血干细胞移植，可以明显提高其长期无病生存率和总生存率，但对于诱导化疗后仅达部分缓解的患者，选择造血干细胞移植时要根据患者的具体情况而定，接近完全缓解的患者，移植后的疗效与移植前达到完全缓解者相似。

复发耐药的侵袭性非霍奇金淋巴瘤的各种解救化疗方案的疗效和长期生存情况基本相似。自体造血干细胞移植比单纯常规解救治疗会取得更好的疗效。近来进行的临床研究是化疗联合抗 CD20 单抗（即美罗华）治疗复发的侵袭性 B 细胞非霍奇金淋巴瘤，以及其他新药治疗复发耐药患者的疗效。

高度侵袭性非霍奇金淋巴瘤的预后不良，常规方案化疗的效果不佳，对于淋巴母细胞型非霍奇金淋巴瘤等的标准一线治疗方案还缺乏系统的临床研究。由于其恶性程度很高，早期即可以出现远处播散，并常侵及骨髓和中枢神经系统。所以即使很早期的患者也应该按Ⅳ期对待，在选择化疗方案时必须考虑到这些因素，自体或异基因造血干细胞移植是人们正在探索的治疗方法。

放疗曾经是Ⅰ～Ⅱ期侵袭性 NHL 的主要治疗手段，单纯放疗可治愈约 50%的早期患者，局部控制率达 90%以上。因此，放疗也是早期侵袭性 NHL 的治愈手段之一，虽然综合治疗是目前的标准治疗方案，但当肿瘤对化疗抗拒或患者不能耐受化疗时，需要考虑根治性放疗。放疗应在有经验的放疗专业医生操作下进行。照射区域应包括病变骨及软组织肿块，包括受累区域的淋巴结。剂量为 40～50Gy，一个月左右完成。在放疗的并发症中，放疗诱发肉瘤很少见。继发于放射性骨炎或坏死的晚期关节退变、病理性骨折较为常见。

肿瘤的根治剂量及放疗原则：对于弥漫性非霍奇金淋巴瘤，可给予 40～50Gy/5～6W，对于滤泡型可以酌减，尤其原发于浅表淋巴结。但对于弥漫性组织细胞型，因对放射不敏感，易发生局部复发，局部控制量应 50～60Gy。若巨大肿块或照射后残留，局部追加剂量 5～10Gy。对于原发于头颈部的可给予 45～55Gy。

结内型非霍奇金淋巴瘤的放射治疗：组织学上的预后好差和分期不同，决定着放化疗使用的不同。预后好的Ⅰ、Ⅱ期：大多采用单纯放疗，主张采用累及野照射，不一定采用扩大野照射。预后好的Ⅲ、Ⅳ期：大多采用化疗。若治疗前病灶大于 7～10cm 或化疗后病灶不能全消的患者，可以加用局部放疗。预后差的Ⅰ、Ⅱ期：采用强烈联合化疗加累及野照射，放疗后再加联合化疗。预后差的Ⅲ、Ⅳ期：本型淋巴瘤发展较快，故应早期用强烈化疗，病灶若不易全消，可以再补充局部放疗。

结外型非霍奇金淋巴瘤的放射治疗：原发于头颈部（咽淋巴环、鼻腔、上颌窦）的病例可用放射治疗来控制，放射治疗应包括整个区域及颈淋巴结，一般给予肿瘤量 40～60Gy/5～6W，放疗后不做手术治疗。

腹腔原发性恶性淋巴瘤的单纯放射治疗效果较差，多与手术或化疗联合应用。放射治疗技术因病变部位而异，可行全腹腔照射、局部区域性照射及肿瘤区照射。其适应证为：①根治性手术，肿瘤侵犯浆膜或有区域淋巴结受累；②根治性手术，为多中心病灶，或肿块直径>7cm；③切缘有肿瘤或有周围脏器的直接侵犯；④术后局部复发。其放射剂量，大多数作者认为在 25～50Gy，而以 35Gy 以上较好。预防量一般要在 30Gy 以上，治疗量一般要在 40Gy 以上，剂量过低，达不到预防和治疗作用。

自 20 世纪 60 年代初联合化疗应用于淋巴瘤的治疗以后，放疗与联合化疗的结合使用使骨原发的淋巴瘤 5 年生存率达到 60%～80%，对于原发播散的及继发的淋巴瘤则较低。原发于骨的恶性淋巴瘤是否出现区域或全身淋巴结的转移是影响患者预后的关键因素。

（郝　林）

第 23 章 巨细胞瘤

第一节 巨细胞瘤

一、定义

巨细胞瘤（giant cell tumour，GCT）是具有局部侵袭性的良性肿瘤，由成片的肿瘤性卵圆形单核细胞和其间散在均匀分布的大的破骨细胞样巨细胞构成。

流行病学：巨细胞肿瘤约占原发性骨肿瘤的 4%～5%，在所有的骨原发性良性肿瘤中大约占 20%。发病高峰年龄为 20～45 岁，虽然 10%～15%的巨细胞瘤出现在人生的第二个十年期间（the second decade），但很少发生在骨骼未成熟的个体，在 10 岁以前极罕见。女性稍多见，没有显著的种族差异，但在不同地域的发病有所不同。

二、发病部位

巨细胞瘤好发于长骨末端，特别是股骨远端、胫骨近端、桡骨远端和肱骨近端。约 5%累及扁骨，特别是骨盆骨。骶骨是中轴骨中最常受累，而其他椎骨不常受累及。不足 5%的病例累及手足部的短管状骨。多中心巨细胞瘤很罕见，常累及肢端小骨。具有巨细胞瘤形态的肿瘤偶尔原发在软组织内。

三、临床特点/影像学表现

巨细胞瘤患者典型的症状是疼痛、肿胀和关节活动受限，病理性骨折见于 5%～10%的患者，长骨病变的 X 线平片通常表现为膨胀性的偏心性溶骨性区域。病变主要累及骺端和相邻的干骺部，常会扩展至软骨下板，有时累及关节。偶尔，病变局限在干骺部，多是该处骺板还处于开放的少年，年龄较大者更少见到。骨干病变是例外。

病变的边缘变化多样，它是影像学分级/分期的根据。1 型："静止的"，边界清楚，有外周硬化，皮质受累即使有，也很少。2 型："活跃的"，边界清楚，但缺乏硬化改变，皮质变薄和扩张。3 型"侵袭的"。边界不清，常有皮质破坏和软组织浸润。上述分级系统与组织学并无良好的对应关系。有时，巨细胞瘤有小梁状的皂泡样表现。在手足小的管状骨，X 线特征与发生于长骨的病变相似。骶骨和骨盆骨的病变亦为溶骨性改变，常累及邻近软组织，并可以影响到骶髂关节和髋关节。

偶尔有显著的骨膜反应新骨形成。少数情况下影像可以见到瘤体内有确切的基质形成，这多见于时间长久的病变。

相比 X 线平片而言，CT 扫描对于皮质变薄或是否被突破可提供更准确的评估。MRI 影像在评价骨内扩展程度以及是否有软组织和关节累及十分有用。巨细胞肿瘤在 T_1 加权像中典型的改变是低到中等信号，而在 T_2 加权像中显示中到高信号。由于常有大量的含铁血黄素，所以在上述两种方式下都是低信号巨域。

四、病理学表现

肉眼所见：切下的完整标本与影像学呈镜像对应，境界颇为清楚的偏心性骨破坏区，常包绕薄的不完整的反应性骨壳。尽管病变常侵蚀关节软骨下骨到关节表面软骨的深层，但很少穿透。病变组织质地常柔软，棕红色，但也可有淡黄色区域，这是黄瘤样所致。质韧的白色区域是纤维化。有时可见到血液充盈的囊性区域，当这种改变比较广泛时，容易与动脉瘤样骨囊肿混淆。

镜下所见：组织学特征是：圆形、卵圆形、多角形或梭形的单核细胞以及均匀分布其间的破骨细胞样巨细胞，这种巨细胞体积可以很大，核的数量可以达到50～100个，基质细胞的核与巨细胞的核形态相似，染色质疏松，有一两个小核仁，胞浆界限不清，细胞间含有少量胶原，核分裂象总是可以看到，每10个高倍镜视野从2～20个不等，但没有病理性核分裂。如果有病理性核分裂，则提示诊断富于巨细胞的肉瘤（giant cell rich sarcoma）。有时可见到双核或三核的细胞。

五、诊断及鉴别诊断

根据临床、影像、病理综合进行诊断。需与动脉瘤样骨囊肿、骨囊肿、软骨母细胞瘤、非骨化性纤维瘤、棕色瘤、骨肉瘤等相鉴别。

六、治疗及预后

手术治疗为首选。①肿瘤内切除（刮除）：直视下彻底刮除肿瘤及内壁，然后选择辅助的灭活手段处理残腔（氩气刀、大功率激光等）。然后残腔内注入骨水泥或用自体或异体骨进行充填；②广泛的局部切除和边缘切除；③截肢术：已较少采用；④重建：术后可供选择的术式主要有生物学重建、人工关节重建、装配假肢。

巨细胞瘤有局部侵袭的生物学行为，偶尔发生远处转移。组织学不能预测局部侵袭的程度。经刮除术、骨移植、骨水泥充填、冷冻治疗或苯酚滴注等治疗措施后，仍有大约25%的患者局部复发，复发常在2年内。小骨的大块切除可降低复发率。2%的患者可发生肺转移，多发生于原发灶诊断后的3～4年，转移灶为孤立性或多灶性，部分转移灶生长极为缓慢（良性肺种植），还有部分可自发消退，有小部分为进展性病变，可导致患者死亡。局部复发、外科手术操作以及病变位于桡骨远端均可增加转移的危险。真正的恶性变少见，多发生在放疗后。

第二节　恶性巨细胞肿瘤

一、定义

恶性GCT（malignancy in giant cell tumour）是高级别肉瘤发生在一个巨细胞瘤之中（原发性），或是发生在曾有过巨细胞瘤的部位（继发性）。

二、流行病学

巨细胞瘤内的恶性可在治疗后出现，包括辐射后发生和自发。大部分肉瘤发生于放疗后。原发恶性巨细胞瘤最少见。总的来说，不足1%的巨细胞瘤可发生恶性变。女性稍多见，平均发病年龄在患巨细胞瘤后10年左右。

三、临床特点/影像学表现

巨细胞瘤在治疗后间隔多年出现复发性疼痛和肿胀均提示恶性变的可能。原发性恶性巨细胞瘤的症候没有特异性，继发性恶性巨细胞瘤的X线平片显示在曾诊断有巨细胞瘤的部位（常是长骨的骨端）出现了境界不清的破坏性病变，可以有矿化。原发性恶性巨细胞瘤常表现为长骨末端的溶骨性改变。偶尔，X线平片显示典型的巨细胞瘤旁贴附着一个硬化的破坏性的肿瘤。

四、发病部位

有巨细胞瘤的部位都可能发生恶性巨细胞瘤。但尚未见报道发生在手足部小骨和颅骨的病例。股骨远端和胫骨近端是最常见的部位。

五、病理学表现

肉眼所见：继发性恶性巨细胞肿瘤的大体特征与其他高级别的肉瘤相同，体积大的鱼肉样白色肿瘤伴有软组织浸润。原发性恶性巨细胞肿瘤多发于长骨末端，呈暗红色外观。

镜下所见：继发性巨胞瘤为高级别的梭形细胞肉瘤，骨样组织可有可无，通常看不到残存的巨细胞瘤。原发性恶性巨细胞瘤中可见到普通巨细胞瘤的区域，这种区域与明显异型的梭形细胞肿瘤区域的过渡很突然。多核巨细胞可有可无。

六、诊断与治疗

曾确诊为典型骨巨细胞瘤，现又复发恶变为肉瘤者，或在肿瘤组织中既有巨细胞瘤又有肉瘤组织者可做出诊断。治疗以手术为主，一般行截肢术或广泛的局部切除术。

七、预后

继发恶性巨细胞瘤的预后与高级别梭形细胞肉瘤相似。有报道原发恶性巨细胞瘤的预后好一些。

（陈国强）

第24章 脊索肿瘤

一、定义

脊索瘤是重现脊索结构的低到中度恶性肿瘤。脊索肿瘤发生于胚胎脊索的残迹处（在胚胎第2个月消失），因此全部位于中线脊柱部位，发生在其他部位的肿瘤可以相似于脊索瘤，但脊索瘤在中线从不会发生在髓核内。大部分脊索瘤发生于骶骨、蝶骨的斜坡和枢椎，脊柱的其他部位不常发生。

二、临床表现

脊索瘤约占骨原发恶性肿瘤的1%～4%，多数30岁以后发病，最多见于50～60岁（30%的患者）。20岁以前极罕见（1%）。男女比例为1.8∶1。肿瘤好发于身体中轴的脊柱，骶骨约占60%、蝶-枕25%、颈椎10%、胸腰椎5%。

临床表现与肿瘤的部位和侵犯的程度有关。脊索瘤为局部缓慢生长，往往会几个月甚至几年没有临床特异的症状。骶尾部疼痛是最常见的症状，常涉及下腰部或尾骨尖部，可以因梗阻而引起便秘，因肿瘤压迫引起膀胱症状。麻木和感觉异常等神经功能障碍是不常见的晚期表现。蝶枕区的肿瘤多伴有慢性头痛和一些脑神经压迫症状。最常累及视神经，垂体的压迫和破坏可导致内分泌障碍。肿瘤向两侧扩展可导致明显的小脑桥角肿瘤症候群症状。肿瘤向下可以导致鼻塞、出血，甚至出现鼻腔肿块。颈椎、胸椎和腰椎的脊索瘤常出现压迫神经根或脊髓的症状，有时可触及包块。典型的颈椎脊索瘤在临床上多表现为咽旁肿物。大部分患者可有逐渐进展的疼痛、肿胀和（或）神经损害，最终可导致功能障碍。

腰骶部的脊索瘤可扩散至骶前区，此时通过肛诊可以触及。颈椎、胸椎和腰椎的脊索瘤常出现神经根或脊髓受压的症状和体征，有时可触及咽旁肿物。

三、影像学表现

典型的脊索瘤位于身体的中轴骨骼，是孤立的、中央的、溶骨性和破坏性的病变，几乎总能看到软组织肿块和骨屑构成的不规则薄壳，可能为广泛肿瘤坏死引起的基质钙化。瘤体内可出现钙化，尤其是骶骨瘤。肿瘤倾向于占据结肠和（或）膀胱的位置。CT能显示出骨破坏的范围、软组织肿块、椎管的侵犯和相邻结构的侵犯。软组织侵犯的程度以及肿瘤与相关解剖结构的关系用MRI显示最佳。MRI的T_1加权像为低信号或等信号，而T_2加权像为高信号。骨扫描显示肿瘤周围吸收增加。如果骨组织完全被肿瘤代替也可以出现活性异常减少区，这可能继发于肿瘤缺乏血管和缺少骨化。

四、病理学表现

脊索瘤的组织学特点之一是分叶状生长方式。外观分叶状，有光泽，色泽从棕灰色到蓝白色，质脆、胶冻样，大小为5～15cm，大部分病例病变范围超出骨的轮廓，侵犯至骨外的软组织。镜下可见典型的分叶状结构，其间被纤维性条带分隔，瘤细胞片状分布，或呈条索状和散在分布于丰富的黏液性间质中，胞浆为典型的淡染空泡状，细胞轻到中度异型，不同区域组织相变化较大，分裂象不常见。在不同的组织学类型中，可以见到与透明或黏液软骨极为相似的区域。脊索瘤伴发高级别肉瘤时称之为“去分化”脊索瘤或肉瘤样脊索瘤，占所有脊索瘤的5%。根据显微镜表现，脊索瘤分为三个亚型：普通型（conventional）、软骨样型和去分化型，普通型最常见。免疫表型表现为瘤细胞表达S-100蛋白、pan-keratin、低分子量细胞角蛋白和EMA。遗传学研究发现，脊索瘤常见的是亚二倍体干系，染色体数目为33～44。常见的染色体数量变化包括染色体3、4、10和13的缺失。

五、治疗

手术治疗是脊索瘤的主要治疗方法，手术应尽可能根治性整块（en bloc）切除，然后重建性融合相邻节段。整块切除最大限度地使局部得到控制，但这种根治术式并发症也相对较高，切除一半骶神经根可保留直肠和膀胱功能。手术效果与肿瘤的部位、大小有关，瘤体靠近重要结构者常不能达到切缘阴性的切除，这种脊索瘤术后局部的复发率可高达70%，有报道脊索瘤放疗、辅助治疗或病灶囊内切除者全部在17～20个月时发生局部复发，而整块切除者在56～94个月时局部复发率仅20%。对于胸腰椎脊索瘤切缘阴性的整块肿瘤切除有效地控制了局部的复发，提高了长期生存率。因此对于甚至包括颈椎在内的脊柱脊索瘤，应尽可能进行整块肿瘤切除。过去手术仅能减压或减少肿瘤体积，现在随着影像技术的提高，可以发现位于骨内的小肿瘤，从而达到整块切除。切除S_2水平以上的骶骨脊索瘤明显增加围手术期并发症和长期的后遗症。切除两侧的S_2神经根导致尿失禁和肠失禁。

脊索瘤对化疗和传统放疗不敏感。最近报道光子和质子放射治疗和应用单克隆抗体提高了手术效果不佳和复发患者的临床结果。初次手术和复发脊索瘤的手术局部失败率明显不同。初次局部手术加放疗后手术失败率明显较复发者相同治疗方法局部失败率低。放射最小有效剂量为60～65Gy，很多作者应用了更大的剂量，尤其是应用在带电粒子放疗时。颅底和上颈椎肿瘤手术损伤脊髓和颅神经等重要结构的危险性很大，手术联合大剂量光子和质子放疗可能是这类患者最佳的治疗方法。近几年，分子靶向治疗也显示出了很大的希望，存在很大的潜力。

六、预后

随着现代外科手术技术的发展，脊索瘤的预后有了很大的改善，尤其是当肿瘤发生在骶骨，甚至是脊柱时。一般患者出现症状后平均可以存活6年，5年生存率70%，10年为40%。有报道软骨样类型的预后较好。转移多发生在进展期，可转移至肺、骨、软组织、淋巴结和皮肤，且多见于晚期病变，发生率为10%～43%。有报道转移后中位生存期小于12个月。

（丁立祥）

第 25 章 脉管肿瘤

第一节 骨血管瘤

骨血管瘤（hemangioma of bone）是骨的良性病变，由新生的毛细血管或海绵状血管构成，也可由静脉血管构成。一部分呈肿瘤样变异及错构瘤，也有一部分认为是真正的肿瘤。

据国内统计，21 691 例良性骨肿瘤中，骨血管瘤 463 例，约占良性骨肿瘤的 2.1%。

一、临床表现

（一）好发年龄

骨血管瘤发病率随年龄增长而增大，中年以后发病率更高。临床上，有症状的血管瘤多见于青少年，10～30 岁最多见。男女发病率无显著差异。

（二）好发部位

全身任何骨骼均可发生骨的血管瘤，但最常见的好发部位是脊柱，尤其是胸椎椎体最为好发，脊柱外的病变相对少见，根据发病率依次为颅骨、长管状骨、颌骨、肋骨、骨盆和手足骨。

（三）症状和体征

有明显临床症状的血管瘤少见。椎体血管瘤通常也没有症状，偶然中发现，有症状者表现为局部疼痛和骶棘肌痉挛，随病情进展可出现脊髓、神经根和马尾神经受压症状。有症状的椎体血管瘤通常位于中段胸椎，因为此处椎管较窄，血管瘤一旦侵及硬膜外腔，便会产生脊髓或神经根压迫症状。椎体可因病变和上下椎体挤压发生病理性骨折，骨皮质可因病变破坏而碎裂，产生脊柱后凸及侧凸畸形，这种情况临床上相对少见。

颅骨血管瘤有局部的胀感、眩晕和（或）呕吐症状，侵袭性生长的颞骨血管瘤可侵犯面神经管导致面瘫。

上颌骨和下颌骨的血管瘤可侵及牙根和牙周组织，出现牙龈出血、牙齿松动，也可累及脑神经或眶下神经导致支配区域的皮肤和口腔黏膜麻木。如行拔牙，甚至牙齿松动，都可导致弥漫性的大出血。

长管状骨的血管瘤病初很少有症状，随病情进展出现隐痛，疼痛逐渐发展为刺痛，呈持续性，并逐渐加重，当病变侵及软组织可有局部肿胀。

多发性血管瘤综合征表现为不同类型的骨血管瘤，不但侵犯骨骼系统，还可累及其他部位和器官。

二、影像学表现

（一）X 线检查

1. 椎体血管瘤

椎体内非受力横向骨小梁因血管瘤组织穿行被破坏吸收，残存的纵向受力骨小梁反应性代偿性增粗、骨化，是椎体血管瘤的特征性表现。因此，在侧位片上可见到增粗的纵向骨小梁在椎体内呈“栅栏状”。肿瘤主要侵犯椎体，并逐渐侵及椎板、椎弓根、横突及棘突，也可直接侵犯椎间盘及邻近肋骨。受累的椎弓根界限不清楚，与转移瘤所致破坏类似。椎体和椎弓可膨胀变大，椎弓根变宽和椎板的增厚也是椎体血管瘤的特征性表现之一。

2. 颅骨血管瘤

颅骨有类圆形溶骨破坏，边界清楚，常有硬化边缘，可有“双边”现象，破坏区内可见“放射状”、“轮辐状”或“蜂窝状”粗大骨小梁，在切位片上，显示“放射状”骨小梁起自板障内，垂直向外延伸，是颅骨血管瘤的特征性表现。

3. 管状骨血管瘤

干骺端、骨干或骨骺中心性或偏心性溶骨性破坏，呈“栅栏状”、“蜂窝状”、“放射状”、“垂直状”或“孤立或多发囊状”，可伴有骨膨胀，可有硬化边缘，皮质变薄或增厚。病变突破骨皮质侵入软组织，可出现骨膜反应。骨膜血管瘤表现为局部骨膜新生骨形成，皮质增厚或变薄，中心溶骨性破坏，骨皮质表面可有蝶形凹陷，伴软组织肿胀。骨皮质血管瘤则表现为骨皮质增厚，其内有溶骨性破坏，破坏区内有特征性垂直排列的增粗钙化骨小梁。

（二）CT 检查

能更好地显示血管瘤在骨骼中溶骨性破坏的范围和其内增粗的骨小梁。椎体内可见多个点状增粗钙化的骨小梁，其间为骨质破坏吸收后形成的低密度区域，可伴有椎体和椎弓膨胀、椎弓根增宽、椎板增厚和椎体压缩骨折，血管瘤破裂或骨膜下出血后，可见椎旁软组织影。而增强 CT 对于椎体血管瘤的诊断具有高度特异性。

（三）MRI 检查

典型的血管瘤，其病灶呈 T_1WI 高信号，T_2WI 也呈高信号，常较 T_1WI 高信号更高，其内增粗的骨小梁在 T_1WI 和 T_2WI 上均为低信号，增强后病灶内强化。

三、病理学表现

（一）肉眼所见

大体标本呈暗红色、边界清楚、质软的肿物。由于病灶内有硬化增粗的骨小梁和散在的充盈血液的腔隙，因此，呈蜂窝样外观。

（二）镜下所见

血管瘤因组织类型不同而有不同的组织学特征，毛细血管瘤和海绵状血管瘤由薄壁血管组成，由单层扁平上皮衬覆，类似正常血管内皮细胞。上皮样血管瘤由多角形的肿瘤性内皮细胞构成，有泡状核和丰富的嗜酸性胞浆。一些肿瘤细胞含有圆形透亮的胞浆空泡，其内可含有完整的红细胞或其碎片，相邻细胞的可相互融合形成血管腔，也可以呈实性条索状或片状。间质为疏松的结缔组织，可有包括嗜酸性粒细胞在内的混合性炎细胞浸润。

四、骨血管瘤的诊断

大多数病例依据平片即可确诊。受累的椎弓根界限不清楚者可与转移瘤所导致的椎弓根破坏相混淆。肿瘤侵袭所致椎旁软组织肿块少有特征性，容易误诊为脊柱结核。常规的 X 线检查难以发现椎体的血管瘤，而断层摄影在确定皮质完整或骨膨胀方面具有诊断价值。X 线显示椎体压缩性骨折，对诊断没有意义，易与转移癌相混淆。

粗糙的骨小梁伴有椎体的膨胀多见于骨的外周部分，可类似于单骨的 Paget 病。而 Paget 病表现为多骨侵犯和血清碱性磷酸酶增高，可排除血管瘤。

直接病灶内应用造影剂增强摄片可见到特征性的针状骨小梁向四周呈放射状排列，即所谓的日光放射现象，这在颅骨病变中最为典型。颅骨血管瘤典型的表现是放射线透光的蜂窝状骨皮质缺损。

下颌骨和上颌骨病灶呈不规则溶骨性破坏，为分叶多囊状。囊内有垂直的条纹增粗的骨小梁，呈肥皂泡样改变。

长骨的血管瘤通常发生于干骺端。病变区皮质膨胀隆起，病灶内有增粗的骨小梁，呈蜂窝状。

CT 和 MRI 检查对骨血管瘤的诊断有帮助。当诊断不清楚时可行穿刺活检以明确诊断，但穿刺活检可能发生活动性出血。

放射线核素$^{99m}T_C$闪烁现象已被应用于普通 X 线联合研究骨血管瘤的动力学及生物活性。

五、治疗

对于影像学上有典型的表现，而没有临床症状者，推荐的治疗方法是观察。

有临床症状或发生病理性骨折者，可行病灶刮除或切除、植骨术，同时可行保持骨骼的稳定性手术。

椎体血管瘤合并有神经根、脊髓或马尾神经受压症状者，应行病灶刮除或切除、植骨术，同时行内固定以保持脊柱的稳定性。

骨血管瘤尤其是椎体血管瘤，必要时在手术前行脊柱血管造影，栓塞血管瘤的滋养血管，以便预防术中可能出现的大出血。

放射治疗对于骨血管瘤来说也是一种很有效的治疗方法，推荐的局部放疗剂量是 2500～4000cGy。但值得注意的是放射治疗可能引起肉瘤变，因此，可行小剂量放疗，放疗后病变骨化而治愈。

六、预后

血管瘤预后很好，局部复发率低。恶变为血管肉瘤者罕见。

第二节　骨血管肉瘤

骨血管肉瘤（angiosarcoma of bone）又称血管内皮瘤、血管内皮肉瘤及内皮样血管肉瘤，是起源于骨内血管内皮细胞的高度恶性骨肿瘤，由衬有一层或多层不典型内皮细胞的不规则吻合血管构成。血管肉瘤可单发，也可多发，多发者占 20％～50％。单发性病变侵犯骨的一部分，多位于长骨干骺端，多发性病变可侵犯多骨的大部分，可侵犯一个椎体或间隔的几个椎体。

骨血管肉瘤很少见，多数病例早期可转移到肺。据 WHO 统计，占原发性骨肿瘤的 0.23％，占恶性骨肿瘤的 0.43％。国内报道的 38 959 例骨肿瘤病理统计资料显示，骨血管肉瘤占原发骨肿瘤的 0.12％，占恶性骨肿瘤的 0.31％。

一、临床表现

（一）好发年龄

国外文献报道，年龄分布广泛而均匀，好发年龄 10～80 岁，男女发病基本无差别。国内以 10～30 岁多见，30 岁以下者占 69%。男性多于女性。

（二）好发部位

骨血管肉瘤可发生在全身任何骨骼，相对多见于肢体长管状骨和中轴骨。60%见于长管状骨，尤其是胫骨、股骨和肱骨；其次是骨盆、颅骨和脊柱；其他骨少见。

（三）症状和体征

早期临床无症状或临床症状轻微，进展缓慢，可持续数月到数年，一旦出现症状则发展较快。主要表现为局部疼痛与肿胀，有时可触到血管搏动和听到血管杂音。邻近关节功能障碍。随着病情的进展，肿瘤可穿破骨皮质，出现软组织肿块，浅表静脉曲张，皮温增高，进而发生病理性骨折。

病变位于椎体者可导致椎体病理性压缩性骨折，压迫神经根或脊髓，引起神经麻痹或截瘫，二便功能障碍。

大约有 66%的患者，肿瘤可通过血行转移到肺或其他器官。

二、影像学表现

（一）X 线检查

长管状骨干骺端或骨干、骨盆、颅骨或脊柱“地图样”、“虫蚀样”或“渗透样”溶骨性骨破坏，破坏区可以是一个完全的放射性透光区，也可以呈“泡沫状”或“蜂窝状”，边缘不规则，边界不清楚，边缘有或无硬化，可有骨膨胀，皮质变薄、破坏或中断，可发生病理性骨折。肿瘤穿破骨皮质向软组织扩展时，可出现骨膜反应，瘤骨周围常出现粗细不均，长短不等的放射状骨针。

血管造影可出现大量不规则而纡曲的肿瘤血管、动静脉瘘、静脉早期显影、新生杂乱血管丛与肿瘤湖等恶性肿瘤的征象。

（二）CT 和 MRI 检查

可见与 X 线检查类似的改变，CT 尤其是 MRI 可以清楚地观察到骨皮质是否有破坏、肿瘤骨的有无及肿瘤向软组织侵犯的程度和范围。

三、病理学表现

（一）肉眼所见

血管肉瘤是由出血性海绵样组织构成，呈紫红色或暗褐色，质地脆而柔软，有时呈鱼肉样，周围组织界限不清楚，无包膜。可侵蚀骨皮质并侵及软组织。

（二）镜下所见

最常见的组织学特征是肿瘤细胞形成血管腔样结构，组织学变化多样，从类似于血管瘤的高分化形态到难于辨认出是脉管肿瘤的低分化形态均可见到。有时可见到反应性成骨。分化差的血管肉瘤由更不典型的内皮细胞构成，核异型性明显，核分裂象多，有病理性核分裂象。腔内出芽常见，可有坏死区域。一些肿瘤显示上皮样细胞特征，另一些肿瘤则显示梭形细胞特征。

（三）免疫组化

肿瘤细胞一致性表达 vimentin，许多肿瘤细胞 F8、CD31、CD34 和 Ulex Europaeus 阳

性表达。

四、骨血管肉瘤的诊断

根据临床症状和局部肿块血运极为丰富，可触及血管搏动或听到血管杂音，压痛明显。影像学表现为不规则的“地图样”、“虫蚀样”或“渗透样”溶骨性骨破坏，呈“泡沫状”或“蜂窝状”，有放射状骨针和软组织肿块。血管造影出现大量杂乱新生血管丛与肿瘤湖等恶性肿瘤的征象，临床应考虑骨血管肉瘤的诊断。

尽管骨血管肉瘤的影像学没有典型的特征性表现，但是，在单一解剖部位聚集多灶性病变提示骨血管肉瘤的诊断。

镜下特点则为无数互相吻合的血管腔隙，腔壁衬以增生的异型性内皮细胞，结合免疫组织化学检查，可以明确诊断。但应注意与纤维肉瘤、骨巨细胞瘤、毛细血管扩张性骨肉瘤、恶性淋巴瘤、尤文肉瘤及转移癌的鉴别。

五、治疗

骨血管肉瘤是一种罕见的高度恶性的骨肿瘤，早期易发生肺转移，预后不良。治疗应以手术治疗为主，术后配合其他有效治疗为原则。

手术治疗主要是施行根治性切除手术或截肢术。而病变位于脊柱合并截瘫者，应尽可能进行病灶刮切或切除，脊髓减压，同时行脊柱内固定。

骨血管肉瘤对放射线有一定的敏感性。对已发现有肺转移、病变范围广泛手术切除困难或不能彻底切除的单发病灶均可施行局部放疗。对手术切除不彻底者，也可辅以放疗，以便提高疗效。

化疗对本病疗效不肯定，可配合放疗及手术治疗。对于多发的骨血管肉瘤患者或已有全身转移而失去手术或放疗时机的患者，尤其是高度恶性血管肉瘤患者，可进行化疗。作为临时措施可采用与骨肉瘤类似的化疗方案进行化疗。

六、预后

恶性程度低的骨血管肉瘤通过手术治疗、放射治疗或二者联合治疗可获得治愈。

恶性程度高的骨血管肉瘤无论是手术治疗还是放射治疗，其 5 年生存率极低。

因此，组织学分化程度是骨血管肉瘤最重要的预后因素。尽管有些研究表明多灶性的患者预后稍好，但这可能是由于肿瘤细胞分化较好所致。

（曲国蕃）

参考文献

1. 徐万鹏，冯传汉. 骨科肿瘤学. 北京：人民军医出版社，2001，267－279.
2. 杜湘珂，朱绍同. 骨与软组织肿瘤影像诊断及鉴别诊断. 北京：北京大学医学出版社，2007. 167－179.
3. 段承祥，王晨光，李健丁. 骨肿瘤影像学. 北京：科学出版社，2004，357－392.
4. 王林森. 骨肿瘤影像诊断学图谱. 天津：天津科学技术出版社，2004，228.
5. 彭泽华，付凯. 原发性骨血管肉瘤（附 3 例报告并文献复习）. 实用放射学杂志，2002，18（1）：70－72.
6. Lopez－Barea F，Hardisson D，Rodriguez－Peralto JL，et al. Intracortical hemangioma of bone. Report of two cases and review of the literature. Bone Joint Surg Am，1998，80（13）：1673－1678.

7. Matsumoto K, Ishizawa M, Okabe H, et al. Hemangioma of bone arising in the ulna: imaging finding with emphasis on MR. Skeletal Radiol, 2000, 29 (17): 231 - 234.
8. Wenger DE, Wold LE. Benign vascular lesions of bone: radiologic and pathologic features. Skeletal Radiol, 2000, 29 (14): 63 - 74.
9. Avitia S, Osborne RF. Cavernous hemangioma of the frontal bone. Ear Nose Throat J, 2007, 86 (5): 268.
10. Paradowski B, Zub W, Sasiadek M, et al. Intraosseous hemangioma in parietal bone. Neurology, 2007, 68 (1): 44.
11. Cheng NC, Lai DM, Hsie MH, et al. Intraosseous hemangiomas of the facial bone. Plast Reconstr Surg, 2006, 117 (7): 2366 - 2372.
12. Lee JW, Cho EY, Hong SH, et al. Spinal epidural hemangiomas: various types of MR imaging features with histopathologic correlation. AJNR Am J Neuroradiol, 2007, 28 (7): 1242 - 1248.
13. Loudon JA, Billy ML, DeYoung BR, et al. Angiosarcoma of the mandible - a case report and review of the literature. Oral Surg OralMed Oral Pathol Radiol Endod, 2000, 89 (4) : 471 - 476.
14. Krause M, Tunn PU, Schneider U. Hemangiosarcoma of the bone. Problems arising from the heterogeneity of malignant vascular tumors of the bone. Onkologie, 2001, 24 (5): 486 - 489.
15. Mulhall KJ, O'Callaghan J, McCabe JP. Primary angiosarcoma of the femur: a diagnostic dilemma with a rare bone tumour. Eur J Surg Oncol, 2001, 27 (4): 435 - 436.

第 26 章 平滑肌肿瘤

第一节 骨平滑肌瘤

骨平滑肌瘤（intraosseous leiomyoma）是骨的良性梭形细胞肿瘤，有平滑肌分化。骨平滑肌瘤非常罕见，常为多发性。对于本病来说，少有资料对其进行较详细的描述。

一、临床表现

（一）好发年龄

虽然有报道 3 岁儿童患本病，但绝大部分患者在 30 岁以上，男女发病率相同。

（二）好发部位

颌骨是骨平滑肌瘤的好发部位，而下颌骨是最多见的部位，除颌骨以外胫骨最多见。

（三）症状和体征

患者主要症状是疼痛，为隐痛或酸痛，一般不剧烈，可以耐受。

二、影像学表现

（一）X 线检查

X 线片显示溶骨性破坏，边界清楚，常为多灶性。病灶周围可有硬化缘，有时可伴有骨皮质膨胀、变薄。

（二）CT 和 MRI 检查

与 X 线检查表现基本相同。

三、病理学表现

（一）肉眼所见

骨平滑肌瘤是质地较韧的实体肿瘤，切面呈灰白色。大部分骨平滑肌瘤的最大直径不超过 3cm。

（二）镜下所见

骨平滑肌瘤与其他部位的平滑肌瘤具有相同的组织学特征，形态单一的梭形细胞呈束状交织。核分裂象极为罕见。肿瘤细胞 SMA 和 desmin 染色阳性。有时可出现与血管平滑肌瘤相似的厚壁血管。

四、骨平滑肌瘤的诊断

由于该病非常罕见，临床症状和体征及影像学表现无特异性，故目前主要依靠病理明确诊断。

五、治疗

手术是唯一的治疗手段，将肿瘤局部刮除或切除，必要时植骨。

六、预后

局部刮除或切除可完全治愈，很少复发。

第二节　骨平滑肌肉瘤

骨平滑肌肉瘤（intraosseous leiomyosarcoma）是极其罕见的梭形细胞肉瘤，起源于骨髓腔内中等营养血管壁中层的平滑肌细胞或发生于脉管周围的多能性间叶细胞，也有人认为系由成纤维细胞化生而来。骨的平滑肌肉瘤占原发骨肿瘤的 0.06%，占恶性骨肿瘤的 0.14%。有报道认为，转移性的骨平滑肌肉瘤较原发性平滑肌肉瘤多见。

一、临床表现

（一）好发年龄

报道的平滑肌肉瘤的年龄范围是 9～87 岁，平均发病年龄为 44 岁，男性稍多见。

（二）好发部位

绝大部分骨平滑肌肉瘤发生在膝关节周围，即股骨远端干骺部和胫骨近端干骺部，其次是颅面骨，也见于肩胛骨。

（三）症状和体征

最常见的症状为疼痛，在确诊前可持续 2 周到 1 年，大约 15%的患者出现病理性骨折。疼痛为隐痛或酸痛，一般不剧烈，少数病例无疼痛症状。多数患者局部有肿块，肿块质硬，有压痛，边界不清。肿块较大者，有皮肤发亮、皮温高和浅表静脉怒张。可有邻近关节的功能障碍。

二、影像学表现

（一）X 线检查

长管状骨干骺端髓腔内可见侵袭性中心性溶骨性破坏，破坏区呈椭圆形、片状或不规则形，边缘不清，骨皮质膨胀、变薄和部分缺损。破坏严重者一段骨干可完全消失。多数无骨膜反应，少数病例也可出现骨膜反应，甚至出现放射状骨针及 Codman 三角。肿瘤突破骨皮质进入软组织后，可形成不规则软组织肿块，内有瘤骨形成。特殊征象：在溶骨性破坏区周围有大小不一的囊状透亮区，周边环以硬化带，夹杂小斑点状或条纹状钙化，此为骨梗死的征象（肿瘤起自骨髓腔内中等营养血管壁中层，较易形成血管栓子而导致骨梗死）。溶骨性破坏区周围出现骨梗死表现，是骨的平滑肌肉瘤一个值得重视的征象。血管造影可见正常骨髓的边缘有造影剂滞留的浓密阴影。

（二）CT 和 MRI 检查

可见到与 X 线表现相同的征象，而且，更容易观察到小的皮质缺损、软组织肿块、囊性变及周边的硬化带和小的斑点状钙化。MRI 显示 T_1WI 上病变区域呈低信号，T_2WI 上病变区域呈等信号或低信号。

三、病理学表现

（一）肉眼所见

骨平滑肌肉瘤大体病理表现与软组织的平滑肌肉瘤相同。肿瘤为圆形或不规则形状，质韧或奶油样包块，呈浸润性生长，但界限清楚，部分病例肿瘤可有完整包膜，切面呈灰色到褐色，出血、坏死及囊性变常见。肿瘤大小差异很大，平均长径为 6.0cm。皮质破坏和软组织肿块常见。

（二）镜下所见

组织结构因肿瘤的分化程度不同而有差异。分化良好的肿瘤细胞细呈长梭状或带状，一般由梭形细胞束构成，细胞束纵横交错排列。瘤细胞境界清楚，胞浆丰富，嗜酸染色，胞核位于中央，常呈番茄形，富有染色质，两端钝圆呈棒状。分化不良者，肿瘤细胞弥漫成片，编织状结构不明显，细胞具有显著的异型性，核分裂象多见。Azan 三重染色胞浆呈红色，嗜银染色见嗜银纤维粗而直。

（三）免疫组化

SMA 和 Desmin 阳性，证实有平滑肌分化。

（四）电镜检查

肿瘤细胞胞浆中可见到纤细的肌动蛋白纤维。

四、骨平滑肌肉瘤的诊断

膝关节周围肿胀或肿块，伴有或不伴有疼痛，长期迁延不愈，影像学检查显示囊状破坏区，伴有周围骨梗死表现，临床可以考虑诊断为骨平滑肌肉瘤。但需要注意与溶骨性骨肉瘤、纤维肉瘤、恶性纤维组织细胞瘤和淋巴瘤相鉴别。

五、治疗

手术是唯一有效的治疗方法，根据肿瘤外科分期手术原则行广泛切除或截肢术，术后配合化疗。无法完全切除时可进行局部放射治疗和全身化疗，其疗效各家报道不一。

六、预后

骨平滑肌肉瘤具有侵袭性，容易复发和转移，预后差。有大约 50%的患者于 5 年内转移至肺部。

（王玉学）

参考文献

1. Vaillo-Vinagre A，Ballestin-Carcavilla C，Madero-Garcia S，et al. Primary angioleiomyoma of the iliac bone：clinical pathological study of one case with flow cytometric DNA content and S-phase fraction analysis. Skeletal Radiol，2000，298（8）：181－185.
2. Laffosse JM，Gomez-Brouchet A，Giordano G，et al. Intraosseous leiomyoma：a report of two cases. Joint Bone Spine，2007，74（4）：389－392.
3. Shen SH，Steinbach LS，Wang SF，et al . Primary leiomyosarcoma of bone. Skeletal Radiol，2001，30（10）：600－603.

4. Sundaram M，Akduman L，White LM，Mcdonald DJ，Kandrl R，Janney C. Primary Leiomyosarcoma of bone. Am J Roentgenol，1999，172 (3)：771 - 776.
5. Antonescu CR，Erlandson RA，Huvos AG. Primary leiomyosarcoma of bone：a clinicopathologic，immunohistochemical，and ultrastructural study of 33 patients and a literature review. Am J Surg Pathol，1997，21 (11)：1281 - 1294.
6. 徐万鹏，冯传汉. 骨科肿瘤学. 北京：人民军医出版社，2001，296 - 297.
7. 杜湘珂，朱绍同. 骨与软组织肿瘤影像诊断及鉴别诊断. 北京：北京大学医学出版社，2007，240.
8. 李增鹏，仲召阳，吴晓华，等. 6 例骨原发性平滑肌肉瘤临床病理、免疫组化研究及文献复习. 第三军医大学学报，2002，24 (10)：1244.
9. 召阳，吴晓华. 骨原发性平滑肌肉瘤. 临床与实验病理学杂志. 2001，17 (2)：153 - 154.

第 27 章　脂肪源性肿瘤

第一节　骨脂肪瘤

骨脂肪瘤（lipoma of bone）是起源于脂肪组织的良性肿瘤，发生于骨髓腔、骨皮质或骨表面等部位。一般均为单发，少数多发。极罕见，发病率不清楚，约占原发性骨肿瘤的 0.1%。我国天津一份统计资料显示，骨脂肪瘤占良性骨肿瘤的 1.36%。

一、临床表现

（一）好发年龄

髓内脂肪瘤发病年龄范围为 10～80 岁，以 20～50 岁为多发。男性多于女性，男女之比约为 1.6∶1。骨旁脂肪瘤多发于成人，好发年龄为 40～60 岁。男性多于女性，男女之比约为 9∶7。

（二）好发部位

绝大多数骨脂肪瘤发生于骨髓腔，很少发生于骨皮质。最常累及长管状骨干骺端，特别是股骨、胫骨、腓骨和跟骨。但其他部位也可发生，包括骨盆、脊柱、颅骨、颌骨和肋骨等。骨旁脂肪瘤一般发生于长管状骨的骨干表面，特别是股骨、肱骨和胫骨。

（三）症状与体征

骨脂肪瘤病程长，大多无临床症状，少数可有局部疼痛。表现为局部轻微疼痛或弥漫性疼痛。部位表浅的病骨膨胀隆起，使局部出现肿胀。偶尔合并病理性骨折。肿瘤体积较大时，可压迫邻近血管、神经产生相应症状和体征。

二、影像学表现

（一）X 线检查

髓内脂肪瘤呈单囊性或多囊性溶骨性破坏，边界清楚，周围有薄的硬化缘，病变内可有骨小梁和中心性钙化。在管径小的骨骼可有骨膨胀。骨旁脂肪瘤表现为邻近骨皮质表面的透亮包块，骨皮质可增厚或有骨膜反应。

（二）CT 检查

骨脂肪瘤表现为骨内或骨旁低密度病灶，与皮下脂肪特征相同，除非病变内出现钙化或骨化，CT 值在−20～−50Hu，边界清晰。

（三）MRI 检查

骨脂肪瘤在 T_1WI 上呈高信号，在 T_2WI 上呈中到高信号，脂肪抑制像呈低信号。肿瘤内的钙化、骨化和其周围的硬化缘在 T_1WI 及 T_2WI 上均呈低信号。

三、病理学表现

（一）肉眼所见

骨脂肪瘤与软组织脂肪瘤大体病理表现无差别，肿瘤界限较明显，质地软，色黄，常呈分叶状，有明显包膜。髓内脂肪瘤大小通常为 3～5cm，周边骨常有硬化；骨旁脂肪瘤大小一般为 4～10cm。有些病例可含有沙砾样的骨组织或硬实的软骨结节，它们位于肿瘤基底部或散在分布于瘤体内。

（二）镜下所见

髓内脂肪瘤由分叶状排列的成熟脂肪细胞构成，瘤组织可替代骨髓组织，包绕先前存在的骨小梁。脂肪细胞含有一个大的透亮胞浆空泡，核呈半月形，位于胞浆一侧，有些病例可有脂肪坏死、泡沫细胞和纤维化。骨旁脂肪瘤组织学特征与髓内脂肪瘤基本相同，有些病例的病变同时有岛状透明软骨。

（三）免疫组化

骨脂肪瘤表达 vimentin 和 S－100 蛋白。

四、骨脂肪瘤的诊断

临床症状轻，病程较长，主要症状为局部轻微疼痛，位置表浅时可有骨质膨胀隆起形成的局部肿胀外观，X 线片示髓内脂肪瘤呈单囊性或多囊性溶骨性破坏，边界清楚，周围有薄的硬化缘，病变内可有骨小梁和中心性钙化。或邻近骨皮质表面有透亮包块，骨皮质可增厚或有骨膜反应，包块与骨质相连接，多角度拍片与骨皮质不能分开。临床应该考虑诊断为骨脂肪瘤。骨脂肪瘤的诊断应注意与深部软组织脂肪瘤、骨纤维异样增殖症、动脉瘤样骨囊肿、单纯骨囊肿、骨梗死和软骨类肿瘤鉴别。

五、治疗

手术刮除肿瘤，同时植骨。合并病理性骨折者，行刮除肿瘤植骨、内固定。

六、预后

骨脂肪瘤预后良好，很少复发。

第二节　骨脂肪肉瘤

骨脂肪肉瘤（liposarcoma of bone）是起源于骨髓内脂肪组织的甚为罕见的一种原发性恶性肿瘤，也有个别意见认为脂肪肉瘤可能与脂肪瘤的恶变有关。

一、临床表现

（一）好发年龄

任何年龄均可发病，多见于 10～60 岁，尤其是成年人，男性多于女性。年龄较小者，肿瘤往往分化不良；年龄较大者，肿瘤一般分化良好。

（二）好发部位

骨脂肪肉瘤好发于长管状骨，尤其是股骨和胫骨。发生在骨干、干骺端和骺端的脂肪肉瘤均有报道。

（三）症状与体征

主要症状为局部疼痛，由于肿瘤生长较快，疼痛逐渐加重，呈持续性剧痛，夜间尤甚。肿瘤侵入软组织后，出现软组织肿块，边界不清，皮温增高，浅表血管怒张。有时软组织肿块可很大，触之质硬如骨，表面可凹凸不平，可伴有或不伴有压痛。发生肺转移者，有咳嗽、咳痰等症状。晚期则影响患肢功能、发生病理性骨折和出现恶病质等。

二、影像学表现

（一）X 线表现

X 线表现因肿瘤分化不同而表现不同。可由相对良性的骨质吸收到广泛的侵蚀性溶骨性骨破坏。常见的 X 线表现是长管状骨干骺端偏心性的圆形或不规则形状的溶骨性破坏，边缘模糊，周围可见骨质硬化。病变区域密度一致性减低，与邻近肌肉组织密度类似，或密度更低，这表明肿瘤内含脂肪成分较多，有人称为瘤区脂肪征。病变内可有散在的钙化斑点及残存的骨小梁。浸润性生长者，呈现多发小斑片状、斑点状及筛孔样松质骨和骨皮质破坏，边界模糊不清，也有呈大片状或囊状骨质破坏者。可发生病理性骨折。肿瘤穿破骨皮质后，可出现骨膜反应并在骨外形成边界不清的软组织肿块影，软组织肿块中有时出现钙化，肿块内如有较多脂肪时，则可见间有密度减低区。此种间有透亮的软组织肿块，有一定的诊断意义。

（二）CT 检查

CT 平扫显示骨内低密度病灶，CT 值在 $-20\sim-50$Hu，其内可见斑点状钙化。肿瘤可穿破骨皮质形成软组织肿块，边界清楚，内含脂肪低密度区。增强后呈不均匀强化。

（三）MRI 检查

在 T_1WI 上，显示病变为高低混杂信号或不均匀高信号，在 T_2WI 上病变为低中信号。病变内的钙化和病变周围的骨硬化在 T_1WI 和 T_2WI 上均为低信号。肿瘤穿出骨皮质在软组织中形成的肿块也含脂肪信号，边界清楚，与肌肉的低信号形成鲜对比明，病灶内可有出血、坏死，一般无囊性变。

三、病理学表现

（一）肉眼所见

大部分骨脂肪肉瘤为体积较大的分叶状肿瘤，质地或软或韧，黄色或棕白色。黏液型脂肪肉瘤有光泽的黏液样外观。骨脂肪肉瘤与周围组织界限清楚，但无完整包膜。

（二）镜下所见

已报道的组织学变型包括分化良好的脂肪瘤样脂肪肉瘤、黏液样脂肪肉瘤和多形性脂肪肉瘤。

分化良好的脂肪瘤样脂肪肉瘤由片状分布的具有成熟脂肪细胞外观的瘤细胞构成，其间散在一些核深染的大细胞，其中一部分为脂肪母细胞，具有圆形透亮的胞浆空泡和有凹迹的细胞核。

黏液样脂肪肉瘤有中度异形的星芒状和梭形细胞构成，黏液样的间质中有纤细分支的血管树，呈丛状形态，散在的脂母细胞遍布肿瘤。

多形性脂肪肉瘤有大的多形性细胞片状分布，胞浆可为嗜酸性，也可出现圆形透明空泡，核分裂象多见。

四、骨脂肪肉瘤的诊断

长管状骨骨干、干骺端或骺端疼痛，迅速发展成持续性剧痛，夜间加重；X线出现程度不同的溶骨性破坏，间有密度减低的透亮区；CT和MRI检查发现肿瘤内有脂肪信号，临床可以考虑诊断骨脂肪肉瘤。但需要与骨淋巴瘤、骨恶性纤维组织细胞瘤、软骨肉瘤和软组织脂肪肉瘤骨侵犯相鉴别。

如果影像学检查没有找到脂肪信号证据，应取活检进行诊断。

五、治疗

骨脂肪肉瘤的治疗应按照分期手术治疗的原则采取根治性切除或截肢手术。

如肿瘤为多发、肿瘤无法切除或已发生远处转移时，可行放射治疗和化疗，但治疗效果很难估计。

六、预后

骨脂肪肉瘤的预后与肿瘤分化程度有关，分化程度差者生长迅速，可发生肺、骨和脑转移，如果不予治疗，大多数患者在2年内死亡；高分化者，经过治疗后，5年生存率可达80%以上。

（王玉学）

参考文献

1. 徐万鹏，冯传汉. 骨科肿瘤学. 北京：人民军医出版社，2001，286～289.
2. 杜湘珂，朱绍同. 骨与软组织肿瘤影像诊断及鉴别诊断. 北京：北京大学医学出版社，2007，231～234.
3. 赵宝权，腾立臣，宋大勇，等. 骨内脂肪瘤. 中国骨伤，2003，16（10）：639～670.
4. 於志华，王云华，许竞雄，等. 骨内脂肪瘤的影像学诊断. 放射学实践，2007，22（1）：67～69.
5. Goto T，Kojima T，Iijima T，et al. Intraosseous lipoma：a clinical study of 12 patients. J Orthop Sci，2002，7（2）：274－280.
6. Hirata M，Kusuzaki K，Hirasawa Y. Eleven cases of intraosseous lipoma of the calcaneus. Anticancer Res，2001，21（10）：4099－4103.
7. Petit MM，Swarts S，Bridge JA，et al. Expression of reciprocal fusion transcripts of the HMGIC and LPP genes in parosteal lipoma. Cancer Genet Cytogenet，1998，106（1）：18－23.
8. 刘向东，吴文娟，李海涛. 骨脂肪肉瘤一例. 临床放射学杂志，2005，24（7）：643.
9. Tatic V，Cerović S，Skaro－Milić A，et al. Primary liposarcoma of bone. Vojnosanit Pregl，2001，58（1）：91－93.
10. Seo T，Nagareda T，Shimano K，et al. Liposarcoma of temporal bone：a case report. Auris Nasus Larynx，2007，34（4）：511－513.
11. Hamlat A，Saikali S，Gueye EM，et al. Primary liposarcoma of the thoracic spine：a case report. Eur Spine，2005，14（6）：613－618.
12. Torigoe T，Matsumoto T，Terakado A，et al. Primary pleomorphic liposarcoma of bone：MRI findings and review of the literature. Skeletal Radiol，2006，35（7）：536－538.

第 28 章 神经性肿瘤

骨神经鞘瘤

骨神经鞘瘤（schwannoma of bone）是起源于骨内有鞘神经纤维的神经鞘细胞的一种良性肿瘤，也称为施万细胞瘤。该肿瘤少见，一般为单发，多发者少见。骨神经鞘瘤占原发骨肿瘤的 0.19%～0.25%，占良性骨肿瘤的 0.42%～0.47%。骨内所有的良性神经源性肿瘤都是神经鞘瘤。椎骨的神经鞘瘤往往很难判断它是否起源于骨。

一、临床表现

（一）好发年龄

20～40 岁多见，男女之比约为 1.8∶1。

（二）好发部位

多见于下颌骨和骶骨，其次为颈、胸和腰段脊柱，四肢长管状骨、肋骨、肩胛骨和手足骨等。下颌骨神经鞘瘤几乎总是累及颏孔，骶骨神经鞘瘤多位于 S_1 或 S_2 椎体，长管状骨神经鞘瘤多位于干骺端和骨干滋养孔附近。

（三）症状与体征

绝大部分骨神经鞘瘤无症状，放射线检查时偶然发现。病情进展缓慢，病程较长，平均 4～5 年。早期可有轻度疼痛，随病情进展，肿瘤逐渐增大，疼痛逐渐加重，并出现局部隆起或肿胀。肿瘤穿破骨皮质进入软组织后，可出现局部肿块，甚至发生病理性骨折。脊柱神经鞘瘤主要表现为神经根或脊髓压迫症状，引起腰背痛或坐骨神经痛，可有感觉和运动障碍，甚至截瘫。骶骨神经鞘瘤可压迫骶神经、膀胱和直肠导致二便功能障碍。因此，腰骶部神经鞘瘤常被误诊为腰腿痛或腰椎间盘突出症。

二、影像学表现

（一）X 线检查

病变部位呈单囊或多囊状溶骨性破坏，边界清晰，边缘可见一薄层硬化骨。肿瘤导致骨质膨胀，甚至穿破骨外，形成软组织肿瘤。病变区内无钙化或骨化，但在病变区内可有破坏后的残留骨。

根据 X 线表现不同，将骨神经鞘瘤分为以下三型：

1. 髓腔型　常为偏心性的单囊或多囊状溶骨性破坏，边界清晰，边缘可见一薄层硬化骨，病变区内无钙化或骨化。随病变进展，骨皮质膨胀，可伴有骨皮质断裂。

2. 周围型　肿瘤起源于骨膜和骨滋养孔处。前者表现为圆形或椭圆形软组织肿块，自骨外向骨内破坏形成压迹，甚至穿破骨质，侵入髓腔；后者多表现为外压性的半圆形骨缺损，病变呈哑铃状。

3. 骨外型　是临床上最常见的类型。严格来说此型是软组织神经鞘瘤侵蚀、破坏邻近骨。多见于后纵隔和沿肋间神经生长的神经鞘瘤。

（二）CT 检查

骨神经鞘瘤表现为密度不均匀的肿块，其密度从接近于肌肉到水的密度不等，CT 值多为 25～45Hu，造影后呈不规则增强。病变区内无钙化或骨化，边界整齐，边缘可见硬化骨。

（三）MRI 检查

T_1WI 显示溶骨性骨破坏，呈低到中等信号，边界清楚。可有骨皮质破坏、中断，肿瘤侵入软组织形成肿块。T_2WI 显示破坏区呈不均匀高信号，若肿块内部发生囊性变或坏死时，则 T_2WI 表现为明显的高信号。

三、病理学表现

（一）肉眼所见

肿瘤大小多在数厘米以内，多数为类圆形，骶骨的神经鞘瘤可以很大，常为哑铃形。肿瘤包膜完整，切面呈棕黄色到白色，有光泽，可见灶性黄色褪色区域，常伴有黏液变性、出血和囊性变。

（二）镜下所见

神经鞘瘤由梭形细胞构成，波纹状核，细胞低密度区域和高密度区域交错排列，局部有细胞核增大并显示多形性，核分裂象少见。可以见到 Antoni A 型经典的排列方式：梭形细胞呈漩涡状、栅栏状或编织状排列。Antoni B 型结构较少，主要为血管瘤样增生、黏液变性和囊性变。Von Geson 染色瘤组织呈橘黄色。

（三）免疫组化

S－100 蛋白与神经鞘瘤有明显关系，S－100 蛋白存在于中枢神经系统及施万细胞，有助于判断神经来源的肿瘤，神经鞘瘤 S－100 总是弥漫性强阳性表达。近年来的研究表明，神经鞘瘤 Calcinurin、NGF－γ、Ⅳ型胶原和 GFAP 也呈阳性表达。

四、骨神经鞘瘤的诊断

由于该肿瘤很少见，临床表现和影像学表现无特异性，因此，其诊断目前仍然依赖病理学检查。

但在影像学上要注意与骨巨细胞瘤、动脉瘤样骨囊肿和脊索瘤等相鉴别；在病理学上要注意与神经纤维瘤相鉴别，两者在病理组织学上有所不同。

五、治疗

骨神经鞘瘤需手术治疗，手术方法是按照肿瘤体积行肿瘤刮除术或截除术，必要时病变处植骨。

生长在神经干的神经鞘肿瘤，可先将包膜纵行剖开，仔细解剖神经，然后将肿瘤完整切除，神经功能不受影响。

六、预后

由于神经鞘瘤是良性病变，而且没有关于骨神经鞘瘤恶变的报道，因此，局部完整切除即可治愈。

（王玉学）

参考文献

1. 徐万鹏，冯传汉．骨科肿瘤学．北京：人民军医出版社，2001，299～301.
2. 段承祥，王晨光，李健丁．骨肿瘤影像学．北京：科学出版社，2004，400～403.
3. 赵斌．右股骨下端骨神经鞘瘤一例报告．中华创伤骨科杂志，2004，6（5）：549.
4. 孟平，张玲．左髂部神经鞘瘤一例报告．中华骨科杂志，2003，23（8）：478.
5. 王新怡，庞涛．趾骨神经鞘瘤一例．临床放射学杂志，2003，22（6）：459.
6. 刘亚平，尚凤霞．骶骨神经鞘瘤 1 例．宁夏医学杂志，1999，21（12）：741.
7. 潘子翔，刘宗礼，黄晓勇．罕见的长骨内骨神经鞘瘤一例．天津医学，2001，29（12）：716.
8. 赵吉谋，徐兵，郑家伟．颌骨内神经鞘瘤 11 例临床分析．上海口腔医学，2003，12（2）：90～93.
9. 田守进，朱贤，丰宇芳．月骨神经鞘瘤一例报告．中华骨科杂志，2002，22（7）：397.
10. 蔺大伟，张艳，李慎江，等．左足距骨神经鞘瘤一例．放射学实践，2007，22（2）：208.
11. Habek D，Habek JC，Sindik N. Pelvic Schwannoma. Eur J Obstet Gynecol Reprod Biol，2004，116（2）：248-249.
12. Thompson L. Temporal bone schwannoma. Ear Nose Throat J，2006，85（11）：704.
13. Meek RM，Sharma H，Jane MJ，et al. Solitary intraosseous schwannoma of the metatarsal bone：a case report. Foot Ankle Int，2007，28（7）：845-848.
14. Kujala S，Kallioinen M，Forsman M，et al. Intraosseous schwannoma of the middle phalanx. Scand J Plast Reconstr Surg Hand Surg，2006；40（5）：318-320.
15. Gupta SP，Agarwal A. Intraosseous neurilemmoma of L2 vertebra—a case report. Indian J Pathol Microbiol，2005，48（3）：367-369.

第 29 章 造釉细胞瘤

长骨造釉细胞瘤（adamantinoma of long bone）1913 年首次由 Fischer 报道。是组织来源不明的、低度恶性的原发骨肿瘤，约占原发骨肿瘤的 0.4％ 。病理形态与颌骨造釉细胞瘤相似，特征表现为上皮成分呈巢样分布，伴有成纤维细胞和丰富的毛细血管增生。

一、临床表现

好发年龄为 25～35 岁（3～86 岁），男性稍多于女性。胫骨为最好发部位，约占 85％～90％，位于胫骨干的前侧，其中超过 10％的病例同时合并同侧腓骨病变。除胫骨外常见于尺骨、肱骨及腓骨等。

病变发展缓慢，以疼痛和肿胀为主，由于症状很轻，有最长 30 年才就诊并确诊的报道。

二、影像学表现

典型 X 线表现为骨干中段或远段 1/3 处，骨皮质内圆形或卵圆形溶骨性破坏，有硬化缘，多个病灶呈纵向发展。呈侵袭性生长，可破坏皮质侵犯髓腔或骨膜和软组织，从而形成骨膜反应和软组织包块。侵袭性强的病变的多个病灶可以融合成一个大的病灶，表现为一个较大的溶骨性破坏区。增强 CT 显示病灶血运丰富，有助于鉴别诊断。MRI 能更清楚显示病灶的数量和侵犯周围组织的情况。

三、病理学表现

肉眼所见：肿瘤位于骨干皮质内，呈多发病灶，肿瘤组织灰黄色硬韧如橡皮样，多数肿瘤伴出血及囊性变，部分病例可伴骨化或钙化。周围有硬化，骨皮质常有破坏而不连续，可见软组织包块。

镜下所见：典型的造釉细胞瘤含有两种成分，呈梭形的纤维母细胞和呈立方形的上皮细胞。梭形细胞多散在分布，立方形细胞则聚集成大小不等互相吻合的条索、巢或腺管状结构，其周围有时见基底膜包绕。肿瘤细胞呈轻度异型性，核圆或卵圆形，核仁不明显，少见核分裂。根据其组织学形态，常分为以下四型：基底细胞型、梭形细胞型、鳞状细胞型和腺样结构型。基底细胞型最常见，鳞状细胞型最少见。但这四种类型多混合存在而以一种为主。梭形细胞型更常见于复发病例、溶骨区域及转移病灶。

四、鉴别诊断

骨纤维结构不良：骨纤维结构不良为类肿瘤疾病，在青少年病变活跃，具有一定的侵袭性，X 线表现不易与长骨的造釉细胞瘤鉴别。造釉细胞瘤主要特点为多灶性。当造釉细胞瘤边缘部伴有纤维结构不良样改变时常引起诊断上的混乱，需自中心取材找到主要病变。在主要病变中无成骨表现且能找到典型的上皮成分，可与纤维结构不良鉴别。

五、治疗及预后

长骨造釉细胞瘤为低度恶性肿瘤，Enneking 分期为ⅠA 或ⅠB。由于对放、化疗均不敏感，手术切除为最主要的治疗手段。囊内切除复发率达 90%以上，所以外科边界要求达到广泛切除，最少是边缘切除。

肿瘤反复复发，其侵袭性将增加，复发率主要与外科边界有关。此外以下情况复发率和转移率相对较高：男性高于女性；年轻女性高于年长者；疼痛为主诉的；病史短的；年龄小于 20 岁；病理上皮分化较少，梭形细胞多者。

造釉细胞瘤转移率为 12%～29%。转移灶的病理仍为典型的造釉细胞瘤。最常见的转移部位为肺和区域淋巴结。也可见于骨、肝和脑。

（张　清）

第30章 骨转移癌

第一节 概述

一、定义

骨转移癌是骨骼系统病种中最常见的肿瘤。随着近20年医疗水平的提高，尤其影像学诊断水平的进展，对骨转移癌的认识不断深入，外科治疗，配合化疗、放疗及姑息性治疗等多种途径的综合诊疗，不仅延长了患者的生存期，而且提高了患者的生活质量。骨转移病灶的形成是原发癌经血行转移，肿瘤细胞与宿主相互作用的结果，较公认的转移方式为：(1) 原发肿瘤细胞浸润周围组织进入脉管系统（血液和淋巴）；(2) 肿瘤细胞脱落释放于血循环内；(3) 肿瘤细胞在骨髓内的血管壁停留；(4) 肿瘤细胞再透过内皮细胞逸出血管，继而增殖于血管外；(5) 转移癌病灶内血运建立，形成骨转移病灶。

二、流行病学

据文献报告，在美国每年诊断新的癌症患者超过百万，其中约50%的患者最终发生骨转移，发生骨转移的部位以中轴骨及下肢为多，尤其髋关节区域。原发癌易发生骨转移的肿瘤依次为：乳癌（73.11 %）、肺癌（32.15 %）、肾癌（24 %）、直肠癌（13 %）、胰腺癌（13 %）、胃癌（10.19 %）、结肠癌（9.13 %）、卵巢癌（9 %），其他常见的骨转移原发癌还有前列腺癌。发生于脊柱的骨转移癌最多，其次为骨盆和下肢长骨，膝、肘关节以远较少见。

三、影像学表现

目前，最常见的骨转移病灶的检测和长期追踪方法是常规的X线片、CT、MRI、全身骨扫描及PET-CT。

1. X线平片

依据肿瘤患者的年龄、病史、骨病灶在长骨的部位及破坏形成，X线平片对鉴别骨转移癌、原发骨肿瘤可做出最基本的判断，疼痛的肢体部位需包括骨骼和软组织，涵盖范围应尽量广泛。骨转移癌最常见的部位为椎体，其次为髋关节区域（髋臼周围、股骨上端）、股骨干、肱骨上段及肱骨干；膝、肘关节以远较少见。转移灶的典型X线表现是主要位于长骨骨端，长骨纵向髓内破坏范围大于横径范围，位于皮质骨时，多发生于滋养动脉处，造成皮质骨破坏呈“浅碟征”，多数软组织肿块不大，就诊较晚的患者可以有巨大软组织肿块。骨破坏形式主要为地图样破坏、虫蚀样破坏和穿凿样破坏。地图样破坏为边界清楚，较大的溶骨病灶，多大于1cm，周边有硬化缘；虫蚀样破坏约2～5mm大小的溶骨病灶，边界不清；穿凿样破坏表现在皮质骨多发的，小于 1mm 的溶骨病灶。骨破坏的形式反映了肿瘤生物学特性，地图样破坏的肿瘤生长较慢；虫蚀样破坏表现肿瘤为中度侵袭，生长较快；穿凿样破坏则是高度侵袭性肿瘤，生长最快，在 X 线片可以表现为溶骨为主或混合性破坏。成骨性成分不一定是肿瘤性的，而是正常骨组织对癌肿的一种反应。表现成骨性反应的原发肿瘤有前列腺癌和消化道肿瘤；溶骨性病灶常见于肾癌、骨髓瘤、乳癌和肺癌；混合性病灶则见于乳癌、消化道肿瘤和生殖系统肿瘤。

2. CT 检查

在判断骨质破坏方面，CT 优于 X 线平片，通过骨窗，增强扫描能明确评估骨质破坏程度、范围、软组织肿块的范围，与相邻血管的解剖关系。增强扫描的“环行增强征”可以鉴别骨感染造成的骨破坏。

3. MRI

MRI 优于 CT、X 线平片提供病灶周围软组织情况，并且能提供三维解剖情况，对骨内髓腔病灶浸润范围的认定提供帮助。但是，MRI 可因为其敏感性高而出现假阳性，故发现的病灶仍需结合 CT 检查确认。

4. 骨扫描

骨扫描是早期发现晚期骨转移的最好检查方法之一，尤其在 X 线平片检出困难时，有报告认为骨扫描发现骨转移病灶较常规平片早 2～18 个月。全身骨扫措的放射性示踪剂吸附在骨骼表面，其摄取量取决于局部血流量和成骨细胞活性。虽然全身骨扫描技术能很敏感地发现晚期骨转移病灶，但可能会漏掉早期的转移灶，因为这项技术是基于对受累骨骼的成骨细胞活性的识别，而不是对实际肿物的识别。因为诊断的敏感性有限，骨扫描对于多数肿瘤的良、恶性识别的特异性也不是最佳的，除肿瘤以外，创伤、感染和骨关节炎硬化及类风湿关节病也可能使骨骼结构内放射性核素浓聚；而多发骨髓瘤、白血病和淋巴瘤表现异常核素淡染，据报道，全身骨扫描的敏感率为 62 %～89 %，骨扫描发现的病灶均需结合相应部位 X 线平片，CT、MRI 综合评估，甚至要患者定期随诊，反复摄片观察，或 CT 引导下行病灶活检明确诊断。

5. PET - CT

PET - CT 对骨转移癌的评估，比目前的应用标准的骨扫描优越。大量的原发恶性肿瘤显示出高的糖代谢，所以能被 PET - CT 很好地识别。其敏感性较高，特异性尚需临床实践的观察，有报告敏感性 90%，特异性 35%。也有人报道了 40 例乳癌患者 127 处骨破坏进行 PET - CT 和骨扫描评估的资料，PET - CT 诊断的敏感性和精确性分别是 95.12 %和 94.15%，而骨扫描分别是 93.13%和 78.17%。初步研究表明 PET - CT 能够更早、更精确地发现骨转移破坏灶。

对临床患者就诊，多种检查不可偏倚其中之一，更不能依此结论而行放疗、化疗乃至手术，造成治疗后明确诊断困难。建议有癌症病史的患者定期行全身骨扫描，甚至 PET 检查，筛查出异常部位，再行相应部位 X 线平片、CT、MRI 检查，依检查结果，取易行病灶活检部位，穿刺活检明确诊断。以局部症状就诊而无肿瘤病史的患者，应行 X 线平片、CT 检查，不能除外骨转移癌诊断时，行全身骨扫描检查，相应部位再行检查，仍需病灶活检明确诊断。病理不能诊断时，需追踪检查，不要盲目给予各种治疗，干扰日后的诊断。

第二节 骨转移癌的诊断

骨转移癌患者就诊时，仅 1/3 有癌症病史，2/3 以局部不适就诊。在检查过程中，可有 1/3 患者查出原发病灶，最终有 1/3 患者为不明来源的骨转移癌患者。但随着 PET - CT 检查的应用，不明来源的骨转移癌患者大量减少。疼痛为主要症状，尤其夜间加重，多个部位同时存在症状，膝关节周围的不适，要注意查髋关节。疼痛的性质是非常重要的。负重时和休息时均存在的持续性疼痛是肿瘤生长活跃的标志，而不代表骨的连续性破坏。负重时加重而休息时缓解的疼痛是病变威胁到骨的完整性的标志。

实验室检查，国外文献报道多有高钙血症，但国人很少发生，其血沉、血象多为正常，多种肿瘤标志物水平，如 AKP、CEA、CA199、CA125、ASP 等可辅助诊断。对于多发溶骨破坏患者，需查免疫球蛋白、蛋白电泳，以除外多发骨髓瘤。就诊患者需行 X 线平片、CT、MRI 及全身骨扫描检查，其中全身骨扫描筛查的多个病灶，均需进一步检查，选择浅表，对患者影响最小，又能明确诊断的病灶行活检手术。同时，需查肺、腹腔各脏器，明确其他转移灶情况或查找原发病灶。

术前应明确：(1) 患者转移病灶的数量、部位，对生活质量影响的程度；(2) 原发癌的诊治情况，对化疗、放疗及生物治疗的疗效是否敏感，了解原发癌的预后，评估生存期；(3) 生命体征，有无手术禁忌证。

骨转移病灶的活检应遵循肌肉骨骼系统肿瘤的活检原则，一般采用穿刺针抽取肿瘤组织，偶有切开活检，活检切口需与将来手术切口一致，以利于切除活检污染的伤口或穿刺针道，骨骼开窗活检时，尽可能取圆形窗，活检后填充骨水泥，减少出血，术后压迫止血，忌放引流管，以免造成肿瘤局部播散。

第三节 骨转移癌外科治疗原则

近 20 年来，骨科内固定、人工假体技术的发展，在原发肌肉骨骼系统肿瘤的保肢治疗中，取得了飞跃发展，将其成功经验应用于长骨转移癌的治疗，对取得预期疗效有了保障，而原发肿瘤治疗水平的提高和后继的放、化疗，使骨转移癌的治疗具有提高生活质量的现实意义。

肢体骨转移癌的外科治疗目的是：(1) 缓解疼痛；(2) 重建功能，使患者短时间内恢复负重功能；(3) 方便日后放、化疗及日常生活的护理，甚至恢复生活自理。其中缓解疼痛有多种途径，包括放疗、化疗及姑息镇痛治疗，均能很好控制，外科治疗不是唯一的方法。对于功能重建，一种情况为预防性内固定，避免长骨病理性骨折的发生，另一种情况为病理性骨折的处理，恢复长骨的功能。

Mirels 长骨病理性骨折发生风险的评分系统，对于生存期有限的骨转移癌患者，成功的外科治疗非常关键，持续改善生活质量，恢复独立的日常生活是选择外科手术治疗的最重要目标。骨转移癌常表现为病理性骨折，是否固定骨折、选择何种术式是骨科医师需要考虑的问题。在患者能耐受麻醉和手术的情况下，长骨的病理性骨折最好行内固定术。长骨的病理性骨折经常伴发失血、大块骨缺损、内固定失败、肺栓塞及功能恢复缓慢。骨折前尽可能进行牢固稳定的内固定，以减少并发症的发生。William 报告长骨的预防内固定比病理性骨折后再行内固定治疗，不论术中出血量、平均住院日，还是术后功能的恢复，都具有显著的优越性，尤其放疗治疗骨转移病灶时，保护即将病理性骨折的肢体要比骨折后使之愈合更容易。然而，如何预见骨折的发生是很困难的。

1986 年，Harrington 建议当骨破坏大于骨干直径的 1/2，或超过 2.5cm 时，需要手术处理，然而临床判断存在可重复性的问题。1989 年 Mirels 提出基于疼痛程度、病灶大小、骨破坏性质（溶骨性、成骨性、混合性）和解剖部位 4 个因素（每项 1～3 分）评估长骨的病理性骨折风险，根据评分判断潜在骨折可能，提出相应处理建议（表 30－1，30－2）。他发现 7 分以下的患者发生骨折的概率很小，而 8 分以上的患者骨折概率很大，建议行预防性固定。Timothy 请 53 位骨科医师、放射学医师、内科医师或放疗科医师根据该系统为 12 例患者评分，经分析，认为该系统在临床实践中可操作性强，具有可重复性。该系统目前被广泛接受。

表 30－1　Mirels 长骨病理性骨折风险评估

分值	解剖部位	性质	大小	疼痛
1	上肢	成骨性	＜1/3	轻度
2	下肢（非小粗隆部位）	混合性	1/3～2/3	中度
3	小粗隆部位	溶骨性	＞2/3	功能性

表 30－2　Mirels 长骨病理性骨折的相应处理建议

病理性骨折风险	Mirels 评分	Mirels 治疗建议
有潜在风险	⩾9	预防性固定
临界	8	考虑固定
无潜在风险	⩽7	非手术

肢体长骨骨转移癌外科治疗原则是：（1）预计患者可存活 3 个月以上；（2）全身状况好，能够耐受手术创伤及麻醉；（3）患者术后有更好的生活质量，能够活动，要有助于接受放、化疗和护理；（4）位于骨端的病灶，可截除瘤骨，置入人工关节假体，术后可早期负重，恢复行走功能；（5）病灶骨周围有足够骨组织用于固定，能承受金属内固定物或骨缺损填充骨水泥，可行髓内针固定，选择尽可能长的髓内针固定，可加强整个骨干的强度；（6）对于病灶内刮除术，需有放、化疗辅助治疗。

应注意的是，对于下肢病变需要拄拐行走的转移癌患者来说，他们的上肢经常负重，为了维持行走功能，有必要同时进行肱骨和股骨的预防性髓内固定。预防性内固定时，外科医师往往低估患者的生存期，这样，患者的生存时间超过了骨固定的耐久度，内固定周围的骨质遭受转移癌的进一步破坏，使内固定失败，从而需要第二次手术。为了避免发生内固定失败，固定应足够耐久，以利于能早期、长时间、全负荷负重。

国外有文献报告，预防性内固定常采用闭合穿髓内针固定，病灶不行刮除术，术后放疗，可以早期活动患肢，有助于护理，方便化疗或放疗的搬动，甚至患肢负重，恢复行走，达到改善患者生活质量的目的。也有文献报告，骨转移癌病灶需边缘或广泛切除，避免癌肿医源性种植于病灶骨固定的远端，避免患者生存期内局部复发，内固定失败。术式的选择需考虑患者预期生存期、原发癌的预后及病灶部位，临床疗效尚需长期观察。

骨转移癌患者的预后是选择治疗方法应考虑的重要因素，对于预期寿命短的患者，应避免较复杂的外科手术。有报告认为对于下列因素应考虑非手术治疗：（1）高度恶性侵袭性原发肿瘤；（2）预计原发肿瘤治疗后无瘤期很短；（3）经全身治疗后，骨转移灶的溶骨破坏未见好转；（4）全身多发骨破坏；（5）涉及多器官转移（尤其是肝）；（6）全身一般条件差，有手术禁忌证。下列因素则是手术治疗的相对适应证：（1）中度恶性原发肿瘤（特别是前列腺癌）；（2）预计原发肿瘤治疗后有较长的无瘤期（肾癌、乳腺癌、甲状腺癌）；（3）经全身治疗后，溶骨病灶趋于局限，骨密度增高；（4）孤立的骨转移病灶；（5）全身一般条件好，无手术禁忌证。

有文献认为，骨转移癌患者的预后与已明确的原发肿瘤有关。肺的原发肿瘤，预后甚差，诊断后存活时间很少超过 12 个月，同样，原发灶不明的患者平均生存期是 11 个月。然而，原发恶性肿瘤是肾癌或甲状腺癌的患者生存期可以很长，尤其是表现为孤立骨转移灶的患者，应按原发恶性肿瘤的处理原则，行广泛切除，对于这些患者的骨骼重建功能，应考虑使用时间可能比较持久。

对于骨转移癌患者，规范化的外科手术治疗是提高患者生活质量的有力措施，但肿瘤骨科医师仅是骨转移癌患者多种治疗团队中的一员，肿瘤治疗水平的不断提高使患者生存期不断延长，骨科技术的进步使骨转移癌患者最大限度提高生活质量，减轻疼痛，恢复肢体功能。同时，肿瘤内科医师和放疗医师对经治患者密切随访观察，早期发现骨转移灶，对具有潜在病理性骨折的长骨作出恰当的判断，也是提高患者生活质量的重要保证。

（张　清）

参考文献

1. Willis RA. The spread of tumors in the human body. 3 rd. London ：Butterworth，1973，177.
2. Mirels H. Metastatic disease in long bones ：a proposed scoring system for diagnosing impending pathologic fractures. Clin Or2 thop，1989，(249) ：256.
3. Galasko CSB. Skeletal metastases. Clin Orthop，1986，210：18.
4. Adams J E，Isherwood I. Conventional and new techniques in radiological diagnosis. //Stoll BA，Pahbao S，eds. Bone Metastasis. New York ：Raven Press，1983，107.
5. Jeffrey JP，Mark JK，Mary IO. Diagnosis of occult bone metastases ：Positron emission tomography. Clin Orthop，2003，415S，120.
6. Yazawa Y，Frassica FJ，Chao EY，et al. Metastatic bone disease. A study of the surgical treatment of 166 pathologic humeral and femoral fractures. Clin Orthop，1990，251：213.
7. Van der Hulst RR，Van den Wildenberg FA，Vroemen JP，et al. Intramedullary nailing of (impending) pathologic fractures. J Trauma，1994，36 (2) ：211.
8. Rompe JD，Eysel P，Hopf C，et al. Metastatic instability at the proximal end of the femur. Comparison of endoprosthetic replacement and plate osteosynthesis. Arch Orthop Trauma Surg，1994，113 (5) ：260.
9. Wedin R，Bauer HC，Wersall P. Failures after operation for skeletal metastatic lesions of long bones. Clin Orthop，1999，358：128.
10. Swanson KC，Pritchard DJ，Sim FH. Surgical treatment of metastatic disease of the femur. J Am Acad Orthop Surg，2000，8 (1) ：56.

第31章 其他病变

第一节 动脉瘤样骨囊肿

一、定义

动脉瘤样骨囊肿（aneurysmal bone cyst，ABC）是骨的良性囊性病变，充盈血液的腔被结缔组织的间隔分割，间隔中含有纤维母细胞、破骨细胞型巨细胞和反应性编织骨。动脉瘤样骨囊肿可为原发（原发 ABC），也可继发于其他出现出血囊性变的良性或恶性骨肿瘤（继发 ABC）。

二、流行病学

ABC 可发生于所有年龄组，但最常见于 20 岁以前（年龄中位数大约 13 岁）。没有性别倾向。估计每年的发病率为 0.15/100 万人。

发病部位：ABC 可累及任何骨，但在长骨干骺部多见，特别是股骨、胫骨、肱骨，椎体后部也常见。有报道少数软组织肿瘤的形态与骨原发的 ABC 一样。

三、临床特点/影像学表现

最常见的症状是疼痛和肿胀，很少是继发骨折引起。椎骨的病变可压迫神经和脊髓，导致神经性症状出现。影像学显示 ABC 为溶骨性、偏心性和膨胀性的肿块。大部分肿瘤有一个由骨膜下反应骨构成的薄壳。CT 和 MRI 可显示囊内部的间隔和特征性的多液平面，这些液面差异是不同囊腔内液体密度不同（红细胞含量不同）所形成的。在继发性 ABC，CT 和 MRI 可能看到后面被掩盖的原发病变的证据。

四、病理学表现

肉眼所见：ABC 为境界清楚的充盈血液的多房性囊性包块，囊内有黄棕色-灰白色沙砾样间隔。如看到更为实性的物质，它既可能是 ABC 本身的实性成分，也可能是继发性 ABC 中的原发肿瘤成分。

镜下所见：ABC 可为原发（原发 ABC），也可为其他良、恶性骨肿瘤的继发性改变（继发 ABC）。

原发 ABC 境界清楚，由充盈血液的囊腔构成，有纤维性间隔。间隔由中等细胞密度成分构成，包括温和的纤维母细胞、散在的破骨细胞型多核巨细胞以及围绕骨母细胞的编织骨等成分。编织骨往往沿着纤维间隔分布。在大约 1/3 的病例中，骨组织为嗜碱性，被称为“蓝骨”（blue bone）。核分裂常见，甚至很多，但没有病理性核分裂象。除非有病理性骨折，坏死少见。实体型 ABC 的实性成分与纤维间隔成分相同，且与巨细胞修复性肉芽肿极为相似。在所有 ABC 中原发性大约占 70%。

大部分继发性 ABC 与骨的良性肿瘤有关，最常见的有骨巨细胞瘤、骨母细胞瘤、软骨母细胞瘤和纤维结构不良（fibrous dysplasia）。然而，ABC 样改变也可伴发在肉瘤中，特别是骨肉瘤。

五、诊断及鉴别诊断

根据病史、影像、病理作出诊断。需与单纯性骨囊肿、骨母细胞瘤、软骨黏液性纤维瘤、巨细胞瘤、纤维异样增殖症、毛细血管扩张性骨肉瘤等相鉴别。

六、治疗

1. 手术

整块切除（腓骨、肋骨、桡骨远端、耻骨及手足等部位）或病灶内刮除植骨。

2. 放射治疗

对于较大的病变、外科手术困难并有大出血可能时可采用放射治疗。但应注意避免出现损伤神经、儿童骺板及诱发恶变等并发症。

3. 冷冻治疗

刮除病变后用液氮冷冻。

4. 介入治疗

选择性栓塞囊肿的营养血管可使病变成熟及骨化。

七、预后

ABC 有一定的局部复发率，据报道 20%～70%，少数可发生恶变。

（陈国强）

第二节　单纯性骨囊肿

一、定义

单纯性骨囊肿（simple bone cyst）：髓内的、常是单房的骨囊肿，充盈着血清或血清—血液样液体。

二、流行病学

男女比例为 3∶1，大约 85%的患者小于 20 岁。

三、发病部位

好发于长骨，90%发生于肱骨近端、股骨近端和胫骨近端，骨盆和跟骨是年龄大的好发部位。

四、临床特点/影像学表现

单纯性骨囊肿可导致疼痛和肿胀，但更常见的是因病理性骨折就诊。

X 线检查显示为干骺—骨干的透亮区域，可扩展至骺板。略有骨膨胀或无膨胀，没有硬化缘或有非常薄的硬化缘。皮质多被侵蚀变薄，但除非发生病理性骨折，仍保持连续性。腔内可有部分或完全的间隔。MRI 可证实它有液体成分，发生骨折时可为血性液体。

五、病因学

骺板生长缺陷或静脉血流阻塞是单纯囊肿的假设病因。

六、病理学表现

1. 肉眼所见

囊腔内充以血清或血清—血性液体，囊肿内表面衬覆着一层薄膜，可见凹陷的区域被嵴状隆起分隔。囊内有时可见不完整的隔断。刮除的标本偶尔含有白色薄膜样碎片，这可能是衬覆在骨针表面的成分。

2. 镜下所见

囊的内衬和间隔由结缔组织构成，有时见灶性反应性新生骨、含铁血黄素和散在的巨细胞。纤维蛋白沉积常见，部分可发生矿化，形态类似于牙骨质。有时骨折后形成的骨痂可成为突出的组织学特征。偶尔，年龄较大的单纯性骨囊肿患者中出现“实化”的病例。

七、诊断及鉴别诊断

诊断要结合病史、影像、病理，需与软骨黏液性纤维瘤、巨细胞瘤、单发纤维异样增殖症、动脉瘤样骨囊肿、骨嗜酸性肉芽肿、内生软骨瘤等鉴别。

八、治疗及预后

手术是治疗成人骨囊肿的首选方法，对于儿童、特别是 X 线证实为活动期的，则采用保守治疗，合并病理性骨折的可待骨折愈合后再进一步治疗。

10%～20%的病例可以复发，特别是在儿童。受累骨生长抑制和病理性骨折导致的股骨头缺血性坏死也可发生。有报道骨折后自愈。

（陈国强）

第三节　纤维结构不良

一、定义

纤维结构不良（fibrous dysplasia，FD）是髓内良性的纤维性-骨性病变，可累及单骨或多骨。主要的发病人群是青少年和年轻人，男女发病率相当；单骨型的发病率约为多骨型的 6 倍，最易累及的部位是长骨，尤其是股骨、胫骨。多骨型的纤维结构不良偶有内分泌异常和皮肤色素沉积，如伴有骨骼生长停滞者，称为 McCune - Albright 综合征（MAS）。

二、临床表现

多数患者的主要症状是轻微的疼痛、肿胀以及局部的压痛，病理性骨折是常见的并发症。

临床上将纤维结构不良分为三型，即单骨型、多骨型和 McCune－Albright 综合征，其表现各有不同。

1. 单骨型纤维结构不良

单发于某一骨内，三型中最多见。长管状骨多见于股骨近端，其次为胫骨，病变常侵犯干骺端。扁平骨常见于肋骨、颅面骨。肋骨常局限于一段。按其骨质破坏范围又可分为局限性及广泛性两种，前者多见，病变局限，后者病变广泛可破坏骨的大部分。

2. 多骨型纤维结构不良

症状出现早晚与严重程度和病变范围相关。病变累及全身多处骨骼，常偏于一侧肢体，双侧受累时并不对称，并产生各种畸形。发生在股骨，因多次病理性骨折产生畸形如髋内翻或成角，短缩畸形，严重的呈“牧羊杖”畸形，产生跛行。发生在胫骨出现膝外翻或膝内翻，胫骨前凸，小腿过长等畸形。若发生在颅骨，可出现眼球突出并向外下方移动，额部突出的特殊面容。偶可发生在脊柱，多为腰椎，颈、胸椎受累则更少见，可产生后突，侧弯畸形。

3. McCune－Albright 综合征（MAS）

McCune－Albright 综合征（MAS）以单骨型/多骨型纤维结构不良、咖啡牛奶斑和内分泌功能亢进（包括生长激素分泌过多）三联征为特点。多骨型者更易见皮肤咖啡牛奶斑。MAS 患者中绝大部分为女性，此型比多骨型更少见，有三个特点：

（1）皮肤色素沉着斑：常位于背部、臀部及大腿等处，偏骨患侧。呈棕色或棕黄色，典型的为牛奶咖啡斑，特征为边缘不规则，界线欠清楚，大小不等，不隆起。

（2）性早熟：多见于女性，婴幼儿时期即出现阴道不规则出血，但不是月经，第二性征提前出现，性器官提早发育，男性主要表现为生殖器官增大。

（3）多骨型纤维结构不良的骨质改变：本病对骨骼发育有影响，在儿童期由于内分泌的改变，骨骺发育比正常儿童快，故身材略为高大，但因骨骺闭合比正常者稍早，于是成年后身高则比正常人略显矮小。偶有智力减低，合并其他内分泌症状者很少。极少数病例可合并多发肌肉或软组织黏液瘤、甲状腺功能亢进、糖尿病、肾及心血管畸形。

实验室检查可见血、尿常规，血清钙及无机磷均在正常范围。

三、影像学表现

单骨型纤维结构不良病变部位在髓腔内，长管状骨的干骺端或骨干的中心位或偏心位，病变的 X 线表现为模糊的髓腔内放射透明（低密度）区，常被形容为“磨砂玻璃样”。其中可见不规则的骨纹理，骨质有不同程度的扩张，皮质骨变薄，病变区与正常骨质间界线明显，可看到反应性硬化缘带，不产生骨膜反应。病变部位在股骨颈或股骨上端可发生镰刀状变形，形容为“牧羊杖”畸形。脊柱的病变界线亦清楚，膨胀，X 线有低密度区，其内部呈分隔状或条纹状，可因病理性骨折而塌陷。局限性病变仅发生在干骺端，如股骨近端干骺端；广泛性病变常侵犯长骨的一端与大部分骨干，皮质骨厚薄不均，或向一侧弯曲变形。发生病理性骨折后骨膜产生新生骨，使骨皮质增厚硬化。病变很少侵犯骨骺软骨，仅在骺线闭合后，才侵入骨端。

多骨型纤维结构不良病变常累及数骨，并有侵犯邻近骨的现象，如同侧的髂骨、股骨、胫骨及腓骨同时受累。四肢长骨的病变常累及骨的全部，髓腔宽窄不均，增宽处皮质骨变薄向外膨胀，髓腔内纹理消失，呈磨砂玻璃样，有的部位高度膨胀，其中有囊状表现，常发生病理性骨折。颅骨病变中，颅底骨质致密，枕骨、颞骨变形，呈致密与疏松相混的阴影。

纤维结构不良恶变的X线表现在某种程度上取决于病变的组织学类型。当病变表现为溶骨范围的界限不清，皮质骨缺损及出现软组织包块等都提示有恶变可能。

纤维结构不良的CT表现通常是骨质扩张，显示有“磨砂玻璃样”改变。

四、诊断与鉴别诊断

纤维结构不良诊断主要依据影像学表现，单骨型纤维结构不良病程初期和病变边界清楚时在影像上易与多种病变混淆，需与如下疾病鉴别，如骨囊肿、非骨化性纤维瘤、软骨瘤、软骨黏液样纤维瘤、骨母细胞瘤等。

1. 软骨瘤

软骨瘤的溶骨性病灶常含有一些不透X线的薄翳样的影像表现，在其软骨样组织中有与纤维结构不良相近的组织学表现，在影像上纤维结构不良皮质更纤细，病灶弥漫，两者在组织学上有不同的表现，在纤维结构不良的软骨岛周边有典型的纤维骨化组织。

2. 骨囊肿

在肱骨近端、肱骨干、股骨近端和髂骨翼有明显溶骨病灶的纤维结构不良应与骨囊肿相鉴别。手术中如果纤维组织少，囊腔含液体时，可进一步确定为骨囊肿；组织学上，表现为有松散的水肿或黏液样纤维组织，并有囊性结构和少量骨小梁。

3. 骨母细胞瘤

如果溶骨病灶边界清楚，并有边界不清的致密区，组织学上，含有新形成的骨小梁的富含细胞的结缔组织时，应鉴别骨母细胞瘤。二者的鉴别，组织学不同是关键，成骨细胞瘤没有纤维性基质，有丰富的新形成的不成熟骨，周围分布大量成骨细胞，组织内富含血管。

五、治疗原则

多数单骨型纤维结构不良无症状者无需治疗，只需观察，预防病理性骨折的发生。外科治疗适应证取决于三个因素，即症状和临床影像表现、年龄和结构不良的范围。

手术治疗时的年龄与手术成功率之间有明显的关系。生长发育期手术治疗易失败；而成人期手术治疗成功率高。成人局限性和有症状的纤维结构不良可行病灶刮除骨移植术，有些病例需要内固定。儿童最好行有限的治疗，对畸形行截骨矫正和内固定。

多骨型纤维结构不良不宜施行手术，应保护患肢，预防畸形发展，防止病理性骨折发生。在成年人以后病变趋向稳定。在多骨型纤维结构不良患者的受侵害的部位，当有症状并伴有严重畸形影响功能时，可采用手术治疗。行刮除植骨内固定术或截骨矫形术。病理性骨折时，可先治疗骨折，待骨折愈合后再行手术治疗，亦可骨折与病变同时治疗。

（张　林　徐万鹏）

第四节　骨性纤维结构不良

一、定义

骨性纤维结构不良（osteofibrous dysplasia，OFD）是骨的良性自限性纤维-骨性病变，特征性地累及婴儿和儿童的胫骨中段前面的皮质。

二、临床表现

多见于 20 岁以前的男孩，最常见的症状为肿胀或受累骨段的无痛性变形弯曲，有时可发生病理性骨折。

三、影像学表现

X 线可见胫骨前后位弯曲变形，皮质呈膨胀状态，前侧皮质可见透亮性病变区，皮质内侧边缘可出现反应性特征，病变不累及髓腔，为偏心性，发生于骨干或干骺端。病变性质为溶骨样改变，溶骨性破坏区有时连合成片，呈毛玻璃样或空泡样，周围有反应骨。

核素扫描的典型表现为病变中央放射性浓聚区。

四、诊断与鉴别诊断

骨性纤维结构不良的诊断主要依据影像学表现结合年龄、特殊好发于胫骨中段皮质骨作出，需要鉴别的有纤维结构不良、釉质瘤、分化好的髓内骨肉瘤。

骨性纤维结构不良：病变位于皮质内，而纤维结构不良病变位于髓腔。病变范围内再现的骨小梁比纤维结构不良更具定向性，但区别两者的组织学常有困难，结合 X 线表现来鉴别是有帮助的。纤维结构不良发生于年龄较大的患者。

釉质瘤（adamantinoma）：典型病变发生于老年患者，间质内含有上皮细胞岛，它对细胞角蛋白阳性。骨纤维结构不良可能是釉质瘤的前体病变；但病灶中只出现单个孤立的细胞角蛋白阳性的间质细胞还不能作为釉质瘤的诊断。

分化好的髓内骨肉瘤（well-differentiaed intramedullary osteosarcoma）：这一肿瘤的梭形细胞间质有多形细胞，细胞核非典型性。

五、治疗

儿童生长期采取保守治疗，可用适当的支具来预防畸形。发育未停止前，手术切除的病变易复发，手术愈晚做愈好，如果生长期的儿童必须进行手术治疗，为了防止复发，广泛切除是必要的。病理性骨折可通过石膏管型制动治疗，骨膜下截骨应推迟到患者至少 15 岁以后。弓型畸形可在任何年龄，通过截骨术治疗。在成人中边缘切除甚至病灶内切除亦不复发，刮除术后也很少复发，放疗和化疗对骨性纤维结构不良无效。

（张　林　徐万鹏）

第五节　朗格汉斯细胞组织细胞增多症

一、定义

朗格汉斯细胞组织细胞增多症（langerhans cell histiocytosis）是朗格汉斯细胞的肿瘤性增生。又称嗜酸性细胞肉芽肿（骨的嗜伊红肉芽肿），朗格汉斯细胞肉芽肿病，组织细胞增生症 X。

二、流行病学

朗格汉斯细胞组织细胞增多症（langerhans cell histiocytosis，LCH）是相对罕见的病变，在所有骨疾病中占不到 1%。报道骨的 LCH 发病年龄范围广，从 1 个月到近 80 岁，80%～85%在 30 岁以前发病。60%小于 10 岁。男性发病率是女性的 2 倍。

发病部位：任何骨均可受累，但更倾向于发生在颅骨，特别是颅盖骨。其他常见的部位包括股骨、骨盆骨和下颌骨。在成人，肋骨是最常累及的部位。单骨的病变远比多骨型病变常见。

三、临床特点

最常见的症状是在病变区域出现疼痛和肿胀。其余的症状取决于受累的部位。例如累及颞骨时的症状可类似中耳炎或乳突炎。累及颌骨可致牙齿松动或脱落。椎体的病变可致压缩骨折，并可出现神经损害。在成人，病变也可在影像学检查时偶然发现。

四、影像学表现

早期病变的影像学可以表现出侵袭性。X 线平片一般表现为纯溶骨性改变，境界清楚，常伴有厚的骨膜新生骨形成。颅骨的病变有时由于两层骨板受累的程度不同，表现为"洞中洞"。病变导致椎体坍塌时可产生扁平椎。

五、病理学表现

病变组织呈红色，质软。组织学上朗格汉斯细胞中等大小，界限不清，胞浆透明或嗜酸性，卵圆形核的外形不规则，常有切迹，可见特征性核沟。染色质或散在分布，或沿核膜聚集。在骨内 LCH，朗格汉斯细胞呈巢状或簇状。LCH 的瘤细胞可有比较活跃的核分裂活动。免疫组织化学上膜表达 CD1a，核和胞浆表达 S-100，典型的不表达 CD45。

六、诊断要点

此症传统的诊断方法是以临床、X 线和病理检查结果为主要依据，即经普通病理检查发现病灶内有组织细胞浸润即可确诊。

七、治疗及预后

LCH 是一组异质性疾病，个体病情差异很大，因此治疗必须个体化。显然有一部分患者可自发缓解，但多数患者仍需治疗。年龄、病变范围及重要脏器有无功能损害，是选择治疗方法的主要依据。目前治疗措施有病灶局部手术清除、局部放疗、化疗及免疫治疗。

单骨型和限制性多骨型病变预后良好。致死性 LCH 很少见。仅见于扩散性病变，多为诊断时小于 3 岁，并有内脏累及的患者。

（俞　猛　徐万鹏）

第六节　Erdheim-Chester 病

一、定义

Erdheim-Chester 病（ECD）为一种罕见的组织细胞增生症，其特征为富脂组织细胞（lipid laden histiocyte）浸润骨和内脏，导致纤维化和骨硬化。又称脂性肉芽肿病

(lipogranulomatosis)，类脂性肉芽肿病，胆固醇肉芽肿病，多发性骨硬化性组织细胞增生症。

二、流行病学

男性稍多见，发病高峰年龄在 40～70 岁。发病年龄范围 7～84 岁，中位数年龄为 53 岁。

发病部位：ECD 主要累及四肢主要的长骨，但亦可累及扁骨。50%以上的患者有骨外的表现，例如肾/后腹膜、心脏/心包膜以及肺的累及等。

三、临床表现

临床有局部疼痛及肿胀外，常出现乏力、低热、体重下降、肝脾大，还可出现突眼、尿崩症、肾衰竭、心肺功能不全、神经系统症状及眼睑黄斑。

四、影像学表现

影像学表现为双侧骨髓腔斑块状或弥漫性硬化，骨骺变平，1/3 病例有溶骨性损害和硬化同时并存。硬化性病变在骨扫描中显示为吸收增强。CT 用于寻找眼眶、硬脑膜和后腹膜的病变。MRI T_1 加权像为低信号，T_2 加权像为混合信号。

五、病理学表现

组织学显示大量泡沫细胞、淋巴细胞、浆细胞和杜登细胞浸润，致密纤维组织增生，大块板层骨和网状骨形成。免疫组化 Mac387、CD68、CD4、a－AT、a－ACT、S－100 阳性表达，不表达朗格汉斯细胞标记 CD1a。

六、诊断

由于该疾病临床表现的多样性和非特异性，极低的发病率和组织学上与其他组织细胞损伤相似导致极易误诊。目前诊断依赖于组织活检、影像学和临床表现的支持。

七、治疗及预后

目前对于 ECD 的治疗尚存在争议，因为病例数少，对于疗效的观察数据不完善。治疗的方法有：皮质激素、环孢素、干扰素、白血病化疗药物、手术切除、放疗等。

本病预后不良，大多数患者在 3 年内死于肾、心血管、肺或中枢神经系统功能不全。

（俞　猛　徐万鹏）

第七节　胸壁错构瘤

一、定义

胸壁错构瘤（chest wall hamartoma）为间叶组织的非肿瘤性增生，主要成分是软骨，同时伴有动脉瘤样骨囊肿成分。病变发生于胎儿期，出生时或出生后不久即发现一个胸膜外包块位于胸廓。又称婴儿血管错构瘤、胸壁间叶错构瘤、间叶瘤。

二、流行病学

此病罕见。约 40%的包块在出生时即很明显，但大部分患儿在出生后的 1 个月到 1 年才就诊。少数病例到 8 岁才就诊。

发病部位：病变是一个位于胸廓内和胸膜外的包块，发生于一个或多个肋骨，几乎总在肋骨的后方或侧方。偶尔，病变在胸腔内呈多灶性或双侧性分布。

三、临床特点

胸壁错构瘤表现为胸廓的包块或膨隆，大多数情况下，包块位于胸腔内，常导致婴儿呼吸窘迫。

四、影像学表现

影像显示胸壁错构瘤为发生于胸廓内部的包块，部分矿化，突入胸腔。受累的肋骨部分消失，邻近的肋骨变形。CT 显示为膨胀性肿物，并伴有肋骨部分破坏。MRI T_1 和 T_2 加权像显示高信号和低信号交替的区域，反映病变有实性与囊性成分。

五、病理学表现

病变由肉样实质区和充满血液的大小不等的囊性变区或软骨样组织样构成。镜下为软骨岛与原始间叶细胞增殖交错存在，其内有钙化、骨化等骨性成分及充满血液的囊性成分构成。可见间叶组织增生，或动脉瘤样骨囊肿改变。

六、治疗及预后

保守治疗和手术切除。

完整切除病变肋骨可治愈。有时，脊柱侧凸是术后并发症。偶尔有未经治疗的患者死于呼吸衰竭。但大部分未经手术治疗仍保持稳定。自行消退亦有报道。

（俞　猛　徐万鹏）

第 32 章 关节内病变

滑膜软骨瘤病

一、概述

滑膜软骨瘤病是一种少见疾病，又称为滑膜软骨化生、关节内外生软骨瘤病。按病因可分为原发性和继发性两种，通常指的是前者。滑膜软骨瘤病病变范围常包括关节，侵及或不侵及局部滑囊。主要病变部位在滑膜，是由滑膜下结缔组织钙化或骨化形成的软骨结节。由于软骨细胞的增生导致关节腔内游离体变大。该疾病是滑膜化生成反应性病变，属于自限性疾病，当滑膜表现平静时进入不活跃期。尽管通常认为原发性滑膜软骨瘤病是局灶、非侵袭性、自限性疾病，但随着对细胞遗传学等机制研究提示该病可能具有潜在恶性。

二、病因和发病机制

目前本病的病因不明，有几种主要学说。创伤学说，本病常发生于负重关节，此事实支持这种学说。另一可能病因是感染。也有报道提出家族性病因，但很罕见。

三、流行病学

滑膜软骨瘤病常发生在 30～50 岁，男性发病率是女性的 2 倍，对于儿童是否发病存在争议。有报道 70～80 岁也可发病，但大多数病患是年轻或中年人，男性发病率高。最常累及膝关节、髋关节，其次是肘关节、踝关节。任何关节都可能受累，包括腰部、肩峰、手脚小关节等。经典的是单一关节发病，但也可双侧关节同时受累。

四、临床表现及诊断

该病的临床表现包括疼痛、肿胀、包块、关节运动受限。这类表现可能很明显，需要手术干预以去除病变滑膜或摘除关节腔内游离体。放射学检查各异。典型的是，关节腔内多发的钙化或骨化的大小近似的、圆形或椭圆形游离体，可以发现关节腔狭窄、骨侵蚀或骨质疏松。但典型的影像学表现较少见到。需要注意的有：(1) 常规的放射学检查如果没有发现任何钙化或骨化的游离体，关节镜、CT 或 MRI 可能更有诊断价值。在一些病例中，采用常规放射学检查发现的钙化或骨化现象有限，需要借助于 CT 或关节镜的帮助。在关节腔内可以发现钙化或骨化小体或滑膜表面的线条样聚集。(2) 骨侵蚀可以遇到，特别是在髋关节、腰部，其他关节也可能。典型的是，在关节边缘的压力缺陷是明显的，可能导致病理性骨折。通常发生骨侵蚀的部位是股骨颈、髋臼、肱骨近端。(3) 可以见到软骨下囊，特别是髋关节。(4) 关节空间缺失常常很明显。通常是弥漫的，与类风湿性关节炎类似。(5) 在病程长和疼痛明显的病例，可以看到关节周围的骨质疏松。在髋关节，影像学表现类似于短暂性骨质疏松。(6) 关节的半脱位是明显的，可能与滑囊结节生长有关，并可能导致继发骨性关节炎。

鉴别诊断包括：色素绒毛结节性滑膜炎（骨化或钙化非常罕见）、继发性滑膜软骨瘤病（关节腔内游离体数量相比更少，大小不均；原发的滑膜软骨肉瘤病是正常关节表面，而继发的滑膜软骨瘤病会有关节破坏表现）、类风湿性关节炎（早期的关节空间缺失）、化脓性关节炎（早期的关节空间缺失，除外单核细胞感染除外）、淀粉样变（骨化或钙化很少见）。

五、临床分期

Milgram 等根据本病滑膜的变化特点，将其分为三期。一期滑膜化生无游离体存在；二期滑膜化生同时存在游离体；三期无滑膜化生仅游离体存在。一期、二期可出现滑膜充血变厚，绒毛增生；滑膜表面可见灶性或弥漫性多结节。镜检可见血管增生、淋巴细胞浸润、滑膜纤维母细胞化生为软骨细胞。但二期滑膜病变较一期有所消退，同时出现了巨噬细胞及破骨细胞。而三期关节内仅残存游离体，滑膜病变已恢复正常。另一方面各期游离体的组织学特点无明显变化。即大多数游离体为半透明灰白色透明软骨，并且通常在滑膜软骨交界处。其软骨细胞特点常表现为细胞变大、细胞增多及细胞核的多形性。同时有些透明软骨可钙化及骨化，其钙化及骨化未必均发生在中心，且与游离体数量及大小无关。游离体的数量可多达千余个，大小差异不大。即便较大的游离体外壳也多有纤维包膜，内部由许多较小的游离体堆砌而成。但也有较大的孤立结节，称为巨大单发的滑膜软骨瘤病。本病的病理特点在总体上讲仍属良性肿瘤，然而亦有文献报道极少数病例可恶变为软骨肉瘤。发生在关节部位的软骨肉瘤十分罕见。病变可以是原发的或继发于本病。在一系列报道中，超过 50 例的病例中，有 5%发生了恶性变。成人膝关节、髋关节是最常受累及的部位。滑膜软骨肉瘤发生在本病基础上，前者通常已发生多年。关节腔内肿块，明显钙化是显而异见的，肿块可能会超越关节限制。肿块钙化显得不均匀且边界不清。远处转移，如可能发生了肺转移。

六、治疗

治疗存在争议。通常采取的治疗方法包括关节镜下切除、开放手术切除和清除游离体。Maurice 对 43 例手术治疗的原发性滑膜软骨瘤病患者进行随访，平均随访 7 年，复发率为 12%。同时指出对于Ⅰ期、Ⅲ期患者，应分别彻底切除滑膜、游离体；对于Ⅱ期患者应彻底切除关节内游离体，同时行滑膜次全切除术，但后者仅适合关节肿胀、疼痛的患者。此观点受到大多数学者的采纳。至于术式的选择主要依据病变的部位及病情。手术的目的主要是解除疼痛症状、改善关节功能。复发的原因主要有：(1) 游离体未彻底取出；(2) 关节损伤及感染等诱因未去除，造成复发。其中游离体未彻底取出主要因为对游离体钙化较明显，且分布较分散的患者，术中未进行必要的 X 线监测；对 X 线片未显示钙化影的疑似患者，术前未进行 CT、CT 造影或 MRI 检查。上述检查对于软组织较厚的髋关节尤其有意义。

（李　远）

软组织肿瘤

各论

第 33 章 脂肪细胞性肿瘤

第一节 脂肪瘤

一、单发脂肪瘤

（一）定义

完全由成熟脂肪细胞组成的良性软组织肿瘤。

（二）临床特征

单发性脂肪瘤分为两类：位于皮下或者深筋膜浅层脂肪瘤与位于深筋膜深层的脂肪瘤。

脂肪瘤通常无症状，生长缓慢，呈圆形或者盘状的柔软包块。通常脂肪瘤活动性好，在活动时伴随皮肤的凹陷。深部或表浅脂肪瘤也可以引起许多症状，取决于肿瘤所在的部位及其大小。

（三）影像学表现

影像学对脂肪瘤诊断非常有益，脂肪瘤是可透过射线的球形包块，轮廓清楚，其密度比周围组织低。

CT 扫描可显示皮下脂肪瘤的外观，同脂肪一样，其密度比脂肪肉瘤要均匀得多。

在 MRI 上，良性和恶性脂肪肿瘤均在 T_1 加权像上表现为高信号。

（四）病理学表现

肉眼所见：皮下脂肪瘤通常为质软、界限清楚、包膜包裹的类圆形肿块。横断面上，脂肪瘤从淡黄色到赤黄色，表面含脂均匀，呈不规则的小叶状结构。

镜下所见：低倍镜下，肿瘤由成熟脂肪细胞构成，被薄的成熟的纤维结缔组织分割成小叶。高倍镜下，呈现均一圆形的、印戒样脂肪细胞，胞核位于细胞周边，无异常的细胞学特点。

（五）治疗

脂肪瘤是良性的，可以局部复发，局部切除的复发率不超过 5%。脂肪瘤的恶变很罕见。深部脂肪瘤复发率高，可能与难以达到完整的外科切除有关。

二、多发脂肪瘤

大约 5%～8%的脂肪瘤患者为多发脂肪瘤，在大体和镜下很难区别于单发性脂肪瘤。“脂肪过多症”（lipomatosis）曾经被用来描述这种病变，现在是描述脂肪的弥漫性瘤性增殖。

（一）病因学

大约 1/3 的患者有明确的遗传特性（家族性多发脂肪瘤）。大多数报道男性和女性都受累及，提示是单纯的显性遗传。

（二）临床特征

少数病例是发生在青春期，但大多数是在50～60岁发现。男性发病率大约是女性的3倍。多发性脂肪瘤的数量上从少数几个到几百个不等，主要发生在躯体的上半部分，尤其好发于后背部、肩部、上臂。脂肪瘤常常呈对称分布，轻微地偏向于肢体的伸肌表面。症状因发病部位而异，与单发脂肪瘤无明显不同，有文献报道一些患者伴有高血清胆固醇的高脂血症。

（三）病理学表现

组织病理学无论大体标本，还是镜下表现均同单发脂肪瘤。分析显示单发性脂肪瘤和多发性脂肪瘤的化学成分也没有任何差别。

（四）治疗

局部切除。

第二节　脂肪过多症

一、弥漫性脂肪过多症

（一）定义

弥漫性脂肪过多症：罕见的成熟脂肪弥漫性地过度生长，主要累及肢体或者躯干的比较宽阔的部位。尽管在肿瘤大小和侵袭性生长的特性上与脂肪肉瘤类似，但在显微镜下很难与脂肪区别，与脂肪瘤一样，完全由成人型脂肪组成，常常出现快速增大的情况，但没有证据表明有脂母细胞活性或细胞多形性特点。

（二）临床特征

肿瘤并不局限于胞膜内生长，几乎所有的病例都弥漫性地累及皮下和肌肉组织。许多病变同时伴随骨质增生肥大，从而引起巨指症或者指、趾和肢体巨大症。与神经周围纤维脂肪瘤不同，该肿瘤不累及神经，也不仅仅局限于肢体发病。有时伴随身体其他部位的脂肪瘤或者血管瘤。发病部位除了肢体和躯干，也可发生于头、颈、肠道、腹腔、骨盆。

弥漫性脂肪过多症容易复发，常常经过数年后又反复。该肿瘤可以体积很大，有些罕见病例可引起严重的功能受损，迫使必须进行手术。

二、对称性脂肪过多症

（一）概述

对称性脂肪过多症是一种罕见的疾病，也称为马德隆（氏）病（Madelung's disease）或劳-邦综合征（Launois-Bensaude syndrome）。患者一般表现为颈部对称性的脂肪沉积，看上去就像马项圈或者油煎饼环一样。

（二）临床特征

该疾病的患者几乎都是中年人。大约60%～90%的患者有过多的乙醇摄入或者肝疾病史。通常，这种患者并不是特别胖，但在颈部可见到惊人的脂肪组织沉积。CT和MRI检查有助于确定脂肪蓄积的程度，尤其是深部软组织。蓄积的脂肪组织除了有不同程度的纤维化及偶尔有钙化和骨化外，大体上和镜下都不易与成熟脂肪区分。

尽管姑息手术和吸脂术已被用来有效地治疗该疾病，但并不是必要的，因为有些病例随着戒酒和营养缺乏的纠正，脂肪沉积可消退。

第三节 神经性脂肪过多症

一、神经纤维脂肪瘤

（一）概述

神经纤维脂肪瘤是一种肿瘤样脂肪病变，主要累及年轻人的手、腕和前臂的掌侧。通常表现为生长缓慢的柔软包块，主要由增殖的纤维脂肪组织组成，这些组织围绕并浸润主要的神经及其分支。其他用来描述这种肿瘤的术语有：神经的脂肪纤维瘤性错构瘤，神经脂肪瘤病。大约 1/3 的神经纤维脂肪瘤伴随骨的过度生长和巨指症。

（二）临床特点

发生在 30 岁以内，通常因为逐渐增大的包块压迫神经引起病变而被发现，症状包括渐进加重的疼痛，感觉减退常见。

MRI 扫描有特征性改变，在术前就能诊断。

神经纤维脂肪瘤病缺乏有效的治疗方法。对纤维脂肪组织进行完全切除是禁忌的，因为这可能引起严重的感觉和运动功能障碍。如果需要的话，对小的皮肤神经进行活检就能明确诊断。通过分离腕横韧带和对正中神经进行减压能够部分或者完全缓解疼痛和感觉缺失。

二、皮肤表面神经脂肪瘤

（一）概述

皮肤表面神经脂肪瘤是一种罕见的疾病，特点是在乳头状或网状真皮中有成群出现的异位脂肪细胞。

（二）临床特点

可分为两种临床类型：多发型（经典型）的特征是多发的、无触痛的、柔软的、呈肤色或者黄色的丘疹、结节或者斑片，通常在刚出生后不久或者 20 岁以内形成。该疾病常呈线状生长，或者沿着皮肤皱褶的纹理生长，好发部位是骨盆带，最常见的是臀部、骶尾部、大腿后侧的上部。这种病变也可是孤立性结节，即另一种临床类型，在 20 岁以后发展而成，没有特定的部位倾向性。

（三）病理学表现

结节由成熟脂肪细胞在中上部真皮聚集而成，有时可见角化栓．血管增多，散在的淋巴细胞、肥大细胞和巨噬细胞。

（四）治疗

如果不是为了美观，一般不需要治疗，行单纯切除术后肿瘤一般不复发。

第四节 血管性脂肪瘤

一、概述

血管脂肪瘤主要以皮下结节形式表现，常常是在患者 20 岁左右首次发病。在儿童很罕见，也不像单发性脂肪瘤和多发性皮下脂肪瘤是在患者 50 岁以上时发现。多发性血管脂肪瘤比单发性血管脂肪瘤要多得多，大约占所有血管脂肪瘤的 2/3，家族发病率不超过 5%。

二、临床表现

最常见的部位是前臂，几乎 2/3 的血管脂肪瘤发生在这个部位，其次是躯干和上臂。血管脂肪瘤很少发生在面部、头皮、手和足部。脊柱血管脂肪瘤是一个特殊的脂肪瘤，应该区别于皮下血管脂肪瘤。

血管脂肪瘤的特征是肿瘤有疼痛（常常是在接触或触诊时），尤其是在肿瘤的早期生长阶段，当肿瘤停止生长后，经常性的疼痛变得不那么严重或者完全不疼，这类肿瘤很少超过 2cm。

肿瘤的血管化程度和疼痛的发生或强度似乎没有关系，疼痛也不会因为热、冷或者血管阻塞而加重。

血管脂肪瘤是良性肿瘤，没有证据显示这种肿瘤有恶变。

三、病理学表现

血管脂肪瘤多位于皮下，表现为有包膜的黄色结节，或多或少有显著的淡红色。显微镜下显示这些小结节是被小血管网状分支结构所分隔的成熟脂肪细胞。脂肪组织和血管的比例各异，但通常被膜下区域的血管化程度稍高。这种肿瘤的后期出现血管周围和间质纤维化。有特征意义的是，这类肿瘤的血管里含有纤维素血栓，而普通脂肪瘤没有这个特点。

第五节　软组织肌性脂肪瘤

肌性脂肪瘤是一种罕见的脂肪瘤变异体，特点是有脂肪和肌肉组织的增生。这种肿瘤发生在成人，大多数在 50～60 岁，女性好发。肌性脂肪瘤大多发生在后腹膜、腹腔、骨盆以及腹壁，仅有少数病例发生在皮下组织。大多数患者表现为局部发现包块，肌性脂肪瘤多位于深筋膜深层，故有些病例是偶然发现的。

大体上，肌性脂肪瘤完全或者部分被包膜包裹，剖面呈白色或者黄白色，尽管有些区域是漩涡状的大块白色或灰色坚硬组织。组织学上，肌性脂肪瘤由成熟脂肪组织和束状或片状分化好的肌肉组织以不同比例混合组成，两者都缺乏核异型性。一般的，肌肉组织被脂肪组织规则地隔开，在低倍镜下呈筛孔状。典型的平滑肌束成短的编织状，特点是椭圆形细胞核，在纵轴方向上有嗜酸性的纤维丝胞浆。脂肪组织是完全成熟的，缺乏巨细胞或脂母细胞。有些病变有显著的间质硬化和慢性炎症。

肌性脂肪瘤，常常体积很大、发生在深筋膜深层的软组织中，但属于良性肿瘤，没有该肿瘤复发和转移的报道。类似形态的肿瘤发生在子宫和软组织上又被称为“纤维脂肪平滑肌瘤”或者“脂肪平滑肌瘤”。

第六节　非典型脂肪瘤/高分化脂肪肉瘤

一、临床特征

高分化脂肪肉瘤是年纪较大的成年人最常见的脂肪类肿瘤。其发病年龄是 60～70 岁，尽管有些部位表现为男性好发（如腹股沟），但总的来说男女比例相似。这类肿瘤极少在皮下组织中出现。

症状与肿瘤的部位有关。在肢体表现为生长缓慢的包块，在患者发现就诊前常常有数月甚至数年的病史，在腹膜后常常伴随普通的腹内包块症状。因为高分化脂肪肉瘤含有典型的成熟脂肪成分，因此影像学上表现为脂肪密度的包块，在相应的纤维化和硬化区可见花斑状或者条纹状密度影。该类肿瘤的边界没有脂肪瘤清晰。

高分化脂肪肉瘤一般不发生转移，符合病理分级Ⅰ级，但局部复发率和无瘤生存率与病变部位非常相关。位于肢体的肿瘤复发率显著低于腹膜后，发生在腹膜后的高分化脂肪肉瘤复发率接近 100%，可以肯定地说，发生在腹膜后的高分化脂肪肉瘤是不能被治愈的。大约 1/3 的患者直接死于该疾病，但由于该肿瘤是无痛性生长，因此随着随访时间的延长死亡率继续上升。另一方面，极少发生在皮下组织的高分化脂肪肉瘤通过局部切除一般可以治愈。

二、病理学表现

肉眼所见：脂肪肉瘤呈粗大的分叶状结构，颜色从深黄色到乳白色不等。许多脂肪肉瘤可被误认为脂肪瘤，但脂肪瘤一般体积更大，有更多的纤维条索，并且有凝胶状区及点状出血区。

镜下所见：典型的脂肪瘤样脂肪肉瘤是由占主导地位的成熟脂肪和不等数量的核深染的梭形细胞及多泡脂母细胞构成。

第七节　去分化脂肪肉瘤

一、概述

去分化脂肪肉瘤的定义是高分化脂肪肉瘤局部区域出现病理分级更高的非脂源性肉瘤，通常类似于纤维肉瘤或者恶性纤维组织细胞瘤。

二、临床特征

去分化脂肪肉瘤的发病年龄与高分化脂肪肉瘤类似，发病高峰年龄是 60～70 岁，性别上没有差异。与高分化脂肪肉瘤不一样的是，去分化脂肪肉瘤更易发生在腹膜后而不是肢体的深部软组织，比例约是 3∶1。集中发生在头部、颈部、躯干和精索的去分化脂肪肉瘤少于 20%。发生在皮下组织的少于 1%。影像学上，他们有些区域同高分化脂肪肉瘤的特征一样，但除此以外，他们还有非脂肪组织肿块的区域，后者影像上表现类似于其他的肉瘤，MRI 上表现为长 T_1 和低 T_2 信号，CT 扫描的 CT 值比正常脂肪组织高。

三、病理学表现

肉眼所见：病变表现为多结节样大肿块，颜色从黄色到黄褐色不等，混有坚实的灰褐色区域，即去分化病灶。

镜下所见：病变含有分化好的脂肪肉瘤区域和非脂质成分（去分化区域）。尽管有些病例两种区域的交界是过渡的，两种区域的交界分明。极少时存在这两种类型的组织相互交错，给人“镶嵌”的感觉。大约 90% 的去分化区域有病理分级高的纤维肉瘤或者恶性纤维组织细胞瘤的表现。类似恶性纤维组织细胞瘤的区域可表现有多种亚型，有常见的席纹状多形性和黏液样亚型，也有不太常见的巨细胞和炎症亚型。

第八节　黏液样脂肪肉瘤

一、概述

黏液样和圆细胞脂肪肉瘤，尽管 WHO 软组织肿瘤分类将其独立地进行命名，但实际上是一类常见肿瘤谱的两个端点。支持这两种肿瘤是同属于一个肿瘤谱的依据即两种肿瘤有诸多相似之处，包括年龄、部位、细胞遗传学异常，还有这两种肿瘤的过渡或者杂合特点。为了强调他们的相似性，有些学者称之为“分化差的黏液样”来代替“圆细胞”脂肪肉瘤。不管命名如何，临床医生需要注意肿瘤的恶性程度（病理分级）和发生转移的风险。

二、临床特点

黏液样/圆细胞脂肪肉瘤占所有脂肪肉瘤的 50%，与高分化和去分化的脂肪肉瘤不同，这种类型的肿瘤发病年龄要小，发病高峰年龄是 40～50 岁。好发部位是下肢（75%），尤其是大腿中部和腘窝，其次是不太常见的腹膜后。影像学上，这些病变表现各异。典型的 CT 表现是非均质的包块。黏液样病变的 CT 值高于正常脂肪，但低于周围的软组织。欠分化圆细胞区域的 CT 值与其他软组织肉瘤类似。

三、病理学表现

肉眼所见：纯的黏液样脂肪肉瘤或者黏液样脂肪肉瘤占主要成分的肿瘤表现为多结节的、凝胶状的包块，尽管偶尔有出血，但通常没有坏死。黏液样脂肪肉瘤中含有的离散的圆细胞肉瘤区域表现为相应的不透明结节，但当圆细胞成为主要成分的时候，就类似于其他高恶肉瘤，呈新白色外观。

镜下所见：黏液样脂肪肉瘤呈多发结节状，细胞数很少，而周围细胞数较多。每个结节都是由纺锤形或圆细胞组成，这些细胞独立地悬浮于由透明质酸组成的黏液样基质中。整个肿瘤贯穿丛状血管网，这是与黏液瘤鉴别的一个重要特点。

第九节　多形性脂肪肉瘤

多形性脂肪肉瘤是脂肪肉瘤中最不常见的类型，因此对其理解最不深入。多形性脂肪肉瘤占所有脂肪肉瘤的 10%～15%，发病在老年成人，平均分布在腹膜后和肢体的深部软组织中。

第一种类型是更常见的类型，类似于恶性纤维组织细胞瘤，但还含有巨大脂母细胞，其特点有核深染，呈圆齿状，胞浆嗜酸性，含有嗜伊红透明小滴。缺乏这些特征的单泡或多泡脂母细胞（需要仔细地取材识别）常规要被诊断为恶性纤维组织细胞瘤或横纹肌肉瘤。

第二种类型不太常见，主要由片状大多形性巨细胞组成，同时伴随稍小的单核细胞，这两种细胞都富含空泡，脂质丰富，脂母细胞也很易识别（与多形性脂肪肉瘤的第一种类型相比较）。取决于两种细胞数量的相对比例，这种类型的脂肪肉瘤可以是高度间变的肿瘤或者是小圆透明细胞肿瘤，类似于癌或者黑色素瘤。

（张　清　徐海荣）

参考文献

1. Ashar HR , Schoenberg F, Tkachenko M, et al. Disruption of the architectural factor HMGI - C: DNA - binding AT hook motifs fused in lipomas to distinct transcriptional regulatory domains. Cell, 1995, 82 (1): 57 - 65.
2. Buetow PC, Buck JL, Carr NJ, et al. Intussuscepted colonic lipomas: loss of fat attenuation on CT with pathologic correlation in 10 cases. Abdom Imaging, 1996, 21 (22): 153 - 156.
3. Liessi G, Pavanello M, Cesari S, et al. Large lipomas of the colon: CT and MR fidings in three symptomatic cases. Abdom Imaging, 1996, 21 (22): 150 - 152.
4. Stoll C, Alembik Y, Truttmann M. Multiple familial lipomatosis with polyneuropathy, an inherited dominant condition. Ann Genet, 1996, 39: 193 - 196.
5. Provenzale JM, Mclendon RE. Spinal angiolipomas: MR features. Am J Neuroradiol, 1996, 17 (4): 713 - 719.
6. Thomson TA, Horsman D, Brainbridge TC. Cytogenetic and cytologic features of chondroid lipoma of soft tissue. Mod Patho, 1999, 12 (1): 88 - 91.
7. Dal Cin P, Sciot R, Polito P, et al. Lesions of 13q may occur independently of deletion of 16q in spindle cell/ pleomorphic lipomas. Histopathology, 1997, 31: 222 - 225.
8. Nucci MR, Granter SR, et al. Cellular angiofibroma: a benign neoplasm distinct from angiomyofibroblastoma and spindle cell lipoma. Am J Surg Pathol. 1997, 21 (6): 636 - 644.
9. Knight JC, Renwick PJ, et al. Translocation t (12; 16) (q13; p11) in myxoid liposarcoma and round cell liposarcoma: molecular and cytogenetic analysis. Cancer Res, 1995, 55: 24 - 27.
10. Arkun R, Memis A, Akalin T, et al. Liposarcoma of soft tissue MRI findings with pathologic correlation. Skeletal Radiol, 1997, 26 (33): 167 - 172.
11. Jelinek JS, Kransdorf MJ, Schmookler BM, et al. Liposarcoma of the extremities: MR and CT findings in the histologic subtypes. Radiology, 1993, 186 (22): 455 - 459.
12. Yoshikawa H, Ueda T, Mori S, et al. Dedifferentiated liposarcoma of the subcutis. Am J surg Pathol, 1996, 20: 1525 - 1530.
13. Oliveira AM, Nascimento AG, Okuno SH, Lloyd RV. p27 (kip1) protein expression correlates with survival in myxoid and round-cell liposarcoma. J Clin Oncol, 2000, 18: 2883 - 2893.
14. Reszel PA, Soule EH, Coventry MB. Liposarcoma of the extremities and limb girdles: a study of 222 cases. J Bone Joint Surg Am, 1966, 48: 229 - 244.
15. Elgar F, Goldblum JR. Well-differentiated of the retroperitoneum: a clinicopathologic analysis of 20 cases, with particular attention to the extent of low grade dedifferentiation. Mod Pathol, 1997, 10: 113 - 120.

第 34 章 成纤维细胞性和肌纤维母细胞性肿瘤

第一节 结节性筋膜炎

一、定义

经典型结节性筋膜炎（conventional type）又称假肉瘤性筋膜炎（pseudosarcomatous fasciitis)，是一种发生于皮下或浅筋膜的结节状纤维母和肌纤维母细胞性增生，常在局部形成肿块。此种良性病变有时可因细胞丰富，有轻度的异型性，可见较多的核分裂象以及短期内生长迅速，而容易被误诊为各种类型的软组织肉瘤，如恶性纤维组织细胞瘤和纤维肉瘤等。

结节性筋膜炎根据组织学成分可分为黏液型、细胞型和纤维型。

二、症状与体征

患者多为 20～40 岁的青年人，男女均可发病，10 岁以下的婴幼儿及 60 岁以上的老年人均较少见。病变好发于上肢，尤其是前臂屈侧，其次可见于躯干，特别是胸壁和背部。部分病例发生于头颈部（儿童则以头颈部最为常见），发生于下肢者少见，位于手足部者更为罕见。除周围软组织外，极少数病例可发生于腮腺、膀胱、乳腺、外阴和淋巴结包膜等处。临床上表现为皮下或更深处生长迅速的单个结节或肿块，病程多在 1～2 周，多不超过 3 个月，近半数病例伴有酸胀、触痛或轻微疼痛感。触诊肿物常界线不清，活动度不大。

三、影像学表现

结节性筋膜炎在超声上多为实性，但也可以出现囊性，CT 可呈低密度，结节性筋膜炎可在 MRI 表现为 T_1WI 上中心为低信号，外围为高信号。T_2WI 上相反，即中心为高信号，外围为低信号。

四、病理学表现

由增生的纤维母、肌纤维母细胞组成，细胞形态和大小基本一致，呈梭形或胖梭形，在黏液样区域内则呈星芒状。胞质淡染，核染色质细致，可见小核仁及核分裂象，但不见病理性核分裂，形态上类似培养组织或肉芽组织中的纤维母细胞。增生的梭形细胞多呈不规则的短束状排列或排列紊乱而无方向性。大多数病例细胞比较稀疏，间质疏松，黏液样，可见微囊性腔隙和散在的淋巴细胞浸润，但通常不见浆细胞浸润，常见外渗的红细胞。部分病例中细胞丰富，且细胞多较肥胖，并呈紧密、交织的条束状排列，似纤维瘤或纤维肉瘤。部分病例中可见少量体积较小的、细胞核较少的破骨样多核巨细胞，对本病的诊断有时具有提示性意义。在病变的边缘，常见增生的薄壁毛细血管，似肉芽组织，梭形细胞常呈锯齿状向脂肪组织内生长。

一般来说，镜下形态与病程关系密切，病程较短者间质多呈黏液样，而病程较长者，病变内的纤维母/肌纤维母细胞数量减少而胶原增多，明显时可呈瘢痕疙瘩样，极少数病例的间质内有时还可伴有灶性的钙化或骨化。

免疫组化：梭形或星状细胞表达 vimentin、α-SMA 和 MSA，而 desmin 多为阴性，破骨样多核巨细胞表达 KP-1，不表达 S-100 蛋白和 desmin。

五、治疗

结节性筋膜炎的治疗分为保守治疗及手术治疗，所谓保守治疗是根据病变时间、部位，采用相对观察的方法，同时可服用某些平消胶囊等药物，一般病灶在 2～3 个月内缩小，甚至消失，但 3 个月以上肿块不消反而增大要考虑手术切除，切除范围尽量在肿块外围 1cm 左右，防止术后再复发，切除标本送病理检查。

六、预后

本病系一种反应性、增生性的瘤样病变，局部切除多可治愈，有自行消退的报道。约 1%～2%复发，多发生于术后不久，多半是切除不彻底所致。提醒注意的是，诊断“复发性结节性筋膜炎”时要格外小心，应想到是否为其他类型的病变或肿瘤。

第二节　增生性筋膜炎及增生性肌炎

一、定义

一类发生于筋膜和皮下或肌肉内的反应性、自限性结节状纤维母、肌纤维母细胞性增生，组织学特征表现为病变内含有胞质丰富嗜碱性、空泡状大核并含有明显大核仁的节细胞样纤维母细胞。与结节性筋膜炎相似，此型病变在病理学上也容易被误诊为恶性肿瘤。

二、症状与体征

主要发生于老年人，发病高峰在 50～60 岁，儿童很少见，男女发病率相近。增生性筋膜炎好发于四肢的皮下，以上臂最为多见，躯干也可发生，头颈部少见。增生性肌炎主要累及躯干和肩胛带的扁平肌，特别是胸大肌、背阔肌和前锯肌。表现为单个结节，生长迅速，无症状。

增生性筋膜炎在脂肪小叶的纤维性间隔中呈扁圆形或伸展状，灰白色，质地较硬，边界不清，无包膜，直径多在 5cm 以下，平均为 2.5cm。增生性肌炎在肌束间呈灰白色梁束状或瘢痕状，或仅表现为肌肉内的束状结构，或呈楔状，其尖端插入肌肉间，底部位于筋膜上 1～6cm。

病变主要累及皮下脂肪、浅筋膜或横纹肌束间，由大量增生性的纤维母、肌纤维母细胞、嗜碱性巨细胞及介于两者之间的过渡型细胞组成，间质含有多少不等的黏液样物质及胶原纤维。

三、影像学表现

与结节性筋膜炎类似，超声可示实质性肿块，CT 呈低密度。

四、病理学表现

纤维母细胞、肌纤维母细胞多呈梭形，或为蝌蚪形、不规则形，核膜厚，染色质呈空泡状，可见核仁，核分裂象多少不等；嗜碱性巨细胞散在或成群分布于纤维母细胞之间，体积较大，呈多边形或不规则形，胞质丰富、嗜碱性，核圆形或卵圆形，核膜厚，可见1～2个深蓝色或紫色包涵体样大核仁，枭眼样，似节细胞或横纹肌细胞，但不见尼氏小体或横纹。

增生性肌炎中，病变穿插于横纹肌纤维之间，对横纹肌纤维本身并不累及，常在横切面上形成“棋盘”结构，核分裂象易见。

发生于儿童的增生性筋膜炎和肌炎，与成年型稍有不同，在于：①界限相对较清楚；②细胞偏丰富；③核分裂象较多；④不含有纤细的纤维母细胞；⑤病灶周边看不到伴有小灶性脂肪坏死的肉芽肿样区域，有灶性的急性炎症细胞浸润及坏死；⑥基质黏液样变不明显。

免疫组化和电镜检查显示梭形细胞及嗜碱性巨细胞具有肌纤维母细胞性分化。

五、治疗

本病应注意不要误诊为胚胎性横纹肌肉瘤或节细胞神经母细胞瘤。本病系良性病变，切除后不复发，少数病例可自行消退。

六、预后

预后相对良好，手术切除后注意随访，如有复发多为未切除干净所致。

第三节　骨化性肌炎及趾纤维骨性假瘤

一、定义

骨化性肌炎一种局灶性、自限性的修复性病变，镜下显示特征性的区带现象，由反应性的纤维母细胞、骨样组织和（或）成熟的编织骨所组成，通常发生在外伤后的软组织内。

骨化性肌炎是一种“臭名昭著”的假肉瘤性病变，因其早期病变细胞不成熟，并且较丰富，可见核分裂象，病变内可见到一些骨样组织，因而容易被误诊为骨外骨肉瘤等恶性肿瘤，尤其是在术中快速冷冻切片会诊时。国内、外都曾在这方面有过教训，即使是从事多年外科病理诊断的高年资医师也会误诊，故提醒病理界同行需加以特别注意。

指趾纤维骨性假瘤是一种好发于手指皮下脂肪组织内的异位骨形成，与骨化性肌炎关系密切，镜下形态也与骨化性肌炎相似，也易被误诊为骨外骨肉瘤，其同义词包括手足短管状骨旺盛性反应性骨膜炎（florid reactive periostitis of the tubular bones of hands and feet）和骨旁筋膜炎（parosteal fasciitis）。

二、症状与体征

骨化性肌炎的患者多为20～30岁爱好体育运动的青少年和青年人，近半数年龄在30岁以下，男性多见。80%发生于四肢的肌肉内，特别是下肢的股四头肌和臀部肌肉，以及上肢的屈肌，躯干和头颈部也可发生。表现为生长迅速的肿块，可有痛感。常有外伤史。发生于皮下脂肪或筋膜者，也称骨化性脂膜炎（panniculitis ossificans），多位于上肢，并多见于女性。

指趾纤维骨性假瘤的发病年龄较广，从儿童到老年人均可发生，但好发于青年人，平均年龄为 25～30 岁，女性略多见。

三、影像学表现

早期骨化性肌炎影像学上无钙化表现，骨化最初表现为不规则絮状致密影，随后在病变周围形成板层骨结构，CT 可显示活动期病变自外向中心逐渐成熟的同心圆状改变，中心为透亮区，周围显示钙化或骨化。MRI 在不同期表现不一，早期病变周围环绕水肿带，T_2WI 呈高信号，中期 T_2WI 呈高信号，中期 T_2WI 略高于肌肉信号，慢性成熟病变，可见外周部大量钙化及骨化，病变在 T_2WI 可呈“葱皮”样信号，骨化性肌炎主要依 X 线平片诊断，钙化也比 MRI 清晰。

四、病理

骨化性肌炎显示清晰的分带现象，由中央到周边，由不成熟细胞逐渐过渡到成熟骨小梁。中心部由不成熟、疏松排列的纤维母/肌纤维母细胞组成，富于血管，类似结节性结膜炎或肉芽组织。纤维母/肌纤维母细胞显示轻-中度的多形性，并可见较多的核分裂象，常含一定数量的巨噬细胞、慢性炎症细胞、多核巨细胞和纤维蛋白物质。病变往周边逐渐过渡时，细胞密度增加，呈边界不清的小梁状，由纤维母细胞、骨母细胞和多少不等的骨样组织混合组成，其间为扩张的薄壁血管腔隙。再往外，边缘出现钙化并进展成成熟的骨小梁，表面有一层骨母细胞围绕，成熟骨与周围的横纹肌组织之间为疏松、黏液样或受挤压的纤维组织，肌肉组织常显示萎缩性改变。

指趾纤维骨性假瘤主要由杂乱增生的纤维母细胞和成熟程度不等的骨组织所组成。增生的纤维母细胞常呈结节状分布，有时细胞比较丰富，并可见明显的核仁及正常的核分裂象，但不见病理性核分裂。骨组织可从无定形花边样的骨样组织一直到成熟的编织骨，甚至是板层骨。有时在切除完整的病例中可见区带分布现象，其中央区为成熟区。

免疫组化：纤维母/肌纤维母表达 vimentin、α－SMA 和（或）desmin。

五、治疗

骨化性肌炎常与外伤有关，因此有时可认为是外伤后的改变，由于多发生在四肢主要肌肉群，可以观察或等待成熟期钙化，根据有无临床症状再予以处理，过早的外科干预可能要切除较多的肌肉束或群，如位于深部的肌炎，外科手术创伤较大，更不宜过多切除。指趾纤维骨性假瘤根据症状处理。

六、预后

良性病变，极少复发，但如手术切除不净，则可继续生长。

第四节　缺血性筋膜炎

一、定义

缺血性筋膜炎也称非典型褥疮性纤维组织增生（atypical decubital fibroplasia，ADF），是一种假肉瘤性纤维母细胞增生性病变，好发于老年人躯体骨隆起部位的皮下脂肪组织内，由局部软组织长期间歇性受压所引起。

二、症状与体征

患者多为行动不便、长期卧床或长期坐轮椅的老年人，发病年龄高峰在70～90岁，平均为78岁，女性略多见。多数患者伴有糖尿病、严重的关节炎、痛风、Paget病、肺纤维化、肝衰竭等。主要发生在躯体骨突起明显的部位，如肩背部、胸壁、臀部及股骨大转子。多表现为近期内迅速增大的无痛性肿块，术前病程常在3周～6个月。因肿块位置深，界限不清，且体积通常较大，临床上易被误诊为肉瘤。

三、影像学表现

此病例无特殊的影像学征象，B超可发现肿块，位于表浅皮下居多，CT及MRI发现较大肿物，比较表浅的肿物常难以区分增生或肿块。

四、病理学表现

病变位于深皮下组织内，境界不清，呈多结节状，局部区域呈黏液水肿样，直径为1.0～8.5cm，部分病例可累及深部的骨骼肌或肌腱，或累及浅表的皮肤真皮层。

镜下呈小叶状，并大致显示区带性现象，区带的中央由成片或宽带状的液化纤维素性坏死区组成，呈网状、均质嗜伊红色，有时可见残留的脂肪性影细胞；坏死区周围为增生性的纤维母细胞和薄壁小血管所形成的肉芽肿样区域，间质疏松，常伴有不同程度的黏液样至纤维黏液样变性。增生的纤维母细胞形态各异，有一定的异型性，并可见胞质呈嗜碱性、核仁明显的多边形大细胞，类似增生性筋膜炎中的节细胞样细胞。增生性的血管多为扩张的薄壁小血管，其内皮细胞多肿胀，血管周围常围绕增生的胖梭形纤维母细胞。部分区域的血管壁伴有不同程度的透明变性或见纤维素性沉着。因对本病不熟悉，超过1/3的病例被误诊为恶性肿瘤，如黏液性脂肪肉瘤、黏液性恶性纤维组织细胞瘤和上皮样肉瘤等，应当引起重视。需要与本病鉴别的良性病变包括增生性筋膜炎和褥疮性溃疡。

五、治疗

本病系一种假肉瘤性纤维母/肌纤维母细胞增生性病变，部分病例局部切除后会复发主要是由于术后局部组织继续受压而引起的反复退变及修复所致，而非真正的肿瘤性复发。所以对于怀疑复发病例要予以谨慎的临床及影像学检查后确定是否治疗。

六、预后

预后较好，注意随访，如未出现复发，常持续长久不复发。

第五节　弹性蛋白纤维瘤

一、定义

一种界限不清的弹力纤维瘤样病变，好发于老年人的肩胛下角之间和胸壁，由粗而不规则的弹力纤维束组成，基质呈无定形嗜伊红色，可见少量的纤维母细胞。

二、症状与体征

患者多为 50～70 岁的中老年，多为常年重体力劳动者，女性多见。本病似有地理性分步，比如多数病例发生于日本的冲绳岛。好发于背部肩胛骨下角之间，位于背阔肌和菱形肌的深部，固定于胸筋膜、肋骨骨膜或肋间韧带，肩胛外的部位如胸壁、坐骨结节、股骨大转子、尺骨鹰嘴及胃等部分实质脏器等处也可发生。多数病例为孤立性病变，但少数病例也可为双侧性。表现为深部缓慢性生长的无痛性肿块。

三、影像学表现

弹性蛋白纤维病临床较少见，在影像学表现上也无特殊性，较小的肿块影像学无法探及，超声波可显示低回声肿块，CT 表现为低或等密度肿块，MRI 缺乏特征性。

四、病理学表现

由交织状的嗜伊红色胶原纤维和等量、退化程度不等的弹力纤维以及多少不等的岛屿状成熟脂肪组织组成，胶原之间含有少量梭形纤维母细胞，间质多呈疏松的纤维黏液样，内含薄壁血管。弹力纤维在 HE 染色下呈淡红色，粗纤维状、串珠状、巨齿状、小花瓣状或颗粒状；弹力纤维染色（Verhoeff，Weigert，Gomori）下呈深紫色，细长条状、杆状或分支状，并可见纤细的中央索，边缘似虫噬状。

免疫组化：弹力纤维表达弹力素（elastin）。

五、治疗

对于此病治疗报道少，因常为缓慢无痛性肿块，且孤立性病变，有时位于肩胛下角、股骨大转子等处，位置较深，如要手术，原则上要经影像学证实有肿瘤存在再手术，以免定位不准或手术中无法发现肿瘤造成被动局面，手术局部切除即可。

六、预后

该病呈现良性行为，完整切除后多不复发。

第六节　肌纤维瘤和肌纤维瘤病

一、定义

一种良性自限性的病变，具有清晰的双相性形态，周边区由平滑肌样的结节或条束构成，中央区为呈血管外皮瘤样排列的原始性间叶细胞。

二、症状与体征

本病多发生于出生时或出生后数月内，偶可见于较大的儿童和青年，少数见于成年人，男性多见。多为孤立性（肌纤维瘤），位于真皮和皮下，多见于头颈部，其次为躯干和四肢，少数位于骨内。少数为多灶性（肌纤维瘤病），除软组织外，同时还累及骨骼和内脏，前者 X 线多表现为境界清楚的溶骨性病变，后者多位于肺、心肌、胃肠道和胰腺，少数位于中枢神经系统，可导致严重的呼吸困难、呕吐和腹泻。部分病例可能与遗传有关。

位于真皮及皮下者其边界比位于肌肉内、骨骼及内脏者相对清楚，平均直径 0.5～1.5cm，质地坚实，瘢痕，切面呈灰白色。

三、影像学表现

肌纤维病分为孤立性和多灶性，可表现界线清楚肿块，B 超示低回声病灶，MRI 及 CT 可反映出病变的组织信号。

四、病理学表现

两者镜下形态相似，显示结节性或多结节性的生长方式，并具有明显的区带现象，由淡染的周边区和深染的中央区组成。周边区的细胞多呈胖梭形，胞质嗜伊红色，呈短束状或结节状排列，形态类似平滑肌。中央区由圆形或小多边形的原始间叶细胞组成，呈实性片状分布或血管外皮瘤样排列。1/5 的病例内可见瘤细胞在血管内生长，部分病例内可见灶性的出血、囊性变和坏死，后者常伴有钙化。

五、治疗

本病系一种良性自限性的病变，临床经过很大程度上取决于病变的范围。孤立性或仅累及软组织和骨的多灶性病变预后良好，多可自发性消退，但累及内脏和全身广泛性病变，特别是新生儿和婴儿，预后不佳，对治疗常无反应，患儿多在数天或数周内死于呼吸窘迫或腹泻。

六、预后

完整切除后预后良好。

第七节　幼年型透明性纤维瘤病

一、定义

一种极其罕见、原因不明且常为常染色体隐性遗传的家族性病变。

二、症状与体征

以多灶性的皮下结节或肿块为特征，多见于头皮、前额、鼻、耳、背部及膝部。初发结节多在出生至 5 岁间出现，可长至成年期，男性略多见。部分病例伴有牙龈弥漫性肥厚、大关节屈曲性挛缩、肌肉发育不良及萎缩，X 线检查常显示末节指、趾骨的溶骨性病灶，边缘呈穿凿样。

三、影像学表现

无特殊。MRI 示 T_2WI 高信号。

四、病理学表现

肿块位于真皮、皮下、牙龈及大关节，界限不清，1～5cm 大小，灰白色。镜下由成束或成簇的梭形纤维母细胞和大量、均质嗜伊红色的玻璃样基质组成。早期病变细胞较丰富而间质较少，晚期病变则细胞稀疏，间质丰富。有时在同一病变内，可见细胞丰富区和玻璃样变区之间有移行。玻璃样变性的基质 PAS 和 AB 染色阳性，甲苯胺蓝和刚果红染色阴性。

五、治疗

根据病情是否进展再进行治疗，由于病灶可呈多发性，要有一段动态观察期，以免术后再发。

六、预后

预后良好，切除彻底后常不复发。

第八节 Gardner 纤维瘤

一、定义

一种良性的软组织病变，由排列紊乱的粗大胶原纤维和散在的纤维母细胞组成，常向邻近组织浸润性生长，或可见内陷的脂肪、肌肉或神经组织，本病与韧带瘤型纤维瘤病和结直肠家族性腺瘤样息肉病/Gardner 综合征关系密切。

二、症状与诊断

多发生于婴幼儿和青少年，两性均可发生。主要累及脊柱旁、背部、胸壁、腰部、头颈部和四肢，位于浅表或深部的软组织内。表现为界限不清、斑块状的肿块，多无症状，但也可有疼痛感。

三、影像学表现

无特殊表现。

四、病理学表现

由大量的粗大胶原和少量散在的纤维母细胞组成，肿块的中心部形态较为一致，胶原条束之间有时可见挤压伤样改变，肿块的周边部，胶原条束常延伸至邻近的组织内，可见内陷的脂肪、肌肉或神经组织。

免疫组化：梭形细胞表达 vimentin 和 CD34，不表达 actins、desmin、ER 和 PR。

细胞遗传学：90%的病例伴有 Gardner 综合征、家族性腺瘤型息肉病和（或）APC 基因突变。

五、治疗

此纤维病因常合并有家族性腺瘤样息肉病，需要全身检查，包括纤维结肠镜检及 CT 检查后再决定手术，肿瘤位于躯干及四肢，行局部广泛切除即可，如肌肉切除过多，腹壁等处还需用补片修补，如在腹腔内常为多发肿块，肿瘤可自肠系膜及腹膜后发出，完整切除困难，则需行大部分切除后，放银夹标记，待术后放疗，曾有巨大腹腔纤维瘤大部分切除后放疗完全消退的病例，但需注意放射反应及胃功能。

六、预后

45%的病例发展成韧带瘤型纤维瘤病，应引起重视，并注意是否伴有 Gardner 综合征和家族性腺瘤型息肉病等疾患，以便早作处理。

第九节　钙化性纤维性假瘤

一、定义

一种好发于青少年的良性病变，以大量胶原化的纤维组织内伴有钙化或沙砾体形成为形态特征，间质内可见散在的淋巴细胞和浆细胞浸润。

二、症状与体征

主要发生在青少年，年龄范围为 1～34 岁，平均为 14.6 岁，女性略多见。多位于四肢、躯干、腹股沟及头颈部皮下或深部软组织内。表现为缓慢性生长的无痛性肿块。

三、影像学表现

病灶可呈现钙化灶，在 CT 及 MRI 有所表现。

四、病理学表现

大体上边界清楚，呈卵圆形或分叶状，直径在 2.5～15cm，平均 7cm。切面呈灰白色，质中偏硬，切时可有沙砾感。

镜下主要由透明变性的纤维结缔组织构成，其间夹杂少量梭形的纤维母细胞。特征性形态表现为胶原化的纤维结缔组织间可见散在的砂粒小体或钙化灶，可为局灶性，也可占据肿瘤的大部分。此外，在间质内伴有多少不等的淋巴细胞和浆细胞浸润灶，可聚集成簇，部分病例可见生发中心及 Russell 小体。有时病变内尚可见残留或内陷的肌肉、脂肪或神经组织。

免疫组化和电镜检测显示梭形细胞具纤维母、肌纤维母细胞性分化。

鉴别诊断包括钙化性腱膜纤维瘤、钙化性肉芽肿和纤维瘤病。

五、治疗

本病系一种假瘤性病变，有作者认为可能是炎性假瘤、炎性肌纤维母细胞瘤的晚期表现。由于肿瘤呈良性改变，可以手术或经 B 超确定肿块大小后观察，如不增大不需手术，增大时再予以切除即可。

六、预后

预后良好，完整切除即可。

第十节　浅表型纤维瘤病

一、定义

浅表型纤维瘤病（superficial fibromatosis）是一种发生于手掌和足跖筋膜和腱膜的弥漫性纤维组织增生。掌纤维瘤病，也称 Dupuytren 病或 Dupuytren 挛缩；跖纤维瘤病，也称 Ledderhose 病。

二、症状与体征

均以男性多见，其中掌纤维瘤病多见于中年以上的患者，常累及双侧，也可同时累及手和足，有时可引起手掌屈曲性挛缩；足跖纤维瘤病患者年龄多在 30 岁以下，约 1/3 为双侧性，没有挛缩现象。掌纤维瘤病通常发生在掌指皱纹尺侧，然后慢慢累及无名指、小指、中指和示指，引起掌指关节屈曲性挛缩，影响手功能；足跖纤维瘤病累及足底中心部位，也可蔓延至足背，很少累及足趾，不引起足功能障碍。临床上，在病变处可触及深部组织内有大小不等的结节性及弥漫性增厚区。

三、影像学表现

此种疾病因比较表浅，但呈游漫增厚性改变，在影像学上也可表现较广泛的病变，B 超呈现类似局部组织增生的改变或低回声区，CT 及 MRI 可见趾、指处的局部变化，与正常组织紧邻，常无法区分界线。

四、病理学表现

由增生的纤维母/肌纤维母细胞和胶原纤维组成，两者的比例可因病程不同、病例不同或同一病例不同的区域而异。早期病灶，纤维母细胞生长活跃，呈胖梭形，束状排列，浸润筋膜和皮下组织，可有数量不等的核分裂象，随病程的进展，间质为胶原增多，而纤维母细胞成分减少，核尖而细长。少数病例内可见数量不等的多核巨细胞。

免疫组化：梭形细胞表达 vimentin，程度不一地表达 actins。

细胞遗传学：显示近双倍体表型，7 号和 8 号染色体增加。

五、治疗

浅表型纤维瘤病如生长缓慢可以观察，必要时手术，但手术常因病变广、无法彻底切除，累及肌腱、筋膜、神经等处切除更为困难，所以经常在手术后半年左右再次复发，要求尽量切净，但不要保留趾、指，反复复发有时只能牺牲趾、指。放疗可能有效，可试行放疗。

六、预后

本病的治疗以手术为主，特别是在屈曲性挛缩影响手部功能时。

第十一节　胸膜外孤立性纤维及血管壁瘤

一、定义

一类发生于胸膜外的孤立性纤维性肿瘤，瘤细胞可能起自于表达 CD34 抗原的树突状间质细胞，后者弥漫性分布于人体的结缔组织中。

二、症状与体征

患者的年龄范围为 19～85 岁，发病高峰在 40～60 岁，女性略多见。发生部位广泛，几乎囊括躯体所有的解剖部位，但以头颈部、上呼吸道、盆腔腹膜后和周围软组织相对常见。多数病例表现为局部缓慢性生长的无痛性肿块，部分病例为偶然性发现，位于一些特殊部位者如脑膜、眼眶、脊髓、前列腺、盆腔或腹膜后可伴有相应的症状。

三、影像学表现

B 超发现低回声区，边界清晰，MRI 的 T_1WI 低到中等信号。

四、病理学表现

大体上呈卵圆形或类圆形肿块，界限清楚，部分病例被覆纤维性假包膜，直径 1.0～27.0cm，平均 6～8cm。切面呈灰白色，质韧而富有弹性，可伴有黏液样变性。

镜下由交替性分布的细胞丰富区和细胞稀疏区组成。细胞丰富区内，瘤细胞呈短梭形或卵圆形，胞质少或不清，核染色质均匀，细胞稀疏区内，瘤细胞呈纤细的梭形。两区内的细胞均无明显异型性，核分裂象也不多见。瘤细胞多为无结构性生长，其他较为常见的排列方式有短席纹状、条束状、鱼骨样、血管外皮瘤样、栅栏状或波浪状，部分病例中还可见到密集成簇的上皮样小圆细胞及沿血管周围分布的一些多核性巨细胞，后者可类似巨细胞性纤维瘤，发生于肺、前列腺、精囊等实质脏器者还可形成叶状肿瘤样结构。

免疫组化显示梭形细胞表达 vimentin、CD34 和 bcl－2。

需要与本病鉴别的肿瘤包括真皮纤维瘤、上皮样平滑肌瘤、隆突性皮纤维肉瘤、低度恶性纤维肉瘤、低度恶性肌纤维母细胞瘤、恶性纤维组织细胞瘤、神经鞘瘤、神经纤维瘤、低度恶性周围神经鞘膜瘤和血管外皮瘤。

五、治疗

本病多数呈良性过程，极少数可复发，常为肿瘤切除不全所致。非典型性及恶性 SFT 具有明显的侵袭性行为，局部复发率或远处转移率高。孤立性纤维瘤因有转移的发生故加强随访很重要。

六、预后

预后尚好，但也有发生转移的可能，需予以重视。

第十二节　炎性肌纤维母细胞瘤

一、定义

一种由分化性梭形纤维母细胞组成的肿瘤，常伴有大量的浆细胞和淋巴细胞浸润灶，又称浆细胞肉芽肿（plasma cell granutoma），炎性假瘤（inflammatory pseudotumor），炎性纤维肉瘤（inflammatory fibrosarcoma）。需要说明的是，近年来的一系列研究显示，炎性肌纤维母细胞瘤是真性肿瘤，但很多文献上仍使用炎性假瘤这一名称，实际上炎性假瘤包括了一组杂类病变。

二、症状及体征

本病主要发生于儿童和青少年。多数病例位于肠系膜、大网膜、腹膜后和肺，部分可位于纵隔、上呼吸道和泌尿生殖道，少数病例位于腮腺、甲状腺、肝、胃肠道和皮肤。起病隐匿，位于腹腔内者临床上可有腹痛、腹部包块、胃肠道梗阻、发热、贫血、红细胞沉降率加快、消化不良和体重减轻等症状，肿块巨大时可出现邻近脏器压迫性症状。

三、影像学表现

由于本病除发生在腮腺及甲状腺外多见于腹腔内，B 超及 CT、MRI 均可表现腹腔内的病灶，腹内病变有时与肠腔相连，难与间质瘤及其他炎性病变鉴别。

四、病理学表现

大体上呈实性结节状肿块，质地坚韧，位于肠系膜或腹膜后者常呈多结节状，直径范围为 2～20cm，多数在 5～10cm。切面呈灰白色或灰黄色，有钙化漩涡状，可伴有黏液样变性、消化不良和体重减轻等症状。

镜下主要由增生的胖梭形（肌）纤维母细胞组成，排列成束状或漩涡状，间质内伴有大量的炎性细胞浸润，多为成熟的浆细胞和淋巴细胞，少数为中性粒细胞和嗜酸性粒细胞。病变内除梭形细胞外，尚可见类圆形组织细胞样细胞，部分病例中还可见一些不规则形、多边形或畸形细胞，核内可见嗜伊红性或嗜碱性包涵体，类似神经节细胞或 R－S 细胞。梭形细胞及多边形细胞的异型性依病例而异，核分裂象在不同区域内也可多少不等。有时肿瘤的背景呈黏液水肿样，类似结节性筋膜炎或肉芽肿组织，或伴有不同程度胶原化，类似纤维瘤病，明显时可呈瘢痕疙瘩样。部分病例中可见坏死。

免疫组化显示梭形细胞表达 vimentin，多数表达 cc－SMA、MSA 或 desmin 阳性，约 1/3CK 阳性，25KP－1p 阳性。电镜检测显示梭形细胞具肌纤维母细胞性特征。

细胞遗传学研究显示本病含有克隆性染色体，表明为肿瘤性。最新研究显示肿瘤内含有 TPM－ALK 融合性基因，并表达 ALK 蛋白。

鉴别诊断包括炎症性恶性纤维组织细胞瘤、胃肠道炎性纤维性息肉、硬化性肠系膜炎/盆腔炎、纵隔炎、结外滤泡树突状细胞肉瘤、平滑肌肉瘤，发生于肠系膜、大网膜或腹膜后的胃肠道外间质瘤和霍奇金淋巴瘤。

五、治疗

本病是一种潜在恶性或低度恶性的肿瘤，位于腹腔内者具有局部复发倾向，复发率为

23%～37%，文献报道的几例转移性病例可能属于一种多灶性或多中心的病变。手术要求彻底，腹腔内必要时切除相关的肠管。

六、预后

预后取决于切除是否彻底，完整切除后也有复发的可能，所以手术尽可能扩大些。

第十三节　新生儿纤维肉瘤

一、定义

新生儿、婴儿与幼儿纤维肉瘤系临床较少见恶性肿瘤，在组织学方面的发生与成人类似，但临床生物学行为明显不同。其主要特点表现为组织学形态尽管呈现高度恶性，但很少发生转移并有较高的生存率。曾有 10 年间，世界文献报道约 200 例。

新生儿、婴儿纤维肉瘤一般限定为 5 岁以下，但有时儿童期也有发病，且生物学特性类似，故有作者统计将出生至 15 岁列为这一类肿瘤。

二、症状与体征

肿瘤可表现为无痛性肿胀或肿块，体积 1～20cm，生长较快速，有时在 2～3 周内长大近一倍。Kothari 曾报道 1 例出生后发现左臂类似柠檬大小肿物，在 27 天内长至 16cm×9cm 大小。由于肿块均位于体表部位，因此很容易被婴儿家长发现，以 3 个月年龄时就诊较多。男性略多于女性。主要发生在四肢以足、踝、小腿与手、腕与前臂多见，其次位于头颈部及躯干，肿瘤巨大时可占据患者全部远端。

肿瘤剖面呈灰白色或灰红色，可出现中心性坏死或出血。显微镜下肿瘤呈实质性梭形细胞，与不等数量的胶原构成，但以网状纤维为主。肿瘤中胶原量小，细胞极性不明显，且细胞体小而呈圆形不成熟表现，只有灶性成纤维的细胞性分化。常见核分裂象，同时可见散在淋巴细胞，并见富于血管与出血部位。

三、影像学表现

在平片及 CT 上肿块轮廓可累及相关骨质，MRI 无特殊，有时可见肿瘤累及血管神经束的情况。

四、病理学表现

免疫组化可表现 vimentin 强阳性，而 actin 弱阳性。通常 cytokeratin、S－100 蛋白、myoglobin、desmin 均为阴性。虽然无家族性遗传病史，但可发现染色体数目异常及第 17 号染色体部分缺失。

虽然婴幼儿纤维肉瘤生长快速，且高度高于细胞，但可在局部广泛切除，或因瘤体巨大截肢后治愈。近年多主张外科手术前要用 CT、MRI 详尽了解肿瘤及血管神经束情况，尽量避免残废性手术。为减少外科手术的过度切除，术前多应用长春新碱、放线菌素 D、环磷酰胺等药物治疗，有报道效果较佳。化疗也可用于新辅助化疗及复发病例。

五、治疗

治疗以局部切除为主，由于婴幼儿较小，手术切除的范围酌情掌握。

六、预后

由于婴幼儿纤维肉瘤较少发生转移，5 年生存率高于成年人，有报道称可达 84%，个别病例可自行消退。

第十四节 成人纤维肉瘤

一、定义

一种由成束的梭形纤维母细胞样细胞组成的恶性肿瘤，瘤细胞常呈鱼骨样排列，并具有不同程度的异形性和多少不等的核分裂象。

二、症状与体征

可发生于任何年龄，但多见于 30～60 岁的成年人，平均年龄为 40 岁左右，男性多于女性。最常见于下肢，其次为躯干和上肢，头颈部及腹膜后也可发生。多位于深部软组织，可能起自于肌内和肌间的纤维组织、筋膜、肌腱和腱鞘，少数位于浅表皮下，后者中的多数可能由隆突性皮纤维肉瘤发展而来。早期病变体积较小，生长缓慢，约 1/3 可伴有疼痛，此后肿块生长迅速，就诊时体积往往比较明显。术前病程长短不一，短者仅为数周，长者可达 20 年及以上，平均为 3 年 4 个月。

三、影像学表现

病变部位在 MRI 检查中，T_1WI 或 T_2WI 信号均匀或不均，多数病变 T_1WI 与肌肉等信号，T_2WI 表现为高信号背景下的低信号区。

四、病理学表现

大体上呈圆形、卵圆形或结节状肿块，3～8cm，体积较小者多被纤维性假包膜。切面呈灰白色，质地坚实，或呈鱼肉状，可见出血段坏死灶。

镜下由形态一致的梭形纤维母细胞样细胞组成，染色质粗，核分裂象易见，胞质少、淡嗜伊红色，细胞境界不清。瘤细胞常呈交叉的条束状排列，俗称鱼骨样或呈人字形。根据瘤细胞数的多少、分化程度、胶原纤维的数量及核分裂象的多少，可大致分为分化好的纤维肉瘤、中度分化的纤维肉瘤和分化差的纤维肉瘤三级。但同一肿瘤的不同区域，细胞的分化程度有时也不一致，分级时，多按肿瘤分化最差的区域为准。分化差的纤维肉瘤，总的来说，瘤细胞稠密、肥胖，核染色深，异型性明显，并可呈圆形或卵圆形，往往呈弥漫性生长，而条束状排列不明显。

免疫组化显示瘤细胞表达 vimentin，灶性表达 α－SMA 和 MSA。电镜检测显示大部分瘤细胞为纤维母细胞，部分瘤细胞具肌纤维母细胞性分化。

本病主要应与其他各种类型的梭形细胞肉瘤相鉴别，包括单相纤维型滑膜肉瘤、恶性周围性神经鞘膜瘤、纤维肉瘤型隆突性皮纤维肉瘤、平滑肌肉瘤、恶性纤维组织细胞瘤、纤维瘤病和肌纤维母细胞肉瘤。

五、治疗

生物学行为取决于肿瘤的分化程度，分化良好的纤维肉瘤其局部复发率为 12%，中—

高度恶性的纤维肉瘤局部复发率为48%～57%，最常见的转移部位为肺，其次为骨。纤维肉瘤要求广泛切除，广泛切除后，标本切缘阴性者，不必术后放、化疗，也无明确有效的化疗药物。

六、预后

纤维肉瘤的预后与肿瘤大小、部位、分级有关。发生于肢体者预后好于躯干者，发生于腹膜后及盆腔部位预后较差。Mackenzie的报告指出组织学分级与生存率有关。5年生存率Ⅰ级82.2%，Ⅱ级55%，Ⅲ级35.5%。多次复发可以增加转移的危险，上海医科大学治疗结果较好，197例根治术后5年生存率达74%，10年生存率为63%。初次治疗组与再次治疗组疗效不同，其5年生存率分别为95%和66%。根治术后发生转移为17.8%。根据组织学分级：Ⅰ级为11.5%，Ⅱ级为26.2%，Ⅲ级为80%。发生转移的时间自数月到11年不等，平均为2年。肺转移最多，占21例。初次治疗组病死率为19.3%，再次治疗组为41.4%。某些远处转移可发生在22年之后，所以纤维肉瘤的长期随诊需予以注意。

第十五节　黏液性纤维肉瘤

一、定义

由中欧学者Angervall等首先提出，根据瘤细胞的丰富程度、异型性的大小和核分裂象的多少，Angervall等和Mentzel等分别将黏液纤维肉瘤分为四级和三级，提出低度恶性、中度恶性和高度恶性黏液纤维肉瘤的概念。Weiss对此类肿瘤提出看法，即黏液纤维肉瘤的定义应为肿瘤50%以上的区域呈黏液样，且瘤细胞由轻度异型的梭形纤维母细胞组成，以免与黏液性或经典型伴有灶性黏液变性的恶性纤维组织细胞瘤相混淆。

二、症状与体征

临床上多发生于50～70岁的老年人。好发于肢体，特别是下肢，而位于躯干、头颈部及腹膜后者则较为少见。

肿瘤多位于皮下组织内，多结节状，并常与表皮平行，切面呈胶冻状。少数位于深部肌肉组织内，体积较大，且结节状外形不明显，常向周围组织浸润性生长。

三、影像学表现

超声波显示边界清楚的低回声肿块，MRI T_1WI上病变均呈中等信号，CT可发现类似界线清晰肿块。

四、病理学表现

镜下呈多结节性生长，结节之间为纤细的纤维组织间隔。结节内细胞密度低，主要由梭形细胞组成，多呈长条束状排列，间质呈黏液样，往往呈弥漫性。高倍镜下，瘤细胞胞质呈淡嗜伊红色，胞界不清，核深染，有轻度异型，核分裂象少见，有时可见多空泡状细胞，但不是脂肪母细胞。肿瘤内的血管细长，曲线状，瘤细胞具有沿血管排列的倾向。

五、治疗

本病应与黏液性恶性病变鉴别，局部复发率为38%～50%。手术切除应彻底切缘阴性，术后不必放、化疗，如有远处转移者可考虑化疗。

六、预后

预后与病灶大小，是否切除干净有关，但有时发生肺及其他部位转移，要定期随访。

第十六节　低度纤维黏液性肉瘤

一、定义

由 Evans 于 1987 年首先描述，一种由异型性不明显的纤维母细胞样梭形细胞构成的肿瘤，瘤细胞常呈漩涡状排列，间质呈交替性的纤维样和黏液样。

二、症状与体征

好发于中青年，年龄范围为 3～78 岁，平均 30 岁，女性多见。肿块多位于深部软组织，以大腿和腹股沟多见，其次可见于肩部、胸部、肛旁、小肠系膜、颈部和臀部等。临床上表现为缓慢性生长的无痛性肿块。

三、影像学表现

B 超可发现界线清楚肿块，MRI T_1WI 为中等信号。

四、病理学表现

肿块边界清楚，直径 1～18cm，平均 9.5cm。切面呈灰白色或灰黄色，纤维呈黏液样。部分病例尽管肉眼上具有清楚的边界，但在镜下肿瘤常向邻近组织浸润性生长。低倍镜下显示，肿瘤由交替性的纤维性和黏液性区域所组成，血管稀少。瘤细胞由形态一致的纤维母细胞样梭形细胞组成，核异型性不明显，核分裂象也不易见到，胞质淡嗜伊红色，胞界不清，瘤细胞常呈漩涡状排列。灶性区域内瘤细胞可显示一定的多形性，并可见到血管周围有瘤细胞聚集现象。在复发或转移的病例，细胞密度明显增加，并可见核分裂象。

鉴别诊断包括恶性纤维组织细胞瘤、黏液纤维肉瘤和低度恶性的恶性周围性神经鞘膜瘤。

五、治疗

本病的局部复发率为 75%，并可发生远处转移，特别是转移到肺，属低度恶性肉瘤。由于易发生转移，临床上要定期随访此病例，发生肺转移可用冷冻、手术切除等综合治疗方法。

六、预后

预后相对较差，因其易发生转移，所以局部处理后，要注意远处转移发生，死亡原因也多为远处转移。

（师英强　王　坚）

参考文献

1. 朱雄增，王坚. 软组织肿瘤WHO分类中新类型（一）. 临床与实验病理学杂志，2003，19：197－199.
2. 王坚. 对我国软组织肿瘤病理发展的探讨. 中华病理学杂志，2005，34（3）：129－132.
3. Fletcher CDM，Unni KK，Mertens F. World Health Organization Classification of Tumours Patholoy and Gennetics of Tumours of Soft Tissue and Bone. Lyon：IARCP Perss，2002：1－244.

第 35 章 纤维组织源性肿瘤

第一节 腱鞘巨细胞瘤

一、定义

腱鞘巨细胞瘤也称腱鞘滑膜巨细胞瘤（tenosynovial giant cell tumor）或结节性腱鞘滑膜炎（nodular tenosynovitis），是一种由圆形单核细胞和破骨样巨细胞组成的肿瘤，起自于关节和滑囊内，或沿腱鞘生长，肿瘤内常含有黄色瘤细胞、淋巴细胞和含铁血黄素，按肿瘤生长方式和生物学行为可分为局限型（localized）和弥漫型（diffuse）两种。

二、症状与体征

可发生于任何年龄，发病高峰期为 30～50 岁，女性多见。主要发生于手指，尤其是示指和中指，其次可见于足、腕、踝和膝。表现为缓慢生长的无痛性小结节，结节的大小在数年内可保持不变。体检时显示肿瘤多固定于深部的组织结构，与表皮无粘连。半数病例中，影像学检查可显示边界清楚的软组织肿块，其邻近骨可有不同程度的退变，10%左右可发生骨皮质的破坏。

三、影像学表现

B 超可见位于足、踝等处实质或囊性肿物，CT 及 MRI 表现为与骨皮质关系密切的肿物。

四、病理学表现

因从组织学上，局限型和弥漫型腱鞘巨细胞瘤更接近于纤维组织细胞性一类肿瘤，而非真正的滑膜组织肿瘤，故新版的软组织肿瘤病理学和遗传学分类已将局限型和弥漫型腱鞘巨细胞瘤纳入所谓的纤维组织细胞瘤一类中。

五、治疗

可考虑手术治疗，但由于肿瘤与骨质紧连，有时肿瘤基底即与肌腱相连，往往手术难以切净，尽可能完整切除，是防止复发的有效方法，临床上还未见到放疗及化疗报道。

六、预后

本病系良性肿瘤，但可复发，复发率为 10%～20%，特别是细胞丰富及有较多核分裂象者，以及仅作肿瘤摘除术而有残留者。

第二节　深部良性纤维组织细胞瘤

一、定义

一种发生于深部软组织的良性纤维组织细胞瘤，部分区域可类似良性血管外皮瘤。本型较少见，仅占纤维组织细胞瘤的5%以下。

二、症状与体征

患者多为20～40岁的中青年，男性多见。最常见于下肢和头颈部的皮下组织内，表现为缓慢性生长的结节。

三、影像学表现

超声显示为低回声肿块，CT扫描表现为低或等密度肿块，MRI表现缺乏特征性，T_1WI呈中等信号，与肌肉信号相似。

四、病理学表现

大体上界限相对较清楚，直径可达5.0cm或更大。切面呈黄色或灰白色，可有灶性出血。组织学上与经典的纤维组织细胞瘤相似，但核分裂象常见，多数病例内还含有胞质嗜伊红色的梭形细胞，呈席纹状排列，或呈不规则条束状，类似平滑肌。黄色瘤细胞、含铁血黄素性吞噬细胞及多核巨细胞不常见，部分肿瘤内含有血管外皮瘤样的血管结构，有时肿瘤内可见灶性出血及坏死。

鉴别诊断包括良性血管外皮瘤、隆突性皮纤维肉瘤和结节性筋膜炎。

五、治疗

本病临床上切除不彻底，约25%～30%局部复发，个别富于细胞的病例可发生远处转移。

六、预后

相对较好，极少发生远处转移。

第三节　丛状纤维组织细胞瘤

一、定义

一种发生在浅表并呈浸润性生长的肿瘤，好发于儿童和青少年，在真皮深层及皮下可见丛状分布的多个小结节，由单核和多核组织细胞样细胞组成，结节周围由梭形纤维母、肌纤维母细胞围绕。

二、症状与体征

主要见于儿童和青少年，平均年龄为16岁，30岁以后少见，女性多见。好发于肢体，尤其是上肢，下肢，躯干和头颈部等处也可发生。表现为皮肤及皮下缓慢性生长的无痛性肿块。

三、影像学表现

MRI 示 T_1WI 和 T_2WI 上均呈低信号，无强化。

四、病理学表现

肿块位于皮下脂肪组织内，常延伸至真皮，分叶状或结节状，直径 0.3～8cm，多数小于 3cm，切面呈灰白色。

镜下由丛状分布的小结节或梭形细胞束组成，有时小结节可呈融合状。小结节由单核样组织细胞和多核巨细胞构成，可有灶性出血，周边常可见束状围绕的梭形纤维母、肌纤维母细胞。瘤细胞无明显的异型性，可见核分裂象，但通常少于 3/10Hp。个别病例中可见到瘤细胞侵犯血管。

免疫组化显示单核和多核组织细胞瘤和纤维瘤病。

五、治疗

丛状纤维组织细胞瘤以手术切除为主，由于多发生于浅表，相对切除无大困难，但要求切除彻底。

六、预后

局部复发率为 35%～40%，少数可发生区域淋巴结转移，甚至远处转移。

第四节　恶性纤维组织细胞瘤

一、定义

一种发生于成年人的多形性梭形细胞肉瘤，是最常见的一种软组织肉瘤。瘤细胞无明确的细胞分化方向，主要由排列紊乱的多形性纤维母细胞样梭形细胞组成，可见散在的瘤巨细胞、多核巨细胞和组织细胞样细胞，并伴有数量不等的黄色瘤细胞及炎症细胞。组织学上可分成席纹状、多形性型、黏液型、巨细胞型和黄色瘤型四种亚型。

二、症状与体征

好发于 50～70 岁的中老年人，儿童和婴幼儿少见，男性多见，约占 2/3。多数位于下肢，特别是大腿，其次见于上肢和腹膜后。炎性型、黄色瘤型多见于腹膜后，患者可伴有恶心、不适、体重减轻及腹胀等，或因瘤体较大而产生压迫性症状。

三、影像学表现

恶性纤维组织细胞瘤超声表现为实质性肿块，包膜清晰，CT 及 MRI 示位于肢体或盆腔孤立肿块。

四、病理学表现

多为孤立性肿块，结节状或分叶状，直径 5～10cm。绝大多数病例位于深部的肌肉组织内，约10%左右位于皮下，且多为深部肿瘤蔓延所致。位于腹膜后者体积往往较大，可达20cm以上。切面呈灰白色、灰黄色或灰红色，鱼肉状，常见出血、坏死、黏液变性或囊性变，部分病例可完全呈黏液样。

1. 多形性型MFH（storiform - pleomorphic MFH）

肿瘤内含有多形性和异型性均十分明显的多形性瘤细胞区，此区内的瘤细胞呈大圆形或多边形，可见瘤巨细胞。多形性区与席纹状区之间可见移行，部分区域内，瘤细胞也可呈交织的束状排列，类似纤维肉瘤。肿瘤内核分裂象易见，包括病理性核分裂。间质内常可见多少不等的黄色瘤细胞以及慢性炎症细胞浸润。部分病例还可见多少不等的凝固性坏死。

2. 巨细胞型MFH（giant cell MFH）

又称软组织恶性巨细胞瘤，瘤细胞多呈结节状生长，结节之间为粗大、致密的胶原纤维间隔，肿瘤性结节由梭形纤维母细胞样细胞和组织细胞样瘤细胞组成，瘤细胞具有明显的异型性，可见核分裂象及病理性核分裂，特征性形态表现为瘤结节内可见大量的破骨细胞型巨细胞，近一半病例中可见灶性的骨样组织或化生性骨形成。

3. 炎症型MFH（xanthomatous/inflammatory MFH）

又称腹膜后黄色肉芽肿、恶性黄色肉芽肿或黄色肉瘤，肿瘤内含有良性或恶性的黄色瘤细胞，后者核大而畸形，瘤细胞常显示吞噬中心粒细胞，常见梭形细胞瘤区域移行，后者提束状或席纹状排列。另一特征是间质内多伴有大量的急慢性炎症细胞浸润，特别是中心粒细胞。

免疫组化方面，MFH无特异性标靶物，不能凭以往认为的 α_1 - AT、α_1 - ACT、KP - 1或lysozyme等标志物来确立MFH的诊断，此外部分MFH病例CK和desmin灶性或弱阳性，分析时应注意，不要误诊为多形性癌或肌源性肉瘤。

CGH（比较染色体杂交）研究显示80% lp31、9q31、5p14 - pter和7q32数目明显增加。

席纹状、多形性MFH应注意与多形性脂肪肉瘤、多形性横纹肌肉瘤、多形性癌和非典型性纤维黄色瘤相鉴别，黏液性MFH应注意与黏液性脂肪肉瘤、黏液性隆突性皮纤维肉瘤和黏液性纤维肉瘤相鉴别，巨细胞型MFH应注意与发生于软组织内的巨细胞瘤相鉴别，炎症型、黄色肉芽肿性MFH则应注意与腹膜后良性黄色肉芽肿性病变相鉴别。

五、治疗

MFH的治疗以手术为主，尽可能施行广泛性、根治性切除术。对发生于肢体的肿瘤，如体积巨大，浸润范围广泛，并侵犯神经干、血管以及骨和关节时，应考虑截肢术。化疗和放疗可作为手术的辅助性治疗。腹腔及腹膜后MFH需行完整切除术。

六、预后

从预后上来讲，多形性型MFH复发率为19%～31%，转移率为31%～35%，5年生存率为65%～70%。最常见的转移部位为肺，其次为骨和肝。黏液型MFH预后相对较好，复发率为67%，转移率为25%。巨细胞型MFH位于浅表者预后较位于深部者要好，前者复发率为67%，但转移率仅为17%，后者复发率为40%，但转移率为50%。黄色瘤型、炎症型MFH约50%带瘤生存或复发，近1/3发生远处转移。

（师英强　王　坚）

参考文献

1. 朱雄增，王坚. 软组织肿瘤 WHO 分类中新类型（一）. 临床与实验病理学杂志. 2003，19：197－199.
2. 王坚. 对我国软组织肿瘤病理发展的探讨. 中华病理学杂志，2005，34（3）：129－132.
3. letcher CDM，Unni KK，Mertens F. World Health Organization Classification of Tumours Patholoy and Gennetics of Tumours of Soft Tissue and Bone. Lyon：IARCP Perss，2002：1－244.

第 36 章　平滑肌源性肿瘤

第一节　血管平滑肌瘤

血管平滑肌瘤（angioleiomyoma）是皮下或真皮深部的血管和平滑肌组织增生所形成的良性肿瘤，肿瘤内成熟的平滑肌束位于血管周围或穿插分布于血管之间，是一种相对常见的肿瘤，几乎所有的血管平滑肌瘤均为孤立性病变。在 Hachisuga 等最大一组病例报道中，12 663 例良性软组织肿瘤中有 562 例血管平滑肌瘤，约占良性软组织肿瘤的 4.4%。

一、临床表现

（一）好发年龄

发病年龄一般为 30～60 岁，女性多见。但位于上肢和头部的病变更常见于男性。

（二）好发部位

大多数血管平滑肌瘤发生在四肢，尤其是下肢，其次是头部和躯干。肿瘤一般位于皮下或真皮深部。大部分组织学表现为实性的亚型发生于下肢，大部分海绵状亚型发生于上肢。静脉型比其他亚型更容易发生于头部。

（三）症状与体征

大部分血管平滑肌瘤表现为小的、缓慢生长的肿块，病程一般为数年，约半数患者有疼痛症状，这是最常见的特征性症状。某些病例在受风、受冷、受压、妊娠或月经期疼痛加重。肿瘤质地硬韧，边界清楚，表面光滑，活动良好。

二、病理学表现

（一）肉眼所见

血管平滑肌瘤为界限清楚、球形、灰白色或褐色结节，质地较硬，切面呈苍白、白色透明外观，直径大多小于 2cm。实体型体积较其他两型为小。

（二）镜下所见

根据主要组织结构，血管平滑肌瘤可分为 3 种亚型：实性型、静脉型和海绵型。血管平滑肌瘤内的平滑肌成熟、分化好，分裂相一般缺如或非常罕见。实性型的平滑肌束紧密交叉排列，血管数量多，但一般为小的裂隙状血管。静脉型内有静脉血管，管壁肌层厚，病变内平滑肌束排列不甚紧密，血管壁外层平滑肌与血管间平滑肌束相混合。海绵型由扩张的血管和少量平滑肌构成，血管壁平滑肌与病变内交织的平滑肌束难以区分。偶尔同一肿瘤内有两种不同的组织学结构，但一般以某种结构为主。少数病例平滑肌细胞核增大、深染，可能是变性核非典型性的表现。病变内可见玻璃样变、钙化、黏液变、出血和小团成熟脂肪细胞。

（三）免疫组化

大多数细胞 a-SMA、结蛋白、波纹蛋白和Ⅳ型胶原阳性。根据 Hachisuga 等的研究，半数以上肿瘤包膜内和间质中的小神经纤维 S-100 和 PGP9.5 阳性，特异性疼痛可能由这些神经纤维所致。

三、血管平滑肌瘤诊断

女性患者下肢或躯干、男性患者上肢或头部出现缓慢生长的皮下小肿块，病程一般为数年，伴有疼痛症状。临床可以考虑诊断为血管平滑肌瘤，结合病理可明确诊断。

四、治疗

手术边缘切除即可。

五、预后

因血管平滑肌瘤属良性肿瘤，局部单纯切除可治愈，切除后复发罕见。

第二节　深部软组织平滑肌瘤

深部软组织平滑肌瘤（leiomyoma of deep soft tissue）是一种非常罕见的平滑肌瘤，发生于深部软组织、腹膜后或腹腔。深部软组织平滑肌瘤存在与否及其诊断标准一直存在争议，过去只有散发病例报道，但最近 Kilpaatrick、Billings、Paal 和 Miettinen 等分别进行了三组大宗病例报道。

一、临床表现

（一）好发年龄

腹膜后或腹腔平滑肌瘤几乎只见于女性。大部分患者为青少年或中年人。男女发病率无差异。

（二）好发部位

深部软组织平滑肌瘤最多见的部位是四肢皮下深部或骨骼肌内，也可发生于骨盆腹膜后和腹腔，包括系膜和网膜。

（三）症状与体征

早期无症状，生长缓慢，加之位置深在而不易早期发现。当肿瘤体积逐渐增大压迫周围组织或脏器时，出现相应的症状和体征。

二、影像学表现

（一）X 线检查

X 线检查可发现许多病变有钙化。

（二）CT 和 MRI 检查

可以明确肿瘤的位置和毗邻关系，可以发现临床难以发现的深在病灶及小钙化灶。

三、病理学表现

（一）肉眼所见

深部软组织平滑肌瘤为界限清楚的灰白色肿物，Kilpatrick 等报道的 11 例深部软组织平滑肌瘤最大者 2.5～15cm，平均 7.7cm，大部分≥5cm，超过血管平滑肌瘤的常见大小。Billings 等报道的 20 例腹膜后和 3 例腹腔平滑肌瘤直径 3.2～37cm，平均直径 14cm。Paal 和 Miettinen 报道的 51 例腹膜后平滑肌瘤大小为 2.5～31cm，平均 16.2cm。黏液变常见。

（二）镜下所见

深部软组织平滑肌瘤的细胞非常类似于正常的平滑肌细胞，HE 染色胞质嗜酸性，嗜品红，Masson 三色染色胞质红染，细胞一致性，核两端钝，雪茄形。细胞有序交织束状排列，细胞分化好，异型性小或缺如，至多有极低水平的分裂活性。发生于肢体和男性腹腔内的病变分裂象<1/50Hp，女性腹膜或腹膜后病变（激素受体阳性）分裂象可以达到 5/50Hp。无坏死。大部分病变细胞不丰富，大的平滑肌瘤内常见变性或退行性变，如纤维化、玻璃样变、钙化和黏液变。偶见骨化、局灶上皮样变、透明细胞变和脂肪分化。如有明显脂肪改变，则应称为肌脂肪瘤。

（三）免疫组化

肿瘤细胞肌动蛋白阳性，结蛋白和 hcaldesmon 至少局灶阳性，S－100 阴性。Billings 等报道，检测 6 例腹膜后平滑肌瘤黄体酮受体全部阳性，其中 5 例雌激素受体阳性，提示肿瘤可能来源于激素敏感的平滑肌细胞。但躯体平滑肌瘤和腹膜后平滑肌肉瘤均不表达激素受体蛋白。

四、深部软组织平滑肌瘤的诊断

因深部软组织平滑肌瘤早期无症状，生长缓慢，加之位置深在而不易早期发现。当肿瘤体积逐渐增大压迫周围组织或脏器出现相应的压迫症状时才能发现。影像学检查发现病变内有钙化对诊断有帮助。但确诊需要依靠病理检查。

五、治疗

肿瘤边缘切除是唯一的治疗办法，当然，中等程度的广泛切除是更为理想的治疗方法。

六、预后

深部软组织平滑肌瘤完整切除可以治愈，如局部复发，则复发瘤应无破坏性，定期随访未见有转移者。Billings 等报道局部复发率为 1/29，Paal 和 Miettinen 报道局部复发率为 2/36，但未发现复发性肿瘤有进展性表现。

第三节　平滑肌肉瘤

平滑肌肉瘤（leiomyosarcoma）是由具有明确平滑肌特点的细胞构成的恶性肿瘤。平滑肌肉瘤发生部位较广，最常见的发病部位是腹膜后，其次是大血管壁和下肢软组织。不同部位的平滑肌肉瘤病理表现虽相同，但其临床表现与生物学行为则截然不同。

一、临床表现

（一）好发年龄

软组织平滑肌肉瘤好发于中老年人，也可见于青年人，甚至儿童。患者性别比例因肿瘤部位而异，绝大多数腹膜后和下腔静脉的平滑肌肉瘤见于女性，但发生在其他部位的平滑肌肉瘤无此特点。

（二）好发部位

软组织平滑肌肉瘤最常见的发病部位是腹膜后，包括骨盆腔。另一类独特类型起源于大血管，以下腔静脉和下肢大静脉最常见，也可起源于动脉，但罕见。平滑肌肉瘤也可发生于非腹膜后软组织，最常见的部位是下肢，也可见于其他部位。

（三）症状和体征

软组织平滑肌肉瘤一般表现为局部肿物，发生于腹膜后者可有疼痛。下腔静脉平滑肌肉瘤的症状与肿瘤的部位有关。位于下腔静脉上部的肿瘤阻塞肝静脉，引起 Budd - Chiari 综合征，有肝大、黄疸和腹水；位于中部的肿瘤可阻塞肾静脉，使肾功能受损；而发生与下腔静脉下部和下肢大静脉的肿瘤可引起下肢水肿。

二、影像学表现

CT 和 MRI 检查显示平滑肌肉瘤表现为非特异性软组织肿块，但 CT 和 MRI 检查有助于显示肿瘤与周围组织的关系，尤其是发生于腹膜后的肿瘤。静脉造影可显示静脉平滑肌肉瘤血管腔内成分。

三、病理学表现

（一）肉眼所见

平滑肌肉瘤典型者为肉质感肿块，颜色为灰色、白色或褐色。可有一定的漩涡状结构。较大病变常有出血、坏死或囊性变。常边界清楚，也可有明显侵袭性。腹膜后病变可浸润周围器官。

（二）镜下所见

平滑肌肉瘤组织学结构为界限清楚的梭形细胞束交织排列，某些肿瘤此种结构不典型，偶尔有局灶性编席状、栅栏状或血管外周细胞瘤样结构。一般肿瘤细胞丰富，紧密排列，也可有纤维化和黏液变，从而形成网状或微囊结构。较大平滑肌肉瘤内常见玻璃样变、细胞稀疏带和凝固性肿瘤坏死区。少数情况伴有明显的慢性或急性炎症。肝瘤细胞核具有的特征：长形、两端钝、可有切迹或呈分叶状。核常显著深染并有多形性，一般易见分裂象，有时少见或片状分布，常见非典型性核分裂。胞质明显嗜酸性或淡染，嗜酸性胞质常为纤维性。常有明显的胞质空泡，横切面尤其明显。部分区域常见上皮样细胞、多核破骨细胞样巨细胞、明显的慢性炎症细胞、胞质颗粒状的细胞。偶尔肿瘤内除有典型软组织平滑肌肉瘤结构外，尚有非特异性、低分化的多形性区域，此时应诊断为去分化平滑肌肉瘤，但这一名称不常用。罕见情况下，平滑肌肉瘤伴有骨肉瘤样或横纹肌肉瘤样成分。

（三）免疫组化

大多数软组织平滑肌肉瘤 SMA、结蛋白和 hcaldesmon 阳性，但这些标记物均不具有平滑肌特异性，其中两种阳性比一种阳性更支持平滑肌肉瘤。“去分化”区域可以 SMA 和结蛋白阴性，但肿瘤全部区域均阴性时应对平滑肌肉瘤的诊断持有巨大怀疑。至少病灶阳性的标记物有：角蛋白、EMA、CD34 和 S - 100 蛋白。如果不具备形态特征，不能只根据免疫组化的结果诊断软组织平滑肌肉瘤。

四、平滑肌肉瘤的诊断

由于本病没有特异性临床表现和影像学表现，而且肿瘤所在部位不同，临床表现各不相同，这就给诊断带来很大困难，影像学也只能确定肿瘤的位置及毗邻，最终需要依靠病理确定诊断。

五、治疗

根据肿瘤外科分期施行根治性切除或截肢手术，术后可配合全身化疗，必要时也可配合局部放射治疗，但疗效很难估计。

六、预后

目前认为最重要的预后因素是肿瘤部位和大小，两者明显相关。大多数腹膜后平滑肌肉瘤是导致患者死亡的原因，肿瘤直径一般大于 10cm，界限不清，切除困难或不能完整切除，易于局部复发和转移。除发生在下腔静脉上段的平滑肌肉瘤之外，其他部位的血管平滑肌肉瘤容易局部切除，尽管如此，大血管平滑肌肉瘤的预后不佳，非常小者可能不易发生转移。局部复发和转移一般出现在诊断后的头几年，也可发生在诊断 10 年之后。腹膜后平滑肌肉瘤最常见的转移部位是肺和肝，如果原发肿瘤不在腹膜后，则肺是主要的转移部位。皮肤、软组织和骨同样有一定的转移率。非腹膜后软组织平滑肌肉瘤一般体积比腹膜后者小，容易局部切除，总体预后较好。

（王玉学　庞　达）

参考文献

1. 程虹，金木兰，李增山，等. 软组织与骨肿瘤病理学和遗传学. 北京：人民卫生出版社，2006，142 - 150.
2. 刘复生，刘彤华. 肿瘤病理学. 北京：北京医科大学与中国协和医科大学联合出版社，1997，1057 - 1058.
3. 张湘生，张庆. 骨与软组织肿瘤. 湖南：湖南科学技术出版社，1998，688 - 690.
4. Dicaprio MR，Jokl P. Vascular leiomyoma presenting as medial joint line pain of the knee. Arthroscopy，2003，19（3）：324.
5. Chen CJ，Lai MT，Chen CY，et al. Vascular leiomyoma of the nasal cavity：case report. Chin Med J (Engl)，2007，120（4）：350 - 352.
6. Wang CP，Chang YL，Sheen TS. Vascular leiomyoma of the head and neck. Laryngoscope，2004，114（4）：661 - 665.
7. Oktem F. Vascular leiomyoma of the hand. Plast Reconstr Surg，2005，115（4）：1218 - 1219.
8. Kugimoto Y，Asami A，Shigematsu M，et al. Giant vascular leiomyoma with extensive calcification in the forearm. J Orthop Sci，2004，9（3）：310 - 313.
9. Engel E，Butler M，Anain J Jr. Leiomyosarcoma of the foot：a case study. J Am Podiatr Med Assoc，2007，97（6）：475 - 479.
10. Ameeri S，Butany J，Collins MJ，et al. Leiomyosarcoma of the inferior vena cava. Cardiovasc Pathol，2006，15（3）：171 - 173.
11. Kawagishi N，Kashiwagi T，Ibe M，et al. Pleomorphic angioleiomyoma . Am J Dermatopathol，2000，

22 (3): 268 - 271.

12. Billings SD, Folpe AL, Weiss SW. Do leiomyomas of deep soft tissue exist? An analysis of highly differentiated smooth muscle tumors of deep soft tissue supporting two distinct subtypes. Am J Surg Pathol, 2001, 25 (9): 1134 - 1142.
13. Paal E, Miettinen M. Retroperitoneal leiomyomas: a clinicopathologic and immunohistochemical study of 56 cases with a comparison to retropertoneal leiomyosarcomas. Am J Surg Pathol, 2001, 25 (11): 1355 - 1363.
14. Rajani B, Smith TA, Reith JD, et al. Retroperitoneal leiomyosarcomas unassociated with the gastrointestinal tract: a clinicopathologic analysis of 17 cases. Mod Pathol, 1999, 12 (1): 21 - 28.
15. Farshid G, Pradhan M, Goldblum J, et al. Leiomyosarcoma of somatic soft tissues: a tumor of vascular origin with multivariate analysis of outcome in 42cases. Am J Surg Pathol, 2002, 26 (1): 14 - 24.

第 37 章　血管周围性肿瘤

第一节　血管球样瘤

一、定义

血管球样瘤（glomus 或 glomangioma）即血管球瘤，为良性肿瘤，是由小动静脉吻合的血管球增生所形成。过去，认为该肿瘤起源于神经肌肉内血管，表现为神经血管混合的组织结构，而现在认为，该病变的平滑肌细胞是干细胞。

二、临床表现

血管球样瘤主要发生在手指或足趾的甲床内。发病年龄常在 20～50 岁，女性较多见。其临床特征为局部间歇性刺痛和点状压痛，轻微的外伤或冷冻可以诱发严重的疼痛。疼痛发作时往往变深蓝色，还伴有交感神经性血管紊乱症状，如肢体出汗、灼烧性神经痛、静脉曲张等。但不像骨样骨瘤，水杨酸类止痛剂不会使疼痛缓解。病灶多发生于毛细血管床的浅部，原发于骨的血管球样瘤很少见。肿瘤大多数为单发，体积不大，直径很少＞2cm，呈淡红色，质软，界限清楚，似肉芽组织；在甲床是小的蓝色结节，加压后可褪色。X 线呈阴性，如果病灶位于指（趾）骨，血管球瘤可表现为一个小的溶骨性缺损，边缘锐利，常位于末节指（趾）骨的背侧。如果病变原发于软组织而继发性侵蚀了骨质，则有相邻的软组织肿块存在。CT 检查可显示出非特异性的肿块。MRI 检查，该病变在 T_2 加权像上呈均质的高信号。

三、病理学表现

病灶外有完整的薄而成熟的纤维包膜。在邻近的正常组织内无反应。病灶很容易被剥离而不破坏包膜。它可以与邻近的一些血管交通，故在剥离时可出血。剖开剥离下的病灶，可内部呈深红色，有完整的薄纤维结缔组织包膜。组织学检查显示病变由圆形、均匀一致的血管球细胞组成，这些细胞呈分叶状、索状和宽带状分布，常呈砌砖状（brick - ward - like）排列。在血管球样瘤内，存在明显的血管组织。在压迫敏感处，可见正常的外膜细胞，恰在毛细血管壁外，这表明毛细血管束对温度和压力的变化比较敏感。在厚壁毛细血管壁丛束之间，有细的无鞘神经纤维，它是导致疼痛感较剧烈的原因。

四、治疗

血管球样瘤属良性活跃性Ⅱ期病变，可作包膜外整块界限性切除。手术方式可采取拔甲后切开甲床，也可指甲开窗后切除肿瘤。利用微波技术进行治疗，同样可彻底消除病变瘤体。在儿童，血管球瘤可成群出现，但每一个血管球瘤可按孤立性血管球瘤来处理。

五、预后

血管球样瘤一经完整切除后很少复发，切除不彻底是复发主要原因。

第二节 肌周围性肿瘤

一、定义

肌周围性血管肿瘤又称肌肉内血管瘤（intramuscular hemangioma）。

二、临床表现

此肿瘤多见于青壮年，发病年龄通常为 20～40 岁左右，少数可见于婴幼儿。好发于四肢，面部及躯干也可发生。临床表现为无痛性肿块，常位于一组或一条横纹肌内，有时累及肌腱。

三、病理学表现

肿瘤无包膜，与周围肌组织界限不清。镜下所见：横纹肌纤维间有散布各处的毛细血管瘤或海绵状血管瘤，或动静脉血管瘤。肌肉内血管瘤之间，常有多少不等的脂肪组织。有的肌肉内海绵状血管瘤的血管腔中可有血栓形成，并伴有机化、钙化或骨化。

四、治疗与预后

手术需将肿瘤连同周围的部分肌肉组织切除。介入治疗对部分肿瘤可起根治效果。较大的肿瘤可先介入治疗后行手术。预后通常较好，复发少见。

（黄　纲）

参考文献

1. Scheithauer BW，Rodriguez FJ，Spinner RJ，et al. Glomus tumor and glomangioma of the nerve. Report of two cases. J Neurosurg，2008，108（2）：348－356.
2. Kale SS，Rao VK，Bentz ML. Glomus tumor of the index finger. J Craniofac Surg，2006，17（4）：801－804.
3. Van Ruyssevelt CE，Vranckx P. Subungual glomus tumor：emphasis on MR angiography. AJR Am J Roentgenol，2004，182（1）：263－264.

第 38 章 骨骼肌源性肿瘤

骨骼肌源肿瘤由于来源原因，肿瘤的分类十分繁杂，对于疾病认识的演变过程也经历了曲折的过程，很多骨骼肌源性肿瘤的命名就有几个甚至于十几个。从发病原发组织分析，对于心脏以外的横纹肌瘤有多种类型，可见于成人或儿童的各个年龄阶段，其发病率较低，临床上非常罕见。多数肿瘤的临床行为表现为良性，如果诊断明确，一般对宿主无较大的生物学影响，临床预后较好。由骨骼肌分化的恶性肿瘤相对于良性肿瘤的发病则更为少见，但却是婴儿和儿童软组织肉瘤中所占比例最大的一组。因此，对其进行研究具有重要的意义。由于胚胎性与腺泡状横纹肌肉瘤的预后具有明显差异，故研究如何将两者加以更准确、可靠和可重复的区分成为近年工作的重点和热点内容。目前，随着分子生物学技术的发展与进步，准确区分两者主要依靠细胞遗传学和分子遗传学研究的手段，这也是支持实性型腺泡状横纹肌肉瘤存在的重要手段之一。近些年来，随着免疫染色、免疫组织化学染色等技术、方法的应用越来越多，其技术的成熟度也越来越可靠，使得成人横纹肌肉瘤的检出率得到提高，使得临床发病率也不断提高。由此看来，近年来发现，成人横纹肌肉瘤已经不再是一种非常罕见的肿瘤，而且以多形性横纹肌肉瘤为最多见的临床亚型。

本章从临床一般性分类、组织病理学、电镜超微结构、免疫组化、遗传学、临床表现等几个方面对此类疾病进行描述。由于各类型疾病在治疗上具有交叉内容，我们在最后一节对该类疾病的治疗合并进行系统分析。

第一节 横纹肌瘤

横纹肌瘤（rhabdomyoma，RM）是一种由骨骼肌分化的间叶组织良性肿瘤，根据发生部位分为心脏和心外两种类型。本章主要讨论心外 RM。

横纹肌瘤的病理学发生在骨骼肌源肿瘤中相对较为繁杂，由于其发生、发展以及发病部位等原因，分类也各为分类体系。心外 RM 按照分化程度进一步分为成人型和胎儿型两类，多发于头颈部，RM 也可发生于生殖道，称生殖系统 RM，其发生极为罕见。与心 RM 不同，心外 RM 和结节性硬化无相关性。对于不同亚型的横纹肌瘤分别介绍如下。

一、成人型横纹肌瘤（adult rhabdomyoma）

成人型横纹肌瘤（A－RM）是一种罕见的、由成熟骨骼肌分化的间叶组织的良性肿瘤，最常见的发病部位是头颈部，约占 90%左右，主要来源于上呼吸道、消化道黏膜（咽、口腔和喉）和颈部软组织。肿物多为局限性发生，大小约为 1.5～7.5cm，平均 3cm，大体切面为深棕色至棕红色，质地软，结节状或分叶状。

光镜下组织病理学检查：A－RM 肿物界限清楚，无包膜结构，含有由紧密排列的、一致的、大的多角形细胞和少量间质形成的小叶结构。胞质丰富，嗜酸性、颗粒状或空泡状

（蜘蛛细胞），界限清楚，有小的圆形空泡状细胞核，细胞核居于中位或偏位，有时核仁明显。局灶可见随意排列的棒状胞质内包涵体和横纹结构，胞质含有丰富的糖原，PAS 染色阳性，对淀粉酶敏感。磷钨酸—苏木精染色、Masson 三色和免疫组化染色均可以显示胞质横纹、晶体和棒状包涵体。电镜超微结构显示胞质内有肌微丝、Z 带和糖原颗粒。免疫组化可以明显显示肿瘤细胞的骨骼肌分化，MSA、desmin 和 myoglobin 胞质阳性。vimentin、SMA 和 S－100 局灶性或少数细胞阳性。GFAP、CK、EMA 和 CD68 染色 40％阴性。

综合国内外临床报告资料，该病的发病年龄为 33～80 岁，临床上以 60 岁左右为高发年龄，男女比例为 3：1。由于发病部位原因，多数表现以上呼吸道阻塞、黏膜或软组织肿物占位相关症状为主，病程 2 周～3 年，平均 2 年左右，但也有大约 10％的肿物可以无任何症状。A－RM 以孤立性多见，约占 70％，但也有在同一解剖部位有多个不连续结节（26％）发生，多中心发生较为少见。一项较为长时间的随访研究显示，同一解剖部位局部复发率较高，为 42％，多发生在诊断后 2～11 年，常因肿物切除不完整所致。A－RM 可在多年之后复发，或多次复发，但无侵袭行为和恶性变潜能。

二、胎儿型横纹肌瘤（fetal rhabdomyoma）

胎儿型横纹肌瘤（F－RM）是一种罕见的间叶组织良性肿瘤，由不成熟骨骼肌分化形成，好发于头颈部。临床上约 90％以上 F－RM 发生于头颈部软组织和黏膜，偶尔见于其他部位。由于其相对特异的发病部位，临床上其发生部位可提示不同的组织亚型，如“经典型”F－RM 好发于耳后软组织，“中间型”好发于面部和黏膜软组织。当然，这也不是绝对，两种亚型均可见于头颈任何部位。F－RM 大体标本多表现为孤立性，界限清楚，组织切面质软、灰白色至粉褐色肿物，切面有光泽。发生于黏膜部位的 F－RM 多为息肉状。

光镜下组织病理学检查：F－RM 的界限清楚，无包膜结构。“经典型”不成熟 F－RM 由分化良好“良善”的原始梭形细胞和随意分布于丰富的黏液样间质中的纤细胎儿型肌小管构成。“中间型”F－RM（也称为“幼年性”或“富于细胞性”）分化程度多样，成熟程度介于“经典型”F－RM 和 A－RM 之间较成熟的阶段。可见交错分布的大的带状横纹肌细胞、类似于平滑肌肿瘤的粗束状排列的纤细梭形横纹肌母细胞，以及神经节样横纹肌母细胞。F－RM 无细胞核异型性和坏死。一般无核分裂象。但一项研究中发现 24 例患者中 5 例 F－RM 分裂象数目为 1～14 个/50Hp。这些病例与高分化胚胎性横纹肌肉瘤的关系尚不明确。细胞核无明显异型性是 F－RM 有别于横纹肌肉瘤的最重要指标。电镜下超微结构可见不成熟横纹肌母细胞胞质内有粗、细的有 Z 带的肌微丝以及糖原颗粒。所有病例均具有骨骼肌免疫表型的共同特点，MSA、myoglobin 和 desmin 强阳性。SMA、S－100、GFAP 和 vimentn 局灶性阳性。vimentin 染色结果不定，常表现为弱阳性。CK、CD68 和 EMA 阴性。

对多例胎儿型横纹肌瘤发生于痣样基底细胞癌综合征患者进行的遗传学研究表明，此综合征由肿瘤抑制基因 PTCH 突变引起。PTCH 编码 sonichedgehog 信号通路的一种抑制性受体，胚系突变常形成截断蛋白和功能失活。虽然没有对横纹肌瘤进行单独分析，但发生于此综合征的其他肿瘤的野生型等位基因位点常通过等位基因丢失机制被清除。

临床上本病的发病年龄跨度较大，从 3 天至 58 岁不等，总体发病年龄偏低，平均年龄 4 岁左右，男女比例为 2.4：1。一项研究显示，24 例中有 10 例年龄＜1 岁（42％），6 例为先天性（25％），11 例发生在 15 岁之后（46％）。肿瘤平均大小 3cm（1～12.5cm）。F－RM 表现为累及软组织或黏膜的界限清楚的孤立性肿物，病程 3 天～19 年，平均 8 个月。有些病例伴有痣样基底细胞综合征。一项研究对 15 个病例进行随访表明，随访时间 2～52 个月，平均 49 个月，其中只有 1 例在切除后 3 个月局部复发，可能与手术切除不完整有关。肿瘤的生物学行为表现为良性，一般较少发生浸润、转移。

三、生殖系统横纹肌瘤（genital rhabdomyoma）

生殖系统横纹肌瘤（G－RM）是一种罕见的间叶组织良性肿瘤，骨骼肌分化程度较高，好发于阴道，患者几乎均为中年妇女。大部分病变受累部位表现为阴道、外阴或宫颈息肉。也有少数男性睾丸旁或附睾 G－RM 的报道。肿物外观一般为有光滑的黏膜被覆的息肉样阴道肿物，直径 1～3cm，部分肿物可以带蒂，长 0.6～1.5cm。

组织病理学检查：息肉状无包膜肿物的组织学结构显示分化较好的“良善的”、交错分布的宽带状或圆形横纹肌细胞杂乱分布于含有扩张血管网的纤维性间质中。横纹肌细胞胞质丰富、嗜酸性、富于糖原，一致性成熟程度较高，许多细胞内可见横纹和纵行肌丝。有一个或多个大小一致的中位圆形空泡状核，有明显的圆形核仁。阴道 RM 缺乏 A－RM 中所见的空泡状“蜘蛛”细胞，以及缺乏“经典型”F－RM 中所见的明显黏液样间质、原始梭形细胞或纤细的胚胎型横纹肌母细胞。G－RM 比“经典型”F－RM 的横纹肌母细胞更加成熟，类似于某些头颈部“中间型”黏膜 F－RM。但是 G－RM 不具备头颈部、“中间型”F－RM 多样性的细胞形态和结构。电镜超微结构观察证实 G－RM 中有横纹的横纹肌母细胞起源于横纹肌。免疫组化染色证实所有 G－RM 均有骨骼肌分化。MSA、myoglobin 和 desmin 弥漫性胞质阳性表达。SMA、vimentin、CK、S－100、GFAP、Leu－7、EMA 和 CD68 染色阴性。

综合以往文献分析，此类型疾病的临床平均发病年龄为 42 岁（30～48 岁）。肿物可表现无任何临床症状，因此，一般在体检或因为其他原因检查时才被发现，有报告称患者可无症状性存活达 4～5 年。阴道 RM 是一种已非常明确的孤立性肿物，临床表现类似良性阴道息肉。目前已经有研究获得了 4 例阴道 RM 的随访资料，随访时间 2～20 年，平均 11 年，切除后无复发，而且没有其他部位转移的证据。提示 G－RM 生物学较好，表现无侵袭性行为和转移潜能。

第二节　胚胎性横纹肌肉瘤

胚胎性横纹肌肉瘤（embryonal rhabdomyosarcoma）是一种具有胚胎性骨骼肌的表型和生物学特征的一种原始的恶性软组织肉瘤。胚胎性横纹肌肉瘤包括梭形细胞、葡萄状和间变性 3 种亚型。临床以往曾经使用的名称为：肌肉瘤、恶性横纹肌瘤、横纹肌肉瘤、成横纹肌性肉瘤、横纹肉瘤、胚胎性肉瘤等。

横纹肌肉瘤是儿童和青少年软组织肉瘤的最常见类型。在美国，15 岁以下儿童的发病率是 4.6/10 万。胚胎性横纹肌肉瘤是横纹肌肉瘤最常见的亚型，美国 15 岁以下儿童的发病率是 3.0/10 万，患者主要为 1.0 岁以下儿童。从年龄分段研究显示，15 岁以下胚胎性横纹肌肉瘤患者中只有 17％为青少年，最多见的是 5 岁以下儿童，约占 46％。5％横纹肌肉瘤患者为婴幼儿，先天性发病较为少见。我国此方面的流行病学资料较少，统计不完全，但就国内几家大医院的临床统计分析资料看，其结果与国外相近。虽然发生于成人的胚胎性横纹肌肉瘤罕见，但他是构成成人横纹肌肉瘤的一种重要组织学类型。在美国，胚胎性横纹肌肉瘤以男性稍多见，男女比例为 1.2∶1。美国的胚胎性横纹肌肉瘤 70％为非西班牙裔白人，而 14％为非洲裔美国人，10％为西班牙人，4.5％为亚洲人。一般来说，白人发病率较高。欧洲的发病情况和美国相似，同样稍多见于男性，但东亚和南亚人的发病率稍低。

遗传学研究表明：对多形性病灶进行分子分析发现，大多数胚胎性横纹肌肉瘤有染色体11p15 区等位基因丢失。将含有 11p15 的染色体片断导入横纹肌肉瘤细胞后，发现细胞生长受到抑制，进一步提示此染色体区域存在肿瘤抑制基因。而且，11p15 遗传性改变同样见于 Beckwith-Wiedemann 综合征，这是一种异质性过度生长综合征，发生几种恶性肿瘤的风险高，其中包括胚胎性横纹肌肉瘤。基因表达研究发现因等位基因特异性印记的存在，11p15上有几个基因只有一个等位基因位点处于表达状态，如 IGF2、H19 和 CDKNIC。综上所述，胚胎性横纹肌肉瘤在发生过程中，由于丢失有活性的等位基因而保留无活性的等位基因，导致被印记的肿瘤抑制基因失活。

细胞遗传学研究发现胚胎性横纹肌肉瘤有复杂的染色体结构和数目改变，经常有多个数目的 2、8 和 13 染色体。部分病例有 lpll－q11 和 12q13 重排。随后对整个基因组进行比较基因组杂交分析，证实胚胎性横纹肌肉瘤有染色体获得，并发现几个染色体丢失区域，如16 号染色体。同时发现，除有间变特点的肿瘤之外，胚胎性横纹肌肉瘤一般罕见基因组扩增。最后，对已知的癌基因和抑制基因直接进行分析，发现某些类型的胚胎性横纹肌肉瘤发生 TP53 和 CDKN2A 基因失活突变，而 RAS 家族基因发生激活突变。这些遗传学改变提示胚胎性横纹肌肉瘤在肿瘤发生过程中有多种因素相互作用。

对胚胎性横纹肌肉瘤的病因学研究提示该病的发生可能是散发性或遗传性突变。其发病一般可用“Knudson－Strong 二次打击学说”来解释，理论上可以有杂合性丢失、基因甲基化异常和 DNA 突变机制。由横纹肌瘤恶变为横纹肌肉瘤的病例非常罕见。尚未发现人类横纹肌肉瘤的致癌因素，但以小鼠和斑马鱼为试验对象的研究中已发现致癌因素。

病理组织学证实虽然胚胎性横纹肌肉瘤的肿瘤细胞在组织学上与发育中的横纹肌细胞一致，但其中只有不到 9%的病例发生在四肢骨骼肌内，最大一部分肿瘤发生在头颈部，约占47%，其次为泌尿生殖系统，约占 28%。泌尿生殖道的常见发病部位有膀胱、前列腺和睾丸旁软组织。头颈部的典型发病部位有口内和口周软组织、眼睑、口咽、腮腺、耳道和中耳、翼突窝、鼻咽、鼻道和鼻旁窦、舌和颊部。除这两种常见发病部位之外，据报道胚胎性横纹肌肉瘤也可发生在胆道、腹膜后、盆腔、腹膜、腹部和多种内脏器官，如肝、肾、心和肺。此外，胚胎性横纹肌肉瘤也可累及躯干和四肢的软组织，但发病率明显低于腺泡状横纹肌肉瘤。发生在皮肤者罕见。梭形和葡萄状横纹肌肉瘤的发生部位相对较少。梭形细胞横纹肌肉瘤最常见于阴囊软组织，其余大多位于头颈部。梭形细胞横纹肌肉瘤同样可发生在成人，但一般发生在非睾丸旁区域。从定义来看，葡萄状横纹肌肉瘤必须发生在黏膜上皮下方，因此只限于如下部位，如膀胱、胆道、咽、结膜和耳道等处。

该肿瘤的大体组织学表现和大多数原始的儿童型肿瘤相似，胚胎性横纹肌肉瘤的界限欠清，切面呈肉质感，浅褐色肿物，肿瘤组织可见直接侵入周围组织。梭形细胞和葡萄状亚型还有其他独特表现。梭形细胞横纹肌肉瘤类似于其他梭形细胞病变，形成质硬的纤维性肿瘤，切面黄褐色、漩涡状。葡萄状亚型，形如其名，外观呈特征性息肉状，可见簇状、小的无蒂或带蒂结节连接在上皮表面。

本病的病理组织学和胚胎性骨骼肌类似，胚胎性横纹肌肉瘤由不同发育阶段的成肌性原始间叶细胞，即横纹肌母细胞构成。其中最原始的细胞是星状细胞，胞质浅嗜双染，有一中位椭圆形核。随着细胞分化，胞质嗜酸性逐渐增强，细胞形状变长，可描述为“蝌蚪形”、“带状”和“蜘蛛”细胞。强嗜酸、胞质内横纹和多核提示终末分化，可有明显的肌管分化。化疗后细胞有分化更明显的趋势，已分化细胞成为主要的细胞成分，细胞之间有治疗引起的坏死和纤维化。胚胎性横纹肌肉瘤的组织学结构同样类似于胚胎性肌肉，在疏松的黏液样中胚层组织中有肌母细胞聚集。同样，胚胎性横纹肌肉瘤中细胞排列紧密的致密区域和疏松的黏液样组织交替分布。不同病例疏松区和致密区的含量不同：有些病例主要结构是丰富的黏液样间质中散在有横纹肌母细胞，类似黏液瘤；而另一些病例含有紧密排列的梭形细胞。

葡萄状胚胎性横纹肌肉瘤含有紧邻上皮表面的线形排列的肿瘤细胞。这一结构称为“形成层”，是这种肿瘤的典型结构。此外，葡萄状横纹肌肉瘤含有数量不等的息肉样结节，常有丰富的疏松黏液样间质，看起来可以类似良性病变。

梭形细胞紧密排列成漩涡或束状结构构成的梭形细胞性胚胎性横纹肌肉瘤。梭形细胞经常类似平滑肌细胞，细胞核居中、两端钝，细胞两端渐细，但胞质有横纹（部分病例）和（或）胞质明显嗜酸性提示横纹肌分化，明确应使用免疫组化方法进一步确证。梭形细胞横纹肌肉瘤可有类似于纤维组织细胞瘤的“编席样”结构或类似于神经纤维瘤的波纹状结构。

间变性横纹肌肉瘤存在大的核深染的异型性细胞。这种细胞也可见于胚胎性和腺泡状横纹肌肉瘤，但在间变性肿瘤中数量最多。奇异型多极核分裂同样常见。间变性结构可以为局灶性或弥漫性。局灶间变指只有单个散在的间变细胞，而弥漫间变指存在克隆样聚集的间变细胞。

电镜超微结构显示：横纹肌肉瘤具有发育中横纹肌细胞的一些超微结构特点，主要是有5nm 和 15 nm 的粗丝和细丝束，并点缀有流产型 Z 带。能够作出诊断微较如的最原始横纹肌细胞含有平行排列的 15nm 微丝和核糖体（肌浆球蛋白-核糖体复合物）。较早期细胞有非特异性原始间叶细胞的特点，如不连续的基板、吞噬的胶原和动质网（ergastoplasm）。这些分化不确定的细胞可以含有脂质和质膜下微丝。偶尔可见微粒体性微丝（leptomeric fibrils）。

免疫表型、免疫组化研究显示：骨骼肌分化标志物阳性提示为胚胎性横纹肌肉瘤。具有诊断和鉴别诊断的双重意义。这些标志物的存在和肿瘤细胞的分化程度有相关性，和胚胎发育过程的情况相似。因此，大多数原始细胞中只存在 vimentin 标记，横纹肌母细胞在发育过程中逐渐出现 desmin 和 actin 标志物。已分化细胞表达 myoglobin、myosin 和肌氨酸激酶 M 这些终末分化的标志物。胚胎性横纹肌肉瘤同样表达多种较少使用的肌标志物，如 titin、dystrophin 和乙酰胆碱受体抗原。肌性标志物，如 desmin 和肌特异性 actin（HHF－35）表达于多种成肌性表型的细胞，包括平滑肌、心肌、肌纤维母细胞、肌上皮细胞、外周细胞和某些间皮细胞。抗 MyoDl 和 myogenin 抗体对横纹肌肉瘤有高度特异性和敏感性，这些都是目前用于诊断的标准抗体。但是，必须注意的是只有细胞核着色才具有特异性，非特异性 MyoD 胞质阳性常见于采用加热法进行抗原修复的石蜡包埋组织。偶尔多种免疫组化标志物有异常着色。异常表达的标志物包括 CK、S－100、NF 和 B 细胞抗原，如 CD20 和免疫球蛋白。SMA 和 NSE 染色阳性更常见，横纹肌肉瘤的表达率分别为 10％和 30％。

临床表现上胚胎性横纹肌肉瘤因发病部位多样，可有多种相应部位的临床症状，一般因肿块和梗阻所致。因此发生在头颈部者，依生长部位可有眼球突出、复视、鼻窦炎或单侧耳聋。同样，泌尿生殖系统肿瘤可产生阴囊肿物或尿潴留，胆道肿瘤可引起黄疸。其他症状和伴发症状一般与肿瘤生长快速以及软组织肿物有关。

影像学检查主要用于手术前确定病变范围。超声检查可作为筛选手段，但 CT 和 MRI 作用最大。影像检查一般表现为膨胀性生长的软组织肿物，不同信号强度反映血管、黏液样间质和坏死的含量。尤其值得注意的是葡萄状肉瘤的典型表现，可见簇状不同大小的肿瘤结节，典型病变位于空腔脏器内，如膀胱或胆囊。

该肿瘤的预后因素由肿瘤分期、组织学分类、年龄和肿瘤生长部位而定。分期由临床评估（IRSG 分期）或外科病理评估（IRSG 分组）确定。年龄小的患者倾向于预后好，儿童患者的预后和年龄、分期和肿瘤部位无关，由肿瘤的组织学分类而定，胚胎性亚型的预后好于腺泡状肿瘤。梭形细胞和葡萄状亚型的预后很好。但是，成人患者的梭形细胞亚型虽然罕见，但侵袭性强，事实上，发生在成人患者的各组织学亚型的胚胎性横纹肌肉瘤无预后差异。有弥漫间变的胚胎性横纹肌肉瘤比其他类型预后差。发生在脑膜旁和四肢的肿瘤倾向于比其他部位的肿瘤预后差，而眼眶和睾丸旁肿瘤倾向于预后较好。有些报道称肿瘤细胞倍体分析可提示预后，超二倍体胚胎性横纹肌肉瘤的预后较好。但是这一观点尚未得到普遍证实，不能作为独立的预后因素。

第三节 腺泡状横纹肌肉瘤

腺泡状横纹肌肉瘤（alveolar rhabdomyosarcoma）是一种原始的、恶性、细胞学类似淋巴瘤的圆形细胞肿瘤，并有部分骨骼肌分化特点。既往曾被称为：横纹肌母细胞瘤、成横纹肌性肉瘤、单形性圆形细胞横纹肌肉瘤。本病可发生在任何年龄，年幼儿童少见，以青少年和年轻人更常见，先天性病例非常罕见。国际儿科肿瘤协会（SIOP）和国际横纹肌肉瘤研究组（IRS）报告患者平均年龄分别为 6.8 岁和 9.0 岁，发病率低于胚胎性横纹肌肉瘤（IRS 报道占横纹肌肉瘤的 21%，SIOP 报道占 19%）。男女发病率大致相等。未见有地域或种族性好发倾向。

细胞遗传学分析发现腺泡状横纹肌肉瘤有稳定出现的特异性易位。大部分腺泡状横纹肌肉瘤具有 t（2；13）（q35；q14），少部分有 t（1；13）（q36；q14）。这些易位使 PAX3 或 PAX7 基因（分别位于染色体 2 和 1 上）和染色体 13 上的 FKHR 基因形成嵌合基因，编码 FAX3/FKHR 和 PAX7/FKHR 融合蛋白。PAX3 和 PAX7 是配对盒转录因子家族的相关成员，FKHR 是 forkhead 转录因子家族的成员。PAX3 /FKHR 和 PAX7/FKHR 融合蛋白含有 PAX3/ PAX7 的 DNA 结合结构域和 FKHR 的转录激活结构域，因此，融合蛋白有强转录激活子功能。除功能变化之外，这种易位同样使调节通路的表达和细胞内定位发生改变，产生高水平的嵌合蛋白，并且总是位于细胞核内。这些变化使嵌合蛋白的功能达到最高水平，激活下游转录子，据推测通过控制细胞增殖、凋亡和分化产生致癌作用。

为寻找腺泡状横纹肌肉瘤在肿瘤形成过程中，和融合基因共同发挥作用的其他遗传学改变，对收集的 ARMS 病例进行比较基因组杂交分析，结果发现多种染色体扩增。最常见的扩增涉及染色体 12q13－15 和 2p24，发生率大约各占 1/3。12q13－15 区含有多种与生长相关的基因，如 GL1、CDK4 和 MDM2，而 2p24 区含有癌基因 MYCN，后者在多种类型肿瘤中均有扩增，如神经母细胞瘤。其他少见的扩增发生在染色体 13q31、2q34－qter，15q24－26 和 1p36。ARMS 病例中，有（1；13）易位的病例大多具有 PAX7 /FKHR 融合基因扩增，而有（2；13）易位的病例中 PAX3 /FKHR 融合基因扩增较少见。不具有 PAX/FKHR 融合基因的腺泡状横纹肌肉瘤的遗传学表现一般具有异质性，某些病例和其他基因发生融合，或者形成少见的融合基因产物，有些病例可能确实不存在融合基因。

本病最易受累部位：腺泡状横纹肌肉瘤常发生于四肢，Kiel 儿科肿瘤登记处报告发生在这些部位的肿瘤占 39%。军队病理系的病例未见有明显的好发部位。其他发病部位有：脊柱旁、肛周和鼻旁窦。混合性胚胎性/腺泡状肿瘤可见于胚胎性横纹肌肉瘤的好发部位，如泌尿生殖道和眼眶，但一般不常见于这些部位。腺泡状横纹肌肉瘤形成膨胀性、快速生长的软组织肿物，组织切面肉质感、棕灰色，其中含有数量不等的纤维组织。

组织病理学显示：腺泡状横纹肌肉瘤，主要有 3 种组织学亚型，典型的、实性型以及胚胎性和腺泡状混合性。所有腺泡状横纹肌肉瘤均由圆形细胞构成，类似淋巴瘤，但具有原始肌母细胞性分化。不同病例中是否存在纤维性间质和胚胎性结构有所差异。典型的腺泡状横纹肌肉瘤含有纤维血管间隔，肿瘤细胞被分隔成清楚的巢状结构。细胞巢中心部位的细胞呈簇状，而外周细胞黏附性差。沿间隔排列的肿瘤细胞形成尖篱笆样结构。常见有横纹肌母细胞性分化的巨细胞。偶尔含有透明细胞，类似透明细胞癌或脂肪肉瘤。实性型腺泡状横纹肌肉瘤缺乏纤维血管间质，圆形细胞呈片状结构，并有数量不等的横纹肌母细胞性分化（常很少）。偶尔可见小巢状结构，尤其是较大肿瘤。细胞学特点和典型的腺泡状横纹肌肉瘤没有差异。胚胎性/腺泡状混合型横纹肌肉瘤含有灶状胚胎性结构，即除腺泡状结构之外，还有黏液样间质和梭形细胞性肌母细胞。灶状腺泡状区域虽然可以是类似淋巴瘤的细胞丰富的实性型，但一般为具有纤维间隔的巢状结构。

免疫表型和组织化学染色提示：腺泡状横纹肌肉瘤肌蛋白抗体染色阳性，和“胚胎性横纹肌肉瘤”所述相同，但原始肿瘤可以局灶阳性或阴性。MyoD 相关的染色，尤其是 myogenin，典型病例弥漫性细胞核强阳性。

临床上典型的腺泡状横纹肌肉瘤表现为迅速生长的四肢肿物。鼻腔周围的病变可引起眼球突出或脑神经麻痹。直肠周围的肿瘤可引起便秘。脊柱旁肿瘤可产生神经根症状，如感觉异常、感觉减退和局部麻痹。MRI 是最好的影像学检查手段，可发现浸润性、膨胀性生长的软组织肿物。少数肿瘤表现为全身播散性症状，无明显原发部位，类似淋巴瘤。腺泡状横纹肌肉瘤恶性程度较高，一般在就诊时已是肿瘤晚期。腺泡状横纹肌肉瘤是一种高度恶性肿瘤，比胚胎性横纹肌肉瘤更具侵袭性。外科病理学分期（IRS 分组）对预后有提示作用。对于胚胎性/腺泡状混合性肿瘤，发病部位可能同样对预后有提示作用，见胚胎性横纹肌肉瘤一节所述，但是一般来说混合性病变的行为和腺泡型相同。患者年龄对横纹肌肉瘤的预后一般有提示作用。初步研究资料提示融合基因对预后有提示作用，PAX7 /FKHR 阳性的肿瘤比 PAX3 /FKHR 阳性的肿瘤更具良性行为。

第四节　多形性横纹肌肉瘤

多形性横纹肌肉瘤（pleomorphic rhabdomyosarcoma）是一种高度恶性的肉瘤，几乎只发生在成年人中，由具有骨骼肌分化的奇异的多边形、圆形和梭形细胞构成。不存在胚胎性或腺泡状横纹肌肉瘤成分。男性多见，平均发病年龄 50～60 岁。极少的例外情况可见发病于儿童时期，但对于发生于儿童的病例是否存在尚有争论。目前只报道 6 例具有染色体畸变的横纹肌肉瘤。核型均非常复杂，其中没有 1 例存在 t（1；13）或 t（2；13）易位。本病一般只发生在下肢深部软组织，但也有发生在其他多种部位的病例报道。肿物界限清楚，一般 5～15cm 大小，常有假包膜。切面白色、质硬，伴有不同程度的出血和坏死。

组织学检查：此种多形性肉瘤由未分化圆形至梭形细胞及胞质明显嗜酸性的梭形、蝌蚪形和球拍样多边形细胞混合构成。有人将成人病变分为“经典型”（多形性横纹肌母细胞排列成片）、“圆细胞型”和“梭形细胞型”。横纹罕见。常规 HE 染色切片中存在多形性多边形横纹肌母细胞，并且免疫组化至少一项骨骼肌特异性标志物阳性，才能做出诊断。超微结构检查中最为关键的超微结构标准是原始肌节形成。这种肌节含有 Z 带或 Z 带物质形成的不规则团块，并有汇聚在一起的粗微丝（16nm）和细微丝（8nm）。免疫表型和其他类型的横纹肌肉瘤相似，多形性横纹肌肉瘤表达 myoglobin、MyoDl、骨骼肌 myogenin、fast-myosin（骨骼肌 myosin）和 desmin，不同程度表达 MSA、SMA 和 myogenin。有趣的是，myoD 1 和 myogenin 的阳性强度似乎弱于儿童横纹肌肉瘤，不表达上皮标志物和 S-100。

临床上大多数患者因为快速发展的肿块引发疼痛性肿胀而就诊。MRI 检查，T_1加权像病变与骨骼肌等密度，T_2加权像病变具有异质性。多数病例中可以看见坏死区。此种肿瘤预后差，但目前尚未发现其他具有说服力、可靠的提示预后的因素。两组随访研究发现 28/38（74%）患者死于本病。

第五节 骨骼肌源性肿瘤的治疗

一、治疗原则

临床治疗主要根据肿瘤的恶性程度、分化程度、病灶数量、病灶大小等多因素进行综合分析。对于良性肿瘤，治疗上以完整手术切除为主，肿瘤是对单发、良性的横纹肌瘤，手术是唯一的治疗方法。多发的良性肿瘤可以酌情切除临床症状明显的病灶，无症状者，可进行临床随诊观察。对于恶性肿瘤的治疗，则强调在手术治疗的基础上，或以争取手术性根治切除为目的放疗、化疗和生物免疫综合、序贯性治疗。最大限度地争取手术切除的机会或 2 期手术切除的机会，这些对于提高生存率、降低复发率具有积极的意义。对于晚期患者，则采用放疗、化疗等手段延长生存期，改善生活质量。

二、手术治疗

对于不能手术的横纹肌肉瘤患者其预后极差，一般来说生存期从治疗开始不超过 1 年。因此对于横纹肌肉瘤的治疗首先应该强调进行局部的广泛切除，但是术后可以因为分化程度和恶性程度的不同约有 40%～80%的患者会发生复发或远处转移，因此，在强调局部广泛性手术切除的基础上，还应该进行局部的放疗和全身的辅助性化疗。

外科手术治疗依照不同的病例类型和肿瘤恶性程度，应合理地选择手术切除边界：

1. 根治性切除术　在距肿瘤反应层外缘 5cm 以上，或与之相当的厚度行肿瘤切除。

2. 广泛性切除术　切除范围小于根治性切除术。标准是切除边缘在肿瘤的反应层以外。

3. 边缘切除术　通过肉眼所见的肿瘤周围的反应层进行切除。对于被膜完整的肉瘤，从被膜外分离切除。

4. 囊内切除术　切除时通过肿瘤内，在瘤体内行刮除或切除。

20 世纪 90 年代中期，不少学者采用微创外科技术对该类疾病进行治疗。1995 年，Holcomb 报告了儿童癌肿研究组（CCSG）进行的 25 例腹腔镜和 60 例胸腔镜诊断和治疗的经验。此后，Saenz（1997 年）和 Waldhausen（2000 年）分别报告了相似的诊断、治疗结果，这些技术提示了作为外科微创技术在临床的应用具有广阔的前景，可以较好地为临床获得诊断和鉴别诊断的资料，评估手术切除的可能性和实施计划方案设计。但是 Saenz 也同时提出，约有 13%的腹腔镜手术病例和 23%的胸腔镜手术病例再改为开放手术。因此，近期的微创外科已经从小范围、可以扪及的有限切除、活检技术逐步扩展为尝试更大范围的微创手术切除。

三、放射治疗

对于手术切除具有一定困难，或因为具体解剖关系限制的病例，也可以先进行化疗或放疗，即新辅助化疗或新辅助放疗。新辅助化疗以介入局部肿瘤供血动脉以化疗药物灌注的疗效为最佳，也可以采用静脉化疗。部分病例，甚至复发或具有孤立性转移病灶的患者，在化疗后加以手术和（或）放射治疗，也可以达到临床完全缓解的疗效。

放射治疗对于不能手术的患者和出现转移的患者也具有相当的疗效，在综合治疗中占有一定的地位。如果能够配合化疗，可以在相当程度上提高治疗疗效。这其中又以综合治疗使肿瘤缩小、为争取 2 期手术切除机会的创造最具有价值。

很多临床资料证实放射治疗对横纹肌肉瘤具有一定的疗效。目前，用于横纹肌肉瘤放射治疗的方法主要有三种。

1. 单纯放疗　只适用于不可手术或拒绝手术治疗的病例。可以使部分肉瘤略有缩小或暂时性控制其发展，只作为姑息治疗的手段。主要对放射线有一定敏感性的肉瘤，如胚胎性横纹肌肉瘤。

2. 手术前后放疗　术前放疗可以使部分肿瘤缩小，减少术中操作造成的转移。一般照射 4500 cGy，放疗结束后 3 周左右手术，术后放疗对小量肿瘤细胞更易于发挥作用，一般于手术后 3～4 周开始，达到 5000 cGy。

目前，对于中、小型体积的横纹肌肉瘤，尤其是对放射线敏感者，经过较为保守的手术后经过放射治疗，其 5 年生存率和根治性手术者相似。

四、化学治疗

关于成人的软组织肉瘤的术后辅助性化疗是否可以提高局部控制率、无转移生存率、无复发生存率和总生存率。肉瘤的 MATA 分析协作组（Sarcom Meta - Analysis Collaboration，SMAC）对以多柔比星（阿霉素）为主的 14 个随机临床研究的 1568 名患者进行了分析。经过中位年龄为 9.4 年的随访后，发现与单纯临床观察组相比，辅助化疗可以明显增加无局部复发生存率（6%，P=0.016），无转移生存率（10%，P=0.0003），无病生存（10%，P=0.0001），但总生存只增加 4%（P=0.12）。在 886 例肢体肉瘤的亚组分析中，增加总生存率为 7%（P=0.029）。由于这是循证医学的 Ia 级证据水平，因此可以认为对于肉瘤的化疗是有益的。

对于肉瘤的化疗，VAC 方案的使用是目前取得较为突出进展的一个，尤其在对于治疗儿童横纹肌肉瘤。其基本方案为：

VCR 1.4 mg/m^2（每次最大量 2.0 mg）iv　每周 1 次 连续 12 周

ACTD 15μg/kg iv d1～5　每 12 周重复　连续 5 个周期

CTX 2.5mg/kg po　第 42 天起 连续 2 年

ADM 是治疗软组织肉瘤最为有效和常用的化疗药物，其单药有效率约为 20%～30%，IFO 的疗效与 ADM 相近，而且与 ADM 无交叉性耐药。EORTC 的一项临床试验中 IFO（5g/m^2）的有效率为 18%，此外，滑膜肉瘤似乎对 IFO 特别敏感，但是，对胃肠道来源的肉瘤疗效略差，ADM 及 IFO 的疗效明显具有剂量依赖关系。

多数的联合化疗方案包括 ADM（或 EPI - ADM）与烷化剂。美国西南肿瘤协作组对于 AD 方案（ADM+DTIC）进行了广泛的研究，最初报告的有效率为 41%，但是，新近大量随机临床资料表明其有效率约为 17%，在过去的 10 年时间里，CVADIC 方案成为标准方案，其有效率约为 38%～71%。但是，也有资料表明其有效率未超过单药使用 ADM。DDP 对软组织肉瘤的活性很低，MMC 的疗效不明，但是 Mayo Clinic 的一组联合应用 MMC、ADM、DDP（MAP）试验证实其有效率为 43%，ECOG 的一组试验也进一步地证实了上述的结果。此外，另一组的随机对照试验对 MAID 与 AD 方案进行了比较，有效率分别为 32%与 17%，但是生存期却没有区别（12 个月比 12 个月）。化疗方案中一般都含有 ADM。

常用化疗方案：

AI 方案：

ADM 30mg/m^2 iv d1，2（或 60～90mg/m^2 civ 72～96h）

IFO 3.75g/m^2 ivgtt 4h d1，2（或 2～3g/m^2 ivgtt d1～4）

Mesna 750mg/m^2与 IFO 同时，以及用药后 4 小时、8 小时 iv

21～28 天为 1 个周期。

AD 方案：

ADM 40～50mg/m^2 iv d1（或 60～90mg/m^2 civ 72～96h）

DTIC 200～400mg/m^2 ivgtt d1～3/d1～5（或 750～1000mg/m^2 civ 96h）

21～28 天为 1 个周期。

CVADIC 方案：

CTX 500mg/m^2 iv d1

VCR 1.5mg/m^2（最大量不超过 2mg）iv d1，5

ADM 50mg/m^2 iv d1

DTIC 200mg/m^2 ivgtt d1～5

21 天为一个周期。

MAID 方案：

ADM 60mg/m^2 iv d1（或 civ 72～96h）

IFO 2.0～2.5g/m^2 ivgtt d1～3

Mesna 400mg/m^2于 IFO 同时以及用药后 4 小时、8 小时 iv

DTIC 900～1000mg/m^2 civ 72～96h

21～28 天为一个周期。

辅助化疗所用的药物除多柔比星、达卡巴嗪外，还有长春新碱、环磷酰胺、大剂量甲氨蝶呤及放线菌素口等。

五、介入治疗

软组织肉瘤的介入治疗实质是利用介入导管技术提高肿瘤供血区域药物浓度，并最大限度地延长药物与肿瘤细胞的作用时间以获得最大的药物作用效果。如另可能，还可以利用血管内栓塞技术，进行肿瘤局部供血动脉的暂时性或永久性栓塞，以阻断肿瘤的血液、营养供应而达到治疗的目的。

介入性化疗方案的选择可以参照静脉化疗方案的药物选择。但是，值得注意的是，药物选择应该选取具有直接生物活性的化疗药物，而避免选择那些进入体内尚需要经过肝二次代谢后生成具有生物活性的药物，如环磷酰胺等。此外，在药物选择上，还应该兼顾化疗药物作用类型与化疗药物作用时间之间的关系。如细胞周期特异性药物在使用时提倡延长药物作用时间，以化疗泵持续长时间注入为最佳。而细胞周期非特异性药物则可以以提高药物的局部浓度为主要目的进行使用。也可以将二者较好的结合，序贯使用，最大限度地提高治疗效果，降低药物毒副反应。近年来，临床发现许多化疗药物除了具有细胞毒作用以外，还具有诱导细胞凋亡的作用，这些研究结果的发现为介入化疗的药物选择、剂量调配、用药方法提供了理论依据，对于提高疗效具有积极的意义。

由于介入化疗所应用的化疗药物一般剂量较大，作用时间较长。虽然，对肿瘤具有一定的给药“导向性”，但是，其毒性仍然很高，临床使用中需要注意对患者肝、肾功能以及骨髓的保护，必要时需要在 G-CSF、GM-CSF 保驾支持下进行。

化疗栓塞技术一般选择在拟进行手术治疗的患者中采用。栓塞治疗对肿瘤血管的选择一般采用碘化油、吸收性明胶海绵或钢圈等，外科手术一般在介入治疗术后 3～7 天内进行，也可以选择在 2～3 周进行，这主要取决于栓塞后局部情况是否有利于手术的施行，如由于介入治疗而使得局部组织水肿就不是手术治疗的最佳时机。因此，对于手术时机的选择还需要考虑化疗疗效、毒性反应时限、肿瘤区域情况等个体化因素。

（孙　强）

参考文献

1. Van Rijn RR，Wilde JC，Bras J，et al. Imaging findings in noncraniofacial childhood rhabdomyosarcoma. Pediatr Radiol，2008 Mar 7.
2. Leaphart C，Rodeberg D. Pediatric surgical oncology：management of rhabdomyosarcoma. Surg Oncol，2007，16（3）：173-185.
3. Hosoi H，Teramukai S，Matsumoto Y，et al. A review of 331 rhabdomyosarcoma cases in patients treated between 1991 and 2002 in Japan. Int J Clin Oncol，2007，12（2）：137-145.
4. Hayes-Jordan A，Doherty DK，West SD，et al. Outcome after surgical resection of recurrent rhabdomyosarcoma. J Pediatr Surg，2006，41（4）：633-638.

第 39 章　血管源性肿瘤

第一节　血管瘤

一、毛细血管瘤

（一）定义

毛细血管瘤（capillary haemangioma）是由大量密集的、分化成熟的毛细血管所构成的良性血管瘤。发生于真皮浅层内的毛细血管瘤，称为皮内毛细血管瘤（又称橙色痣、葡萄酒色斑）；而草莓状血管瘤（又称幼年性毛细血管瘤）为真皮深层窦状扩张的毛细血管组成。

（二）流行病学

是最常见的一种血管瘤（haemangiomas）。其中的幼年性毛细血管瘤常发生于婴幼儿，性别上无差异。

（三）临床表现

皮内毛细血管瘤呈淡红色至暗紫色，主要位于头面部，如前额、上眼睑、鼻孔周围、枕、背部，病变平坦且不高出皮肤，手指压迫可暂时褪色。发生在面部的皮内毛细血管瘤可能因影响美观而产生心理障碍。少数患者毛细血管瘤生长在三叉神经支配区域，可伴有颅内血管瘤，并出现癫痫、智力障碍及偏瘫，此即为 Surge－Weber 综合征。

草莓状血管瘤多在出生后数日至几周内起病，开始时为小的红色斑点，以后迅速增大，常高出皮肤表面，呈小分叶状鲜红色，外观似草莓而得名。常发生在头面部、颈部、躯干，按压肿瘤不褪色、不缩小。偶尔血管瘤表面可出现溃疡以至出血。草莓状血管瘤可在 1～4 岁时发生部分至完全消退，颜色由鲜红变为暗红、灰色，病变处皮肤皱缩，最后留下色素性瘢痕，超过此年龄则鲜有完全消失者。

（四）影像学表现

由于病变浅表，根据临床表现多能确诊，故较少运用器械检查。X 线平片多表现正常，MRI 上 T_2WI 为高信号，而 T_1WI 可为中、低信号。

（五）病理学表现

肿瘤组织由无数密集、分化成熟的毛细血管组成，管壁菲薄，有一层内皮细胞及基底膜，其外周无平滑肌细胞。血管腔内可见红细胞，血管之间有少量的纤维性间质。病程较长者，间质可呈明显的纤维化甚至玻璃样变。幼年性毛细血管瘤随年龄发生变化，病变早期内皮细胞肥大，衬覆于血管内壁，血管腔较小，腔隙不明显，瘤组织可见中等核分裂。当血管发育成熟并通过血流，内皮细胞变扁平，与成人型毛细血管瘤的内皮细胞相似。

（六）外科治疗

由于幼年性毛细血管瘤具有自行消退的特点，所以应尽量劝说患儿家长耐心等待其自然消退以获得最佳外观，只有那些生长较快或无法完全消退且已经造成不良后果的病例需要手术治疗。位于面部的血管瘤，切除前需作精密设计，尽量使手术瘢痕不显著，不影响眼睑、口角或鼻孔等处。对于皮内毛细血管瘤，特别在面部者，可先行周围正常皮肤扩张术，切除病变后，将扩张后皮瓣转移覆盖创面。若病变范围较大，需作正常皮肤移植术，供皮区最好选自有“脸红”反应的区域，如颈后部皮肤，使植皮区与面部皮肤融为一体。皮片厚度一般取 0.3 mm厚度，效果较满意。

（七）辅助治疗

对于皮内毛细血管瘤，目前疗效较好且副作用小的治疗方法为可调脉冲染料激光，波长577mm 或 585mm，脉冲时间 450ms，可进行反复多次的浅表治疗。

液氮冷冻疗法，适用于病变面积小于 3 cm^2 且较为浅表者，分为接触加压冷冻法与直接涂冻法，以液氮将瘤体冷冻成硬块后待其自然恢复，每次治疗重复 1～3 次，待瘤体结痂脱落后观察治疗效果，必要时可再次冷冻。缺点为病损处易留下瘢痕和色素沉着。

激素治疗，适用于巨大草莓状血管瘤及生长迅速的毛细血管海绵状血管瘤，或作为手术前的准备。冲击阶段：泼尼松片 40mg，每 2 天口服 1 次，连续 7 次；减为 20mg，每 2 天口服 1 次，连续 7 次；再减量为 10mg，每 2 天口服 1 次，连续 7 次；直至 5mg，每 2 天口服 1 次，共 7 次。维持阶段：泼尼松片 2.5mg，每 2 天口服 1 次，连续服用 2～3 个月。可使肿瘤消退、缩小，为手术创造良好条件。皮质激素亦可局部注射：地塞米松（或其他长效皮质激素）5～10mg，加入等容积 2%利多卡因，均匀注射至瘤体内，每周 1 次，5 次为 1 疗程。由于局部注射皮质激素疗法具有定位、定量准确，疗效明确，全身副作用小的优点，在临床上越来越广泛地得到应用。

此外，还有放射线照射、病变内注射硬化剂，但因副作用较大，临床上已经较少应用。

（八）随访与预后

本病预后较好。

二、海绵状血管瘤

（一）定义

海绵状血管瘤是由大量充满血液的腔隙或血窦所形成的血管瘤。腔壁上附有内皮细胞，腔隙间有纤维结缔组织间隔。

（二）流行病学

与毛细血管瘤发病情况基本一致。

（三）临床表现

海绵状血管瘤可发生于身体的任何部位，如体表及各种内脏器官，尤以四肢、躯干和面颈部为多。表现为单个或多发的不规则皮内或皮下结节，边界不甚清楚，瘤体皮肤可呈暗蓝色，触之柔软，按压肿块可被压缩，如海绵状。有些患者可感患肢沉重、酸痛不适，活动后明显。

肿瘤的生长过程与草莓状血管瘤相似，出生后数周出现，几个月内迅速增长，具有较大的侵袭性，周围正常组织常受到严重破坏并出现相应的功能障碍，如肢体变形、容貌毁损等。部分海绵状血管瘤的表面可合并毛细血管瘤，称之为混合性血管瘤，具有两者的特点。该肿瘤也存在部分自行消退的可能，但不会完全消失，故应采取更为积极的治疗手段。

巨大的海绵状血管瘤可伴发 Kasabach－Merritt 综合征（K－M 综合征），即血管瘤伴发血小板减少综合征，多发生在 6 个月左右的婴儿，表现为原本静止的瘤体突然增大、变硬、有触痛，表面发紫，酷似急性软组织感染，并出现局部至全身出血点或瘀斑，最后出现 DIC 的表现。

（四）影像学表现

MRI 检查，在 T_2WI 上呈高信号，强度高于脂肪组织，T_2WI 上介于肌肉和脂肪之间。海绵状间隙内的血池及血栓或病变内的脂肪成分均是 T_1WI 和 T_2WI 上呈高信号的主要原因。而病变高信号内不均匀的点状、网状低信号，与瘤体内纤维组织、血管内快速血流、钙化或骨化灶有关。海绵状血管瘤可在葡萄样多分叶状高信号病灶内出现液平面，是病变内出血所致。动态对比增强能鉴别海绵状血管瘤和毛细血管瘤，海绵状血管瘤由于灌注低，曲线率小，而毛细血管瘤则相反。

X 线平片见软组织阴影不规则，呈索状斑块影，可见钙化和（或）静脉石。

彩色 B 超检查对了解瘤体性质、大小、范围、深度及与周围血管等组织的毗邻关系有重要作用。

（五）病理学表现

大体标本肿瘤质软，切面呈海绵状或蜂窝状，压迫后缩小。瘤体含大量血液。

镜下可见多量薄壁血管，血管腔大且不规则，管腔相互吻合。管壁内衬一层扁平的内皮细胞，有时内皮细胞出现增生而呈乳头样突向管腔。血管腔内充满血液，有时可见血栓形成。血管腔隙间有少量纤维间质和散在的慢性炎性细胞浸润，病程长者可发生玻璃样变甚至钙化、骨化。

（六）外科治疗

海绵状血管瘤自行消退的可能性小，故多采取手术治疗。术前必须全面检查凝血功能，以免发生不能控制的出血。对大部分局限型病例，都可采用手术切除。术前应用各种影像学手段，明确肿瘤部位、深度、范围及毗邻；并充分估计出血情况，备足各种输血成分；术中尽可能采取各种止血措施以确保术野清楚、手术顺利；瘤体的分离，应在瘤外正常组织中进行，尽量一次性完整切除肿瘤，以免肿瘤复发或肿瘤残留继发 Kasabach－Merritt 综合征。

（七）辅助治疗

目前治疗的方法较多，但尚无一种疗法能够治愈所有病例，所以临床上主张根据具体情况进行综合治疗。

激素治疗：同毛细血管瘤部分。

注射治疗：注射药物有博来霉素、5％鱼肝油酸钠、尿素等。于瘤体边缘进针，穿刺回抽有血后，均匀把药注入瘤体各部分至表面苍白为度，周边加压 3～5 分钟，防止药物反流造成异位栓塞。肢体的海绵状血管瘤注射治疗后，用弹力绷带加压包扎，促进瘤体萎缩。为减少博来霉素的毒副作用，可于药物内加入长效皮质激素类药物如地塞米松等。

有报道以铜丝或铜针留置治疗海绵状血管瘤，效果较好。

Kasabach－Merritt 综合征的治疗：全身激素疗法是本病的首选疗法，氢化可的松每日 4～5mg/Kg，或地塞米松每日 1～2mg/Kg，分 2～3 次静脉给药，持续 1～2 周，病情稳定后改强的松每日 2～3mg/Kg，持续 2～3 个月。当全身 DIC 病情控制良好时，行手术彻底切除。

当发生 DIC 时必须用肝素，每次 0.5～1mg/Kg，每 6 小时或 8 小时 1 次；低分子右旋糖酐，每次 10ml/Kg，每 6 小时或 8 小时 1 次；少量多次输入新鲜血浆及全血，酌情应用血小板悬液。治疗期间须密切监测凝血功能。

放射疗法：若激素治疗效果欠佳，又无法行手术治疗时，可用小剂量深度局部照射。

电化学治疗：以多排银（或铂）电极插入瘤体，以3～6V直流电通电10～30min，即治疗剂量为15～30C/cm^2。通过电离作用，促使瘤腔内血栓形成，破坏内皮细胞，阻断血流，导致瘤体萎缩纤维化。可应用于分布广泛的、深部的血管瘤。

射频、微波治疗：通过使组织产生热量，引起组织凝固变性，术后组织坏死脱落达到治疗目的。由于术后的炎症反应较重，切割作用弱，故多用于鼻腔内血管瘤的治疗。

（八）随访与预后

本病预后较好。

三、静脉性血管瘤

（一）定义

静脉性血管瘤（vanous haemangioma ，VH）由大小不等的厚壁静脉血管构成。

（二）流行病学

多发生于成年人。

（三）临床表现

好发于四肢皮下、肌肉及较深部软组织如腹膜后、肠系膜，表现为缓慢生长的肿物，瘤体较大。

（四）影像学表现

X线检查常见静脉石引起的钙化。CT显示静脉石非常敏感。慢血流静脉性血管瘤在MRI上表现为纡曲或管状长T_2信号条带；短反转时间反转恢复序列（STIR）可清楚显示静脉性血管瘤范围。静脉造影或直接注射均能显示肿瘤的存在和范围。

（五）病理学表现

大部分为不同程度扩张的厚壁血管，管壁平滑肌排列不规则，杂乱地与周围软组织混杂。弹力染色显示血管壁内缺乏弹力板。静脉管腔内可见血栓形成并机化、钙化，偶可见静脉石。

（六）外科治疗

手术完整切除瘤体为佳。

（七）辅助治疗

可辅以注射治疗、微波、冷冻等方法。

（八）随访与预后

深部肿瘤完整切除困难易复发，位于皮下者彻底切除无复发倾向。

四、动静脉性血管瘤

（一）定义

动静脉性血管瘤（arteriovenous haemangioma，AVH）是含有小动脉和小静脉吻合的血管瘤。其本质是一种血管畸形，为非肿瘤性血管病变。可分为深在型及浅表型两种。

（二）流行病学

本病不常见，多累及儿童及年轻人。

（三）临床表现

深部型动静脉性血管瘤好发于头皮、额颞部或肢端。大部分范围较大，可累及整个肢体，表现为肢体增粗、增长，肢体的皮肤潮红，温度升高，大的动静脉吻合支可伴有血管搏动、震颤及杂音，瘤体质软，可被压缩。较表浅的瘤体可见血管搏动或血管缠绕呈蚯蚓状，透过皮肤可见蓝紫色团块。部分患者可有局部痛痒感。有时深部动静脉型血管瘤可能存在大量动静脉分流，导致心脏负担过重，并发充血性心力衰竭。

浅表型动静脉性血管瘤一般无明显临床症状和体征，外观上为支肤或黏膜结节。

（四）影像学表现

彩色多普勒检查可显示动静脉血管瘤特征性的低血流阻抗。MRI 的所有脉冲序列上均表现为扩张的管状或椭圆形信号影，并能清晰显示病变的范围。血管造影对显示瘤体供血血管、引流血管及栓塞手术方案的制订有很高价值。

（五）病理学表现

深在型者镜下见中等及较大的厚壁动脉、静脉相互伴行，排列不规则；连续切片才可能见到动静脉吻合支，部分区域存在海绵状血管瘤和毛细血管瘤的病理表现。浅表型者可见真皮浅层或黏膜下层有扩张的薄壁静脉和动脉；仅 1/4 的病例可见到动静脉吻合支，但累及的血管均较小，故很少引起临床症状。

（六）外科治疗

手术切除是治疗的主要方法。由于该病变有一定的侵蚀性，宜尽早手术切除。术中应先沿瘤体边缘仔细解剖分离结扎进入肿瘤的血管，再予完整切除。但由于病变内动静脉之间有太多吻合支，须完全切除肿瘤方能治愈。病变范围大的，可分次手术切除。有时病变很大，广泛累及肢体并导致充血性心力衰竭，必要时需切除病变肢体。

（七）辅助治疗

术前尽可能先行血管造影并行供血血管栓塞，减少瘤体血供，使其体积部分缩小，手术更容易进行，有助于完整切除病变。血管造影同时也可以行永久性栓塞以代替手术，达到根治的目的。此外，可采用注射治疗、脉冲染料激光、微波等非手术方法，作为术前的辅助治疗。

（八）随访与预后

深在型动静脉性血管瘤由于手术完整切除较困难，容易复发。而浅表型者瘤体较小，局部切除可完全治愈，预后良好。

五、肌内血管瘤（intramuscular angioma，IA）

（一）定义

指发生在骨骼肌内的良性血管瘤，是深部血管瘤最常见的类型，多伴有数量不等的成熟脂肪组织，故又称肌内血管脂肪瘤。

（二）流行病学

发病年龄广，但主要见于年轻人，80%～90%发生于 30 岁以前，男、女发病率相等。

（三）临床表现

本病发展缓慢，病变可累及任何部位骨骼肌，但以下肢最常见，尤其是大腿肌群；完全由毛细血管成分构成的肿瘤好发于头颈部，而主要由海绵状淋巴管成分构成的肿瘤主要位于躯干、上肢近端。主要表现为缓慢增大的深部肿物，表面皮肤多正常，以至于有些先天性发病的病例到成年后才出现临床症状。发生于四肢者可有局部的疼痛，活动后加重。

（四）影像学表现

X 线检查可发现深部软组织肿胀，20%的病变邻近骨皮质可见到压迫性侵蚀，常可见到继发于静脉石的钙化或骨化生。应用高频探头与彩色多普勒检查相结合，既可确定肿瘤的位置、与周围组织关系，又能获得瘤内及瘤周血流信息。MRI 检查由于肿瘤成分上的复杂性，

T_1WI 上瘤体表现为等高或稍高信号为主的混杂影，T_2WI 为高信号的混杂影。CT 或血管造影检查亦有重要的诊断意义，可以判断肿瘤的范围和血流情况。

（五）病理学表现

肉眼见为肌内肿块，大小不等，因含成熟的脂肪组织，外观呈实性、黄色；剖面肿瘤在受累的肌肉内弥漫浸润，边界不清。镜下见肿瘤为比例不等的大的厚壁静脉、海绵状血管腔隙、毛细血管或动静脉混合构成。几乎所有病例均含有数量不等的成熟脂肪组织。个别病例可见较多核分裂象，血管腔内乳头簇形成和神经纤维鞘内毛细血管增生，但这并非是恶变。

（六）外科治疗

以完整切除肿瘤为宜，由于复发率较高，建议扩大局部切除范围。术前必须根据影像学检查对病变范围做充分的估计，因本病变的病理特点，术中实际肿瘤体积常明显较术前检查大且广泛；肌内血管瘤与深部血管多有广泛交通支，术中可能发生难以控制的出血，术前须充分备血，术中尽量应用各种止血措施。若病变广泛累及整个肢体或多个肌群，手术难以切净，或势必损伤神经、血管、肌肉、肌腱造成肢体功能破坏，应视为手术相对禁忌证。

（七）辅助治疗

术前行血管造影，栓塞供血血管，有利于手术顺利进行。肌内血管瘤对各种高温、低温治疗、硬化剂注射、放疗均不甚敏感。

（八）随访与预后

局部复发率较高，可达 30%～50%，不发生转移。

六、滑膜血管瘤

（一）定义

滑膜血管瘤（synovial haemangioma，SH）是一种发生于表面有滑膜覆盖组织，如关节、滑囊及腱鞘的良性血管增生性病变，属深部血管瘤。

（二）流行病学

本病非常罕见，多发生于儿童和青年男性。

（三）临床表现

发病部位大多数位于膝关节，少数累及肘和手部关节。表现为反复发作的关节肿胀、疼痛、关节渗液、积血和关节活动受限，关节处可出现缓慢增大的肿物，有时难以与色素沉着性绒毛结节性滑膜炎、外伤性关节内积血等出血性滑膜炎鉴别。

（四）影像学表现

MRI 检查可以很好地确定病变的范围，经常可见邻近骨皮质的压迫性侵蚀及低信号滑膜。因关节内反复出血，可呈现出血性关节病的影像学表现。

（五）病理学表现

肉眼见肿瘤为不同程度扩张、粗细不等、大量淤血的血管，可为局限性或弥漫性分布。镜下多为海绵状血管瘤的表现，少部分为毛细血管瘤或动静脉性血管瘤。病变位于滑膜深层，周围有黏液样或纤维性间质，伴有明显含铁血黄素沉积。局限型者肿瘤边界清楚，一般不侵犯关节囊；弥漫型者肿瘤边界不清，常侵犯关节囊及周围的韧带及肌层。

（六）外科治疗

以手术切除为主。目前临床上已广泛开展的关节镜技术，具有损伤小、出血少、术后恢复快等优点，兼有诊断和治疗的双重功用。为治疗滑膜血管瘤提供了一种新的诊断和治疗方法。

（七）辅助治疗

无。

（八）随访与预后

局限性滑膜血管瘤容易完整切除，若病变弥漫广泛则难以切除干净，有复发的风险。

第二节　上皮样血管瘤

一、定义

上皮样血管瘤（epithelioid haemangioma）亦称血管淋巴样增生伴嗜酸性粒细胞增多症、伴有嗜酸细胞反应和淋巴滤泡形成的结节性血管母细胞性增生、炎症性血管瘤样结节。这是一种良性血管肿瘤，由具有管腔结构但不成熟的血管构成，血管内壁衬覆肥胖的上皮样内皮细胞，外周为毛细血管，有富于嗜酸性粒细胞和淋巴细胞的炎症性背景。

二、流行病学

上皮样血管瘤 1969 年由 Wells 和 Whimster 首先报道。发病年龄跨度大，高发于 20～40 岁，女性较男性多见。

三、临床表现

部分病例有局部外伤史，好发于头颈部，尤其是耳周皮肤，其次是四肢末端。可为单发或多发，多发者常位于同一区域。病变位置较浅表，大多位于皮下，表现为具有痒感的暗红色斑块，表面常有结痂、脱屑和出血。

四、影像学表现

与其他良性血管瘤相似，无特征性表现。

五、病理学表现

肉眼见肿瘤多位于真皮和皮下，偶尔累及深部软组织，为直径 0.5～2cm 大小的结节。镜下毛细血管明显增生，围绕一个中等大小的血管（常为肌性动脉）排列，大部分血管内壁衬覆肥大的上皮样内皮细胞，呈墓碑样突向管腔，胞质呈嗜酸性或嗜双染，细胞核较大，常有中位核仁。病灶中部分血管壁较厚，管壁及其周围有黏液样变性。有时毛细血管增生并排列呈小叶状结构，称假性化脓性肉芽肿。血管周围间质嗜酸性细胞明显增多，多数病变外周有明显的淋巴组织反应，并有淋巴滤泡形成。

六、外科治疗

以手术完整切除为主。

七、辅助治疗

上皮样血管瘤对放射治疗有较好反应。

八、随访与预后

文献报道手术切除后约有 1/3 患者出现复发，不发生转移。

第三节 血管瘤病

一、定义

血管瘤病（angiomatosis）是一种弥漫性血管增殖病变，可累及身体大片连续区域，或垂直蔓延累及多个组织平面，如皮下组织、肌肉、骨骼，或跨越组织间隔累及多处相似组织，如多块肌肉。

二、流行病学

本病很少见，大部分在20岁以前发病，女性略多于男性。

三、临床表现

好发于下肢，其次为胸壁、腹壁和上肢。病变表现为持续性弥漫性肿胀，伴有疼痛、硬结节或表面皮肤颜色的改变，少数存在明显动静脉分流的病例可有肢端肥大。多伴有局部占位效应和消耗性凝血病。

四、影像学表现

X线平片显示病变局部的软组织肿胀，界限不清。CT显示边界不清的不均匀肿块，呈匍行性生长，因瘤体内含大量成熟脂肪组织，故呈现脂肪瘤的影像特点。由于MRI的多方位成像技术，可对血管瘤病的部位、大小、范围以及与周围结构的关系作出全面评估。

五、病理学表现

表现为两种组织学类型：第一种为常见类型，由毛细血管、海绵状血管和静脉混合而成，静脉壁较厚，但部分区域管壁很薄，自血管壁发出花束状排列的簇状小血管，此为血管瘤病的特征性改变。第二种较少见，结构类似浸润性毛细血管瘤。两种病变内均有大量成熟脂肪组织，故肉眼下呈大小不等、边界不清楚的团块状脂肪样组织。

六、外科治疗

尽可能完整切除病变组织，同时又最大限度保留正常肢体的功能。

七、辅助治疗

无。

八、随访与预后

由于血管瘤病病变范围广泛、边界不甚清楚，完整切除困难，复发率较高，但一般不发生恶变。

第四节 淋巴管瘤

一、定义

淋巴管瘤（lymphangioma）是由原始淋巴囊与淋巴系统隔绝后或原始淋巴管局部过度增生时所形成的一种先天性良性错构瘤，并非真性肿瘤。根据淋巴管的形态和分布即Wegner分类法，可分为毛细淋巴管瘤、海绵状淋巴管瘤和囊状淋巴管瘤。

二、流行病学

为小儿常见肿瘤，发病率仅次于血管瘤，半数于出生时即已存在，90%以上在2岁以内发病。男女发病率相当。

三、临床表现

毛细淋巴管瘤　多见于四肢、胸壁、头皮处，也可发生于唇、口腔、舌和外生殖器的黏膜处。表面呈疣状、滤泡状突起，半透明或稍带红色，压迫时可有黏性淋巴液渗出。生长缓慢，无明显不适，可发生复发性蜂窝织炎或淋巴管炎。

海绵状淋巴管瘤　多见于上肢、颈、腋窝、面颊、口腔、唇、舌、臀和股上部，肿瘤一般体积较大，为质地柔软肿块，边界不清楚，表面皮肤增厚，可使生长部位结构失常、功能丧失，如巨舌、巨唇等。累及肢体者，肢体肥大如象皮肿改变，伴骨骼肥大。海绵状淋巴瘤亦容易发生感染。

囊状淋巴瘤　又称淋巴水囊。多在新生儿期发病，绝大多数位于颈部和腋窝，其次为腹股沟区和腹膜后间隙，亦可见于腹腔间隙。大多数发生于颈部，尤其是颈后三角，位于锁骨上窝至肩峰；少数位于颈前三角，下颌骨下面。部分囊状淋巴瘤可延伸至锁骨后而进入胸腔或前纵隔。瘤体体积变异很大，个别可引起局部压迫症状。囊状淋巴管瘤表面皮肤正常，可呈淡蓝色，质地柔软而松弛，有波动感，边缘不清楚。透光试验阳性。囊肿容易发生感染和出血，体积突然增大。如果囊腔化脓，感染容易扩散，难以控制，预后严重。

四、影像学表现

囊状淋巴瘤好发于体表，运用高分辨率超声很容易进行检查，因其呈囊性，表现为多房状无回声肿块，而病变内不同厚度的间隔、囊壁和分隔的存在，使瘤体的回声不均匀。有时，在出生前就可经超声检查确诊囊状淋巴瘤。

淋巴管瘤在CT下表现为密度均匀囊性或不均匀的囊实性肿块。增强扫描，病变无明显强化。

在MRI检查T_2WI中，淋巴管瘤信号高于周围肌肉组织，T_1WI等或稍低于肌肉信号。当瘤体合并出血、感染或手术后，信号强度可增高。增强扫描，淋巴管瘤表现为不均匀强化，可与均匀强化的血管瘤鉴别。若出现快血流供血或引流血管流空信号则可排除淋巴管瘤的诊断。

五、病理学表现

毛细淋巴管瘤由毛细淋巴管和淋巴小囊密集成球组成，间质多。多位于皮肤、皮下组织、黏膜层。

海绵状淋巴管瘤，肉眼下见其切面呈海绵状。镜下由较大淋巴管和多房性囊腔、腔隙组成，间质较多，可混有血管性腔隙，内含淋巴或与血液混合的液体。多位于皮肤、皮下组织、深部组织如肌肉。

囊状淋巴瘤，肉眼下由多个囊腔构成。镜下可见大房性淋巴腔隙，呈圆形或椭圆形，或为分叶状囊，各囊间可相互交通，囊壁内衬上皮层，间质很少。囊内含稀薄而透明的淋巴液。

六、外科治疗

手术切除为唯一有效的治疗方法。范围较大者，手术可分期进行。如果病变位于面部，须同期行整形修复手术。

海绵状淋巴管瘤，主要依靠手术切除。对位于颈部、腋窝、口腔等复杂部位、范围较大的病变，术前须考虑到可能与周围神经、血管粘连，应作好充分准备，一切用于海绵状血管瘤预防出血和休克的措施，同样适用于海绵状淋巴管瘤。手术中应仔细分离，确实无法完整切除者，残存部分囊壁可用碘酒涂抹以破坏内皮，促进粘连，防止复发。

囊状淋巴管瘤，注射疗法应作为优先考虑的方法，但注射治疗效果不佳的或复发病例，手术切除还是必要的。由于囊状淋巴管瘤多好发于颈部和腋部，局部解剖结构复杂，且囊壁菲薄、易并发感染，导致囊壁与周围组织粘连，故术中分离必须特别仔细，尽量彻底切除，避免囊壁撕破，遗留内膜组织而导致复发。在瘤体与重要神经血管粘连而难以分离的情况下，宁可保留一部分囊壁，以碘酒处理灭活内皮活力，而避免损伤神经、血管。术后必须放置引流物。对于任何发生感染的病例应先控制感染，不应急于手术治疗。

七、辅助治疗

注射治疗对于囊状淋巴管瘤效果良好。

国产博来霉素可通过抑制内皮细胞生长，或作为化学刺激物促进间质纤维化的双重作用，达到注射治疗的目的。方法：将博来霉素配制成1mg/ml溶液，每次以0.2～0.3mg/kg的剂量注入瘤体内，注射前先抽出等量的囊内淋巴液，每周1次，3～10次为1疗程，总剂量不超过5mg/kg。药物浓度过高、间隔时间太短、总剂量过大，均可能造成组织坏死。注射博来霉素的最常见副作用为注射当日或次日发热，体温可高达38℃，偶有呕吐、腹泻，最严重的副作用为肺纤维化，但在儿童少见。

亦有报道用OK－342或国产的“沙培林”进行注射治疗，可避免博来霉素的一些毒副作用。

注射治疗亦可用于海绵状淋巴管瘤切除不彻底、复发的病例。

八、随访与预后

由于完整切除瘤体较为困难，故有一定的复发率。一般不发生恶变。

第五节　Kaposi状血管内皮细胞瘤

一、定义

Kaposi状血管内皮细胞瘤（kaposiform hemangioendothelioma，KHE）是由不成熟血

管构成，具有局部侵袭性的肿瘤，主要含有 Kaposi 肉瘤样束状梭形细胞结构。由 Zukerberg 和 Weiss 等人于 1993 年首次提出。

二、流行病学

Kaposi 状血管内皮细胞瘤临床上十分罕见，几乎只发生于婴幼儿和 10 岁以内儿童，偶见于年轻成人患者。性别差异不明显，无种族性倾向。

三、临床表现

该瘤分布广泛，除见于深部软组织、腹膜后和纵隔外，亦可见于头颈部、躯干、四肢的真皮及皮下组织。虽然病变可向周围组织扩散，但未发现转移性病灶。临床一般表现为：腹部肿块、腹水、肠梗阻和黄疸。深部软组织病变表现为单个或多个肿块，可累及其下方的骨组织，少数病例局部淋巴结可受累。皮肤病变表现为境界不清的紫色斑块。常合并卡-梅综合征（Kasabach-Merritt syndrome，即血管瘤-血小板减少综合征）及淋巴管病（lymphangiomatosis）。

四、病理学表现

肉眼所见：典型的病变呈灰白色。皮肤病变表现为界限不清的紫色斑块；软组织病变为灰色至红色多个小结节状或小叶状肿物，可相互连接也可包围周围组织。

镜下所见：为成片的或相连的小结节状，或为被纤维分隔的小叶状肿瘤，主要含有梭形细胞束，呈十字交叉排列，其间含有毛细血管。病变细胞组成血管裂隙，呈 Kaposi 肉瘤样，有时可伴有微血栓。细胞束不规则，可紧密排列，也可较疏松，之间有裂隙状、筛状或月牙形的血管腔。细胞核异型性不明显。少数情况下，梭形细胞束和圆形“肾小球样”细胞巢互相混合，细胞巢由多角形/上皮样内皮细胞构成，嗜酸性明显，可形成肿瘤样小叶，与细胞性血管瘤或毛细血管瘤相类似。附近常有类似于淋巴管瘤病的病灶。裂隙状腔隙和毛细血管内常见纤维素性血栓及红细胞碎片，可有出血灶与含铁血黄素沉积，玻璃样小球罕见。一般梭形细胞Ⅴ Ⅲ因子相关抗原阴性，但 CD34、CD31 呈阳性表达，有些梭形细胞 SMA 染色阳性。

超微结构：无内皮细胞标志性的超微结构，血管腔形成不良、基底膜不连续。纺锤体呈不典型性增生，有丝分裂低下。Weibel - Palade 小体可完全缺如。

五、外科治疗

该瘤具有局部侵袭性，治疗以手术扩大切除。对放、化疗均不敏感。

六、随访与预后

该瘤属交界性恶性血管肿瘤，易复发，预后因肿瘤部位和大小而不同。婴幼儿肿瘤较大者常伴有 Kasabach - Merritt 综合征。预后差；而发生于躯体软组织的肿瘤经完整切除预后较好，罕见复发。

第六节　网状血管内皮细胞瘤

一、定义

网状血管内皮细胞瘤（retiform haemangioendothelioma，RHE）是一种罕见而具有局部浸润性的转移性血管病变，含有独特的、衬覆着特征性鞋钉状内皮细胞的分支状血管，因此又称之为鞋钉状血管内皮瘤。其发生与乳头状淋巴管内血管内皮细胞瘤密切相关，该肿瘤最早被认为是低度恶性血管肉瘤，近年来被认为是一种交界性血管肿瘤。

二、流行病学

RHE十分少见，自1994年由Clonje和Fletcher等人首次命名并报道以来，仅有少数病例报道。发病年龄多在10～39岁，无明显的性别差异。

三、临床表现

RHE多发生于四肢和躯干的皮肤和皮下组织。经常局部复发，却罕见转移，且多局限于淋巴结转移。一般表现为红色或蓝色缓慢生长的斑块或结节，直径多为1～2cm，一般不超过3cm。Duke等曾报道1例多发性病变。少数病变可在放射治疗或淋巴水肿的基础上发生。

四、病理学表现

肉眼所见：见典型病变位于真皮中层，常累及皮下组织，为边缘境界不清的肿物，皮肤呈弥漫性硬化。

镜下所见：许多长形、树枝状分支的薄壁血管形成特别的网状结构，与正常的睾丸网状结构非常类似。虽然此种结构具有特征性，但在较小血管时难以辨认。血管壁衬覆的内皮细胞，细胞核呈一致性的深染，并明显突起，呈特征性的“鞋钉样”。细胞胞质稀少，似与其下方间质相融合。细胞生长较一致，分裂象罕见。近半数病例其间质及血管内有明显的淋巴细胞浸润。肿瘤周围间质可见明显硬化，并经常见到局灶性内皮细胞片状实性区，少见空泡细胞。部分病例中可见到血管内乳头结构，乳头有玻璃样变的胶原性轴心，类似于乳头状淋巴管内血管内皮瘤。肿瘤细胞的血管标志物如CD31、CD34和VWF（von Willebrand因子）染色呈阳性，其中以CD34的染色强度最明显。大多数的肿瘤浸润淋巴细胞T细胞标志物染色呈阳性，包括CD3。

五、治疗

局部扩大切除。

六、随访与预后

预后较好，但易复发。局部切除不彻底可多次复发，很少出现局部淋巴结转移。Calonje等报道14例患者，平均随访7.25年，仅1例发生局部淋巴结转移，目前亦无远处转移或死于此病的报道。

第七节　乳头状淋巴管内血管内皮瘤

一、定义

乳头状淋巴管内血管内皮瘤（Papillary intralymphatic angioendothelioma，PILA），亦称为恶性乳头状血管内皮瘤，是一种具有局部侵袭性、罕见转移、中间性的血管源性肿瘤，以淋巴管样腔隙和乳头状内皮细胞增生为特征。本病1969年由波兰病理学家Dabska首先报道，故又称Dabska瘤。

二、流行病学

PILA非常少见，主要见于婴儿和儿童，成年人罕见，无性别差异。

三、临床表现

大部分病变位于肢体，少数累及躯干。表现为缓慢生长的无症状性皮肤或皮下孤立性结节，可向软组织浸润生长，偶有局部淋巴结转移。

四、影像学表现

CT和MRI类似于其他软组织血管肿瘤。

五、病理学表现

肉眼所见：肿瘤一般累及真皮和皮下组织形成瘤结节，也可为弥散性肿胀，界限不清。

镜下所见：肿瘤组织由较大扩张的、发育良好的血管腔隙组成，腔内有清亮液体，并衬覆内皮细胞，低倍镜下似海绵状淋巴管瘤。衬覆的内皮细胞为小圆形、立方甚至柱状细胞，胞质稀少、粉红色，细胞核显著、位于细胞的顶端，呈极性朝向管腔表面，典型细胞呈“鞋钉状”或“图钉状”。特征性改变是增生的内皮细胞形成明显乳头状皱褶突入管腔，乳头轴心呈玻璃样变，含有肿瘤细胞合成的基底膜样物质。管腔内外和肿瘤间质可见数量不等的淋巴细胞。

免疫组织化学：肿瘤性内皮细胞对第Ⅷ因子相关抗原、CD34和CD31抗体呈阳性反应，UEA-1染色阳性。

六、外科治疗

PILA为低度恶性肿瘤，以手术治疗为主，通常采取局部扩大切除。放疗及化疗临床未见报道。

七、随访与预后

早期研究显示PILA有局部复发和局部淋巴结转移的倾向。但对新近报道的此类肿瘤进行随访，未见局部复发、转移和因本瘤致死。

第八节　混合性血管内皮细胞瘤

一、定义

混合性血管内皮瘤（composite haemangioendothelioma，CHE）是一种有血管分化，组织学表现为良性、中间性和恶性的成分混合构成的肿瘤，具有局部侵袭性，罕见转移。

二、流行病学

CHE非常罕见，男女发病率大致相当，大多数见于成人，文献曾有1例在婴儿期发病的报道。

三、临床表现

CHE 多发生于四肢末端，好发于手背、足背、手指。为生长缓慢单个或多结节状灰红色的肿物。约 1/4 患者有淋巴水肿病史。

四、病理学表现

肉眼所见：单发或多结节肿物，浸润性生长，大小不等，或者表现为界限不清的“肿胀”区。部分病变可伴有皮肤紫红色样改变。

镜下所见：以真皮和皮下组织为中心的浸润性病变，界限不清。病变由良性、中间性和恶性血管成分混合构成，包括上皮样血管内皮瘤、网状型血管内皮瘤、梭形细胞血管瘤、“血管肉瘤样”区域和良性血管病变（动静脉畸形和局限性淋巴管瘤）。“血管肉瘤样”区域以低分化血管肉瘤为特征，含有复杂交错分布的血管，内皮细胞具有异形性，分裂象少见。血管性标记物如 CD31、CD34 和 von Willebrand 因子呈阳性表达。

五、外科治疗

局部扩大手术切除。

六、辅助治疗

尚未见文献报道。

七、随访与预后

约半数病例在原发肿瘤切除后数年局部复发，且常为多次复发。本病的侵袭性比普通血管肉瘤低。

第九节 Kaposi 肉瘤

一、定义

Kaposi 肉瘤（Kaposi sarcoma，KS）又称为特发性多发性出血性肉瘤，是一种以皮肤多发性斑点状、斑块状或结节状病损，可累及黏膜、淋巴结和内脏器官，具有局部侵袭性的内皮细胞肿瘤。该肿瘤与人类第 8 型疱疹病毒（HHV－8）感染有关。

二、流行病学

该瘤 1872 年由奥地利皮肤科医师 Kaposi 首先描述。本病主要见于非洲和西方国家，我国新疆地区有较多报道。根据临床和流行病学特点可分为：（1）经典惰性型（classic indolent form）：主要发生在地中海或有东欧血统的老年男性；（2）非洲地方性（endemic African）：主要发生在赤道非洲地区无 HIV 感染的中年人和儿童；（3）医源性（iatrogenic）：发生于接受器官移植或其他疾病应用免疫抑制剂（主要是皮质类固醇）治疗的患者；（4）获得性免疫缺陷相关综合征（acquired immunodeficiency syndrome-associated KSA ，AIDS KS）：是最具侵袭性的类型，主要见于 HIV 感染者，尤其常见于同性恋和双性恋男性。

三、临床表现

本病多发于四肢，为多发性皮肤病变，偶可累及口腔黏膜、淋巴结和内脏器官。初起为皮肤一红色结节或斑点，麦粒至豌豆大小，常伴受累肢体水肿。病变缓慢增大，病灶数量增多，融合成较大的斑块或息肉状突起，在同一个患者可见到不同时期的病灶。病变还可从四肢扩展到躯干、内脏和淋巴结，内脏以肠及肠系膜淋巴结、肝、肺常受累。

医源性 KS：为较常见的类型。多发生在实体器官移植或其他疾病接受免疫抑制剂治疗后数月至数年，停用免疫抑制剂后本病可能完全缓解，但内脏器官受累的患者可死于本病。

AIDS 相关性 KS：侵袭性最强的一种 KS。皮肤病变多发生在面部、下肢和生殖器，并常累及口腔黏膜、淋巴结、肺以及胃肠道。该类型具有侵袭性。

各种类型的 KS 除了出现皮肤病损和淋巴结病等症状，还可出现无症状性内脏器官播散，是否播散取决于病变程度，特别是病变部位。

四、病理学表现

肉眼所见：皮肤斑点、斑块、结节状病变大小不等。黏膜、软组织、淋巴结和内脏器官病变表现为不同大小的出血性结节，常可互相融合。

镜下所见：KS 不同发展阶段镜下改变不一样，早期的皮肤病损无特征性。

1. 斑点期

血管形状不规则，数量增加，走行方向一般和表皮平行。血管增生的部位多发生在血管或附属器周围。衬覆血管腔隙的内皮细胞一般为扁平或椭圆状，无明显异型性。原有血管可突入新生血管腔内。病变中可见裂隙状腔隙和少量淋巴细胞、浆细胞浸润。常见红细胞位于血管外和血管周围含铁血黄素沉积。胶原束间也有变薄的内皮细胞衬覆而见裂隙状。

2. 斑块期

斑点期病变进一步发展，血管增生和炎症细胞浸润更明显，血管腔隙的轮廓呈锯齿状，有大量血管外红细胞和含铁血黄素，并常可见到玻璃样小球。

3. 结节期

轻度异型性的梭形细胞束交叉排列形成界限清楚的结节，并有大量含有红细胞的裂隙状腔隙。病变外周见扩张的血管。许多梭形细胞呈分裂状，细胞内外存在玻璃样小球。一些患者，多为地方性结节性 KS，出现和淋巴管瘤非常类似的病变。

淋巴结内病变可为单灶性或多灶性，甚至完全被肿瘤组织取代。早期病变轻微，仅有血管数量增多和浆细胞浸润。内脏病变因不同受累器官而异，病变可沿血管、支气管、肝门脉等结构扩散累及周围器官实质。

形成良好血管的内皮细胞一般血管标志物多呈阳性，梭形细胞 CD34、CD31 常阳性，而Ⅷ因子阴性。所有病例 HHV8 均呈阳性。细胞核转录因子标志物 FLI1 在 KS 几乎 100% 表达。

五、外科治疗

手术切除。

六、辅助治疗

本病对放射治疗敏感。侵袭性损害者可配合化疗，常用化疗药物为长春新碱、长春花碱、放线菌素 D、干扰素、西咪替丁。或使用放疗＋化疗＋免疫疗法联合治疗。

七、随访与预后

KS 的预后取决于患者的免疫状态、病变的分期、是否有免疫缺陷造成的感染等，同时受治疗的影响。有广泛内脏器官受累的病例一般预后较差。

第十节　其他中间性血管新生物

一、多形性血管内皮瘤

（一）定义

多形性血管内皮瘤（polymorphous hemangioendothelioma，PHE）为近年报道的交界性血管肿瘤，因其组织学形态复杂多样而定名。

（二）流行病学

PHE 比较少见，发生于成年人。

（三）临床表现

主要累及淋巴结和软组织，可局部复发，个别病例发生转移。

（四）影像学表现

CT 和 MRI 类似于其他软组织血管肿瘤。

（五）病理学表现

肉眼所见：为孤立性肿块，直径 1～5.5cm。

镜下所见：肿瘤含有多种形态不一的病变为其特点。具有实体的富含细胞区和血管瘤样区，二者互相混杂。实体区细胞为卵圆至梭形，呈条索状或杂乱排列，核呈空泡状，胞质少，双染性，少见裂隙样腔或胞质内空泡，其中可含有红细胞。血管瘤样区形态多样：①裂隙状分支，呈假乳头状结构的血管腔；②扩张的血管腔，内皮细胞呈立方状、鞋钉样；③长而狭窄的血管腔，呈网状结构，间质含胶原纤维，核分裂少见。瘤细胞对内皮细胞标记物 CD31、CD34、FⅧ及 UEA－1 至少一种呈阳性反应，对上皮细胞标志物则呈阴性反应。

（六）外科治疗

PHE 为低度恶性肿瘤，采取局部扩大切除。

（七）辅助治疗

放疗及化疗临床未见报道。

（八）随访与预后

可局部复发，有转移到肺导致死亡的报道。

二、梭形细胞血管内皮瘤

（一）定义

梭形细胞血管内皮瘤（spindle cell hemangioendothelioma，SCHE）是一种低度恶性的血管肿瘤，其特点是肿瘤含有许多海绵状血管，间隔以梭形细胞，颇似 Kaposi 肉瘤。1986 年由 Weiss 和 Enzinger 首先报道。近来研究发现梭形细胞血管内皮瘤预后较好，似应属于良性范畴，系良性血管肿瘤或血管畸形。

（二）流行病学

SCHE 可见于各年龄组，但好发于青年人，无性别差异。

（三）临床表现

SCHE 生长缓慢，易于局部复发，个别病例可发生局部淋巴结转移。多好发于四肢远端，少数发生于躯干及头颈部；多数为单发性，少数为多发性；病变位于浅表软组织，累及真皮和皮下组织。少数病例并发 Maffucci 综合征。

（四）影像学表现

CT 和 MRI 类似于其他软组织血管肿瘤。

（五）病理学表现

肉眼所见：瘤体较小，为红色至红褐色小结节，直径数毫米至数厘米，界限清楚，但无包膜。切面呈海绵状，间以实变区，可见血栓和静脉石。可在同一局部区域存在多发性小结节。

镜下所见：(1) 海绵状血管瘤样区：与海绵状血管瘤极为相似，可见到许多大小不一、扩张、薄壁的血管，衬以内皮细胞，腔内含红细胞；有时可见新鲜或机化血栓，血栓亦可钙化形成静脉石，绝大部分血管管壁只有胶原而无肌肉，所以有些血管可部分萎陷。(2) 实变区：含大量梭形细胞，散布于血管之间。梭形细胞大小较一致，分化良好，核无异型性和分裂象。有些区域可见到圆形或多角形上皮样细胞，胞浆透明，胞质内有空泡。实变区亦可见到少量裂隙状的血管腔。肿瘤中的上皮样内皮细胞对第Ⅷ因子相关抗原、CD34 及 vimentin 抗体以及 UEA－1 均呈阳性反应，而梭形细胞仅表达 vimentin。上皮细胞标志物 K18 灶状阳性。

（六）外科治疗

SCH 采取单纯切除或局部扩大切除。

（七）辅助治疗

临床未见报道。

（八）随访与预后

目前所见病例均未见转移，但局部复发率较高。Perkins 和 Weiss（1996）报道的 78 例患者中，58％病例局部复发，但无一例发生转移和因本瘤而死亡。

第十一节　上皮样血管内皮细胞瘤

一、定义

上皮样血管内皮细胞瘤（epithelioid hemangioendothelioma，EHE）是一种以上皮样血管内皮细胞异常增生所形成的肿瘤，介于良性与恶性之间，有转移潜能，肿瘤血管内皮细胞排列成短条索或巢状结构，细胞周围有独特的黏液玻璃样间质。

二、流行病学

EHE 是一种非常少见的血管肿瘤，1982 年由 Weiss 和 Enzinger 首先报道。人群中准确发病率未见报道。可发生于任何年龄，主要见于成人，儿童极其罕见，男女发病率相当。

三、临床表现

EHE 多发生在四肢皮下或筋膜旁软组织，亦可发生于躯干、头颈部、纵隔、肝、骨及深部软组织等。常表现为单发、孤立性肿块，肿瘤生长缓慢，无明显疼痛感。位于肢体表浅的一般表现为可触及的无痛性结节，边界清楚；位置深在的肿瘤因长期无临床症状，不易发现，可伴有局部骨化，X线检查可发现钙化影。约1/3～1/2病例起源于血管，可伴有受累肢体水肿或血栓性静脉炎的症状。

四、影像学表现

X线检查多正常，约20%位于深部的肿瘤可引起邻近骨骼异常，如局部骨的侵蚀破坏或骨膜反应；超声检查显示为实质性肿瘤，可清楚显示肿瘤的形态、轮廓、大小、位置、肿瘤与临近组织的解剖关系，但图像无特异性，良、恶性鉴别诊断困难；MRI是上皮样血管内皮细胞瘤最重要的辅助检查，对病变范围、性质、肿瘤分级均可进行理想的评估。

五、病理学表现

肉眼所见：直接起源于血管的上皮样血管内皮瘤表现为梭形血管内肿物，色彩斑驳，红白相间，类似于机化的血栓；非直接起源于血管的病变大小不等，切面色泽不一，呈灰白色或红色。

镜下所见：直接起源于血管的肿瘤有特征性病变特点，病变中央可见血管轮廓，病变从血管腔向周围软组织发展，较小的或早期肿瘤使起源血管扩张膨胀，向周围软组织蔓延时保留血管结构，血管腔内充满坏死物质和致密胶原；非直接来源于血管者由圆形或略梭形的嗜酸性内皮细胞形成短条形、索形和实性巢状结构，血管特征不明显，仅为原始的微血管。肿瘤性上皮样内皮细胞被包埋在独特的富于硫酸盐的间质中，间质着色从淡蓝到深粉色，大的深在性病变中可见骨化生，有些病例含有明显的破骨细胞样巨细胞。肿瘤细胞一般分化良好，分裂活性低或无，大约1/4～1/3上皮样血管内皮瘤具有异型性，这种病变更具侵袭性，表现为明显的细胞核异型性、分裂活性大于1/10HPF、细胞呈梭形和有坏死，有这些表现的肿瘤应使用“恶性上皮样血管内皮瘤”的名称。上皮样血管内皮细胞瘤可表达多种血管抗原，以CD31、CD34和FLI1较敏感和可靠。

六、外科治疗

上皮样血管内皮细胞瘤为中间型肿瘤，应行肿瘤局部扩大切除和区域淋巴结清扫。

七、辅助治疗

放化疗敏感性差，其他治疗方法治疗效果不确切。

八、随访与预后

上皮样血管内皮瘤的生物学行为介于血管瘤与血管肉瘤之间，位于浅部软组织孤立性肿瘤术后一般预后良好；位于深部或脏器者局部复发率和转移率明显增加，预后较差。

第十二节　软组织血管肉瘤

一、定义

软组织血管肉瘤（angiosarcoma of soft tissue）是一种由成纤维结缔组织和血管组织同时异常增生形成的恶性肿瘤，肿瘤细胞起源于血管内皮细胞，在一定程度上具有正常内皮细胞的形态和功能特点。

二、流行病学

软组织血管肉瘤罕见，在肉瘤中的比例小于 1%，男女发病率相当，各年龄组均可发病，高峰年龄 60～70 岁，儿童发病者十分罕见。

三、临床表现

软组织血管肉瘤好发于下肢及腹腔，其次为上肢和头颈部。表现为逐渐增大的疼痛性肿物，易导致患肢慢性淋巴水肿，1/3 患者同时伴有凝血异常、贫血、持续性血肿等其他症状。年龄小的患者可因动静脉分流甚至大量出血引起心排出量过高导致心衰。接近体表的肿瘤，表现为带弹性的红蓝色肿块，四周有卫星结节，甚至整个肢体布满血管性结节，肿瘤可能有震颤和音调不等的杂音，有时明显搏动。肿瘤一般生长快，侵犯周围肌肉、脂肪、静脉并经血流转移到肺、骨骼等。约 1/3 的患者伴有其他病变，如神经纤维瘤病相关的良性和恶性神经鞘肿瘤、Klippel－Trenaunay 和 Maffucci 综合征等。

四、病理学表现

肉眼观：一般为单发，病变为多结节性出血性、界限不清肿物，直径数毫米至十几厘米不等，常与周围脂肪、筋膜等明显粘连，切面呈海绵状、蜂窝状或见微囊形成。

镜检：肿瘤组织由大量不规则的肿瘤性血管组成，血管管腔大小不一，相互吻合成血管网络。一般软组织血管肉瘤既有上皮样区又有梭形细胞区，以前者为主。上皮样区由大圆形细胞构成，细胞核分级相对高，细胞排列成片、小巢、条索或原始血管结构。与正常血管不同的是，这些肿瘤性血管形状不规则，通过血窦结构互相连通，并破坏浸润周围组织。有些区域血管的肿瘤性内皮细胞增多，形成出芽、突起或乳头。弥漫性出血是大多数肿瘤的特征性表现，有些出血明显的软组织血管肉瘤甚至表现同慢性血肿。肿瘤的形态学差异很大，不同病例、同一病例肿瘤组织的不同部位可见不同的分化区域。免疫组化是诊断血管肉瘤的重要辅助手段，血管肉瘤对普通血管抗原如 von Willebrand 因子、CD31 和 CD34 的表达程度不一。von Willebrand 因子是最具有特异性的血管标记物，但它最不敏感，经常只有少数血管肉瘤局灶性弱阳性。而 CD31 则有相对高的特异性和敏感性，各个类型血管肉瘤病例约有 90%阳性。

五、影像学表现

影像学表现缺乏特异性，CT 上表现为不均匀密度肿块，增强扫描强化明显，肿块边缘锐利清晰，淋巴水肿可引起纤维组织增厚、脂肪组织密度增高和肌肉周围液体积聚。MRI 主要用于病变分期，增强 MRI 可显示肿瘤坏死，同时可区别术后纤维化或复发。

六、外科治疗

该瘤恶性程度高，早期易发生血行及淋巴转移，治疗效果及预后差。根据不同的发病部位采用以手术为主、配合放化疗的综合治疗，手术在可能范围内以根治切除＋区域淋巴结清扫，放化疗中度敏感。对年轻患者，术前及术后均应给予化疗，以控制血行转移。

七、随访与预后

软组织血管肉瘤具有高度侵袭性，5 年生存率约 10%，近一半病例可能在诊断后 1 年内死于转移，多转移到肺，其次是淋巴结、骨和软组织。与预后相关的因素有：老年患者、位于腹膜后肿物、肿瘤体积大和 KI67 指数高等。

（林建华）

参考文献

1. Zukerberg LR, Nickoloff BJ, Weiss SW. Kaposiform hemangioendothelioma of infancy and child. An aggressive neoplasm associated with Kasabach - Merritt Syndrome and lynphangiomatosis. Am J Surg Pathol, 1993, 17 (4): 321 - 328.
2. Sarkar M, Mulliken JB, Koazkewich HP, et al. Thrombocytopenic coagulopathy (Kasabach - Merritt phenomenon) is associated with kaposiform hemangioendothelioma and not with common infantile hemangioma. Plastic Reconstr Surg, 1997, 100: 1377 - 1386.
3. Duke D, Dvorak AM, Harris TJ, et al . Multiple retiform hemangioendotheliomas. A low grade angiosarcoma. Am J Dematopathol , 1996, 18: 606 - 610.
4. Calonje E, Fletcher CDM, Wilson - Jones, et al. Retiform hemangioendothelioma. A distinctive form of low - grade angiosarcoma. Delineated in a series of 15 cases. Am J Surg Pathol, 1994, 18 (2): 115 - 125.
5. Nayler SJ, Rubin BP, Calonje E, et al. Composite hemangioendothelioma. A complex, low - grade vascular lesion mimicking angiosarcoma. Am J Surg Pathol , 2000, 24 (3): 352 - 361
6. Chrisfopher D, et al. WHO 肿瘤病理学及遗传学分类，2002.
7. Perkin P, Weiss SW. Spindle cell hemangioendothelioma: An analysis of 78 cases with reassessment of its pathogenesis and biologic behavior. Am J Surg Pathol, 1996, 20 (10): 1196 - 1202.
8. Mentzed T, Beham A, Calonje E, et al. Epithelioid hemangioendothelioma of skin and soft tissue: Clinicopathelogic and immunohistochemical study of 31cases. Am J Surg Pathol, 1997, 21 (4): 363 - 374.

第 40 章 含软骨及骨的肿瘤

第一节 软组织软骨瘤

一、概述

软组织软骨瘤（soft tissue chondroma）是发生于骨和滑膜以外的良性软组织肿瘤，由分化良好的透明软骨、纤维软骨或黏液软骨构成，亦称骨外软骨瘤（extraskeletal chondroma）、骨外纤维软骨瘤（extraskeletal fibrochondroma）、骨外黏液软骨瘤（extraskeletal myxochondroma）、骨外骨软骨瘤（extraskeletal osteochondroma）。软组织软骨瘤由 Paget 首先描述，Chauvin 等 1920 年报道 1 例发生于足部的软组织软骨瘤，后 Murphy 等、Dahlin 等、Chung 等陆续报道。软组织软骨瘤非常少见，虽有学者认为其属于发育异常或化生，但因其明确的软骨分化，WHO 2002 年分类归入软骨-骨性肿瘤（chondro - ossecus tumors）中。软组织软骨瘤的病因尚不明确，外科分期应属良性 2 期，即良性活跃性病变。

二、临床表现

（一）发病特点

软组织软骨瘤自婴儿至 79 岁均可发病，但以中年人为多，高发年龄 30～60 岁，男女发病比例相等，或男性略多。

（二）发病部位

软组织软骨瘤好发于手、足，其中手指最多见，占全部病例的 64%～80%，躯干、头颈部少见，皮肤、上呼吸道、消化道、脑膜罕见。

（三）症状

腱鞘和关节附近的无痛性肿块，多数为孤立性病变，与关节内滑膜和骨膜不连续，但常与肌腱、腱膜、关节囊相关。

三、病理学表现

（一）肉眼所见

肿瘤边界清楚，结节状或分叶状，呈圆形或卵圆形，可有包膜。多质地坚实，少数柔软质脆，切面为软骨性，偶有钙化或呈灶性黏液变、囊性变。肿瘤多较小，一般直径小于 3cm，偶有较大者，但很少超过 20～30cm。

（二）镜下所见

肿瘤境界清楚，有包膜，分叶状，由成熟的透明软骨或纤维软骨构成。细胞丰富的肿瘤可称为软骨母细胞性软骨瘤；如肿瘤小叶周边可发生明显的灶性纤维化，可称为纤维软骨瘤；如存在明显钙化和骨化可归为骨软骨瘤；软骨小叶中央或周边有明显黏液变可称为黏液软骨瘤。约 15%的病例可出现灶性上皮样肉芽肿样增殖和多核巨细胞反应。

（三）免疫组化

vimentin 阳性，S-100 蛋白阳性。

（四）超微结构

肿瘤细胞具有典型的软骨细胞表现，细胞周围有钙晶体（calcium crystal）聚集。

四、影像学表现

X 线检查可见边界清楚的分叶状病变，中央及周边部分常见曲线形钙化，MRI 检查可确定诊断。

五、鉴别诊断

（一）软骨肉瘤

细胞多形性和异型性明显，易见双核或核肥大的软骨细胞，可见病理性核分裂，常有卫星结节形成，X 线检查有助于鉴别诊断。软组织软骨瘤切除后很少复发。

（二）黏液瘤

好发于老年人，女性多见，手、足少见，多位于皮内、皮下、肌肉内。无小叶结构，不形成软骨，S-100 蛋白阴性。

六、治疗

手术为唯一治疗手段，边缘切除多可治愈。

七、预后

多数肿瘤局部切除可治愈，虽有 15%～20%的复发率，但不同于骨和滑膜的软骨性肿瘤，软组织软骨瘤不恶变，复发后仍为局限性良性肿瘤，复发时可再切除。

（滕　胜）

第二节　骨外骨肉瘤

一、概述

骨外骨肉瘤（extraskeletal osteosarcoma，EO）是由产生肿瘤骨或骨样组织的不典型间叶细胞构成的骨外恶性肿瘤，亦称软组织骨肉瘤（osteosarcoma of soft tissue），由 Boneti 首次描述，Wilson 于 1941 年首先报道，后陆续有学者报道并确立为一独立病种。因其分化方向明确，故 WHO 2002 年分类归入软骨-骨性肿瘤中。该肿瘤少见，约占软组织肉瘤的 1%～2%，约占全部骨肉瘤的 2%～4%，骨外骨肉瘤与骨的骨肉瘤发生比例约为 1∶25。肿瘤的发生与骨化性肌炎及局部软组织放疗有关系，如 Auerbach、Kauffman、Boyer 和 Ibid 等均有放疗后发生软组织骨肉瘤的报道，放疗量在 40～143.87Gy，在放疗后 50～132 个月发生。曾接受放疗和有明确外伤史者占 10%，放疗诱导的 EO 发生至少在放疗后 4 年。少数患者有局部外伤史和肌注史。骨外骨肉瘤属 G_2。

二、临床表现

（一）发病特点

骨外骨肉瘤男女发病比例相等，各年龄段均可发病，但常发生于 40～60 岁，平均年龄 54 岁，明显不同于骨的骨肉瘤，但发生于放疗后者发病年龄相对年轻。

（二）发病部位

骨外骨肉瘤好发于四肢，尤以下肢和臀部多见，超过 60%。其次是上肢、肩部和躯干，腹膜后及胸膜少见，多位于深部软组织，发生在真皮、皮下浅表部位的不足 10%。Chung 等报道 88 例骨外骨肉瘤，下肢 41 例，占 46.6%，上肢 18 例，占 20.5%，腹膜后 15 例，占 17.0%，躯干 10 例，占 11.4%，头颈 4 例，占 4.5%。Lee 等报道的 40 例，68%发生在下肢，尤以大腿（19 例，占 48%）和臀部多见。

（三）症状

肿瘤多表现为局部软组织肿块，生长速度较快，部分患者有疼痛及肿胀，少数巨大肿块可并发皮肤溃疡。患者可有血清碱性磷酸酶升高，平均病程 6.5 个月。少数病例可侵及邻近骨。少数患者有外伤史。部分患者最初诊为良性，多误诊为骨化性肌炎。

三、病理学表现

（一）肉眼所见

肿瘤大小不一，直径在 1～50cm，平均 8～10cm，位于肌肉或筋膜内，可有假包膜而呈现较清楚边界，或浸润性生长与周围组织广泛粘连。肿瘤质地软硬不一，肿瘤切面呈灰白色或灰红色，有砂粒感，间有出血和坏死区，肿瘤中央多呈囊性。

（二）镜下所见

骨外骨肉瘤诊断需符合以下标准：① 位于软组织，不侵犯骨或骨膜；② 含有一致的肉瘤成分（不包括混合的恶性间叶瘤的可能）；③ 产生骨样和（或）软骨样基质。Rao 强调骨外骨肉瘤的“反回带状效应”（reverse zoning effect）即在肿瘤中央形成骨样组织，而周围是增生的梭形细胞，这与骨化性肌炎正相反，对诊断很重要。

骨外骨肉瘤与骨的骨肉瘤组织形态上并无差异，目前认为源于骨的骨肉瘤其主要的病理亚型均可见于 EO。最常见的为骨母细胞型，其次是纤维母细胞型、软骨母细胞型、毛细血管扩张性、小细胞性、高分化性。

（三）免疫组化

与骨的骨肉瘤相似，vimentin 阳性。SMA 阳性率 68%，desmin 25%，S-100 蛋白 20%，EMA 52%，keratin 8%。CD99 均阳性，PLAP（placental alkaline phosphatase，胎盘碱性磷酸酶）均阴性。骨钙素（osteocalcin）是最特异性抗原，恶性细胞与基质阳性率分别为 82%和 75%。

（四）超微结构

肿瘤细胞形态多种多样，细胞外间隙以胶原为主要成分，骨形成区为羟基磷灰石晶体。

四、影像学表现

X 线平片、CT 可见骨外肌肉内或筋膜面内病变。病变内可见致密瘤骨形成，成骨的程度因病例而异。如邻近骨有破坏，骨破坏边缘呈硬化现象，而骨的骨肉瘤在骨破坏边缘很少见到硬化边缘。CT 清楚显示瘤骨不规则分布于整个病变内，病变与周围组织多无清晰界限。

五、遗传学

仅有报道显示克隆性染色体异常，目前无证据显示骨的骨肉瘤和软组织骨肉瘤存在系统性遗传学差异。

六、鉴别诊断

（一）骨化性肌炎

多有机械性损伤病史，病变呈自限性，肿块与周围分界清楚，细胞异型性不明显，无病理性核分裂，骨小梁和骨样组织排列规则，呈带状分布。

（二）皮质旁骨肉瘤

围绕骨干生长，有宽阔基底与骨干相连，瘤组织分化较好异型性不明显，有成熟骨小梁。

七、治疗

骨外骨肉瘤治疗与骨的骨肉瘤相同，应强调以手术为主的综合治疗，突出术前化疗及术后持续化疗的地位。手术应行屏障切除或根治性切除，以降低局部复发率，对复发肿瘤多选择截肢。化疗方案可采用 Rosen 的 T 方案或 Jaffe 的 TIOS 方案，两者均以大剂量甲氨蝶呤为主，COSS 方案在此基础上加用 IFO 效果满意。国内的推荐方案也可使用。Lee 等认为，因骨外骨肉瘤少见，辅助治疗现在难于评估，但作者认为骨外骨肉瘤是成人高度恶性肿瘤，化疗及放疗在该病的综合治疗中应该有效。此外有作者认为术前放疗可改善预后。

八、预后

骨外骨肉瘤淋巴结转移较少，多早期血行转移至肺、骨和肝，其中以肺转移最多见。因大多数患者在诊断后 2～3 年发生转移，故预后不良。75%患者在诊断后 5 年之内死亡，EO 的预后较骨的骨肉瘤明显为差，部分原因为两者在化疗应用和对化疗反应上的不同。

（滕　胜）

第 41 章 分化不确定的肿瘤

分化不确定的肿瘤（tumors of uncertain differention）曾被称作“组织来源不确定”的肿瘤，新的 WHO 软组织肿瘤分类将临床组织学和遗传学资料结合在一起，根据肿瘤基因表达方式确定肿瘤组织的分化方向而进行分类。本章所介绍的肿瘤大多数分化方向尚不确定，如血管瘤样纤维组织细胞瘤；相反某些肿瘤的分化方向可以识别，如滑膜肉瘤、透明细胞肉瘤等，但不能确定其相应正常组织，故都归于本章，扼要介绍。

第一节 肌内黏液瘤

一、概述

肌内黏液瘤（intramuscular myxoma）为分化不确定的良性肿瘤，绝大多数为单个，偶见多发性肌肉内黏液瘤。主要见于 40～70 岁，年轻人很少发生，少年儿童则罕见，2/3 的患者为女性。

二、临床表现

（一）发生特点

肌内黏液瘤最常发生在大腿，其次为肩部、臀部及上臂等处的大肌肉内，瘤体可完全位于肌肉内，亦可附着于肌肉肌膜的一侧。

（二）症状

肿瘤多表现为实性肿块，有一定活动度，常有波动感，约 1/4 的病例有疼痛或触痛。如果瘤体较大，则可引起疼痛、麻木、瘤体周围的肌肉无力。本瘤的临床表现是非特征性的，往往需要活检后镜下检查才能确定诊断。

三、病理学表现

（一）肉眼所见

肿瘤的肉眼表现具特征性，瘤体多为椭圆形和圆形。切面灰白色，胶冻样，有折光性。有时形成囊腔，囊内充以液体。肿瘤的境界似乎是清楚的。实际上，瘤组织浸润至周围肌肉，只是环绕肿瘤的肌肉水肿，形成一种界限性分隔，瘤体直径一般 5～10cm，但最大者可达 21cm。

（二）镜下所见

瘤组织富含大量的黏液样物质，散在少量肿瘤细胞，可形成星状突起。黏液物质里有呈疏松网状分布的网状纤维悬浮，而成熟的胶原和血管则十分少见。偶见病例富于细胞和血管增多，称为富于细胞黏液瘤（cellular myxoma）。电镜下细胞成分主要为纤维母细胞样和肌纤维母细胞样细胞。

四、影像学表现

有文献报道，尽管该肿瘤临床特点不是很特异，但其 MRI 特点却有特征性：T_1WI 呈均匀低信号、T_2WI 显著高信号，Gd－DTPA 增强后不均匀强化，出现“周围脂肪带”征和周围肌肉内水肿。这些特征性改变具有诊断价值。

五、遗传学特点

目前报道关于该肿瘤的遗传学改变不多，细胞遗传学改变主要是 18 号染色体 3 体。分子遗传学改变主要是 GNAS1 基因 211 密码子的突变。

六、鉴别诊断

许多有黏液样变的软组织肿瘤可与肌肉内黏液瘤相混淆，如黏液性神经纤维瘤、神经鞘黏液瘤、结节性筋膜炎等。更为重要的是要与一些恶性肿瘤如黏液性脂肪肉瘤、葡萄簇肉瘤、黏液性恶性纤维组织细胞瘤区别。这些恶性黏液样肿瘤都更加富于细胞，更富于血管，有特征的细胞如脂母细胞、横纹肌母细胞。

七、治疗与预后

本瘤是一良性肿瘤，手术切除即可治愈，极少数的病例会复发，复发后再次切除仍可治愈。

（张　瑾　杨　蕴）

第二节　关节旁黏液瘤

一、概述

关节旁黏液瘤（juxta－articular myxoma）是发生于大关节旁的一种黏液样肿瘤，因其边界不清，生长较快，有时富于细胞及小血管，继发出血，纤维母细胞增生，可以局部复发等特点而可能被误认为肉瘤。肿瘤主要发生在膝关节，其次见于肩、肘、踝等处。

二、临床表现

（一）发病特点

目前报道的发病年龄在 16～83 岁，中位年龄 43 岁。男性明显多于女性。80％以上的病变位于膝关节旁，其次为肩关节、肘关节、髋关节、踝关节等大关节旁。

（二）症状

多形成局部肿胀或肿块，肿物边界不清，常迅速增大伴囊性变。

三、病理学表现

（一）肉眼所见

肿瘤大小 0.6～12cm，平均直径 3.8cm，肿瘤边界不清，瘤组织中可有脂肪裹入。瘤体质地软，切面灰白黏液样或胶冻样，可有囊性变。

（二）镜下所见

关节旁黏液瘤与肌肉内黏液瘤有某些相似。瘤组织富于黏液基质，瘤组织中含有少数血管，细胞成分为梭形和肥胖的纤维母细胞样细胞，散在或悬浮于黏液基质中。

四、遗传学特点

目前只有 1 例报道显示该肿瘤的克隆性染色体异常，主要是 inv（2）（p15q36）和＋7 及 t（8；12）（q11－12；q12－13）。与肌肉间黏液瘤不同，它没有 GNAS1 基因的突变。

五、鉴别诊断

（一）肌内黏液瘤

主要发生于一些大的肌群，如大腿和肩周，一般不靠近大关节。无囊性变或仅有很小的囊性变。即便未完整切除，一般也不复发。

（二）腱鞘囊肿

可以有一定程度的黏液变性，但远不如关节旁黏液瘤显著。腱鞘囊肿主要发生于年轻女性的腕背侧，与腱鞘或关节筋膜有密切关系，体积很小。

（三）其他肉瘤

如黏液性脂肪肉瘤、黏液性恶性纤维组织细胞瘤，骨外黏液性软骨肉瘤等。因为关节旁黏液瘤有时体积较大、富于细胞、累及腱鞘或关节膜、易复发等，使其与一些肉瘤相混。鉴别主要靠病理诊断。

六、治疗与预后

关节旁黏液瘤是一种良性的病变，其治疗仍以局部手术切除为主要手段，不主张根治或放疗。但如果膝部肿瘤累及半月板，可将受累的半月板切除。由于有时肿瘤体积较大，呈浸润性生长，经随访有 1/3 的病例复发，有的多次复发，但仍可以切除治愈。

（张　瑾　杨　蕴）

第三节　深部侵袭性血管黏液瘤

一、概述

深部侵袭性血管黏液瘤（deep aggressive angiomyxoma）是一种好发于骨盆和会阴的软组织肿瘤，有局部复发倾向，好发于 20～60 岁的成年女性，发病高峰年龄为 30～40 岁。

二、临床表现

（一）发病特点

深部侵袭性血管黏液瘤受累部位多为骨盆会阴区、腹股沟阴囊区及腹膜后区。

（二）症状

肿瘤在骨盆会阴区多表现为缓慢生长的肿块，无症状或有局部疼痛或压迫感。由于肿瘤通常隐蔽在深部软组织内，早期一般不会造成直肠、尿道、阴道或血管的压迫，所以大多数病例在切除时肿瘤已经很大，常大于 10 ㎝。

三、病理学表现

（一）肉眼所见

通常为巨大肿块，常大于 10 ㎝，有时大于 20 ㎝，病变常呈分叶状，与脂肪、肌肉和其他局部结构粘连。肿瘤质地软、坚实或橡胶样，切面常有光泽，黏液水肿性，呈粉红或红棕色。偶尔可见到囊性变。

（二）镜下所见

肿瘤由相对一致的小的星状和梭形细胞构成，背景为疏松的胶原黏液水肿性间质，可见散在的管径不一的血管和局部组织结构。特征性表现为在大的神经节和血管周围绕以由成熟的黏液细胞形成的疏松排列的岛状结构。超微结构研究提示细胞具有纤维母细胞、肌纤维母细胞和平滑肌细胞的特点。

四、影像学表现

肿瘤的图像特征比较典型，CT 示低密度或等密度的肿块，该肿块倾向于沿骨盆底生长，通常对阴道或直肠的肌肉组织不造成明显的破坏。MRI 上 T_2WI 显示高信号密度图像。T_2WI 和增强 CT 图像通常还可显示漩涡状或层状的内部结构。这些技术对评估肿瘤范围和决定最佳的手术方案有重要价值。

五、遗传学特点

细胞遗传学研究显示肿瘤存在 12 号染色体单体及 12q13－15 的基因重排。对 2 例存在 12q13－5 基因重排的肿瘤进行分子遗传学分析确认 HMGIC 为靶基因，1 例重排导致基因融合，即 HMGIC 的前 3 个外显子与来源于 12p11.2 的新基因易位导致序列融合，另 1 例的易位断裂点位于基因的 3’端，导致 HMGIC 表达失调。

六、鉴别诊断

深部侵袭性血管黏液瘤除要与其他含黏液的软组织肿瘤如黏液性脂肪肉瘤、黏液性神经纤维瘤及葡萄状肉瘤等鉴别外，特别强调应与血管肌纤维母细胞瘤鉴别，因二者虽然临床与组织学有许多相似之处，极易混淆，但治疗不同。血管肌纤维母细胞瘤是一种良性肿瘤，主要也发生在女性阴部。肿瘤常有明确边界，更富于细胞和血管，而且由肥大的上皮样肿瘤细胞排列在血管周围，常见双核和多核瘤细胞，这些特点可与侵袭性血管黏液瘤区别。

七、治疗及预后

因肿瘤常侵及周边组织，完全切除十分困难，故手术范围应广泛些，以免以后复发。Steeper 和 Rosai 报道 5 例，随访 12 个月以上，其中 4 例局部复发，Granter 等报道 16 例，在 1～8 年中 4 例局部复发。尽管局部复发率高但无转移倾向。

（张　瑾　杨　蕴）

第四节　软组织多形性玻璃样血管扩张性肿瘤

一、概述

软组织多形性玻璃样血管扩张性肿瘤（pleomorphic hyalinizing angioctatic tomor of soft parts，PHAT）是一种新近认识的软组织肿瘤类型，此肿瘤由 Smith 于 1996 年首先报道。肿瘤界限较清楚，镜下显示 3 个特征性的形态学改变：簇状分布的扩张性薄壁血管；分布于扩张血管间的多形性瘤细胞；血管壁、血管周围及瘤细胞之间基质明显透明样变性。该肿瘤是一种罕见的低度恶性肿瘤，2002 年 WHO《软组织肿瘤和骨肿瘤的病理学和遗传学》分类中将其列入不能确定分化的良性肿瘤。

二、临床表现

（一）发病部位

肿瘤好发于成人，无性别差异，约半数病例发病于下肢皮下组织，其他部位为胸壁、臀部和上臂，只有少数病例累及深部软组织，目前还没有发生在体腔的病例报道。

（二）症状

肿物生长缓慢，可持续数年，通常于就诊前即有数年病程。多数患者表现为局部缓慢生长的肿块，曾有 1 例病例报道发生于后腹膜腔内致右下腹痛。病程从 2 个月至 38 年不等。

三、病理学表现

（一）肉眼所见

肿块圆形或卵圆形，部分呈分叶状，边缘多呈浸润性生长，将周围正常组织裹入肿瘤组织之中，少数病例肿瘤周围境界清楚，有纤维性假包膜。瘤组织多彩状，褐色到棕褐色，部分呈灰白色，常有灶性出血或囊性变。

（二）镜下所见

具有 3 个特征性改变：

1. 成簇分布的扩张性薄壁血管。

2. 呈片状或条索状分布于扩张性血管间的梭形和圆形瘤细胞。

3. 血管壁、血管周围及瘤细胞之间基质明显透明样变性，围绕管壁形成“袖套”，并同时向周围肿瘤组织延伸。

（三）免疫组织化学特点

瘤细胞表达 vimentin，偶表达 CD34，有些病例 EMA 阳性，不表达 S－100 蛋白、SMA、DES、CK、FRAg 和 CD31。

四、鉴别诊断

鉴别诊断应包括一些良性、交界性及恶性病变。即使早期 PHAT 有些微妙的特征出现，很多病例有可能被误认为是各种良性或反应性的病变，像梭性细胞脂肪瘤、良性纤维组织细胞瘤、结节性筋膜炎、神经鞘瘤和或梭形细胞血管内皮瘤等。

五、治疗与预后

PHAT 是一种具有显著临床病理特征的潜在或低度恶性软组织肿瘤，具有局部高复发率，有时具有侵袭性，但目前尚无转移的病例。考虑其为一个局部浸润性的肿瘤，应该进行局部广泛切除。约 50%病例在手术切除后局部复发，但无转移报道。文献中报道的病例大多无明显包膜或界限，呈浸润性生长。Smith 等报道的 14 例患者中，随访 8 例，其中 4 例局部复发，1 例呈明显侵袭性生长而做了截肢手术，另 1 例多次复发。Folpe 等报道的 41 例中，有完整随访资料的 18 例（随访时间平均 84 个月，从 13～420 个月，中位 52 个月），其中 6 例（33%）复发，手术切除肿瘤后，16 例无瘤生长，2 例带瘤生长。

（廖智超　杨　蕴）

第五节　异位性错构瘤性胸腺瘤

一、概述

异位错构瘤性胸腺瘤（ectopic hamartomatous thymoma，EHT）非常少见，1984 年 Rosai 等正式将其命名为 EHT，免疫组织化学标记和电镜检测提示 EHT 是一种由上皮和肌上皮所组成的混合性肿瘤。形态上以梭形细胞为主，混合有不同比例的上皮成分和脂肪细胞等，梭形细胞的免疫表型及超微结构为上皮性特征。

二、临床表现

（一）发病特点

肿瘤多发生于成年人，平均发病年龄约 40 岁左右。主要为男性，男女之比约为 5∶1。临床上肿瘤均发生于颈部，多局限于锁骨上或胸骨上的筋膜下，也可出现于侧颈方、胸锁关节或胸骨柄区域。肿物多为孤立性，与甲状腺、胸腺及相邻的骨组织无关联。

（二）症状

肿块位于浅表皮下或深部软组织内，生长多较缓慢，术前病程多较长，2 个月～30 年不等。临床上多诊断为囊肿、脂肪瘤、淋巴结肿大、甲状腺肿块或皮肤肿瘤。

三、病理学表现

（一）肉眼所见

肿瘤呈圆形、卵圆形或结节状，境界清楚，肿瘤直径一般为 5cm 或略小，少数病例肿瘤体积可很大。切面呈灰白色或红褐色，部分病例中可见散在的黄色脂肪组织，质地略韧或柔软，可有小囊腔形成。

（二）镜下所见

肿瘤边界清楚，常呈圆形或推挤式。肿瘤由 3～4 种成分组成：梭形细胞、上皮细胞、不规则分布的成熟脂肪组织，少部分病例尚有第 4 种成分即淋巴细胞小灶。

四、鉴别诊断

该瘤需要与一些在形态学上相类似的肿瘤加以鉴别。其中最需要鉴别的包括：滑膜肉瘤、神经鞘瘤及皮肤附件或涎腺起源的混合瘤等，特别是高分化的双向性滑膜肉瘤，两者都具有梭形细胞为主的双向分化，但 EHT 具有完整包膜，病史一般较长，肿瘤体积较小，一般为 5cm 或更小，没有周围组织浸润现象。而在组织学上有较多的脂肪细胞团间杂在肿瘤组织之间与滑膜肉瘤有所不同。免疫组化梭形细胞与上皮细胞 CK 弥漫强阳性也不同于滑膜肉瘤的 CK 弱阳性，再结合特殊的发病部位和良性的临床经过，诊断 EHT 应不困难。

五、治疗与预后

完整切除是治疗最有效的方法，少数病例发生的局部复发多为未彻底切除肿瘤所致。EHT 的预后良好，在既往文献报道中仅有 1 例发生癌变，表现为肿瘤组织内出现有高度异型细胞被覆的腺样结构，但无邻近组织的浸润。发生癌变的病例也未出现转移，目前尚无因 EHT 死亡的病例报道。

（廖智超　杨蕴）

第六节　血管瘤样纤维组织细胞瘤

一、概述

血管瘤样纤维组织细胞瘤（angiomatoid fibrous histocytoma，AFH）一般发生在儿童和年轻人，转移潜能低，有时也可称为血管瘤样恶性纤维组织细胞瘤（angiomatoid malignant fibrous histocytoma，AMFH）。此瘤不同于皮肤的动脉瘤性纤维组织细胞瘤（aneurysmatic fibrous histocytoma）及其他类型的纤维组织细胞瘤，也不能与恶性纤维组织细胞瘤（maglignant fibrous histocytoma）混淆。

二、临床表现

（一）发病特点

AMFH 在临床上罕见，大约占所有软组织肿瘤的 0.3%。发病年龄从出生到 71 岁均有报道，但主要发生于儿童和青少年，平均年龄 20 岁，女性稍多。最常见的发病部位是四肢近侧端，其次为躯干及头颈部。正常情况下约 66%的病变发生在有淋巴结存在的部位，如肘前窝、腋窝、腹股沟、锁骨上窝、颈前和颈后部。

（二）症状

AFH 是一种主要发生在真皮深部和皮下的缓慢生长的肿物，常类似于血管瘤。某些患者病变区有创伤史。一般无疼痛症状，偶伴发热、贫血和体重减轻等全身系统性症状，提示肿瘤产生细胞因子，类似造血细胞性肿瘤，如纤维母细胞性网状细胞肉瘤，提示 AFH 可能与此类病变有关。MRI 检查发现 AFH 内可能有液平面，提示有出血，类似与动脉瘤性骨囊肿所见。

三、病理学表现

（一）肉眼所见

AFH 直径约 0.7～12cm，平均 2cm。界限清楚，质地硬，灰褐色，肉眼检查类似淋巴结组织。切面常为多结节性，有充满血液的囊腔，棕红色，提示有含铁血黄素沉积。

（二）镜下所见

AMFH 的组织学特征主要包括从内到外分布的 4 种形态，其相对比例可能存在差异：（1）多灶性出血性囊腔即假血管瘤样腔隙。（2）出血区周围有嗜酸性细胞、组织细胞样细胞和肌样细胞构成的实体团块或多结节状增生。(3) 包膜周围淋巴浆细胞浸润。(4) 厚的纤维素性假包膜。

假血管瘤样腔隙内无内皮细胞被覆，而是肿瘤内充以血液的囊腔。淋巴浆细胞浸润以及偶尔有生发中心形成使该肿瘤在组成上类似于淋巴结的肿瘤，但 AFH 中假包膜之外有细胞浸润，并且无被膜下窦和淋巴结的门部淋巴管。

(三) 免疫组化

50%的 AFH 病例 desmin 阳性，增生的淋巴组织中经常也有散在 desmin 阳性的细胞。大约 40%的 AFH 病例 EMA 阳性，许多病例 CD68 阳性，然而没有证据支持肿瘤细胞有组织细胞、平滑肌和骨骼肌表型。肿瘤对其他如血管性标记 CD34、CD31 及Ⅷ因子均为阴性，故称为血管瘤样病变。

四、遗传学

血管瘤样 MFH 的遗传学改变包括涉及 2 号、12 号、16 号及 17 号染色体的复杂重排及 del (11) (q24)。到目前为止发现该肿瘤存在三种不同的染色体融合，t (2; 22) (q33; q12) 所致的 EWSR1 - CREB1 是最突出的基因融合类型，其他包括 t (12; 16) (q13; p11) 所致的 FUS - ATF1 或 t (12; 22) (q13; q12) 所致的 EWSR1 - ATF1 基因融合。其中 EWSR1 - CREB1 融合相对特异，而 EWSR1 - ATF1 在软组织透明细胞肉瘤、FUS - ATF1 融合在胃肠道透明细胞肉瘤中均可见到。

五、鉴别诊断

AFH 少见且组织形态复杂，要注意与以下疾病鉴别：

1. 纤维组织细胞瘤 (fibrous histiocytoma, FH)

AMFH 通常具有特征性的充满血性内容物的血管样囊腔；慢性炎症细胞浸润于肿瘤外周，常可形成淋巴滤泡；并可见致密的纤维组织形成假包膜。这些改变都与 FH 不同。

2. 恶性纤维组织细胞瘤 (malignant fibrous histocytoma, MFH)

AFH 最早被描述为 MFH 的一个亚型，说明两者有许多相似之处。两者主要区别有：在临床及预后方面 AFH 属于中间型 (少有转移) 肿瘤，多见于儿童和青少年，预后较好，复发率相对较低，死亡少见；而 MFH 是软组织高度恶性的肿瘤，多见于中老年，复发率高，预后较差。病理方面，AFH 切面常见充满血性内容物的血管样囊腔，瘤细胞多形性和异型性程度较轻，核分裂象少，不见巨细胞，常有不规则出血囊腔而少见瘤组织坏死；炎症细胞呈袖套状浸润于瘤组织外围，且常形成淋巴滤泡和假包膜。MFH 无血管样囊腔，且瘤细胞多形性和异型性明显，病理性核分裂象多，巨细胞、席纹状结构和出血坏死较多见，炎症细胞与肿瘤组织混杂。

3. 淋巴结转移性肿瘤

AMFH 肿瘤周边常有以淋巴细胞为主的慢性炎症细胞浸润、假包膜及淋巴滤泡和生发中心形成，可误诊为淋巴结转移性肿瘤。AFH 没有淋巴窦 (包括边缘窦和髓窦) 的结构。免疫表型：vimentin 阳性而 CK、CEA 等上皮细胞标记阴性可与转移癌鉴别；HMB45 及S-100 蛋白阴性可与转移性恶性黑色素瘤鉴别。

4. Kaposi 肉瘤

在临床和病理上有与 AMFH 相似之处，但 Kaposi 肉瘤发病年龄多数较大，常为多发性病灶。镜下瘤细胞胞质透明，核分裂象多见，瘤细胞间为裂隙状管腔，无出血性囊腔结构，不见淋巴细胞、浆细胞聚集及淋巴滤泡形成，有助鉴别。

5. 血肿或血管瘤

大多数 AFH 瘤组织常有出血形成不规则的血腔，与血管瘤或血肿相似。但免疫组化显示 AFH 囊壁被覆的细胞对血管内皮细胞标记物呈阴性表达，说明充满血性液体的腔隙并不是真正的血管，可以与血管瘤区别。同时 AFH 的囊腔周围细胞是梭形或圆形的瘤细胞，不伴有毛细血管增生和混杂的炎症细胞浸润，没有淋巴滤泡形成，与血肿不同。

六、治疗方案

首选局部扩大切除，有报道显示辅助放疗及化疗可以降低复发率。有报道显示一例不能切除的转移性血管样纤维组织细胞瘤患者使用长春新碱、多柔比星、放线菌素 D 和环磷酰胺化疗后转移灶完全消失（CR），原发灶显著缩小，7 个月后肿瘤可以完全切除；一例纵隔的肿瘤的患者手术后放疗 5 年没有复发。

七、预后因素

AFH 总体行为惰性，病程发展缓慢，预后较好。局部复发率 2%～11%，仅少数病例发生转移，转移率小于 1%，一般是不危及生命的局部淋巴结转移，罕见的死亡病例的死因是晚期远处转移。局部复发率高的原因可能有：肿瘤边缘有浸润、肿物位于头颈部或者深处肌肉内，但目前无已知的能预测转移的临床、形态和遗传学因素。

（杨吉龙　杨　蕴）

第七节　骨化性纤维黏液样肿瘤

一、概述

骨化性纤维黏液样肿瘤（ossifying fibromyxoid tumor，OFMT）是一种分类尚未确定的罕见肿瘤，在纤维黏液样基质中有排列成索和小梁状结构的椭圆形细胞，肿物周围经常有不完整的板层骨壳包绕。偶然可见恶性表型。其组织学起源尚不确定，可能为施旺细胞源性、肌源性、软骨源性及骨源性，目前多倾向于其起源于施旺细胞。目前全世界已经有超过 100 例的病例报道。2002 年 WHO 骨与软组织学分类中认为其为中间型（偶有转移）肿瘤，但目前国内外均倾向于视为低度恶性肿瘤处理。

二、临床表现

（一）发病特点

肿瘤倾向于发生在成年人，发病年龄在 14～79 岁，平均 50 岁，男性患者（占 64%）比女性更多见。国内报道最大的病例数为 8 例，8 例患者均为中老年人，年龄 43～78 岁，平均 63 岁。肿瘤好发于四肢的近端，如上肢的上臂和肩部，下肢的大腿和臀部等，其次可见于头颈部和躯干，少数位于手足或纵隔。

（二）症状

临床上大多数病例表现为局部缓慢性生长的肿块，术前病程往往较长，常在数年以上。多数表现为位于皮下组织内的孤立性肿块，部分可位于肌肉内，少数病例可呈多结节性。因多数肿瘤的边缘含有骨壳样结构，X线诊断在术前诊断上具有一定的价值。

三、病理学表现

（一）肉眼所见

大多数肿物最大径3～5cm，平均4cm，偶有更大者。肿瘤界限清楚，结节状或多结节状，典型表现是肿物周围有厚的纤维性假包膜，有/无骨壳。切面呈白色至棕色，质地坚硬或韧。

（二）镜下所见

有诊断性意义3个特征性表现：

1. 纤维性假包膜围绕及一层薄的不连续性骨壳。
2. 肿瘤的实质由多个大小不一、细胞密度不均的小叶组成。
3. 瘤细胞呈特征性的巢状、条束状或纤细的网格状排列，肿瘤的基质呈特征性的纤维黏液样。

少数骨化性纤维黏液样肿瘤富于细胞和/（或）核分裂数目增多，肿瘤细胞形成不规则的骨样基质，并常位于肿物中心部位，类似骨肉瘤，被称为非典型性或者恶性（发生转移者）骨化性纤维黏液样肿瘤。组织学上非典型性或者恶性（发生转移者）骨化性纤维黏液样肿瘤与经典OFMT的不同之处在于：（1）外层骨壳不明显或仅为局灶性；（2）瘤细胞的密度明显增加；（3）核分裂象＞2/10Hp。

（三）免疫组化

骨化性纤维黏液样肿瘤（包括非典型性及恶性）vimentin和S－100 70%～80%为阳性，因此有人认为本病可能为神经鞘起源。有1例S－100、GFAP、CD99、CD56阳性而上皮性、平滑肌性标记为阴性，可能提示该肿瘤的神经外胚层来源。有病例报道显示3例发生于头颈及躯干部的患者，2例复发，1例转移，组织学上显示2例为恶性OFMT，1例为典型的病变，免疫组织化学显示S－100及神经源性标记（NF、CD56、CD57）阳性。

（四）超微结构

电镜观察本病未见特征性病变，示瘤细胞质内含有明显的粗面内质网，常扩张成泡状，中等数量的线粒体、大量的微丝常聚集在核周。

四、遗传学

1例骨化性纤维黏液样肿瘤经过细胞遗传学分析，为亚二倍体合型：Der（6；14）（p10；q10）和＋（12）（q24）。最近有报道显示该肿瘤有极其复杂的染色体异常改变。1例发生于65岁男性患者肩部的OFMT的核型分析发现染色体改变为42 approximately 46，XY，－Y，add（1）（q42），add（6）（p21），t（10；18）（q26；q11），der（11）t（11；15）（q23；q15），add（12）（q13），ins（14;?）（q13;?），－15，＋mar。而1例发生于52岁男性足部的恶性骨化性纤维黏液样肿瘤的遗产学改变更为特殊，肺转移灶的异常改变为72 approximately 74，XXY，－5，＋6，＋del（8）（p21），del（9）（p22），＋10，der（11）t（3；11）（p21；p15），del（12）（q13），der（13）t（5；13）（q13；q34），＋18，＋19，＋20，－22［cp10］，而肾转移灶改变为46，XY，add（3）（p11），＋der（3）t（3;?; 11）（3qter－>3p11::?:: 11q13－>11qter），－5，del（8）（p21），add（9）（q22），del（9）（p22），der（11）t（3；11）（p21；p15），del（12）（q13），＋der（13）t（5；13）（q13；q34），－22。因此需更多病例的遗产学异常分析。

五、鉴别诊断

主要与下列肿瘤鉴别：

1. 神经鞘瘤：肿瘤有包膜但多无化生性骨壳。

2. 神经鞘黏液瘤：两者均有 S-100 蛋白质阳性，且也有黏液背景和小叶状结构，但神经鞘黏液瘤无骨化形成，电镜和免疫组化都显示神经的分化。

3. 骨外黏液性软骨肉瘤：肿瘤周边无骨壳，瘤细胞 S-100 阳性率不高（38%）且为弱阳性或灶性表达，黏液样基质内因含硫酸软骨素，故能耐受透明质酸酶消化。此外，近 80%的病例能检测到 t（9；22）产生的 EWS-CHN 融合性基因。

4. 软骨样汗腺瘤：亦有黏液样基质，瘤细胞呈线形、条索状排列，偶尔亦有骨形成。但汗腺瘤角蛋白等上皮标志物为阳性。电镜示上皮和肌上皮分化。

六、治疗

现认为 OFMT 复发的原因多与包膜内或包膜外浸润的瘤细胞巢有关，少数细胞丰富、细胞有异型及核分裂象易见的病例在临床上具有明显的侵袭性行为。极少数病例可向高度恶性的肉瘤，特别是软组织骨肉瘤转化，并进而发生远处转移。但到目前为止，尚无因肿瘤而死亡的报道。有鉴于此，作者认为总体上应将其视为一种具潜在低度恶性的软组织肿瘤处理。对多数病例宜将肿瘤作完整性切除，并保证切缘阴性。切片中如见包膜内或包膜外侵犯，应提醒临床有复发的可能性。如出现瘤细胞密度增加、瘤细胞有明显的异型性及核分裂象超过 2/10Hp 应建议临床采取局部广泛切除。

七、预后

OFMT 的生物学行为仍不确定，从多数病例临床上发展缓慢、组织学上有包膜、瘤细胞无明显异型性及无肿瘤性坏死等来看，似良性肿瘤，但有相当一部分的病例发生局部复发或远处转移，又似恶性肿瘤。最大的一组随访资料的骨化性纤维黏液样肿瘤有 41 例，11 例复发（27%），有多次复发。有 1 例在原发肿瘤切除后 20 年转移至对侧大腿，1 例进展为分化好的软组织骨肉瘤。大多数复发性肿瘤的组织学表现和临床无复发者表现类似。但是，有些复发肿瘤分裂活性增强和细胞数量增多。对 3 例非典型性或恶性病例进行随访，发现 1 例在肿瘤切除后 2 年局部复发，另外 1 例发现肿物时同时有肺转移，25 个月后局部复发并进一步肺转移。

（杨吉龙　杨　蕴）

第八节　混合瘤/肌上皮瘤/副脊索瘤

一、概述

混合瘤（mixed tumor）有时也称为外胚层软骨黏液样肿瘤，是一种局限性疾病，含有不同比例的上皮和（或）肌上皮成分，间质玻璃样变或为软骨黏液样。其中主要由肌上皮细胞构成的肿瘤，非常类似于多型性腺瘤，并且没有明显的导管分化，称为肌上皮瘤（myoepithelima）。

副脊索瘤（para chordoma）是发生在中轴以外软组织肿瘤，虽然在形态学和生物学表现与副脊索瘤和混合瘤/肌上皮瘤非常相似，也认为属于本类肿瘤，但证明其组织发生与脊索瘤无关，是来源不明的肿瘤，可能来源于多功能的间叶组织。

二、临床表现

（一）发病特点

本类肿瘤因为最近才被充分认识，所以其发病率难以估计。1955 年 Laskowski 首先报道此病，1977 年 Dabska 详细描述并命名了此病。软组织混合瘤/肌上皮瘤和副脊索瘤一般见于青少年及成人，平均年龄 35 岁，相当一部分患者为 10 岁以下的儿童，可能达到 20%。男性可能多见。

（二）症状

绝大多数肿瘤位于四肢皮下或者深部的筋膜下软组织，其次位于头颈部和躯干。大多数表现为表浅或者筋膜下无痛性肿胀，病程数周至数年。局部疼痛少见。有少数位于骨的混合性肿瘤报道，均累及四肢。有发生于阴囊及外阴的病变。

三、病理学表现

（一）镜下所见

本病可能来源于原始多潜能间叶组织，基于分化程度的不同，可表现为不同的分化方向，可能会有不同的病理表现。

软组织混合瘤的组织学表现与涎腺的相应肿瘤相同，典型的特点为玻璃样或软骨黏液样间质中有数量不等的一致性上皮样细胞，胞质嗜酸性或者透明，排列成巢、条索或小导管，并可有/无梭形细胞。可见鳞状上皮、脂肪细胞、骨和软骨化生等多种分化。从严格组织学角度来讲，肌上皮瘤因缺乏明确导管成分而不同于混合瘤。副脊索瘤非常类似于混合瘤，但有时胞质空泡非常明显。分裂活性低，分裂象小于 2/10Hp，细胞核多型性一般不明显。

（二）免疫表型

尽管肿瘤表现多样，但大于 95%的病变表达细胞角蛋白、vimentin 和 S-100，EMA、CK8 / 18 也多表现为阳性，CEA 及角蛋白表现为阴性。

四、遗传学

遗传学方面的资料不多，已发表 3 例有克隆型染色体异常的病例。其中 2 例染色体为亚二倍体，1 例为超二倍体。所以 3 例均表现有 17P 上遗传物质的丢失。

五、治疗

局部扩大手术切除是本病的主要治疗方法，但局部切除后常复发，放化疗均不能取得满意效果。

六、预后

目前，除少数病变组织有明显恶性表现之外，没有可靠的对预后有提示作用的形态特点。现有大多数文献认为大部分软组织混合瘤/肌上皮瘤为良性行为，易于局部复发，很少发生远处转移。但少数可以复发和转移，导致死亡。

（杨吉龙　杨　蕴）

第九节 滑膜肉瘤

一、概述

滑膜肉瘤（synovial sarcoma，SS）是一种分化方向未定的显示一定程度上皮分化的间叶组织梭形细胞肿瘤，具有特征性 t（X；18）（p11；q11）改变。该肿瘤恶性程度高，发病部位以四肢的大关节为多，治疗主要是以手术治疗为主辅以放化疗的综合治疗。

二、临床表现

（一）病因

无特异性易感因素。1 例伴有髋关节置换金属植入，另 1 例曾因 Hodgkin 病进行放射治疗。染色体易位 t（X；18）（p11；q11）可能和发病有关。创伤可能与滑膜肉瘤发病有关。滑膜肉瘤可在创伤后数周至数年后出现，但一般多在受伤后 1～2 年间呈慢性进行性发病，发病部位与外伤部位完全一致。因此临床常误诊为外伤后机化性血肿。

（二）发病特点

国外统计，滑膜肉瘤占软组织肉瘤的 5%～10%，在软组织肉瘤中居第 4 位，位于恶性纤维组织细胞瘤、脂肪肉瘤、横纹肌肉瘤之后，国内也有资料统计滑膜肉瘤占软组织肿瘤的 12%。发病年龄从出生至 89 岁，但主要发生于年轻人，男性多见。90%发生于 50 岁之前，大多数为 15～35 岁。病程长短不一，平均为 2～4 年，常与肿瘤的恶性程度有关，病程越短，恶性程度越高。滑膜肉瘤与滑膜无关，80%以上起源于四肢深部软组织，尤其多见于膝部周围，常为关节和腱鞘附近，但任何部位均可受累。

（三）症状

起病隐袭，早期可合并有疼痛性肿块，并常先出现疼痛，后扪及肿块，无痛性肿块约占 1/3的病例。肿瘤在生长过程中，周围组织有很活跃的反应区，如靠近骨骼，常侵及骨质，可出现压迫性骨吸收，或虫噬状、蜂窝状骨破坏。滑膜肉瘤极易发生血道转移，常发生肺转移，就诊时胸部 X 线摄片应视为常规检查。同位素扫描可显示骨质是否稀疏，可较早发现骨转移者。

三、病理学表现

（一）肉眼所见

肉眼所见典型病变直径 3～10cm，界限不清或呈浸润性，无真包膜。切面褐色或灰色，鱼肉样，常杂有灰黄色和暗红色的坏死出血区。缺乏纤维性间质时质地软，常为多叶，可为多囊性。

（二）镜下所见

组织学上一般分为双相型和单相型，有时部分病例还称为钙化性及分化差性滑膜肉瘤。双相型一般上皮样细胞和梭型细胞的数量相当，均匀分布；单相型以上皮细胞为主型，或梭型细胞为主型。间质胶原成分一般稀少，且纤细似金属丝，但有些肿瘤可有致密纤维化区，尤其是在放射治疗之后。

大约 1/3 滑膜肉瘤具有局灶性肿瘤性钙化，伴有或不伴有骨化。伴钙化的肿瘤大部分为双相性，有腺腔内钙化，钙化广泛的滑膜肉瘤预后较好。约有 20%的滑膜肉瘤细胞丰富，有大量分裂象和坏死区，称为分化差性滑膜肉瘤，其免疫表型和遗传学异常与普通型滑膜肉瘤相同。

（三）免疫组化

所有滑膜肉瘤中大约90%表达细胞角蛋白（CK），上皮成分和少数梭形细胞成分阳性，而恶性外周神经鞘瘤和Ewing肉瘤/PNET不表达CK，具有诊断意义。所有滑膜肉瘤均弥漫性表达bcl-2蛋白，尤其是梭形细胞。62%滑膜肉瘤CD99阳性，染色位于上皮细胞胞质和梭形细胞胞膜，表达方式类似于ES/PNET。在30%滑膜肉瘤中可检测到S-100蛋白的表达（胞核和胞质）。

四、影像学表现

（一）B超

超声波检查显示肿瘤多境界尚清，似有包膜回声，内部回声较低，分布不均匀，因肿瘤合并出血、坏死、钙化，常有不规则的无回声区及较强回声，可确定肿瘤与血管的关系。

（二）X线

因肿瘤多发生在关节附近，很少在关节腔内，故关节X线片可正常，在软组织内可见块状阴影或软组织肿胀影。

（三）CT及MRI

不同部位的CT及MRI显像可显示肿瘤与间隔区周围的情况，加用造影剂，可显示肿瘤与血管的关系，以及确定血管内有无瘤栓。动脉造影显示新生血管增多，肿瘤性血管分布较为清晰。

五、遗传学特点

18号染色体上的滑膜肉瘤18基因和X染色体上的滑膜肉瘤X1、X2和X4基因的染色体t（X；18）（p11；q11）是滑膜肉瘤的细胞遗传学标志，1/3肿瘤只有上述唯一一种染色体变异，其余肿瘤同时有其他改变，尤其是-3、+7、+8和+12。

六、诊断及鉴别诊断

（一）临床表现

多见于20～40岁成年人，四肢大关节尤以膝、踝关节多见。有局部疼痛和肿块，肿块多质硬韧，固定，边界不清，压痛明显。X线见软组织肿块阴影，可有散在钙化影，骨骼可因压迫呈不规则囊性破坏。CT及MRI可示软组织肿块及与周围组织结构的关系。

（二）病理学表现

肿瘤细胞具有双向分化特征，主要由梭形及上皮样滑膜细胞组成。免疫组织化学标记肿瘤细胞角蛋白常阳性。

（三）遗传学标记

采用分子遗传学方法检测到t（X；18）（p11；q11）染色体易位即可确诊。

鉴别诊断主要依靠病理特点及分子遗传学检测，常需同腺癌、软组织腺泡状肉瘤、纤维肉瘤、平滑肌肉瘤、神经鞘瘤相鉴别。

七、治疗

滑膜肉瘤的治疗重要的是根治肿瘤、控制局部复发和降低远处转移率，尽可能保存肢体功能，综合治疗是达到目的的重要措施。

综合治疗以手术切除肿瘤为主，辅助放、化疗。在手术中，争取做到广泛切除，包括已发生转移的区域性淋巴结清除，同时强调首次治疗的重要性，切忌轻视或忽略首次治疗，以免造成不必要的复发转移。

为有效控制肿瘤复发及转移，一旦明确为滑膜肉瘤，禁止使用局部切除手术，应首选广泛切除术及根治术。可根据肿瘤大小、部位、深度设计手术范围，如果肿瘤不超过 5cm，比较表浅，则可行广泛切除术，术后放、化疗。如果肿瘤超过 5cm，或位置深在，与骨、神经、血管紧邻，则考虑术前动脉灌注化疗，术前放疗，以使肿瘤缩小后再实施手术。对肢体肉瘤局部皮肤温度高者或肿胀疼痛明显者，更应给予术前放、化疗，切不可盲目尽早手术，以免术中播散。手术中要在肿瘤外 3～5cm 的正常组织内行三维广泛切除，避免暴露出肿瘤包膜，切除相应的肌肉及正常邻近组织。如遇肿瘤与骨、神经、血管浸润或粘连时，需保留血管、神经，尽可能将血管、神经、骨周围肿瘤切除干净，如表面有肿瘤残留，可应用放射性粒子植入及术后补充外照射。术中如果肿瘤破溃，需用化疗药液冲洗创面，并且术后尽早应用放、化疗补救。如发生淋巴结转移，可及时行原发灶切除及淋巴结清扫术，不主张预防性淋巴结清扫术。对肿瘤多次复发，巨大，累及肢体较多肌群，侵犯血管、神经、骨质者，必要时考虑截肢术。

滑膜肉瘤应常规术后放疗和化疗。化疗药物多选择多柔比星及其他药物配伍应用，每 3～4 周化疗 1 次，6 次后可观察。

发生于头颈、胸、躯干等处滑膜肉瘤的处理可考虑不同部位及治疗原则制定，但由于头颈部及上肢肿瘤切除范围受限制，术后更需补充放、化疗。

八、预后

滑膜肉瘤复发率达 50%，一般发生在 2 年以内，但有时在诊断 30 年后才复发。约 40% 病例转移，一般转移至肺、骨和局部淋巴结。局部广泛切除并辅以术后放疗可控制局部复发。5 年存活率为 36%～76%，10 年存活率为 20%～63%。儿童患者、肿瘤直径<5cm、核分裂<10/10Hp、无坏死、肿瘤局部放疗者预后好，存在横纹肌样细胞或坏死>50%者预后差。预后与肿瘤的单相性、双相性以及免疫表型无关。

（杨吉龙　杨　蕴）

第十节　上皮样肉瘤

一、概述

上皮样肉瘤（epithelioid Sarcoma，ES）是组织来源不明，瘤细胞具有上皮样细胞特点的一种恶性间叶性肿瘤。上皮样肉瘤以往认为与滑膜肉瘤关系密切，目前公认此瘤源于有多种组织分化潜能的原始间叶细胞。

上皮样肉瘤的发病率较低，属于少见的软组织肉瘤，多数文献并无专章论述，国外有人分析了 155 例软组织肉瘤中，上皮样肉瘤 3 例，占 1.91%。另有人报道 51 例上肢软组织肉瘤，上皮样肉瘤 3 例，占 6%。还有人报道手和前臂 85 例软组织肉瘤，13 例为上皮样肉瘤，仅次于纤维肉瘤、横纹肌肉瘤居第三位。

二、临床表现

（一）发病特点

上皮样肉瘤发病男性多于女性，男女比例 1.5～3.5∶1，好发于 20～50 岁，青壮年多见。上皮样肉瘤绝大多数发生于四肢，占 77.6%～90%，上肢多于下肢，以手最多见，占 52%，特别是掌面，前臂背面较多。足的跖面、小腿前面和肢体近端较少。此瘤亦可发生于头颈部及躯干或阴茎，但少见。

（二）症状

上皮样肉瘤常以单个分叶状或多个彼此靠近的硬结，生长于较浅的皮下或较深的肌腱旁或关节附近。位于皮下者结节较小，直径 1～1.5cm，很少超过 5cm，可致皮肤肉芽肿性溃疡。深在者较大，质地较硬，除了局部可见或可及肿物外，多无其他症状。肿瘤生长缓慢，从首发症状到就诊时间可达数年，较早诊断者少。临近神经可受累，出现神经症状，多是就诊的重要原因。区域淋巴结转移较常见。

三、病理学表现

（一）肉眼所见

肿瘤为单发或多发结节，直径为 0.5～6cm，周围常包以紧密的纤维组织和脂肪。肿瘤质硬，无包膜，与周围界限不清，与皮肤和皮下组织粘连，可有皮肤溃疡形成。位置深在者，常沿筋膜、腱膜、骨膜、血管和神经浸润，并包围较大的血管。肿瘤切面呈灰白色，伴褐色斑纹，结节中央有出血坏死。深、浅瘤结均可侵蚀淋巴管或血管。

（二）镜下所见

瘤细胞大多呈梭形或多边形，胞浆较丰富，似上皮样细胞或棘细胞。组织学特征之一，为瘤细胞聚集成不规则结节样结构。结节中央可坏死，外周常有纤维组织围绕，并有较多的胶原纤维，可发生玻璃样变，常伴有慢性炎细胞浸润及吞噬含铁血黄素的组织细胞，有时可见单核或多核巨细胞。

（三）免疫组化

vimentin、Cytok、EMA 阳性。

（四）鉴别诊断

上皮样肉瘤应与滑膜肉瘤、无色素性黑色素瘤鉴别。

四、治疗

广泛切除或根治性切除，是目前首选的治疗方法。手指、脚趾部位的肿瘤，以截肢为宜。由区域淋巴结转移者，可同时行区域淋巴结清扫术。对放化疗临床疗效的意见尚未统一。Bos 等认为对于上皮样肉瘤确诊后应行广泛切除，如肿瘤位于手指行截指。因肿瘤倾向沿腱膜或筋膜播散及沿淋巴途径转移，对位于手掌深在的、较大的肿瘤行肘关节以下截肢较为安全。对于复发病例应行截肢。放化疗尽管对晚期患者有益，但其作为辅助治疗的价值待研究。

五、预后

上皮样肉瘤沿淋巴途径播散是其特征，故易发生区域淋巴结转移，淋巴结转移率 9.6%～37%。肿瘤也可经血液循环转移至肺、皮肤和脑等脏器。Enzinger 报道转移率 30%，Bryan 报道为 54%，Part 报道为 58%。上皮样肉瘤术后易复发，其复发率可高达 87%，2 年无瘤生存率为 87%，5 年无瘤生存率为 75%，平均生存期 5 年。

（邢汝维　杨　蕴）

第十一节　腺泡状软组织肉瘤

一、概述

腺泡状软组织肉瘤（aleolar Soft-part Sarcoma，ASPS）又称蜂窝状软性肉瘤，是一种具有独特组织学表现、来源尚未明确的软组织恶性肿瘤。ASPS 虽原发于软组织但呈腺泡状结构，1952 年 Christopherson 首先报道本病。

二、临床表现

（一）发病特点

腺泡状软组织肉瘤是一种相对少见的肿瘤，但专科医院并非罕见。Enzinger 等统计分析占软组织肉瘤的 0.5%～1%。可发生在任何年龄，以 15～35 岁最常见，女性多于男性，其发病部位以四肢多见，尤其是下肢，其次是腹壁、腹膜后、头颈和纵隔。国内张仁元报道 135 例中下肢 63 例，上肢 36 例，臀部 21 例。

（二）症状

ASPS 一般表现为缓慢生长的无痛性肿块，肿物多位于深筋膜以下，有时可呈结节状，因相对缺乏症状而易被忽视。肿物血运丰富，偶可闻及血管杂音或触及搏动。有时在原发灶尚未发现时，转移病灶已出现并成为该病的首发症状。

三、病理学表现

（一）肉眼所见

肿瘤大小不等，直径约 5～23cm，肿瘤表面可见丰富血管，可见假包膜，切面灰黄白色，可见出血坏死区。

（二）镜下所见

瘤细胞排列成大小不等的腺泡样，瘤细胞巢周围有单层内皮细胞的血管围绕。瘤细胞呈卵圆形或多边形，大小不一，胞浆丰富，内含嗜酸性颗粒，核大，核仁明显，分裂象少见，间质可见透明变性或钙盐沉着。

（三）免疫组化和特异染色

PAS 染色（＋），嗜银染色（－），Des、Actin（＋），lam、col（＋）。

四、治疗

治疗可综合治疗，但以手术为主，根治性切除手术为首选，一般认为放、化疗不敏感。但有些报道认为化疗对早期转移有一定的作用。如手术广泛切除，且切缘镜下为阴性，则无需放疗。

五、预后

腺泡状软组织肉瘤文献记载为中度恶性（G_1），但从临床观察中恶性度较高，易发生血运转移，转移部位为肺、骨、肝和脑，淋巴结转移少见，其预后较差。影响预后的因素有：年龄、肿瘤大小、有无转移等。据报道，随发病年龄增大、转移风险升高，就诊时肿瘤较大则易发生转移。

（杨　蕴）

第十二节　软组织透明细胞肉瘤

一、概述

软组织透明细胞肉瘤（clear cell sarcoma of soft tissue）是一种组织来源不明确，由圆形或短梭形，具有泡状核和明显核仁，均匀淡染的瘤细胞构成的恶性肿瘤。透明细胞肉瘤又称软组织恶性黑色素瘤。透明细胞肉瘤是一种少见的软组织肉瘤，因肿瘤多发生于腱鞘和筋膜，且电镜观察发现滑膜肉瘤可有透明细胞肉瘤的形态，故透明细胞肉瘤、曾作为滑膜肉瘤的一个亚型。由于透明细胞肉瘤的瘤细胞内可含有黑色素颗粒，故被认为源于神经嵴细胞，即源于神经外胚层。国外有人根据瘤细胞内有无黑色素，将透明细胞肉瘤分为黑色素型和滑膜型，并认为黑色素型透明细胞肉瘤不应归类为透明细胞肉瘤，而应作为软组织恶性黑色素瘤的一种类型。目前多倾向认为透明细胞肉瘤属于神经外胚层肿瘤。

二、临床表现

（一）发病特点

透明细胞肉瘤发病女性多于男性，发病年龄7～83岁，以20～40岁多发，平均年龄25岁。发病部位以四肢多见，尤以远端，特别是足、踝多见，其次是膝、大腿，很少在肢带部位和躯干发病。

（二）症状

肿瘤主要表现为局部肿块，可有疼痛及压痛，红肿少见，质地较硬，边界较清。

三、病理学表现

（一）肉眼所见

肿物呈球状或结节状，质硬，切面灰白呈鱼肉样，无明确包膜，可压迫周围组织，形成假包膜，偶见局灶性坏死，20%～25%标本可见棕褐色或黑色物质。

（二）镜下所见

1. 形态较一致的圆形或椭圆形瘤细胞。
2. 核仁大而明显，核分裂少。
3. 纤维基质成网状、条索状分隔。
4. 弥散的多核巨细胞。
5. 无双相性分化。
6. 电镜下可见各种不同时期的黑色素样物质及黑色素。

（三）免疫组化

能为鉴别诊断提供必要依据，透明细胞肉瘤可对vimentin、S-100、HMB-45、PAS染色阳性。

四、遗传学特点

随着细胞生物学的发展及分子生物学技术的应用，发现其细胞遗传学异常 t（12；22）（q13；q12），并可以检测到 EWS/ATF1 融合基因。研究表明融合基因的不同断裂位点可能是影响预后的因素之一。

五、影像学表现

CT 检查肿瘤界限较清，位置较深在，与肌腱、肌膜及筋膜关系密切，但很少侵及皮肤、骨骼及周围血管。MRI 一般呈等 T_1 高 T_2 信号，其内可夹杂低 T_1 高 T_2 信号灶。

六、鉴别诊断

本病须与恶性黑色素瘤、滑膜肉瘤、纤维肉瘤、上皮样恶性施旺瘤及转移性透明细胞癌相鉴别。

七、治疗

（一）原发灶的治疗

手术是软组织肉瘤治疗中的主要手段，其目的是最大限度地控制原发灶，降低复发率。透明细胞肉瘤的局部复发率较高，Enzinger 最早报道为 52%，而后 Lucas 等报道约为 14%，Deenik 等报道约为 35%。不同的手术方法效果不同。Lucas 等 35 例中，21 例行根治性切除，经 8～168 个月随访，无一例复发，而 5 例局部复发者中，2 例为边缘切除，3 例为广泛切除，认为根治性切除是有效治疗方法。Deenik 等报道 23 例手术，经 7 个月～10 年，平均 26 个月随访，1 例截肢后复发（1/12），7 例局切后复发（7/11），对于肢体无法达到阴性边缘的，截肢是最好的选择。位于上、下肢，躯干的肿瘤只要能达到 3cm 阴性边缘的，间室切除及广泛切除完全可行。

另外，Deenik 等分析了 30 例患者，8 例术后复发者均发生转移，6 例于 1 年内，其他 2 例分别于 6 年、10 年内发生。认为局部复发预示或直接引起血行转移。Lucas 等 5 例术后复发者 3 例死亡，2 例多发远隔转移。Finley 组 8 例中 5 例术后复发，20 月内均出现转移。Sara 等研究认为局部复发与初次治疗密切相关，而与肿瘤大小无关。因此，首次规范的切除是治疗的关键，盲目的局部切除及不规范的切除活检可能带来不良后果。

（二）淋巴结转移、远隔转移及治疗

透明细胞肉瘤淋巴结转移率较高，仍为 33%～53%，这是其一大特点。Sara 等报道淋巴结转移皆发生在肿瘤较大患者中（3/7≥5cm，0/9<5cm），认为肿瘤大小与淋巴结转移相关，Deenik 等报道 14 例淋巴结转移，7 例行清扫术，但 14 例均在 2 年内发生远隔转移。Lucas 等 4 例诊断时有淋巴结转移，经平均 67 月随访，3 例远隔转移而死亡，1 例患者带瘤生存，说明淋巴结转移与远处转移关系同样密切，预示预后不良。且 Deenik 等也认为淋巴结转移与血行转移一样预后差。

对于淋巴结清扫，Deenik 等结果表明不能阻止远隔转移的发生，可作为一种姑息治疗的方法。建议对肿瘤≥5cm 者常规行淋巴结清扫，可能会改善预后。Deenik 等也提出预防性淋巴结清扫的观点，通过对前哨淋巴结活检和染色，发现隐蔽的淋巴结转移，相应的清扫，能否阻止远隔转移文献无进一步报道，有待尝试。

对于远隔转移的治疗，国外文献治疗成功的报道极少，Finley 等报道曾有人应用干扰素

α－2b 做瘤内注射治疗 1 例而完全缓解 17 个月，提示生物或免疫治疗可能会对远隔转移的治疗有效，但因病例较少难以下结论。远隔转移的部位常见为肺，发生率为 44％～53％，其次为肝、骨、脑。

（三）化疗、放疗的作用

化疗作为软组织肉瘤全身治疗的重要手段之一，越来越受到重视，总的反应率大约 30％～50％。但关于本病的化疗报道极少。Deenik 等对 9 例术后远处转移者化疗，药物包括：异环磷酰胺、多柔比星、氮烯咪胺、长春新碱、环磷酰胺，8 例病情进展，1 例稳定 7 月，结果对生存未显有益。Finley 对大于 5cm 的 4 例采用以多柔比星为基础的术后化疗，结果 5 例于 3.5 年内全部死亡，认为化疗对生存无益，但应继续研究。Lucas 等对 12 例复发或转移的患者及 1 例术后无瘤者化疗，结果 13 例经 85 个月随访无存活者，也未得出化疗有益的明确结论。

HAP 术最早用于恶性黑色素瘤的治疗，其原理为隔离的肢体，体外循环加热，合并大剂量的化疗药物灌注已达治疗目的。Deenik 等报告 2 例，1 例无瘤生存 87 个月，1 例 14 月死亡。Gutman 等对 35 例软组织肉瘤其中 2 例透明细胞肉瘤行以大剂量重组肿瘤坏死因子（3～4mg）加美法仑（1～1.5mg/kg）灌注，结果 91％的患者于术后 2 天肿瘤变软，出现坏死，进而保肢成功。Finley 在其报告中分析了有关透明细胞肉瘤 HAP 的文献，也认为其在肿瘤局部控制及保肢治疗是成功的。

放疗国外文献报道也不多，Deenik 等对 7 例局部肿瘤术后放疗（60Gy），经 7 个月～10 年，平均 26 个月随访无复发，5 年生存率为 100％。而 16 例术后无放疗者为 50％，统计结果虽然对生存期有益，由于选择的病例都是原发肿瘤较小者，结果应受质疑，但他提倡对手术边界可疑受侵的行放疗。Lucas 等对 9 例术后（5 例广泛切除，2 例边缘切除，2 例截肢加腹股沟淋巴结清扫）及 6 例复发或转移者放疗，结果经 85 个月随访，4 例广泛切除加术后放疗者存活，其他病人均死亡，认为广泛切除加术后放疗是最好的治疗方法，但由于没有较多的病例报道及随机分组研究，无法得出有益于生存期的结论。因此放疗的作用有待进一步研究。

八、预后

透明细胞肉瘤恶性度高、预后欠佳，但较皮肤恶性黑色素瘤预后好。由于发病率低，病例少，有长期生存率报道的更少。Lucas 等报道 35 例，5 年生存率为 67％，10 年生存率为 33％，20 年生存率为 10％，Sara 等报道 17 例，5 年生存率为 40％。Finley 等报道 8 例，2 年生存率为 88％，5 年生存率为 55％。

Lucas 等报道肿瘤大小对预后有明显影响，肿瘤伴有坏死有显著意义，35 例中肿瘤没有坏死的 5 年生存率近 90％，而肿瘤伴有坏死，坏死体积＜50％者，5 年生存率为 50％，坏死体积＞50％者未见报道。Sara 等研究认为肿瘤大小是预后的重要因素，其他因素包括年龄、性别、种族、肿瘤位置、症状持续时间、首次治疗、有丝分裂率、肿瘤坏死情况、上皮细胞比例、细胞核的多行性等在考虑肿瘤大小时对预后无明显预示价值。且报道肿瘤＜5cm 时，5 年生存率为 70％，＞5cm 时，为 15％。

（邢汝维　杨　蕴）

第十三节　骨外黏液样软骨肉瘤

一、概述

骨外黏液样软骨肉瘤（extraskeletal myxoid chondrosarcoma）又称软骨样肉瘤，是一种罕见软组织肿瘤，约占软组织肉瘤的不到 3%。

二、临床表现

（一）发病特点

主要见于成年人，平均发病年龄 50～60 岁，男女比例约为 2∶1。大多骨外黏液样软骨肉瘤起源于四肢近端和肢带深部软组织，以大腿最多见。其他部位也可发生，但少见。

（二）症状

肿瘤表现为缓慢增大的软组织肿物，某些肿瘤以疼痛和触痛为特征，生长在关节周围的肿瘤可有活动范围受限。

三、病理学表现

大多数骨外黏液样软骨肉瘤形成大的、界限清楚的、有假包膜的肿瘤。vimentin 是骨外黏液样软骨肉瘤唯一持续表达的标记物。少部分肿瘤表达 S-100、CK 和 EMA。

四、遗传学特点

经细胞遗传学和分子遗传学水平研究，约半数病例具有 t（9；22）（q22；q12）互换易位。

五、治疗

外科治疗仍是骨外黏液样软骨肉瘤诊断确立后首选治疗方式，需行根治切除。放疗效果未明确，化疗无效。

六、预后

骨外黏液样软骨肉瘤患者存活期长，但长期随访发现大约 50%病例分别发生局部复发和转移。一般转移至肺，但也可发生肺外转移和扩散性转移。最近 Meis-Kindblom 等进行了一项包括 99 个病例的研究，他们报告的 5 年、10 年和 15 年存活率分别为 90%、70%和 60%。

（陈　勇　杨　蕴）

第十四节　恶性间叶瘤

一、概述

恶性间叶瘤（malignant mesenchymoma）是一种少见软组织肿瘤，最初于 1948 年 Stout 描述，好发于躯干（胸壁及腹膜后）和下肢（主要是大腿），但可见于全身各个部位。

二、病理学表现

组织学上肿瘤由两种或两种以上恶性间叶性肿瘤成分构成，包括骨肉瘤、软骨肉瘤、脂肪肉瘤、平滑肌肉瘤、横纹肌肉瘤等。各种不同的组织学类型在生长中维持其原发特点。不管该病组织学如何构成，肿瘤切面基本相似。为了获得准确的诊断，对整个肿瘤进行全面切片并行免疫组化检查非常必要。

三、鉴别诊断

鉴别诊断包括恶性外周神经鞘膜瘤（malignant peripheral nerve sheath tumour，MPNST)、纤维肉瘤、滑膜肉瘤及平滑肌肉瘤。MPNST 中约 50%～90% S-100（+），以此可与该病鉴别。而与滑膜肉瘤鉴别时，该病不存在 SYT-SSX 融合基因。此外还有部分肿瘤具有 2 种或多种组织学表型，如蝾螈瘤，去分化脂肪肉瘤和去分化软骨肉瘤等，这些与恶性间叶瘤鉴别非常困难。但在恶性间叶瘤中，可见到其中的肌母细胞成分是非去分化的，且其中的脂肪肉瘤成分、软骨肉瘤成分及骨肉瘤成分均为肿瘤性。

四、治疗

治疗在诊断确立后，应行根治性切除术，必要时考虑截肢。

五、预后

大部分肿瘤均为高度恶性，预后差。由于既往资料均为零星报道，故该病的预后因素尚未可知。

（陈　勇　杨　蕴）

第十五节　促结缔组织增生性小圆细胞肿瘤

一、概述

促结缔组织增生性小圆细胞肿瘤（desmoplastic small round cell tumor，DSRCT）又称促小圆细胞增生瘤，是由组织来源未定，伴有细胞间质明显硬化和多种表型分化的小圆形肿瘤细胞组成。

二、临床表现

（一）发病特点

DSRCT 主要发生在儿童和年轻人，从出生至 50 岁均可发病，发病的高峰年龄为 20～30 岁，男性明显多于女性。

（二）症状

因肿瘤多位于腹腔，常位于腹膜后、盆腔、网膜及肠系膜，故临床症状与部位有关，如疼痛、腹胀、腹部可触及肿块、腹水、梗阻及其他一些急腹症的表现。另外，该病也可见位于腹腔外的病例，如睾丸旁区域、肢体、头颈等，但极为罕见。

三、病理学表现

(一) 肉眼所见

腹膜表面多发结节，常为一较大肿瘤主体，其周围伴有较小结节。

(二) 镜下所见

DSRCT 组织学特征，由原始/未分化小肿瘤细胞构成形状大小不等、轮廓较清楚的细胞巢；巢周有明显的硬化性间质。

(三) 电镜所见

核周中间丝聚集体和漩涡结构为显著特征。

四、治疗与预后

治疗以综合治疗为主。较大的肿瘤可切除，对于腹腔较小、多发的肿物，可行热灌注及包埋微释药物颗粒，如顺铂缓释颗粒等，另外可根据药物敏感性选择化疗。但尽管采用多种治疗方法，总体存活率仍然非常低。

（杨　蕴）

第十六节　肾外横纹肌瘤

一、概述

肾外横纹肌瘤（extrarenal rhabdoid tumors）与横纹肌瘤及横纹肌肉瘤不同，它是指肿瘤内可有横纹肌样细胞，是发生于婴儿和儿童的恶性肿瘤，临床罕见，少有报道。某些病例在诊断时即为全身播散性病变，且发现有家族性病例。

二、临床表现

本病可发生于多种解剖部位，包括肝、心及胃肠道系统等，影像学表现无特异性，但能显示肿物范围。发生在软组织的病例大多位于中线深部无痛性肿物。

三、病理学表现

(一) 肉眼所见

肿物一般<5cm，基本无包膜，切面为白褐色、质软，常可见出血坏死灶。

(二) 镜下所见

本瘤的特征是独特的球形、玻璃样、嗜酸性胞质内包涵体，肿瘤大部分含有大量此种独特细胞。

肿瘤细胞密度大呈圆形或豆形，且排列成片或实性梁状，核大、空泡状、有明显的中位核仁，胞质丰富。只有少数横纹肌样细胞簇状或单个散在分布于整个肿瘤内，因而造成小标本活检诊断的困难。

四、治疗

肾外横纹肌瘤的生物学行为具有侵袭性，类似于肾和中枢系统的横纹肌样肿瘤，治疗多采用扩大切除辅助放射治疗，化疗是否有效仍有争议。

五、预后

从目前资料统计，不管治疗情况、肿瘤表现及患者状况如何，存活率令人失望，据有关报道3年存活率9%。

（杨　蕴）

第十七节　血管周围上皮细胞样分化新生物

一、概述

血管周围上皮细胞分化新生物（neoplasms with perivaceular eporthelioid cell differentiation）是由血管周围上皮样细胞构成的间叶性肿瘤，在组织学和免疫组化上有独特表现，其家族肿瘤包括：血管平滑肌脂肪瘤、肺透明细胞糖瘤、淋巴管平滑肌瘤、镰状韧带透明细胞肌黑色素细胞性肿瘤等。

本病临床少见，但专科医院并非罕见。如血管平滑肌脂肪瘤、淋巴管平滑肌瘤等，但发生在其他部位罕见，如镰状韧带透明细胞肌黑色素细胞性肿瘤。发病年龄广，女性多见。

二、临床表现

典型血管周围上皮细胞分化新生物是无痛性包块，但子宫内可以有阴道出血、疼痛等症状。

三、病理学表现

（一）镜下所见

大多数紧邻血管周围的是上皮样细胞，离血管较远的呈梭形，类似平滑肌细胞，在薄壁血管腔周围呈放射状排列，上皮样细胞和梭形细胞的相对比例有较大差异。PECs胞质透明呈颗粒状，微嗜酸，细胞核有明显异型性，核分裂象多，有坏死。

（二）免疫组化

黑色素细胞标记物阳性是本病的特征，如HMB45、MelanA。

四、治疗与预后

治疗以手术切除为主，目前尚无PEComas诊断标准。最常见的血管平滑肌脂肪瘤内常见假恶性变，所以在诊断良恶性标准上更难确定。但是临床表现为恶性的（即转移性）血管平滑肌脂肪瘤已有明确记载，常为上皮样。当然也有良性的血管平滑肌脂肪瘤发展为肉瘤的报道。

恶性是具有侵袭性的肉瘤，常导致死亡，目前尚无放、化疗治疗的标准。

（杨　蕴）

第十八节 血管内膜肉瘤

一、概述

血管内膜肉瘤（intimal sarcoma）又称内膜肉瘤，是起源于体循环和肺循环大动脉壁的一种低分化恶性间叶组织肿瘤，临床非常罕见，发病年龄比较广泛，主要为成年人。

（一）主动脉血管的内膜肉瘤

发病年龄平均为 62 岁，性别上无明显差异，其发病部位以腹主动脉为主，另外也可见于胸主动脉降支。患者常形成动脉瘤栓并脱落扩散，造成骨、腹膜、肝和肠系膜淋巴结的远处转移。

（二）肺循环血管内膜肉瘤

发生在肺循环的血管内膜肉瘤几乎是主动脉血管内膜肉瘤的 2 倍，发病年龄平均为 48 岁，以女性多见。内膜肉瘤主要累及血管近心端，主要位于肺动脉的主干（约 80%）、左或右肺动脉（50%～70%）或两者兼有（40%）。常伴有肺动脉瓣及右侧心壁出口受累，约有 40%的患者可发生直接浸润或肺转移，而约 20%的患者发生胸外扩散，累及肺、肾、淋巴结、脑和皮肤。

无论肺循环还是体循环血管内膜肉瘤均可通过淋巴管道转移至区域淋巴结。

二、临床表现

血管内膜肉瘤的临床表现常不具特异性，主要因为在血管膜内生长。但随着肿瘤的生长阻塞血管腔、产生肿瘤性栓子，可表现出外周器官栓塞或种植的特有临床症状。

肺动脉内膜肉瘤最常见的临床症状为肺动脉栓塞的临床表现。主动脉内膜肉瘤最常见的临床表现是瘤栓导致的症状，如跛行、下肢脉搏消失、背痛、因肠系膜动脉梗阻造成的腹绞痛，恶性高血压或肿瘤形成的动脉瘤破裂。

由于该肿瘤较罕见，常造成诊断延误或在尸检时才作出诊断。常规的平片检查无提示特异性发现。超声波、CT、MRI、PET 可见血管腔内阻塞为肿瘤组织，特别是 PET 可提示为恶性肿瘤。

三、病理学表现

（一）肉眼所见

血管内膜肉瘤肉眼观类似血栓，大多表现为黏附于血管壁内息肉样肿物。

（二）镜下所见

镜下可见是由纤维母细胞或肌纤维母细胞分化的低分化恶性间叶肿瘤，由异型、核多形程度不等的非典型梭形细胞构成。一些肿瘤存在较大的由上皮样细胞构成的黏液样区域。

四、治疗与预后

因血管内膜肉瘤临床相当罕见，故无明确的治疗方案。可采用综合治疗如手术及放、化疗。手术需在专科医院，多学科协助下完成。内膜肉瘤一般预后差。起源于主动脉和肺动脉的内膜肉瘤预后较差，主动脉内膜肉瘤患者平均生存时间约 5～9 个月，肺动脉内膜肉瘤患者为 13～18 个月。

（杨　蕴）